U0295476

实验卒中模型方法学

主 编 杨国源 金坤林(Kunlin Jin)[美] 张志君

METHODOLOGY OF EXPERIMENTAL STROKE MODEL

谨以此书献给那些为了预防和治疗卒中奉献青春的科学工作者

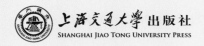

上海交通大学出版社
SHANGHAI JIAO TONG UNIVERSITY PRESS

内容提要

  本书内容包括实验卒中模型制作、卒中研究背景、实验动物选择与饲养、实验动物伦理学、脑组织标本采集与制备、动物行为学实验、实验器械选择等内容。同时，根据不同模型分别就动物选择、材料准备、麻醉与监护、手术操作步骤、模型指标评估、模型的优缺点及其注意事项、常见问题、解决办法等进行了详细描述。本书是基于作者在国际上创建的小鼠卒中模型，为卒中的发病机制和治疗手段的研究提供了合适的工具，并迅速在全世界获得广泛应用。本书内容不仅可以作为生物学与神经科学学生学习和研究的选用教材，对神经科学工作者和研究生也有较大的阅读与参考价值，而且可以为临床医师与专职研究人员提供必要的参考。

图书在版编目(CIP)数据

实验卒中模型方法学／ 杨国源，金坤林，张志君主编. —上海：上海交通大学出版社，2019
ISBN 978-7-313-21776-9

Ⅰ. ①实⋯ Ⅱ. ①杨⋯ ②金⋯ ③张⋯ Ⅲ. ①脑血管疾病－实验医学 Ⅳ. ①R743-33

中国版本图书馆 CIP 数据核字(2019)第 173004 号

实验卒中模型方法学

主　　编	杨国源　金坤林　张志君		
出版发行	上海交通大学出版社	地　　址	上海市番禺路 951 号
邮政编码	200030	电　　话	021-64071208
印　　制	上海锦佳印刷有限公司	经　　销	全国新华书店
开　　本	787 mm×1092 mm　1/16	印　　张	25.75
字　　数	575 千字		
版　　次	2019 年 11 月第 1 版	印　　次	2019 年 11 月第 1 次印刷
书　　号	ISBN 978-7-313-21776-9		
定　　价	280.00 元		

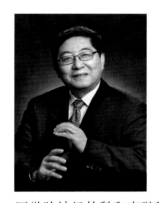

杨国源(Guo-Yuan Yang)　浙江慈溪人，医学博士(MD，PhD)，现为上海交通大学王宽诚讲席教授。美国医学与生物工程院(American Institute for Medical and Biological Engineering，AIMBE)会士，美国心脏协会资深国际研究员(Fellow of the American Heart Association，FAHA)，上海交通大学 Med-X 研究院副院长、康复工程研究所所长。1987 年获上海医科大学神经外科学博士，并留校从事神经外科医教研工作。1989 年在加州大学旧金山分校医学院任博士后，1991 年任密西根大学医学院讲师、助理教授，2001 年起先后担任美国加州大学旧金山分校医学院神经外科和麻醉科副教授、教授。现任中国卒中学会理事、中国卒中学会脑血管与代谢分会副主任委员、中国研究型医院学会转化神经科学专业委员会副主任委员、中国物理学会同步辐射专业委员会理事；中国国家自然科学奖和国家自然科学基金项目评委；《卒中与血管神经病学(英文版)》(*Stroke and Vascular Neurology*)和《老化与疾病(英文版)》(*Aging and Disease*)副主编，《卒中》(*Stroke*)、《脑血流与代谢杂志(英文版)》(*Journal of Cerebral Blood Flow and Metabolism*)、《老化神经科学前沿(英文版)》(*Frontiers in Aging Neuroscience*)、《中枢神经科学与治疗学(英文版)》(*CNS Neuroscience & Therapeutics*)、《神经再生研究(英文版)》(*Neural Regeneration Research*)、《神经免疫与神经炎症(英文版)》(*Neuroimmunology and Neuroinflammation*)杂志编委，《中国脑血管病杂志》、《卒中杂志》、《中国现代神经疾病杂志》编委，《中国组织工程研究与临床康复》杂志首席编委等。长期从事神经科学和神经病学，特别是脑血管疾病的转化医学研究，先后获得美国 NIH、国家重点基础研究发展计划("973"计划)、国家自然科学基金和上海市科委多项基金的支持。编撰《脑卒中转化研究(英文版)》(*Translational Research in Stroke*)等 10 余本转化医学专著，发表 SCI 收录论文 300 余篇，H 指数 70，它引 17 000 余次。连续数年被评为中国医学领域高被引学者。以第一完成人获得上海市自然科学奖二等奖(2015)和教育部自然科学奖二等奖(2013)，获中国卒中学会(一级学会)的中国卒中奖(2018)。

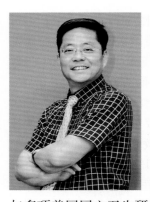

金坤林（Kunlin Jin） 浙江杭州人，医学博士（MD，PhD），现为美国北得克萨斯大学健康医学中心（University of North Texas Health Science Center，Texas，USA）终身教授。先后被复旦大学华山医院、浙江大学医学院、上海交通大学医学院、首都医科大学宣武医院和温州医学院聘为客座教授。金坤林 1991 年毕业于北京医科大学（现北京大学医学院），获医学博士学位；1992 年赴美，先后在美国加利福尼亚大学旧金山分校、匹兹堡大学及 Buck 老年研究院从事神经干细胞、卒中及神经保护机制等方面的实验研究；尤其是在老龄卒中模型构建方面有一定的建树。主持并参与多项美国国立卫生研究院（National Institutes of Health，NIH）基金项目的研究，发表 SCI 收录论文 200 余篇，发表期刊包括《自然（英文版）》（Nature）、《自然医学（英文版）》（Nature Medicine）和《自然遗传学（英文版）》（Nature Genetic）等；其中 17 篇发表在《美国科学院院报（英文版）》（Proceedings of the National Academy of Sciences of the United States of America），影响因子总计 700 余分；SCI 收录论文被引总次数达 17 000 多次；单篇被引最多为 1 353 多次。担任 NIH 基金、国际联合癌症研究基金、美国阿尔茨海默病联合基金等项目的评委；中国国家自然科学基金重大项目和国家科学技术进步奖评委。获专利 4 项；主编或参编 10 余部专著。主编著作包括《实验卒中（英文版）》、《神经干细胞和中枢神经系统疾病（英文版）》、《活到 100 岁月的秘密》和《干细胞临床应用：基础、伦理和原则》。担任《自然（英文版）（Nature）、《干细胞（英文版）》（Stem Cells）、《神经化学杂志（英文版）》（Journal of Neurochemistry）、《脑血流与代谢杂志（英文版）》（Journal of Cerebral Blood Flow and Metabolism）等 35 种 SCI 收录期刊的特约审稿人。2010 年创办了《老化与疾病（英文版）》（Aging and Disease）（www.aginganddisease.org），并担任主编，目前该刊已被 SCI 收录，影响因子约 5 分。2013 年创办了国际老化与疾病协会（www.isoad.org）。

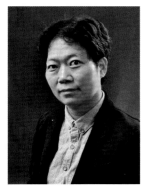

张志君（Zhijun Zhang） 上海交通大学生物医学工程学院副研究员。2008年在中国科学院神经科学研究所获得神经生物学专业博士学位。博士期间主要在段树民院士的指导下从事神经胶质细胞的研究，并在国际顶级期刊《自然细胞生物学（英文版）》（*Nature Cell Biology*）杂志上发表第一作者文章。2009—2012年在美国加州大学旧金山分校和美国马萨诸塞州大学医学院进行博士后研究，熟练掌握多种细胞及干细胞的培养方法和细胞组织学活体检测技术。2013年至今主要从事星形胶质细胞在卒中发病及治疗中作用的研究。迄今为止，先后获得国家自然科学基金以及教育部、上海市科委、上海交通大学等多项基金的资助，在国外重要学术期刊《科学（英文版）》（*Science*）、《自然细胞生物学（英文版）》（*Nature Cell Biology*）、《分子细胞（英文版）》（*Molecular Cell*）、《神经元（英文版）》（*Neuron*）、《美国科学院院报（英文版）》（*Proceedings of the National Academy of Sciences of the United States of America*）等发表20多篇重要学术论文。参与编写了《脑卒中转化研究（英文版）》（*Translational Research in Stroke*）等医学专著。2015年获得上海市自然科学奖二等奖（第四完成人）和2013年教育部自然科学奖二等奖（第四完成人）。

主　编　杨国源（Guo-Yuan Yang）

金坤林（Kunlin Jin）

张志君（Zhijun Zhang）

编者名单（按姓氏汉语拼音排序）

薄　斌　上海交通大学生物医学工程学院

陈旭东　温州医科大学附属第一医院

邓莉冬　上海交通大学生物医学工程学院

顾　磊　温州医科大学附属第一医院

何婷婷　复旦大学医学院附属中山医院

胡江南　美国北得克萨斯大学健康医学中心

胡晓雯　上海交通大学生物医学工程学院

黄　俊　上海交通大学医学院附属瑞金医院

蒋　路　上海交通大学生物医学工程学院

金坤林　美国北得克萨斯大学健康医学中心

李思辰　复旦大学附属华山医院

李婉露　上海交通大学生物医学工程学院

李勇芳　上海交通大学生物医学工程学院

李宗蔚　美国 GE 公司技术部

刘佩玺　复旦大学附属华山医院

罗龙龙　上海交通大学生物医学工程学院

马媛媛　　复旦大学医学院附属中山医院

木亚沙尔　上海交通大学生物医学工程学院

潘佳吉　　上海交通大学生物医学工程学院

秦　川　　上海交通大学生物医学工程学院

曲美洁　　青岛大学附属医院

单慧敏　　上海交通大学生物医学工程学院

沈　辉　　上海交通大学生物医学工程学院

施晓婧　　上海交通大学生物医学工程学院

宋雅颖　　上海交通大学医学院附属仁济医院

王继先　　上海交通大学医学院附属瑞金医院

王丽萍　　上海交通大学医学院附属仁济医院

王玉阳　　青岛大学附属医院

闻若雪　　上海交通大学生物医学工程学院

杨国源　　上海交通大学 Med‑X 研究院

杨　勇　　广东省人民医院

张红霞　　美国北得克萨斯大学健康医学中心

张淋源　　上海交通大学附属第一人民医院

张志君　　上海交通大学生物医学工程学院

郑浩冉　　上海交通大学生物医学工程学院

周盘婷　　湖南大学

诸葛启钏　温州医科大学附属第一医院

"卒中"(stroke)又称"中风",是由于脑内血管突然破裂或因血管阻塞导致血液不能流入大脑而引起脑组织损伤的急性脑血管疾病,包括缺血性和出血性卒中。统计显示,卒中是一种全球性的疾病,是导致人类死亡的第二大病因,仅次于缺血性心脏病,占全球引起人类死亡病因的9%。我国卒中仍呈现出高发病率、高致残率、高病死率、高复发率、高经济负担五大特点。目前我国有1242万名卒中患者,是世界上发病率最高的国家之一。我国每12秒就有1人发生卒中,每21秒就有1人死于卒中;每5位死亡者中就至少有1人死于卒中。因此,卒中是我国成年人致死和致残的首位原因。针对卒中,目前尚缺乏有效的预防和治疗手段。显然,建立并完善与临床相关性高的卒中动物模型以及对其深入研究,是揭示卒中病理机制的有效途径,这对卒中新药研发有着十分重要的意义。遗憾的是,目前国内缺乏系统介绍卒中动物模型操作步骤及注意事项的书籍。

本书包括35章,内容涵盖卒中动物的饲养、动物麻醉、模型制作、血管造影、血流检测、行为评估的方法和技术,以及样本的采集、数据的分析等。特别是具体阐述了根据不同模型,分别就动物选择、材料准备、麻醉与监护、手术操作步骤、模型指标评估、模型的优缺点及其注意事项、常见问题、解决办法等进行了详细描述。同时,比较归纳了目前常用的卒中动物模型及其优缺点,并进一步介绍了与卒中相关的其他脑血管疾病模型、小动物常用的生理生化指标、用药剂量的估计和统计方法等。卒中动物模型早期多选择高等动物制备,特别是灵长目动物,其目的是更好地模拟人类卒中的发生,但是由于易得性较差、价格昂贵,目前主要利用小动物特别是啮齿类动物制备脑缺血动物模型。本书根据卒中诱因的不同,针对不同年龄段实验动物,介绍了18类卒中模型:① 大脑中动脉阻塞线栓模型;② 三血管阻塞模型;③ 老龄鼠脑缺血模型;④ 血栓型诱导的局灶性脑缺血模型;⑤ 大脑中动脉远端阻塞模型;⑥ 新生鼠脑缺血-缺氧局灶性卒中模型;⑦ 化学光栓塞型局灶性脑缺血模型;⑧ 氯化铁诱导的远端大脑中动脉梗死模型;⑨ 二血管阻塞慢性脑缺血模型;⑩ 四血管阻塞全脑缺血模型;⑪ 心脏骤停全脑缺血模型;⑫ 新生鼠心脏骤停全脑缺血模型；⑬ 血液注射诱导的蛛网膜下腔出血模型；⑭ 血管内穿刺诱导蛛网膜下腔出血模型；⑮ 自体血注射诱导的脑出血模型；⑯ 细菌胶原酶注射诱导的脑出血模型；⑰ 小动物颅内动脉瘤模型；⑱ 硬脑膜动静脉畸形模型。每种模型具有各自的优缺点，可根据不同的实验目的选择相应的实验动物模型。卒中受多种因素影响，发病机制较为复杂，因此，选择重复性高、临床相关性高的动物模型研究卒中的发病机制，对卒中新药研发具有十分重要的临床意义。

　　本书内容不仅可以作为生物学与神经科学学习和研究的选用教材，对神经科学工作者和研究生也有较大的阅读与参考价值，而且可以为临床医师与专职研究人员提供必要的参考。通过分享我们在卒中模型研究中的经验，希望读者会少走一些弯路。相信本书对许许多多亟须认识和掌握卒中模型制备的研究生、青年科研工作者有较大的帮助。期待本书成为研究生教育的基础教材，成为青年科研工作者的理想工具书。

杨国源

金坤林

张志君

2019 年 7 月

目　录

1　卒中简介　001

1.1　概述 001
1.2　临床表现 002
1.3　分类 002
1.4　神经影像学检查 005
1.5　治疗 008

2　卒中动物模型研究的历史演变　016

2.1　缺血性卒中模型 016
2.2　出血性卒中模型 018
2.3　其他模型 020

3　大鼠/小鼠脑的解剖及血管结构　024

3.1　大鼠/小鼠脑的解剖 024
3.2　大鼠/小鼠脑的血管结构 033
3.3　脑部动脉、静脉、静脉窦及相关结构的缩略语 053

4 卒中模型的选择与实验设计的基本原则 057

4.1 卒中动物模型的优越性 ···················· 057
4.2 卒中动物模型分类 ······················· 058
4.3 实验设计 ····························· 060
4.4 卒中动物模型的设计原则 ·················· 061
4.5 卒中实验设计的基本思路 ·················· 063

5 卒中动物的饲养与管理 068

5.1 常规动物的饲养与管理 ···················· 068
5.2 术前实验动物的饲养与管理 ················· 077
5.3 术后实验动物的饲养和管理 ················· 078

6 实验动物的伦理学 080

6.1 动物实验面临的伦理学问题 ················· 080
6.2 实验动物伦理学审查的必要性 ················ 081
6.3 实验动物中的伦理学规范 ··················· 082
6.4 伦理审批过程 ·························· 086
6.5 动物实验伦理审查申请表 ··················· 088

7 卒中动物模型操作基本原则 094

7.1 手术区域 ····························· 094
7.2 手术器械准备 ·························· 095
7.3 关于手术操作者的准备 ···················· 096
7.4 动物准备 ····························· 096
7.5 麻醉 ······························· 098

8 卒中模型常用显微器械   *100*

8.1 小动物手术常规设备 ———————————————————————— *100*
8.2 小动物手术监测设备 ———————————————————————— *102*
8.3 小动物实验的基本手术器械 ——————————————————— *106*

9 卒中动物的麻醉与镇痛   *113*

9.1 麻醉前考虑因素 ————————————————————————— *113*
9.2 麻醉后动物模型的科学可靠性 —————————————————— *114*
9.3 动物对麻醉和手术紧张的反应 —————————————————— *114*
9.4 麻醉深度的评估 ————————————————————————— *114*
9.5 麻醉方法评估 —————————————————————————— *115*
9.6 麻醉方法选择 —————————————————————————— *115*
9.7 吸入性麻醉剂 —————————————————————————— *116*
9.8 注射性麻醉药 —————————————————————————— *121*
9.9 其他麻醉药 ——————————————————————————— *125*
9.10 局部麻醉药 —————————————————————————— *125*
9.11 镇痛药 ———————————————————————————— *126*
9.12 基本麻醉管理 ————————————————————————— *128*

10 卒中动物术中脑血流监测   *131*

10.1 激光多普勒脑血流测定 ————————————————————— *131*
10.2 激光散斑脑血流测定 —————————————————————— *134*
10.3 磁共振脑血流测定 ——————————————————————— *137*
10.4 同步辐射血管造影在动物模型中的应用 —————————————— *141*

11 常用卒中动物运动感觉神经功能评估方法   *145*

11.1 行为学测试概况 ———————————————————————— *145*

11.2　肢体对称性试验 ⋯⋯⋯⋯⋯⋯⋯⋯⋯⋯⋯⋯⋯⋯⋯⋯⋯⋯⋯⋯⋯ 147

11.3　悬空旋转试验 ⋯⋯⋯⋯⋯⋯⋯⋯⋯⋯⋯⋯⋯⋯⋯⋯⋯⋯⋯⋯⋯⋯ 148

11.4　转棒试验 ⋯⋯⋯⋯⋯⋯⋯⋯⋯⋯⋯⋯⋯⋯⋯⋯⋯⋯⋯⋯⋯⋯⋯⋯ 149

11.5　圆筒试验 ⋯⋯⋯⋯⋯⋯⋯⋯⋯⋯⋯⋯⋯⋯⋯⋯⋯⋯⋯⋯⋯⋯⋯⋯ 151

11.6　转角试验 ⋯⋯⋯⋯⋯⋯⋯⋯⋯⋯⋯⋯⋯⋯⋯⋯⋯⋯⋯⋯⋯⋯⋯⋯ 152

11.7　平衡木试验 ⋯⋯⋯⋯⋯⋯⋯⋯⋯⋯⋯⋯⋯⋯⋯⋯⋯⋯⋯⋯⋯⋯⋯ 153

11.8　悬挂试验 ⋯⋯⋯⋯⋯⋯⋯⋯⋯⋯⋯⋯⋯⋯⋯⋯⋯⋯⋯⋯⋯⋯⋯⋯ 154

11.9　自动步态分析试验 ⋯⋯⋯⋯⋯⋯⋯⋯⋯⋯⋯⋯⋯⋯⋯⋯⋯⋯⋯⋯ 154

11.10　水平楼梯行走试验 ⋯⋯⋯⋯⋯⋯⋯⋯⋯⋯⋯⋯⋯⋯⋯⋯⋯⋯⋯ 158

11.11　传统粘签试验 ⋯⋯⋯⋯⋯⋯⋯⋯⋯⋯⋯⋯⋯⋯⋯⋯⋯⋯⋯⋯⋯ 160

11.12　旷场试验 ⋯⋯⋯⋯⋯⋯⋯⋯⋯⋯⋯⋯⋯⋯⋯⋯⋯⋯⋯⋯⋯⋯⋯ 161

11.13　高架十字迷宫试验 ⋯⋯⋯⋯⋯⋯⋯⋯⋯⋯⋯⋯⋯⋯⋯⋯⋯⋯⋯ 163

11.14　强迫游泳试验 ⋯⋯⋯⋯⋯⋯⋯⋯⋯⋯⋯⋯⋯⋯⋯⋯⋯⋯⋯⋯⋯ 164

11.15　悬尾试验 ⋯⋯⋯⋯⋯⋯⋯⋯⋯⋯⋯⋯⋯⋯⋯⋯⋯⋯⋯⋯⋯⋯⋯ 164

11.16　黑白穿梭箱试验 ⋯⋯⋯⋯⋯⋯⋯⋯⋯⋯⋯⋯⋯⋯⋯⋯⋯⋯⋯⋯ 164

11.17　班德森神经功能评分 ⋯⋯⋯⋯⋯⋯⋯⋯⋯⋯⋯⋯⋯⋯⋯⋯⋯⋯ 165

11.18　机械灵敏度试验 ⋯⋯⋯⋯⋯⋯⋯⋯⋯⋯⋯⋯⋯⋯⋯⋯⋯⋯⋯⋯ 165

11.19　网格行走试验 ⋯⋯⋯⋯⋯⋯⋯⋯⋯⋯⋯⋯⋯⋯⋯⋯⋯⋯⋯⋯⋯ 165

11.20　强迫运动/步行轮床系统 ⋯⋯⋯⋯⋯⋯⋯⋯⋯⋯⋯⋯⋯⋯⋯⋯ 166

11.21　声惊吓反应 ⋯⋯⋯⋯⋯⋯⋯⋯⋯⋯⋯⋯⋯⋯⋯⋯⋯⋯⋯⋯⋯⋯ 166

11.22　声惊吓阈试验 ⋯⋯⋯⋯⋯⋯⋯⋯⋯⋯⋯⋯⋯⋯⋯⋯⋯⋯⋯⋯⋯ 166

11.23　卒中动物行为学评分方法 ⋯⋯⋯⋯⋯⋯⋯⋯⋯⋯⋯⋯⋯⋯⋯ 167

12　常用卒中动物空间认知功能评估方法　　170

12.1　Morris 水迷宫试验 ⋯⋯⋯⋯⋯⋯⋯⋯⋯⋯⋯⋯⋯⋯⋯⋯⋯⋯⋯⋯ 170

12.2　T-形迷宫试验 ⋯⋯⋯⋯⋯⋯⋯⋯⋯⋯⋯⋯⋯⋯⋯⋯⋯⋯⋯⋯⋯⋯ 173

12.3　放射臂迷宫试验 ⋯⋯⋯⋯⋯⋯⋯⋯⋯⋯⋯⋯⋯⋯⋯⋯⋯⋯⋯⋯⋯ 175

12.4　巴恩斯迷宫试验 ⋯⋯⋯⋯⋯⋯⋯⋯⋯⋯⋯⋯⋯⋯⋯⋯⋯⋯⋯⋯⋯ 177

12.5　新物体识别试验 ⋯⋯⋯⋯⋯⋯⋯⋯⋯⋯⋯⋯⋯⋯⋯⋯⋯⋯⋯⋯⋯ 178

12.6　聪明笼子试验 ⋯⋯⋯⋯⋯⋯⋯⋯⋯⋯⋯⋯⋯⋯⋯⋯⋯⋯⋯⋯⋯⋯ 179

12.7　避暗试验 ⋯⋯⋯⋯⋯⋯⋯⋯⋯⋯⋯⋯⋯⋯⋯⋯⋯⋯⋯⋯⋯⋯⋯⋯ 181

12.8　Zero 迷宫试验 ⋯⋯⋯⋯⋯⋯⋯⋯⋯⋯⋯⋯⋯⋯⋯⋯⋯⋯⋯⋯⋯⋯ 182

13 卒中术后血液及脑脊液标本采集 184

13.1 动物选择 184
13.2 标本的采集 184
13.3 大鼠/小鼠安全采血量及频率 191
13.4 血管插管步骤 192
13.5 临时插管采血步骤 192

14 脑组织单细胞悬液的制备 194

14.1 单细胞分离技术 194
14.2 脑组织单细胞悬液的制备方法 197
14.3 脑组织炎症细胞的分离 198
14.4 流式细胞术急性分离神经元 199
14.5 流式细胞术急性分离星型胶质细胞 200
14.6 流式细胞术急性分离血管内皮细胞 201
14.7 脑血管内皮细胞的分离 203

15 卒中术后大脑标本采集和制备 206

15.1 新鲜脑组织与冰冻脑组织 206
15.2 材料和方法 207
15.3 标本采集和制备 208

16 卒中术后脑组织的常规组织和病理学评估 217

16.1 氯化三苯基四氮唑染色 217
16.2 苏木精-伊红染色 218
16.3 尼氏染色 219
16.4 神经髓鞘染色 220
16.5 TUNEL 染色 221

16.6　Brdu 染色 ·· 221

16.7　透明脑技术 ·· 222

16.8　脑含水量测定 ·· 223

16.9　血脑屏障通透性测定 ································· 223

16.10　中枢各种细胞的染色及病理特征 ············ 224

17　大脑中动脉阻塞线栓模型　　236

17.1　动物的选择 ·· 236

17.2　材料准备 ·· 237

17.3　线栓的制备 ·· 237

17.4　麻醉与监护 ·· 239

17.5　大脑中动脉缺血模型的操作步骤 ·············· 240

17.6　评估模型成功的指标 ································· 241

17.7　优势与局限性 ·· 244

17.8　注意事项 ·· 245

17.9　常见问题及原因分析 ································· 249

18　三血管阻塞模型　　253

18.1　动物的选择 ·· 253

18.2　材料准备 ·· 253

18.3　麻醉与代谢和生理参数的测定 ·················· 254

18.4　手术操作步骤 ·· 254

18.5　评估模型成功的指标 ································· 256

18.6　优势与局限性 ·· 257

18.7　注意事项 ·· 259

18.8　常见问题与解决方法 ································· 259

19　老龄鼠脑缺血模型　　261

19.1　小鼠的生命周期 ·· 261

19.2　大鼠与人类生命周期的关系 ····················· 262

19.3　动物的选择 ⋯⋯⋯⋯⋯⋯⋯⋯⋯⋯⋯⋯⋯⋯⋯⋯⋯⋯⋯⋯⋯⋯⋯⋯⋯ 263

19.4　手术操作步骤 ⋯⋯⋯⋯⋯⋯⋯⋯⋯⋯⋯⋯⋯⋯⋯⋯⋯⋯⋯⋯⋯⋯⋯⋯ 263

19.5　注意事项 ⋯⋯⋯⋯⋯⋯⋯⋯⋯⋯⋯⋯⋯⋯⋯⋯⋯⋯⋯⋯⋯⋯⋯⋯⋯⋯ 264

20　血栓型诱导的局灶性脑缺血模型　269

20.1　动物的选择 ⋯⋯⋯⋯⋯⋯⋯⋯⋯⋯⋯⋯⋯⋯⋯⋯⋯⋯⋯⋯⋯⋯⋯⋯⋯ 269

20.2　材料准备 ⋯⋯⋯⋯⋯⋯⋯⋯⋯⋯⋯⋯⋯⋯⋯⋯⋯⋯⋯⋯⋯⋯⋯⋯⋯⋯ 270

20.3　麻醉与监护 ⋯⋯⋯⋯⋯⋯⋯⋯⋯⋯⋯⋯⋯⋯⋯⋯⋯⋯⋯⋯⋯⋯⋯⋯⋯ 271

20.4　手术操作步骤 ⋯⋯⋯⋯⋯⋯⋯⋯⋯⋯⋯⋯⋯⋯⋯⋯⋯⋯⋯⋯⋯⋯⋯⋯ 271

20.5　评估模型成功的指标 ⋯⋯⋯⋯⋯⋯⋯⋯⋯⋯⋯⋯⋯⋯⋯⋯⋯⋯⋯⋯ 272

20.6　优势与局限性 ⋯⋯⋯⋯⋯⋯⋯⋯⋯⋯⋯⋯⋯⋯⋯⋯⋯⋯⋯⋯⋯⋯⋯⋯ 273

20.7　注意事项 ⋯⋯⋯⋯⋯⋯⋯⋯⋯⋯⋯⋯⋯⋯⋯⋯⋯⋯⋯⋯⋯⋯⋯⋯⋯⋯ 273

20.8　常见问题与解决方法 ⋯⋯⋯⋯⋯⋯⋯⋯⋯⋯⋯⋯⋯⋯⋯⋯⋯⋯⋯⋯ 274

21　大脑中动脉远端阻塞模型　276

21.1　动物选择 ⋯⋯⋯⋯⋯⋯⋯⋯⋯⋯⋯⋯⋯⋯⋯⋯⋯⋯⋯⋯⋯⋯⋯⋯⋯⋯ 276

21.2　材料准备 ⋯⋯⋯⋯⋯⋯⋯⋯⋯⋯⋯⋯⋯⋯⋯⋯⋯⋯⋯⋯⋯⋯⋯⋯⋯⋯ 276

21.3　麻醉和监护 ⋯⋯⋯⋯⋯⋯⋯⋯⋯⋯⋯⋯⋯⋯⋯⋯⋯⋯⋯⋯⋯⋯⋯⋯⋯ 277

21.4　大脑中动脉远端阻塞模型的制作步骤 ⋯⋯⋯⋯⋯⋯⋯⋯⋯⋯⋯ 277

21.5　评估模型成功的指标 ⋯⋯⋯⋯⋯⋯⋯⋯⋯⋯⋯⋯⋯⋯⋯⋯⋯⋯⋯⋯ 280

21.6　优势与局限性 ⋯⋯⋯⋯⋯⋯⋯⋯⋯⋯⋯⋯⋯⋯⋯⋯⋯⋯⋯⋯⋯⋯⋯⋯ 281

21.7　注意事项 ⋯⋯⋯⋯⋯⋯⋯⋯⋯⋯⋯⋯⋯⋯⋯⋯⋯⋯⋯⋯⋯⋯⋯⋯⋯⋯ 281

21.8　常见问题及解决方法 ⋯⋯⋯⋯⋯⋯⋯⋯⋯⋯⋯⋯⋯⋯⋯⋯⋯⋯⋯⋯ 282

22　化学光栓塞型局灶性脑缺血模型　284

22.1　概述 ⋯⋯⋯⋯⋯⋯⋯⋯⋯⋯⋯⋯⋯⋯⋯⋯⋯⋯⋯⋯⋯⋯⋯⋯⋯⋯⋯⋯ 284

22.2　动物的选择 ⋯⋯⋯⋯⋯⋯⋯⋯⋯⋯⋯⋯⋯⋯⋯⋯⋯⋯⋯⋯⋯⋯⋯⋯⋯ 285

22.3　材料准备 ⋯⋯⋯⋯⋯⋯⋯⋯⋯⋯⋯⋯⋯⋯⋯⋯⋯⋯⋯⋯⋯⋯⋯⋯⋯⋯ 285

22.4　麻醉与监护 ⋯⋯⋯⋯⋯⋯⋯⋯⋯⋯⋯⋯⋯⋯⋯⋯⋯⋯⋯⋯⋯⋯⋯⋯⋯ 286

22.5　操作步骤 ⋯⋯⋯⋯⋯⋯⋯⋯⋯⋯⋯⋯⋯⋯⋯⋯⋯⋯⋯⋯⋯⋯⋯⋯⋯⋯ 287

22.6 评估模型成功的指标 ⋯⋯⋯⋯⋯⋯⋯⋯⋯⋯⋯⋯⋯⋯⋯⋯⋯⋯⋯ 290

22.7 优势与局限性 ⋯⋯⋯⋯⋯⋯⋯⋯⋯⋯⋯⋯⋯⋯⋯⋯⋯⋯⋯⋯⋯⋯ 290

22.8 注意事项 ⋯⋯⋯⋯⋯⋯⋯⋯⋯⋯⋯⋯⋯⋯⋯⋯⋯⋯⋯⋯⋯⋯⋯⋯ 291

22.9 常见问题及解决方法 ⋯⋯⋯⋯⋯⋯⋯⋯⋯⋯⋯⋯⋯⋯⋯⋯⋯⋯⋯ 291

23 氯化铁诱导的远端大脑中动脉梗死模型   293

23.1 动物的选择 ⋯⋯⋯⋯⋯⋯⋯⋯⋯⋯⋯⋯⋯⋯⋯⋯⋯⋯⋯⋯⋯⋯⋯ 293

23.2 材料准备 ⋯⋯⋯⋯⋯⋯⋯⋯⋯⋯⋯⋯⋯⋯⋯⋯⋯⋯⋯⋯⋯⋯⋯⋯ 294

23.3 麻醉与监护 ⋯⋯⋯⋯⋯⋯⋯⋯⋯⋯⋯⋯⋯⋯⋯⋯⋯⋯⋯⋯⋯⋯⋯ 295

23.4 手术操作步骤 ⋯⋯⋯⋯⋯⋯⋯⋯⋯⋯⋯⋯⋯⋯⋯⋯⋯⋯⋯⋯⋯⋯ 295

23.5 模型成功的指标 ⋯⋯⋯⋯⋯⋯⋯⋯⋯⋯⋯⋯⋯⋯⋯⋯⋯⋯⋯⋯⋯ 297

23.6 优势与局限性 ⋯⋯⋯⋯⋯⋯⋯⋯⋯⋯⋯⋯⋯⋯⋯⋯⋯⋯⋯⋯⋯⋯ 298

23.7 注意事项 ⋯⋯⋯⋯⋯⋯⋯⋯⋯⋯⋯⋯⋯⋯⋯⋯⋯⋯⋯⋯⋯⋯⋯⋯ 298

23.8 常见问题及解决方法 ⋯⋯⋯⋯⋯⋯⋯⋯⋯⋯⋯⋯⋯⋯⋯⋯⋯⋯⋯ 299

24 二血管阻塞慢性脑缺血模型   301

24.1 动物的选择 ⋯⋯⋯⋯⋯⋯⋯⋯⋯⋯⋯⋯⋯⋯⋯⋯⋯⋯⋯⋯⋯⋯⋯ 301

24.2 材料准备 ⋯⋯⋯⋯⋯⋯⋯⋯⋯⋯⋯⋯⋯⋯⋯⋯⋯⋯⋯⋯⋯⋯⋯⋯ 302

24.3 麻醉与监护 ⋯⋯⋯⋯⋯⋯⋯⋯⋯⋯⋯⋯⋯⋯⋯⋯⋯⋯⋯⋯⋯⋯⋯ 302

24.4 手术操作步骤 ⋯⋯⋯⋯⋯⋯⋯⋯⋯⋯⋯⋯⋯⋯⋯⋯⋯⋯⋯⋯⋯⋯ 302

24.5 评估模型成功的指标 ⋯⋯⋯⋯⋯⋯⋯⋯⋯⋯⋯⋯⋯⋯⋯⋯⋯⋯⋯ 305

24.6 优势与局限性 ⋯⋯⋯⋯⋯⋯⋯⋯⋯⋯⋯⋯⋯⋯⋯⋯⋯⋯⋯⋯⋯⋯ 307

24.7 注意事项 ⋯⋯⋯⋯⋯⋯⋯⋯⋯⋯⋯⋯⋯⋯⋯⋯⋯⋯⋯⋯⋯⋯⋯⋯ 308

24.8 常见问题及解决方法 ⋯⋯⋯⋯⋯⋯⋯⋯⋯⋯⋯⋯⋯⋯⋯⋯⋯⋯⋯ 308

25 四血管阻塞全脑缺血模型   310

25.1 动物的选择 ⋯⋯⋯⋯⋯⋯⋯⋯⋯⋯⋯⋯⋯⋯⋯⋯⋯⋯⋯⋯⋯⋯⋯ 310

25.2 材料准备 ⋯⋯⋯⋯⋯⋯⋯⋯⋯⋯⋯⋯⋯⋯⋯⋯⋯⋯⋯⋯⋯⋯⋯⋯ 311

25.3 麻醉与监护 ⋯⋯⋯⋯⋯⋯⋯⋯⋯⋯⋯⋯⋯⋯⋯⋯⋯⋯⋯⋯⋯⋯⋯ 311

25.4 手术操作步骤 ⋯⋯⋯⋯⋯⋯⋯⋯⋯⋯⋯⋯⋯⋯⋯⋯⋯⋯⋯⋯⋯⋯ 311

25.5 评估模型成功的指标 ⋯⋯⋯⋯⋯⋯⋯⋯⋯⋯⋯⋯⋯⋯⋯⋯ 314
25.6 优势与局限性 ⋯⋯⋯⋯⋯⋯⋯⋯⋯⋯⋯⋯⋯⋯⋯⋯⋯⋯⋯ 316
25.7 注意事项 ⋯⋯⋯⋯⋯⋯⋯⋯⋯⋯⋯⋯⋯⋯⋯⋯⋯⋯⋯⋯⋯ 316
25.8 常见的问题及解决方案 ⋯⋯⋯⋯⋯⋯⋯⋯⋯⋯⋯⋯⋯⋯⋯ 317

26 心脏骤停全脑缺血模型 319

26.1 动物的选择 ⋯⋯⋯⋯⋯⋯⋯⋯⋯⋯⋯⋯⋯⋯⋯⋯⋯⋯⋯⋯ 319
26.2 材料准备 ⋯⋯⋯⋯⋯⋯⋯⋯⋯⋯⋯⋯⋯⋯⋯⋯⋯⋯⋯⋯⋯ 319
26.3 麻醉与监护 ⋯⋯⋯⋯⋯⋯⋯⋯⋯⋯⋯⋯⋯⋯⋯⋯⋯⋯⋯⋯ 320
26.4 手术操作步骤 ⋯⋯⋯⋯⋯⋯⋯⋯⋯⋯⋯⋯⋯⋯⋯⋯⋯⋯⋯ 320
26.5 评估模型成功的指标 ⋯⋯⋯⋯⋯⋯⋯⋯⋯⋯⋯⋯⋯⋯⋯⋯ 323
26.6 优势与局限性 ⋯⋯⋯⋯⋯⋯⋯⋯⋯⋯⋯⋯⋯⋯⋯⋯⋯⋯⋯ 324
26.7 注意事项 ⋯⋯⋯⋯⋯⋯⋯⋯⋯⋯⋯⋯⋯⋯⋯⋯⋯⋯⋯⋯⋯ 325
26.8 常见问题及解决方法 ⋯⋯⋯⋯⋯⋯⋯⋯⋯⋯⋯⋯⋯⋯⋯⋯ 325

27 新生鼠心脏骤停全脑缺血模型 327

27.1 动物的选择 ⋯⋯⋯⋯⋯⋯⋯⋯⋯⋯⋯⋯⋯⋯⋯⋯⋯⋯⋯⋯ 327
27.2 材料准备 ⋯⋯⋯⋯⋯⋯⋯⋯⋯⋯⋯⋯⋯⋯⋯⋯⋯⋯⋯⋯⋯ 328
27.3 麻醉与监护 ⋯⋯⋯⋯⋯⋯⋯⋯⋯⋯⋯⋯⋯⋯⋯⋯⋯⋯⋯⋯ 328
27.4 心脏骤停脑缺血模型的操作步骤 ⋯⋯⋯⋯⋯⋯⋯⋯⋯⋯ 329
27.5 评估模型成功的指标 ⋯⋯⋯⋯⋯⋯⋯⋯⋯⋯⋯⋯⋯⋯⋯⋯ 330
27.6 优势 ⋯⋯⋯⋯⋯⋯⋯⋯⋯⋯⋯⋯⋯⋯⋯⋯⋯⋯⋯⋯⋯⋯⋯ 332
27.7 注意事项 ⋯⋯⋯⋯⋯⋯⋯⋯⋯⋯⋯⋯⋯⋯⋯⋯⋯⋯⋯⋯⋯ 333
27.8 常见问题及解决方法 ⋯⋯⋯⋯⋯⋯⋯⋯⋯⋯⋯⋯⋯⋯⋯⋯ 333

28 新生鼠脑缺血-缺氧局灶性卒中模型 335

28.1 动物的选择 ⋯⋯⋯⋯⋯⋯⋯⋯⋯⋯⋯⋯⋯⋯⋯⋯⋯⋯⋯⋯ 335
28.2 材料准备 ⋯⋯⋯⋯⋯⋯⋯⋯⋯⋯⋯⋯⋯⋯⋯⋯⋯⋯⋯⋯⋯ 335
28.3 麻醉与监护 ⋯⋯⋯⋯⋯⋯⋯⋯⋯⋯⋯⋯⋯⋯⋯⋯⋯⋯⋯⋯ 336
28.4 操作步骤 ⋯⋯⋯⋯⋯⋯⋯⋯⋯⋯⋯⋯⋯⋯⋯⋯⋯⋯⋯⋯⋯ 336

28.5 评估模型成功的指标 338
28.6 优势和局限性 339
28.7 注意事项 340

29 血液注射诱导的蛛网膜下腔出血模型   341

29.1 概述 341
29.2 动物的选择 342
29.3 材料准备 342
29.4 麻醉与监护 342
29.5 蛛网膜下腔出血模型的操作步骤 342
29.6 评估模型成功的指标 345
29.7 优势与局限性 347
29.8 注意事项 347
29.9 常见问题及解决方法 348

30 血管内穿刺诱导蛛网膜下腔出血模型   349

30.1 动物的选择 349
30.2 材料准备 349
30.3 麻醉与监护 350
30.4 蛛网膜下腔出血模型的操作步骤 350
30.5 评估模型成功的指标 351
30.6 优势与局限性 353
30.7 注意事项 354
30.8 常见问题及解决方法 355

31 自体血注射诱导的脑出血模型   357

31.1 概述 357
31.2 动物的选择 358
31.3 材料准备 358
31.4 麻醉与监护 358

31.5　手术操作步骤 ⋯⋯⋯⋯⋯⋯⋯⋯⋯⋯⋯⋯⋯⋯⋯⋯⋯⋯⋯⋯⋯ *359*

31.6　评估模型成功的指标 ⋯⋯⋯⋯⋯⋯⋯⋯⋯⋯⋯⋯⋯⋯⋯⋯⋯ *360*

31.7　优势与局限性 ⋯⋯⋯⋯⋯⋯⋯⋯⋯⋯⋯⋯⋯⋯⋯⋯⋯⋯⋯⋯ *360*

31.8　注意事项 ⋯⋯⋯⋯⋯⋯⋯⋯⋯⋯⋯⋯⋯⋯⋯⋯⋯⋯⋯⋯⋯⋯ *361*

31.9　常见问题及解决方法 ⋯⋯⋯⋯⋯⋯⋯⋯⋯⋯⋯⋯⋯⋯⋯⋯⋯ *361*

32　细菌胶原酶注射诱导的脑出血模型　　*363*

32.1　动物的选择 ⋯⋯⋯⋯⋯⋯⋯⋯⋯⋯⋯⋯⋯⋯⋯⋯⋯⋯⋯⋯⋯ *363*

32.2　材料准备 ⋯⋯⋯⋯⋯⋯⋯⋯⋯⋯⋯⋯⋯⋯⋯⋯⋯⋯⋯⋯⋯⋯ *363*

32.3　麻醉与监护 ⋯⋯⋯⋯⋯⋯⋯⋯⋯⋯⋯⋯⋯⋯⋯⋯⋯⋯⋯⋯⋯ *364*

32.4　操作步骤 ⋯⋯⋯⋯⋯⋯⋯⋯⋯⋯⋯⋯⋯⋯⋯⋯⋯⋯⋯⋯⋯⋯ *364*

32.5　评估模型成功的指标 ⋯⋯⋯⋯⋯⋯⋯⋯⋯⋯⋯⋯⋯⋯⋯⋯⋯ *365*

32.6　优势与局限性 ⋯⋯⋯⋯⋯⋯⋯⋯⋯⋯⋯⋯⋯⋯⋯⋯⋯⋯⋯⋯ *367*

32.7　注意事项 ⋯⋯⋯⋯⋯⋯⋯⋯⋯⋯⋯⋯⋯⋯⋯⋯⋯⋯⋯⋯⋯⋯ *367*

32.8　常见问题及解决方法 ⋯⋯⋯⋯⋯⋯⋯⋯⋯⋯⋯⋯⋯⋯⋯⋯⋯ *368*

33　小动物颅内动脉瘤模型　　*370*

33.1　动物的选择 ⋯⋯⋯⋯⋯⋯⋯⋯⋯⋯⋯⋯⋯⋯⋯⋯⋯⋯⋯⋯⋯ *370*

33.2　材料准备 ⋯⋯⋯⋯⋯⋯⋯⋯⋯⋯⋯⋯⋯⋯⋯⋯⋯⋯⋯⋯⋯⋯ *370*

33.3　麻醉与监护 ⋯⋯⋯⋯⋯⋯⋯⋯⋯⋯⋯⋯⋯⋯⋯⋯⋯⋯⋯⋯⋯ *370*

33.4　手术操作步骤 ⋯⋯⋯⋯⋯⋯⋯⋯⋯⋯⋯⋯⋯⋯⋯⋯⋯⋯⋯⋯ *371*

33.5　小鼠的手术操作步骤 ⋯⋯⋯⋯⋯⋯⋯⋯⋯⋯⋯⋯⋯⋯⋯⋯⋯ *372*

33.6　评估模型成功的指标 ⋯⋯⋯⋯⋯⋯⋯⋯⋯⋯⋯⋯⋯⋯⋯⋯⋯ *372*

33.7　优势与局限性 ⋯⋯⋯⋯⋯⋯⋯⋯⋯⋯⋯⋯⋯⋯⋯⋯⋯⋯⋯⋯ *372*

33.8　注意事项 ⋯⋯⋯⋯⋯⋯⋯⋯⋯⋯⋯⋯⋯⋯⋯⋯⋯⋯⋯⋯⋯⋯ *373*

33.9　常见问题及解决方法 ⋯⋯⋯⋯⋯⋯⋯⋯⋯⋯⋯⋯⋯⋯⋯⋯⋯ *373*

34　硬脑膜动静脉畸形模型　　*375*

34.1　概述 ⋯⋯⋯⋯⋯⋯⋯⋯⋯⋯⋯⋯⋯⋯⋯⋯⋯⋯⋯⋯⋯⋯⋯⋯ *375*

34.2　动物的选择 ⋯⋯⋯⋯⋯⋯⋯⋯⋯⋯⋯⋯⋯⋯⋯⋯⋯⋯⋯⋯⋯ *376*

34.3　材料准备 376

34.4　麻醉与监护 376

34.5　手术操作步骤 376

34.6　评估模型成功的指标 377

34.7　优势与局限性 377

34.8　注意事项 377

34.9　常见问题及解决方法 377

35　常用实验动物统计方法   379

35.1　概述 379

35.2　样本量估计 380

35.3　异常值检验 384

35.4　标准差与标准误的区别 386

35.5　作图的选择 387

索引   389

1 卒中简介

卒中是一组突发的局部脑血液循环障碍引起神经功能障碍的疾病的总称,是导致人类死亡的第二大病因,仅次于缺血性心脏病,占全球引起人类死亡病因的 9%[1-3]。我国是卒中高发国家,每 100 个人中就有 1 人罹患卒中[4]。虽然卒中可以发生在任何年龄,包括新生儿,但 95% 的卒中发生在 45 岁以上,有 2/3 的卒中发生在 65 岁以上老年人,卒中患者的病死率也随着年龄的增长而增加,因此老龄是卒中的重要危险因素。卒中的患者还有复发风险,且每复发一次,临床症状加重一次。因此,需要采取有效的措施预防复发。正因为如此,越来越多的研究者致力于研究卒中后的神经功能修复机制。

1.1　概述

卒中(stroke),即脑血管意外(cerebral vascular accidents,CVA),俗称脑中风,是指各种因素引起脑内动脉狭窄、闭塞或破裂,造成急性脑血液循环障碍及脑部供血受阻,继而导致的脑功能障碍。卒中,希腊词义"暴力攻击",最早出现在希波克拉底(Hippocrates)(前 460—前 370)的著作中(见图 1-1)。1658 年,韦伯弗(Johann Jacob Wepfer)(1620—1695)在他的《卒中》一文中提出,死于卒中的人存在脑出血,从而推测出出血是卒中的原因。他还发现和命名了椎动脉和颈总动脉,并推测卒中还有可能是由于动脉堵塞所引起的,从而推测出缺血是卒中的原因。在 20 世纪 70 年代,世界卫生组织将卒中定义为"发展迅速、具有血管源性局灶性脑神经功能缺损,并且持续时间超过 24 h 或引起死亡的临床综合征"。21 世纪,卒中被定义为大脑、视网膜或脊髓由于急性缺血或出血而引起的局灶性临床症状,时间超过 24 h,CT或磁共振成像(magnetic resonance imaging,MRI)检查或尸检结果发现与临床症状相关的局部组织梗死或出血。临床症状时间小于 24 h,影像学检查未发现组织梗死,被称为短暂性脑缺血发作(transient ischemic attack,TIA)[5]。短暂性脑缺血发作后 3 个月再次发生卒中的风险是 30%[6]。卒中患者如早期及时接受治疗,可减少发生卒中后遗症。

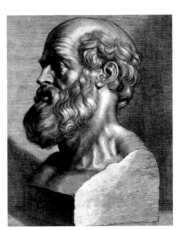

图 1-1　希波克拉底最早
描述了卒中

1.2 临床表现

卒中的症状和受损部位相关,因此症状呈多样性,以猝然昏迷、不省人事或突然发生口眼歪斜、半身不遂、舌强言塞、智力障碍为主要特征。在英国,急救护理人员通常要迅速识别卒中,如果怀疑卒中,他们通常使用"脸臂说"测试(face arm speech test,FAST),以评估卒中的可能性:

(1) 脸——观察脸部是否有任何下垂或肌肉张力丧失。

(2) 臂——要求患者闭眼,伸直手臂30 s,如果患者发生卒中,手臂可能会缓慢下移。

(3) 说——听患者讲话是否含糊,看他们能否回答简单的问题(你在哪里? 你的姓名? 今天星期几?)。

如果受影响的部位包括以下3个之一:皮质脑干束、皮质脊髓束和内侧丘系,症状可能包括:① 偏瘫和面部肌肉无力;② 麻木;③ 感觉障碍或振动觉减退。

在大多数情况下,症状只影响身体一侧。大脑受累通常影响对侧肢体,但有这些症状不一定就证明是卒中,因为脊髓病变也能产生类似的症状。除上所述外,脑干还有12对颅神经发出,脑干受累的卒中也可能产生以下症状:① 嗅觉、味觉、听觉或视觉改变;② 上睑下垂;③ 反射迟钝:咽反射,瞳孔对光反应差;④ 感觉下降和肌肉无力;⑤ 平衡障碍及眼球震颤;⑥ 呼吸和心率改变;⑦ 胸锁乳突肌肌力差,转颈困难;⑧ 无法伸舌。

如果卒中涉及大脑皮质,患者可能产生下列症状:① 失语(不能说或听不懂别人说话);② 失用症(动作失控);③ 视觉缺损;④ 记忆减退;⑤ 对侧肢体无感觉;⑥ 思维、意识混乱,下流手势;⑦ 忽视症。

如果卒中累及小脑,患者可能有以下症状:① 行走困难;② 共济失调;③ 眩晕。

在出血性卒中,因为出血压迫大脑,颅内压增高,通常发生意识丧失、头痛和呕吐。如果发病时症状严重,原因可能是蛛网膜下腔出血或脑栓塞。

1.3 分类

卒中可以分为两大类:缺血性卒中和出血性卒中,其中缺血性卒中占87%[7]。2013年,中国的流行病学研究提示,卒中的发生以中部和东北地区最高,东南沿海城市最低[4]。

1.3.1 缺血性卒中

缺血性卒中是由于脑部供血不足,导致脑组织功能障碍及坏死(见图1-2)。广泛使用的缺血性卒中分类是在1991年引进的班福特(Bamford)分类[8]。根据临床症状及体格检查以确定其对脑部的影响,可用于预测预后以及潜在的病因:① 完全前循环梗死;② 部分前循环梗死;③ 腔隙性脑梗死;④ 后循环梗死。其中每一个分类都有典型的临床诊断模型。

有 4 个原因可能导致缺血性卒中：血栓（脑部形成阻塞血块）、栓塞（栓子来源见下文）、低灌注和静脉血栓形成。未知原因引起的卒中称为来源不明卒中。

1.3.1.1 血栓性卒中

血栓性卒中中，血栓（血凝块）在动脉粥样硬化斑块附近形成，由于阻塞动脉是渐进的，血栓性卒中的症状进展比较缓慢。即使非阻断血管本身，如果血栓停止移动（所谓的"栓子"），也可导致栓塞性卒中。血栓性卒中视血栓形成的血管类型，可分为如下两类。

（1）大血管疾病：包括颈内动脉、椎动脉和大脑动脉环（Willis 环）。可能在大血管形成血栓的病因（按发病率从高到低）依

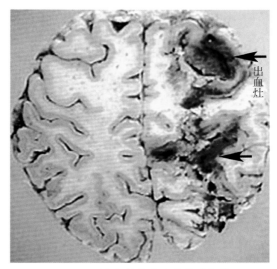

图 1-2　缺血性卒中患者的脑切片

次包括：动脉粥样硬化、血管痉挛、主动脉、颈动脉或椎动脉夹层、各种血管壁炎症性疾病（多发性大动脉炎、巨细胞动脉炎、血管炎）、狼疮性血管病和烟雾病。

（2）小血管疾病：涉及管径较小的动脉，在小血管可能形成血栓的疾病包括脂透明膜病（lipohyalinosis）（由于血压高和老龄，脂肪在血管积聚）和纤维素样（fibrinoid）变性（累及这些血管的卒中被称为腔隙性梗死）和微细血管硬化（小动脉粥样硬化）。镰状细胞性贫血可引起血细胞积聚和阻塞血管，也能导致卒中。卒中是 20 岁以下镰状细胞性贫血患者的第二杀手。

1.3.1.2 栓塞性卒中

栓塞性卒中是指来自动脉其他部位的栓塞、颗粒或碎片，是血栓栓塞最常见的来源。但栓塞也可以是其他物质，包括脂肪（如骨折导致的骨髓外溢）、空气、癌细胞或细菌群（通常由感染性心内膜炎引起）。由于栓塞源自其他部位，局部治疗只能暂时解决问题，因此必须查明栓塞来源。因为栓塞是突然发病，通常开始时症状最严重。此外，栓塞可能被吸收，或随血液流动到其他部位，甚至完全消失，因此栓塞症状也可能是暂时性的。栓塞物质最常源于心脏（尤其是心房颤动），但也可能来自动脉的其他部位。反常（paradoxical）栓塞是指心脏心房或心室中隔缺损，形成深静脉血栓从而影响大脑。

心源性栓塞，可分为高风险和低风险两种。① 高风险：心房颤动和阵发性心房颤动、二尖瓣风湿性疾病或主动脉瓣病变、人工心脏瓣膜、已知的心房或心室血栓、病态窦房结综合征、持续心房扑动、心肌梗死、慢性心肌梗死（射血分数＜28%）、充血性心力衰竭（射血分数＜30%）、扩张型心肌病、疣状（Libman-Sacks）心内膜炎、消耗性心内膜炎、感染性心内膜炎、乳头状弹力纤维瘤、左心房黏液瘤和冠状动脉搭桥术（coronary artery bapass graft，CABG）手术治疗。② 低风险：二尖瓣环钙化、卵圆孔未闭（patent oval foramen，PFO）、房间隔瘤、房间隔瘤与卵圆孔未闭、无血栓左心室室壁瘤、超声心动图检查显示左心房孤立"烟雾"（非二尖瓣狭窄或心房颤动）、主动脉粥样硬化。

1.3.1.3　系统性供血不足

系统性供血不足是指身体所有器官血流量减少,常由于心脏泵功能衰竭、心脏骤停、心律失常、心肌梗死、肺栓塞、心包积液,或出血导致血液从心脏输出减少。低氧血症(血中氧含量低)可能促成该部位供血不足。由于全身供血减少,大脑的各部分(尤其是"分水岭"部位)都会受到影响。这些部位的血流不一定停止,但是会减少,从而导致脑损伤,这种现象也称为"最后草甸",用以形容最后受到灌溉的草甸收到的水量最少[9]。

1.3.1.4　静脉血栓

脑静脉窦血栓的形成是由于静脉压力超过动脉压力所致。

1.3.2　出血性卒中

出血性卒中包括脑出血和蛛网膜下腔出血,在所有卒中类型中占 10%～27%[10]。

1.3.2.1　脑出血

血液由于血管破裂直接进入脑组织或者脑室[11](见图 1-3)。脑出血常发生在小动脉,常见的病因是高血压(30%～60%)、淀粉样血管病(10%～30%)、抗凝治疗(1%～20%)、血管结构病变(3%～8%)以及其他不明病因(5%～20%)[12]。脑出血最常发生在幕上,在所有脑出血中占(85%～95%)[13]。血肿不断扩大直到周围组织限制它的扩大,或出血进入脑室系统而解压。自发性脑出血患者 1 个月的病死率为 40%[14]。年龄在 45 岁以下的脑出血患者,1 个月的病死率是 17%,10 年的病死率>25%[15]。

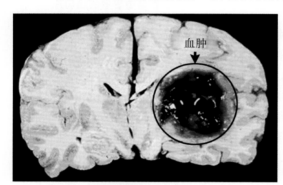

图 1-3　出血性卒中患者的脑切片

1.3.2.2　蛛网膜下腔出血

蛛网膜下腔出血是指血液进入脑内蛛网膜和软脑膜之间。最常见的原因是脑外伤,而非外伤性蛛网膜下腔出血最常见的原因是颅内动脉瘤血管破裂[16]。蛛网膜下腔出血的病死率在 40%～50%[17]。

1.3.3　缺血性卒中与出血性卒中鉴别诊断

缺血性卒中和出血性卒中可从发病年龄、起病状态、起病速度、全脑症状、意识障碍、神经体征、CT 检查和脑脊液监测几个方面进行鉴别诊断,具体如表 1-1 所示。

表 1-1　缺血性卒中与出血性卒中的鉴别诊断

特　征	缺血性卒中	出血性卒中
发病年龄	多为 60 岁以上	多为 60 岁以下
起病状态	安静或睡眠中	动态起病(活动或情绪激动中)
起病速度	十余小时或 1～2 d 症状达到高峰	10 min 或数小时症状达到高峰

续　表

特　征	缺血性卒中	出血性卒中
全脑症状	轻或无	头痛、呕吐、嗜睡、打哈欠等高颅压症状
意识障碍	无或较轻	多见且较重
神经体征	多为非均等性偏瘫(大脑中动脉主干或皮质支)	多为均等性偏瘫(基底节区)
CT 检查	脑实质内低密度灶	脑实质内高密度灶
脑脊液	无水透明	可有血性

1.4　神经影像学检查

1.4.1　CT检查

常规 CT 检查主要用于早期出血性卒中的诊断,由于其依赖组织密度对比,故诊断 24 h 内急性脑缺血的灵敏度及特异度均较低。CT 灌注(computed tomography perfusion,CTP)由于其成像速度快、实用性高及可联合 CT 血管造影(computed tomography angiography,CTA)的优势适用于急诊患者。在临床上是最常用的检查方法,在累及半球或较大缺血灶的缺血性卒中患者中,CTA 对梗死面积、梗死中心及缺血低灌注区范围的诊断有帮助。CTA 监测还可用于评估脑损伤修复的时间窗(见图 1-4)。

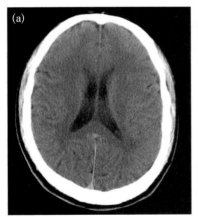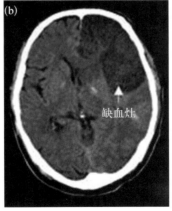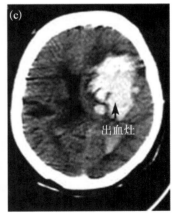

图 1-4　卒中头颅 CT 扫描
(a) 正常 CT 扫描;(b) 箭头所指低密度区为脑缺血灶;(c) 左侧高密度区为脑出血灶

1.4.2　MRI检查

随着 MRI(见图 1-5)硬件设备和软件序列的提高和开发,在常规 MRI 依赖形态学和信号异常的诊断基础上,一些能反映脑生化及功能的功能性 MRI 新技术极大地拓展了 MRI 的临床诊断范围。广义的功能性 MRI 技术包括扩散加权成像(DWI)、灌注加权成

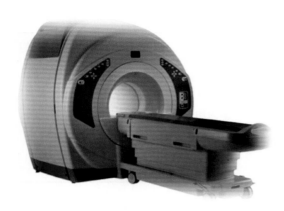

图 1-5　磁共振成像(MRI)扫描仪

像(PWI)、血氧饱和依赖(BOLD)、扩散张量成像(DTI)、磁共振波谱(MRS)、内源性示踪剂的动脉自旋标记成像(ASL)和磁敏感成像(SWI)等,其中大多数技术已在日常检查中常规使用。扩散加权成像被认为是诊断早期脑缺血最敏感和准确的方法。脑梗死初期细胞水肿,水分子扩散能力下降,脑缺血后数分钟内扩散系数便出现明显降低。由于扩散加权成像反映了细胞毒性水肿导致的水分子扩散状况改变,对早期脑缺血的灵敏度大大高于 T2 加权图像,目前在神经系统 MRI 检查中已作为常规使用。灌注加权成像通过静脉内注射对比剂进行成像,通过获得对比剂首次通过组织的时间密度/信号曲线,再根据该曲线利用数学模型计算大脑血流量、大脑血流速度等量化参数来评价组织器官的灌注状态。在卒中时,灌注加权成像和扩散加权成像的信号不匹配区可以提供大致的半暗带范围的识别,从而为扩大溶栓治疗提供了可能性。磁敏感成像是近年发展起来的一种基于各种组织磁化率差异而进行成像的新技术,对显示静脉非常有效。由于其对血液中的有关产物包括去氧血红蛋白、正铁血红蛋白、含铁血黄素等均具有很高的灵敏度,是目前能发现微量出血最灵敏的技术。急性缺血性卒中时,血管内血栓形成,导致动脉血流下降,从而使脱氧血红蛋白浓度增加,因而增加磁敏感效应,这种潜在优势可检出 MRI 漏诊的血管末端血栓。作为检测出血极其灵敏的技术手段,其对高血压及卒中引起的隐匿性和超急性出血的检出率非常高,虽然对微量出血的卒中患者是否可安全地接受溶栓治疗尚有争议,但磁敏感成像无疑为急性卒中血管内溶栓的治疗决策提供了重要的参考信息,同时其对溶栓前后的出血诊断比 CT 扫描更灵敏、更准确(见图 1-6)。

近年来,功能性磁共振成像(fMRI)发展迅速,可用于检测脑部功能情况(见图 1-7)。

1.4.3　脑血管造影监测

到目前为止,脑血管造影监测仍是观察脑血管解剖结构的"金标准"。然而,随着 CTA 和磁共振血管造影(magnetic resonance angiography,MRA)可用性和可靠性的增强,目前脑血管造影较少用于单纯诊断,而更多用于介入治疗。

在超早期,一般计划要实行动脉溶栓或物理介入才进行脑血管造影。对缺血性卒中患者前期的血管评价的主要目的是记录梗死的位置以及受损区域的侧支循环开放情况。大多数急性缺血患者动脉都有永久性阻塞。研究表明,卒中后 6 h 的患者,80% 有动脉阻塞,有严重神经损伤症状的患者比例则更高(见图 1-8)。大部分(50%～60%)动脉阻塞发生于大脑中动脉,颈内动脉占 15%～25%,脊椎基底动脉系统占 10%。除了阻塞的血管外,异常血管,如长时间造影剂淤滞于缓慢的顺行血流、侧支通道的逆行灌注、动静脉瘘,以及过度灌注后的血管渗漏皆有助于阐明脑梗死状况。

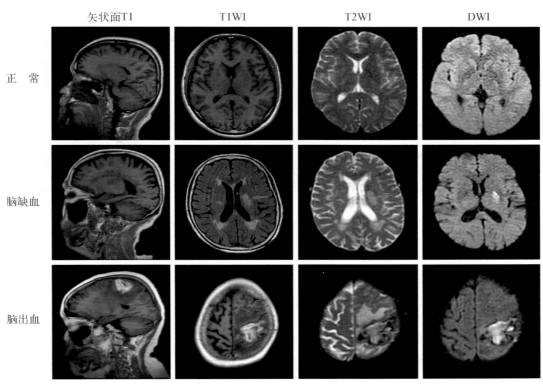

<table>
<tr><td></td><td>矢状面T1</td><td>T1WI</td><td>T2WI</td><td>DWI</td></tr>
<tr><td>正　常</td><td></td><td></td><td></td><td></td></tr>
<tr><td>脑缺血</td><td></td><td></td><td></td><td></td></tr>
<tr><td>脑出血</td><td></td><td></td><td></td><td></td></tr>
</table>

图 1-6　头颅磁共振成像(MRI)不同序列扫描在正常和卒中后的成像

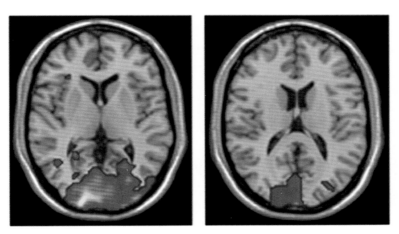

图 1-7　功能性磁共振成像(fMRI)

注：红色显示大脑枕叶皮质在不同强度刺激下的兴奋程度

1.4.4　彩色多普勒超声监测

颈部动脉血管超声监测是利用二维超声对血管进行纵、横切面检查，测定各血管内径、走行、内膜和管壁情况，以及管腔有无斑块、血栓、狭窄和闭塞等形态改变。彩色多普

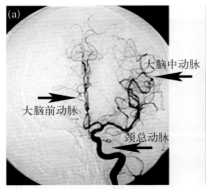
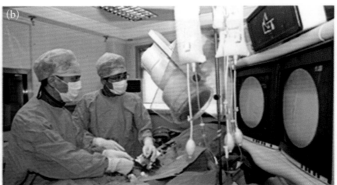

图 1-8 数字减影脑血管造影术

（a）脑血管造影成像；（b）手术操作情况

勒技术通过观察彩色血流充填（血流方向）和色彩亮暗（流速）情况，可以直观地显示血流方向和大致流速范围。频谱多普勒技术用于测定各项血流参数包括搏动指数（PI）、阻力指数（RI）、收缩期峰值流速（PSV）、平均流速（V_m）、舒张末期流速（EDV）等，作为一种无创性检查，是诊断周围血管疾病的重要辅助手段。它可以直观地显示包括颈动脉系统和椎动脉系统在内的所有颅外段颈部血管解剖结构上的改变，如解剖变异、管壁厚度、斑块大小、形态、部位及声波特性、残留管腔内径以及内-中膜厚度等，确定动脉狭窄部位及程度，确定斑块稳定性，还可提供管腔内血流信号充盈信息、测量血流参数、评价血流动力学变化情况等。其优点为结构成像、可介入体内成像、无损检测、时间分辨率好；缺点为局部成像、图像不如 CT 和 MRI 清晰（见图 1-9）。

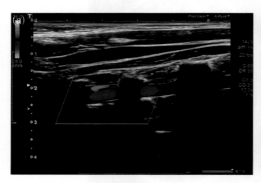
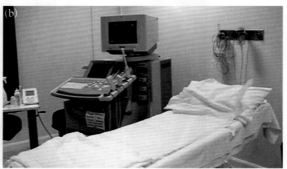

图 1-9 血管彩色超声波检查

（a）彩色椎动脉超声图像；（b）彩色超声波仪

1.5 治疗

1.5.1 缺血性卒中治疗

对于急性缺血性卒中的治疗，目前临床试验证明有效的方法是卒中发生后的 3～4.5 h 进行静脉注射重组组织型纤维溶解酶原激活物（recombinant tissue plasminogen activator，rt‐PA)静脉溶栓治疗以及血管内取栓治疗。研究表明，在缺血性卒中发生后的 4.5 h 内静脉注射 rt‐PA(0.9 mg/kg)，尽管有增加颅内出血的风险，但是可以降低卒中患者发病 3～6 个月后的残疾率[18]。越早静脉注射 rt‐PA 溶栓，患者获益越大。如果卒中患者存在血糖异常、早期脑梗死的症状、高血压、脑动脉硬化、高龄等因素，美国国立卫生院卒中量表(NIH Stroke Scale，NIHSS)评分较低，接受静脉溶栓后发生颅内出血的风险增加[19,20]。与正常溶栓剂量相比，虽然减少 rt‐PA(0.6 mg/kg)使用剂量可降低颅内出血的发生，但是不能改善缺血性卒中 3 个月后的神经功能。其他治疗方法如经颅超声、降低体温和去氨普酶溶栓并不能改善神经功能[21-23]。有些临床Ⅲ期试验对比 rt‐PA 和替奈普酶溶栓治疗效果，研究提示在缺血性卒中发生后的 24 h 内，经过 rt‐PA 溶栓的治疗患者避免使用其他溶栓药物，以减少脑梗死后的出血转化发生[24-25]。血管内取栓手段是近年来急性缺血性卒中治疗的重大进步。多项临床预试验证实，早期血管内取栓治疗能够改善缺血性卒中患者的神经功能。这主要得益于 CT 和 MRI 影像学检查结果，发现适合血管内取栓的大动脉阻塞卒中患者，第二代取栓装置和技术的发展及越短时间进行取栓治疗，血管再通的概率越大[26-28]。在缺血性卒中患者发病 6 h 内，联合 rt‐PA 和第二代取栓装置血管内取栓治疗，可以使发病 24 h 后的血管再通率增加 1 倍，同时使患者发病 3 个月后的神经功能评分改善 2.5 倍，而且没有增加颅内出血的风险和病死率。一些正在进行的临床试验目的是评估小的缺血病灶的患者，经 CT 或 MRI 影像学检查证实存在可挽救的缺血半暗带，在脑缺血发生 6 h 后进行 rt‐PA 联合血管内取栓治疗，是否可改善卒中患者临床症状[28]尚不明确。临床血管内取栓治疗方法的事实需要当地医疗机构精确地计算救助时间，以便急救医疗服务能快速、精确地对患者进行识别、分类以及转运，使得符合血管内取栓治疗的 10% 的卒中患者直接进入综合卒中治疗中心进行针对性地治疗，以确保在患者被转运至医院后的 90 min 内实现血管再通，恢复脑血流[29]。

1.5.2 出血性卒中治疗

对于急性出血性卒中的患者，在发病后 3～6 h，相比于收缩压控制在 180 mmHg 或稍低，将收缩压控制在 140 mmHg 以下并不是安全的，也不能有效降低病死率和残疾率[30-31]。抗血栓治疗、重组凝血因子Ⅶ治疗可抑制血肿扩大，但是增加血栓栓塞事件，对于神经功能改善也无太大益处[32]。输入血小板治疗联合抗血小板聚集药物增加出血性卒中患者 3 个月后的病死率[33]。对于使用维生素 K 抑制剂抗凝治疗诱发的自发性颅内出血，症状发生 4 h 内，使得国际标准化比值(international normalized ratio，INR)<1.3，同时将收缩压控制在 160 mmHg 有利于减小血肿[34-37]。直接通过口服抗凝药物抑制凝血酶或凝血因子Ⅹa 而诱发的急性颅内出血需要立即停止口服抗凝药物，采取其他对症支持治疗措施，同时给予特异性拮抗剂，如给予达比加群的特异性拮抗剂 idarucizumab；相关的颅内出血，或者给予非特异性的止血剂如凝血酶原复合物[38]。早期手术清除幕上血肿对于出血性卒中发生 8 h 以内，格拉斯哥(Glasgow)昏迷评分在 9～12 分的患者有好处[39-40]。对于颅内深部血肿采用微导管微创血肿引流较好[41]。对于脑室内出血和脑积水的患者采用脑室外引流联合局部降纤治疗可降低患者的病死率，但是不能改善患者的

预后功能[42]。对于幕下血肿 0～40 mm、血肿体积＞7 cm³、Glasgow 昏迷评分＜14 分者，建议手术清除血肿。如果存在脑积水情况，需要进行脑室外引流。

1.5.3　一般对症支持治疗

在发达国家，卒中单元降低了卒中患者的病死率和住院治疗率，增加了患者的出院率[39]。病死率降低的原因主要包括卒中患者入院 24 h 内卒中单元内医疗人员的巡视、营养评估、72 h 内正规的吞咽功能评估以及入院 72 h 内的抗血小板聚集治疗，以及足量的补液和营养支持治疗[43]。目前，对于卒中单元内的护理是否与低收入及中等收入国家的治疗仪器配置相关，在技术条件有限的卒中单元内哪种设备最重要，仍然不是特别明确[44]。对于饮水困难的患者，最佳补液量、耐受程度，或肠外补液途径仍然缺乏证据支持。相比于等张液体（晶体），补充高渗液体（胶体）会增加发生肺水肿的概率[45]。存在吞咽障碍的患者，各种增加吞咽功能的治疗、喂食、营养物质和液体的补充对于神经功能的恢复效果也不确定。但营养补充能够降低压疮的发生[46]。许多神经保护药物对于急性卒中的治疗未取得有效的治疗结果，包括胞磷胆碱、高剂量白蛋白和硫酸镁[47]。最新的研究表明不需要对急性卒中患者采用物理或药物治疗方法降温。正在进行的临床试验提示，在卒中发生后的最初几天，降低血压不能改善卒中患者的神经功能[48-49]。因此，在卒中发生后的最初几天，不需要重新调整既往血压控制治疗方案，除非存在高血压并发症[49]。然而，对于短暂性脑缺血发作或者小卒中的患者，症状发生后的数天或数周，降低血压是有好处的，可以降低卒中再发风险[50]。卒中发生后的 24 h 内，通过静脉注射胰岛素将血糖控制在 4.0～7.5 mmol/L，特别是控制在一个非常严格的范围时，会增加低血糖的发生风险，但是不能降低患者的病死率[51]。

1.5.4　问题与挑战

卒中可导致严重的功能障碍，20％的卒中幸存者需要在卒中 3 个月后再次接受住院治疗，15％～30％的卒中患者存在永久性残疾。卒中不仅影响个人的生活质量，同时整个家庭和社会都承担了巨大的负担。由于 70％的卒中患者是首发卒中，针对卒中危险因素进行有效治疗对减轻卒中负担非常重要。但是，目前对于卒中的预防和连续性治疗仍然存在很多的问题。首先，针对卒中主要风险因素的治疗手段仍需完善。高血压是卒中最主要的风险因素，降低血压能够减少卒中的发生风险[52]。卒中的其他主要风险因素如糖尿病、高血脂、吸烟，心房颤动的干预治疗也可降低卒中的发生风险。但是，目前对卒中患者风险因素的正确认识及采取长期的干预措施仍然存在很大挑战[53-54]。例如，很多卒中患者同时患有高血压病，但是并没有对高血压病进行有效、及时的治疗，也没有将血压控制在理想水平。其次，对于患有心房颤动的卒中患者进行最优的抗血栓治疗也面临很大的挑战。华法林（warfarin）是最常用于治疗心房颤动预防卒中再发的抗凝药物，可有效降低短暂性脑缺血发作和小卒中患者的卒中再发风险[55]。然而，华法林需要严格控制剂量，随时监测凝血功能，防止出现严重的出血并发症。有研究发现新的抗凝药物达比加群酯和阿哌沙班同样可以有效降低心房颤动患者发生卒中风险，不需要监测国际标准化比值（INR），为未来预防心房颤动患者发生卒中提供了新的选择[56-57]。最后，尽管大规模临床试验研究证实静脉 rt－PA 溶栓和血管内取栓治疗可有效改善缺血性卒中患者的神经功能，但是这两种方法均有其局限性。溶栓治疗的局限性：① 增加出血风险。缺血本身可引起病变血管破裂出血，血液中的炎症细胞进入脑组织加重损伤[58]。② 尽管有研究指出在缺血性卒中发生后 6 h 进行溶栓治疗仍然有效，但是目前的溶栓治疗时间窗仍然限制在 4.5 h 内[25]。③ 血栓长度超过 8 mm 的情况下，rt－PA 很难将血栓溶解[59]。血管内取栓的局限性：只有很少一部分人能够接受血管内取栓治疗[60]，只有 71% 接受血管内取栓治疗的患者能够真正达到血管再通，而缺血组织的血液灌注只能达到 50%[27]。美国心脏病协会和麻醉医师协会指定《临床缺血性卒中溶栓治疗指南》，指出溶栓治疗对象是发生缺血性卒中后 3～4.5 h 内的患者[61]。因此，临床上只有 5% 的缺血性卒中患者能够接受溶栓和血管内取栓治疗，大多数患者只能接受对症支持治疗[62]。如何建立有效的卒中快速诊断和治疗体系，尽可能准确地筛选出适合接受 rt－PA 溶栓和血管内取栓的患者是未来研究的主要方向和挑战。

新型康复手段在卒中患者的功能恢复方面显示了很好的前景，患者尽早特别是卒中发生后 24 h 内进行康复治疗，最好是在规范化、针对性强的卒中康复中心接受康复治疗是未来卒中治疗的另一个关键目标[63-64]。

近年来，干细胞治疗为卒中患者提供了新的治疗选择，并显示了巨大的应用前景[65]。基础研究表明，干细胞主要通过分化为成熟的神经细胞或血管，或通过旁分泌途径促进神经再生和血管再生过程，以及调节炎症反应和免疫反应等发挥治疗作用[66]。在 20 世纪 90 年代，临床上首先开展应用干细胞治疗慢性皮质下卒中患者的临床试验。在过去 20 年里，随着科学工作者对干细胞移植治疗研究的不断深入，目前干细胞治疗卒中的策略主要集中在调节卒中后的免疫反应来减轻组织损伤及最大限度地促进内源性的修复过程，基础科学研究者及生物医学领域公司研究人员正相互合作来推动干细胞移植治疗卒中的临床进程。位于美国俄亥俄州的致力于临床试验研究的生物科技公司 Athersys，已经推出了应用于治疗急性卒中的干细胞类型 Mutistem，以及用于治疗慢性卒中患者的干细胞类型，分别是 ReNeuron and SanBio。目前，Mutistem 治疗急性卒中正处于临床Ⅲ期试验阶段，而 ReNeuron and SanBio 慢性卒中患者正处理临床Ⅱ期试验[67]。但是，针对干细胞治疗卒中，未来仍有需要解决的问题，如干细胞移植后的体内分布、存活状态、细胞追踪、安全性以及细胞移植的最佳剂量和时间窗等，这些问题的解决将有利于加快干细胞移植治疗卒中的临床转化进程[66]。

参考文献

1. Murray CJ, Lopez AD. Mortality by cause for eight regions of the world: Global Burden of Disease Study[J]. Lancet, 1997, 349(9061): 1269 - 1276.
2. Ng M, Fleming T, Robinson M, et al. Global, regional, and national prevalence of overweight and obesity in children and adults during 1980 - 2013: a systematic analysis for the Global Burden of Disease Study 2013[J]. Lancet, 2014, 384(9945): 766 - 781.
3. Feigin VL, Krishnamurthi RV, Parmar P, et al. Update on the Global Burden of Ischemic and

Hemorrhagic Stroke in 1990 – 2013: The GBD 2013 Study[J]. Neuroepidemiology, 2015, 45(3): 161 – 176.

4. Wang W, Jiang B, Sun H, et al. Prevalence, incidence, and mortality of stroke in China: results from a nationwide population-based survey of 480 687 adults [J]. Circulation, 2017, 135(8): 759 – 771.

5. Sacco RL, Kasner SE, Broderick JP, et al. An updated definition of stroke for the 21st century: a statement for healthcare professionals from the American Heart Association/American Stroke Association[J]. Stroke, 2013, 44(7): 2064 – 2089.

6. Coull AJ, Lovett JK, Rothwell PM. Population based study of early risk of stroke after transient ischaemic attack or minor stroke: implications for public education and organisation of services[J]. BMJ, 2004, 328(7435): 326.

7. Mozaffarian D, Benjamin EJ, Go AS, et al. Heart disease and stroke statistics – 2016 update: a report from the American Heart Association[J]. Circulation, 2016, 133(4): e38 – e360.

8. Bamford J, Sandercock P, Dennis M, et al. Classification and natural history of clinically identifiable subtypes of cerebral infarction[J]. Lancet, 1991, 337(8756): 1521 – 1526.

9. Hossmann KA, Heiss WD. History of the Letzte Wiese/Last Meadow concept of brain ischemia[J]. Stroke, 2016, 47(3): e46 – e50.

10. Feigin VL, Lawes CM, Bennett DA, et al. Worldwide stroke incidence and early case fatality reported in 56 population-based studies: a systematic review[J]. Lancet Neurol, 2009, 8(4): 355 – 369.

11. Caceres JA, Goldstein JN. Intracranial hemorrhage[J]. Emerg Med Clin North Am, 2012, 30(3): 771 – 794.

12. Hankey GJ. Stroke[J]. Lancet, 2017, 389(10069): 641 – 654.

13. Rannikmae K, Woodfield R, Anderson CS, et al. Reliability of intracerebral hemorrhage classification systems: a systematic review[J]. Int J Stroke, 2016, 11(6): 626 – 636.

14. van Asch CJ, Luitse MJ, Rinkel GJ, et al. Incidence, case fatality, and functional outcome of intracerebral haemorrhage over time, according to age, sex, and ethnic origin: a systematic review and meta-analysis[J]. Lancet Neurol, 2010, 9(2): 167 – 176.

15. Tatlisumak T, Cucchiara B, Kuroda S, et al. Nontraumatic intracerebral haemorrhage in young adults[J]. Nat Rev Neurol, 2018, 14(4): 237 – 250.

16. Abraham MK, Chang WW. Subarachnoid Hemorrhage[J]. Emerg Med Clin North Am, 2016, 34(4): 901 – 916

17. Teunissen LL, Rinkel GJ, Algra A, et al. Risk factors for subarachnoid hemorrhage: a systematic review[J]. Stroke, 1996, 27(3): 544 – 549.

18. Anderson CS, Robinson T, Lindley RI, et al. Low-dose versus standard-dose intravenous alteplase in acute ischemic stroke[J]. N Engl J Med, 2016, 374(24): 2313 – 2323.

19. Emberson J, Lees KR, Lyden P, et al. Effect of treatment delay, age, and stroke severity on the effects of intravenous thrombolysis with alteplase for acute ischaemic stroke: a meta-analysis of individual patient data from randomised trials[J]. Lancet, 2014, 384(9958): 1929 – 1935.

20. Strbian D, Michel P, Seiffge DJ, et al. Symptomatic intracranial hemorrhage after stroke thrombolysis: comparison of prediction scores[J]. Stroke, 2014, 45(3): 752 – 758.

21. Schellinger PD, Alexandrov AV, Barreto AD, et al. Combined lysis of thrombus with ultrasound and systemic tissue plasminogen activator for emergent revascularization in acute ischemic stroke (CLOTBUST – ER): design and methodology of a multinational phase 3 trial[J]. Int J Stroke, 2015, 10(7): 1141 – 1148.

22. Lyden PD, Hemmen TM, Grotta J, et al. Endovascular therapeutic hypothermia for acute ischemic stroke: ICTuS 2/3 protocol[J]. Int J Stroke, 2014, 9(1): 117 – 125.

23. Albers GW, von Kummer R, Truelsen T, et al. Safety and efficacy of desmoteplase given 3 – 9 h after ischaemic stroke in patients with occlusion or high-grade stenosis in major cerebral arteries (DIAS –

3）：a double-blind, randomised, placebo-controlled phase 3 trial[J]. Lancet Neurol, 2015, 14(6)：575－584.

24. Huang X, MacIsaac R, Thompson JL, et al. Tenecteplase versus alteplase in stroke thrombolysis：an individual patient data meta-analysis of randomized controlled trials[J]. Int J Stroke, 2016, 11(5)：534－543.

25. Wardlaw JM, Zoppo G, Yamaguchi T, et al. Thrombolysis for acute ischaemic stroke[J]. Cochrane Database Syst Rev, 2003, (3)：CD000213.

26. Badhiwala JH, Nassiri F, Alhazzani W, et al. Endovascular thrombectomy for acute ischemic stroke：a meta-analysis[J]. JAMA, 2015, 314(17)：1832－43.

27. Goyal M, Menon BK, van Zwam WH, et al. Endovascular thrombectomy after large-vessel ischaemic stroke：a meta-analysis of individual patient data from five randomised trials[J]. Lancet, 2016, 387(10029)：1723－1731.

28. Warach SJ, Luby M, Albers GW, et al. Acute stroke imaging research roadmap Ⅲ imaging selection and outcomes in acute stroke reperfusion clinical trials：consensus recommendations and further research priorities[J]. Stroke, 2016, 47(5)：1389－1398.

29. Goyal M, Yu AY, Menon BK, et al. Endovascular therapy in acute ischemic stroke：challenges and transition from trials to bedside[J]. Stroke, 2016, 47(2)：548－553.

30. Tsivgoulis G, Katsanos AH, Butcher KS, et al. Intensive blood pressure reduction in acute intracerebral hemorrhage：a meta-analysis[J]. Neurology, 2014, 83(17)：1523－1529.

31. Qureshi AI, Palesch YY, Barsan WG, et al. Intensive blood-pressure lowering in patients with acute cerebral hemorrhage[J]. N Engl J Med, 2016, 375(11)：1033－1043.

32. Yuan ZH, Jiang JK, Huang WD, et al. A meta-analysis of the efficacy and safety of recombinant activated factor Ⅶ for patients with acute intracerebral hemorrhage without hemophilia[J]. J Clin Neurosci, 2010, 17(6)：685－693.

33. Baharoglu MI, Cordonnier C, Al-Shahi Salman R, et al. Platelet transfusion versus standard care after acute stroke due to spontaneous cerebral haemorrhage associated with antiplatelet therapy (PATCH)：a randomised, open-label, phase 3 trial[J]. Lancet, 2016, 387(10038)：2605－2613.

34. Kuramatsu JB, Gerner ST, Schellinger PD, et al. Anticoagulant reversal, blood pressure levels, and anticoagulant resumption in patients with anticoagulation-related intracerebral hemorrhage [J]. JAMA, 2015, 313(8)：824－836.

35. Siegal DM, Curnutte JT, Connolly SJ, et al. Andexanet alfa for the reversal of factor Ⅹa inhibitor activity[J]. N Engl J Med, 2015, 373(25)：2413－2424.

36. Ansell JE, Bakhru SH, Laulicht BE, et al. Use of PER977 to reverse the anticoagulant effect of edoxaban[J]. N Engl J Med, 2014, 371(22)：2141－2142.

37. Aronis KN, Hylek EM. Who, when, and how to reverse non-vitamin K oral anticoagulants[J]. J Thromb Thrombolysis, 2016, 41(2)：253－272.

38. Steiner T, Poli S, Griebe M, et al. Fresh frozen plasma versus prothrombin complex concentrate in patients with intracranial haemorrhage related to vitamin K antagonists (INCH)：a randomised trial [J]. Lancet Neurol, 2016, 15(6)：566－573.

39. Mendelow AD, Gregson BA, Rowan EN, et al. Early surgery versus initial conservative treatment in patients with spontaneous supratentorial lobar intracerebral haematomas (STICH Ⅱ)：a randomised trial[J]. Lancet, 2013, 382(9890)：397－408.

40. Gregson BA, Broderick JP, Auer LM, et al. Individual patient data subgroup meta-analysis of surgery for spontaneous supratentorial intracerebral hemorrhage[J]. Stroke, 2012, 43(6)：1496－1504.

41. Mould WA, Carhuapoma JR, Muschelli J, et al. Minimally invasive surgery plus recombinant tissue-type plasminogen activator for intracerebral hemorrhage evacuation decreases perihematomal edema [J]. Stroke, 2013, 44(3)：627－634.

42. Ziai WC, Tuhrim S, Lane K, et al. A multicenter, randomized, double-blinded, placebo-controlled

phase Ⅲ study of Clot Lysis Evaluation of Accelerated Resolution of Intraventricular Hemorrhage (CLEAR Ⅲ)[J]. Int J Stroke, 2014, 9(4): 536 – 542.

43. Bray BD, Ayis S, Campbell J, et al. Associations between the organisation of stroke services, process of care, and mortality in England: prospective cohort study[J]. BMJ, 2013, 346: f2827.

44. Langhorne P, de Villiers L, Pandian JD. Applicability of stroke-unit care to low-income and middle-income countries[J]. Lancet Neurol, 2012, 11(4): 341 – 348.

45. Visvanathan A, Dennis M, Whiteley W. Parenteral fluid regimens for improving functional outcome in people with acute stroke[J]. Cochrane Database Syst Rev, 2015, (9): Cd011138.

46. Cohen DL, Roffe C, Beavan J, et al. Post-stroke dysphagia: a review and design considerations for future trials[J]. Int J Stroke, 2016, 11(4): 399 – 411.

47. Chamorro A, Dirnagl U, Urra X, et al. Neuroprotection in acute stroke: targeting excitotoxicity, oxidative and nitrosative stress, and inflammation[J]. Lancet Neurol, 2016, 15(8): 869 – 881.

48. Bath PM, Krishnan K. Interventions for deliberately altering blood pressure in acute stroke[J]. Cochrane Database Syst Rev, 2014, (10): Cd000039.

49. Investigators. ET. Efficacy of nitric oxide, with or without continuing antihypertensive treatment, for management of high blood pressure in acute stroke (ENOS): a partial-factorial randomised controlled trial[J]. Lancet, 2015, 385(9968): 617 – 628.

50. Rothwell PM, Giles MF, Chandratheva A, et al. Effect of urgent treatment of transient ischaemic attack and minor stroke on early recurrent stroke (EXPRESS study): a prospective population-based sequential comparison[J]. Lancet, 2007, 370(9596): 1432 – 1442.

51. Bellolio MF, Gilmore RM, Ganti L. Insulin for glycaemic control in acute ischaemic stroke[J]. Cochrane Database Syst Rev, 2014, (1): Cd005346.

52. Rashid P, Leonardi-Bee J, Bath P. Blood pressure reduction and secondary prevention of stroke and other vascular events: a systematic review[J]. Stroke, 2003, 34(11): 2741 – 2718.

53. Donnan GA, Fisher M, Macleod M, et al. Stroke[J]. Lancet, 2008, 371, (9624): 1612 – 1623.

54. Thrift AG, Dewey HM, Sturm JW, et al. Greater incidence of both fatal and nonfatal strokes in disadvantaged areas: the Northeast Melbourne Stroke Incidence Study[J]. Stroke, 2006, 37(3): 877 – 882.

55. EAFT (European Atrial Fibrillation Trial) Study Group. Secondary prevention in non-rheumatic atrial fibrillation after transient ischaemic attack or minor stroke [J]. Lancet, 1993, 342 (8882): 1255 – 1262.

56. Connolly SJ, Ezekowitz MD, Yusuf S, et al. Dabigatran versus warfarin in patients with atrial fibrillation[J]. N Engl J Med, 2009, 361(12): 1139 – 1151.

57. Baker WL, Cios DA, Sander SD, et al. Meta-analysis to assess the quality of warfarin control in atrial fibrillation patients in the United States[J]. J Manag Care Pharm, 2009, 15(3): 244 – 252.

58. Alvarez-Sabin J, Maisterra O, Santamarina E, et al. Factors influencing haemorrhagic transformation in ischaemic stroke[J]. Lancet Neurol, 2013, 12(7): 689 – 705.

59. Riedel CH, Zimmermann P, Jensen-Kondering U, et al. The importance of size: successful recanalization by intravenous thrombolysis in acute anterior stroke depends on thrombus length[J]. Stroke, 2011, 42(6): 1775 – 1777.

60. Linfante I, Cipolla MJ. Improving reperfusion therapies in the era of mechanical thrombectomy[J]. Transl Stroke Res, 2016, 7(4): 294 – 302.

61. Del Zoppo GJ, Saver JL, Jauch EC, et al. Expansion of the time window for treatment of acute ischemic stroke with intravenous tissue plasminogen activator: a science advisory from the American Heart Association/American Stroke Association[J]. Stroke, 2009, 40(8): 2945 – 2948.

62. Fonarow GC, Smith EE, Saver JL, et al. Improving door-to-needle times in acute ischemic stroke: the design and rationale for the American Heart Association/American Stroke Association's Target: Stroke initiative[J]. Stroke, 2011, 42(10): 2983 – 1989.

63. Duncan PW, Zorowitz R, Bates B, et al. Management of adult stroke rehabilitation care: a clinical

practice guideline[J]. Stroke, 2005, 36(9): e100 - e143.

64. Good DC, Bettermann K, Reichwein RK. Stroke rehabilitation[J]. Continuum (Minneapolis, Minn), 2011, 17(3 Neurorehabilitation): 545 - 567.

65. Houkin K, Shichinohe H, Abe K, et al. Accelerating cell therapy for stroke in Japan: regulatory framework and guidelines on development of cell-based products [J]. Stroke, 2018, 49 (4): e145 - e152.

66. Hao L, Zou Z, Tian H, et al. Stem cell-based therapies for ischemic stroke[J]. Biomed Res Int, 2014, 2014(4): 68748.

67. Savitz SI. Are stem cells the next generation of stroke therapeutics[J]. Stroke, 2018, 49(5): 1056 - 1057.

2 卒中动物模型研究的历史演变

　　脑血管疾病是世界上严重危害人类健康的疾病,也是长期致残、致死的主要原因。实验动物的脑缺血及脑出血模型可模拟人类脑血管疾病的病理过程,也是研究卒中发病机制及探索治疗方案的重要工具。制作接近人类卒中病理过程的理想动物模型是研究者普遍关注的问题。卒中动物模型的研究优势在于:① 控制局部缺血的严重程度、持续时间、部位和病因;② 避免了共存的疾病状态和脑血管解剖变异;③ 可以密切监测和控制诸如血压、血气、温度和血糖等生理参数[1]。

2.1　缺血性卒中模型

　　缺血性卒中作为世界范围内致死、致残的主要原因之一,目前的急性卒中患者防治策略主要为 4.5 h 内的组织纤溶酶原激活剂的注射,但对于疾病的早期干预及患者的神经功能恢复仍有较多问题亟待解决。卒中动物模型的建立便于提高人们对疾病病理生理过程的认识,进而辅助临床医师确立可行的治疗目标。缺血性卒中目前最常用的模型是大脑中动脉栓塞模型和基于其他危险因素疾病建立的卒中模型,其演变模型概况如图 2 - 1 所示。

2.1.1　大脑中动脉缺血模型

　　栓塞性卒中模型可以分为两大类:血栓栓塞模型和非血栓栓塞模型。意大利解剖学家 Matteo Realdo Colombo(1515—1559)最先用动物实验的方法研究脑血管病。Antonio Maria Valsalva(1666—1723)通过使用多种材料堵塞犬颈总动脉的方法探究卒中的原因,但是由于侧支循环的存在,并没有成功。1872 年,德国的 Rudolf Virchow(1821—1902)和 Julius Cohnheim(1839—1884)给青蛙舌下动脉注射白蜡堵塞血流建立梗死模型,对研究缺血后组织病理过程有历史性突破。20 世纪 60 年代,卒中的文献主要集中在模型的建立上,早期的卒中模型分为血管外性和血管内性两种。血管外性模型包括全脑缺血、颈内动脉结扎的半球缺血——用动脉瘤夹夹闭血管造成的多处局部缺血等模型。血管内性模型的制作方法包括心脏停搏、低血压、制造血管痉挛、打入血栓等。从现代医学开始,实验工作者主要集中在将大脑中动脉闭塞作为卒中模型的研究。19 世纪后期,Heubner、Duret 及 Kollisko 描述了脑动脉的供应,皮质供应区动脉主要分布在大脑中部。Petersen

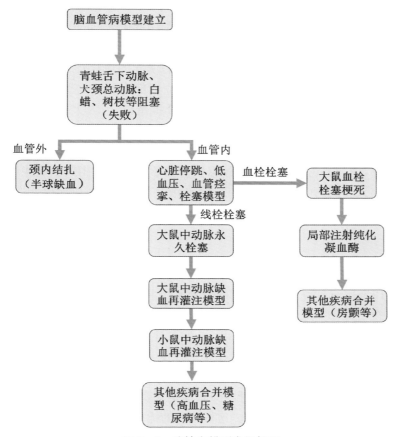

图 2-1 脑缺血模型发展概况

和 Evans 首先证明通过在多种动物中闭塞大脑中动脉可导致脑梗死和相应的神经功能缺陷。英国神经外科医师 Teasdale 的研究团队在 1981 年首先创建大鼠的大脑中动脉永久性闭塞模型[2]。1984 年，Bannister 和 Chapman 建立大脑中部缺血，通过将右侧颈总动脉与颈静脉吻合并闭塞左侧颈内动脉和颈总动脉而实现[3]。血管重建通过结扎动静脉吻合远端的右侧颈总动脉并从左侧动脉取出夹子完成。为了模拟临床患者卒中后的血管再通，日本学者 Koizumi 在 1986 年创立了一种经颈外动脉微创手术方法，用手术线阻塞大脑中动脉，然后拔出手术线引起再灌注。Longa'a 于 1989 年对此方法进行了改良，改良后的手术方法制作的模型更接近脑血管闭塞性疾病病理过程，且与 Koizumi 等人用类似的腔内缝合技术获得的结果相当[4-5]。这种模型对于研究永久和短暂区域性实验性脑缺血以模拟人类脑血管闭塞性疾病以及评估再灌注和其他生理操作或治疗的效果较为合适。随后，杨国源教授建立了小鼠大脑中动脉缺血和缺血再灌注损伤模型[6]。小鼠模型的建立为后期建立转基因动物的缺血模型及基因或分子治疗奠定了基础。目前，全世界绝大多数实验室都在使用不同程度改良后的短暂性大脑中动脉线栓模型，但这个模型并不能完全模拟绝大多数卒中患者的发病过程。其他模型包括晚期再通的模型可能需要建立起来。由于大多数卒中患者常伴有高血压和糖尿病,同时这些危险因素也是卒中高发的原因,因此,高血压大鼠和糖尿病鼠的卒中模型也逐渐引起了人们的关注。

血栓栓塞性模型可以回溯到 Kudo 等人首次描述的大鼠血栓栓塞性梗死模型[7]。在血栓栓塞模型中,血凝块可以从自发形成或凝血酶诱导的血栓形成中获得,主要来自自体,也可以来自异源血液[8]。2007 年,Orset 等建立局部注射纯化凝血酶引起原位血栓栓塞的卒中小鼠模型,但由于血凝块的组成主要为纤维蛋白,与人大不相同,因而只有少数细胞可能影响自发性或治疗性诱导的溶解[9]。近年来研究表明,心房颤动(房颤)与卒中存在较强的关联性,且心律失常被认为是导致血栓形成并淤滞大脑的首要原因。房颤常与心房异常共存,而与心房功能不全的标志栓塞性卒中特异性相关。这些异常的发生在实验动物模型与人类疾病中均有记录[10]。Kamel 等人提出更新血栓栓塞性卒中模型,将房颤和血栓模型相结合,虽然目前模型并不完善,但对于卒中预防策略仍有重要指导意义[11]。

2.1.2　其他模型

Tamura、Bederson 建立并改良了开颅电凝大脑中动脉形成的局灶性脑梗死模型。该模型手术在直视下操作完成,手术成功率较高,但创伤性较大且闭塞后的血管无法进行再灌性损伤研究[2,12]。随后 Futrell、Ginsberg 等人建立早期光化学栓塞模型并进行改良[13-15]。其原理为光敏染料(如玫瑰红)在特定强度光源的照射下发生光化学反应,特定波长的光线穿透头骨并进入大脑,与血管内的玫瑰孟加拉发生反应,照射局部产生脑水肿和血小板微血栓,进而形成局灶性梗死。该模型缺乏其他栓塞性卒中模型所具有的颈动脉侵入以及发生自发性再灌注的损伤。这种技术的优点是可通过控制光束的强度和光敏染料的血浆浓度来控制损伤程度和最终的损伤大小。该技术也可以通过改良用于颈总动脉以提供栓塞源。20 世纪 80 年代,Pulsinelli 和 Furlow 建立并改良了四血管闭塞的脑缺血模型[16-17]。该模型具有高度重复性,实现接近全部前脑但可逆的缺血。由于颈动脉闭塞后呼吸骤停高发,Siesjö 建立两血管闭塞造成的脑缺血模型,通过双侧颈总动脉闭塞联合全身性低血压(50 mmHg)引起可逆性前脑缺血,主要导致选择性神经元损伤及延迟神经元损伤[18]。两血管闭塞的动物模型重复性高达 90% 以上且不损伤小脑,适用于分子生化及评估神经保护的相关研究。

2.2　出血性卒中模型

脑出血(intracerebral hemorrhage,ICH)是一种 1 个月内病死率约为 50% 的破坏性卒中,大多数幸存者有不同程度的残疾。脑出血动物模型显著提高了人们对脑出血病理生理过程的认识,从而帮助临床医师确定了许多治疗目标。由于脑出血的复杂性和异质性,临床前研究使用了多种模型来更好地反应和理解脑出血病理生理过程并预测临床疗效。出血性卒中目前最常用的模型是自体血液注射模型和使用细菌胶原酶诱导的脑出血模型。自体血液注射模型可以高度模拟实际血肿的生长和进展,通过使用属于原始标本的血液控制注射速率来模拟血肿生长速率,可以模拟许多自发性出血性卒中可能会发生的生理表现。其演变模型概况如图 2-2 所示。

2.2.1 自体血液注射模型

Laurent 等在 1976 年报道近端大脑中动脉的永久性阶段闭塞导致局限于壳核和其他深部半球结构的缺血性梗死,输注去甲肾上腺素引起平均动脉压和颅内压迅速升高,可诱导急性缺血性病变和慢性深部核团出血性梗死。1985 年,Robert 等将大鼠 0.3 cm³ 的自体新鲜血液注入小脑延髓池模拟蛛网膜下腔出血,随后检测脑血流变化,以确定实验性蛛网膜下腔出血后大鼠可作为一个潜在的实验模型[19]。1988 年,Bullock 等通过向犬的大脑注射 0.5~1.5 ml 血液来模拟脑内出血,观察到组织剥离以及白质的狭缝状病灶[20]。在猫的模型中,注射 0.05~0.25 ml 自体血液进入脑部,减少了血肿周围组织的脑血流量,在实验性梗死后观察

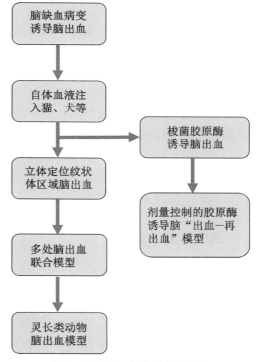

图 2-2 脑出血模型发展概况

到偶发的出血。出血通常发生在纹状体,也可发生在其他区域。这种将全血注入不同大脑区域是诱导脑出血的常用方法。用立体定位针插入大脑特定区域并给予精确的血量可以模拟特定部位的脑出血,但由于不能模拟小血管破裂,存在血液沿针道的血液"回流"以及心室破裂的问题仍需改进[21]。2003 年,Belayev 等通过注射供体血液至小鼠纹状体建立小鼠脑出血模型。2004 年,Nakamura 等报道了由自体血注射建立的小鼠脑出血模型,为今后研究转基因小鼠的脑出血模型奠定了基础[22]。2013 年,Zhou 等在超声引导下穿刺成年犬大脑中动脉建立脑出血模型,并使用相同的模型评估超声造影检查脑出血效率,建立超声引导下穿刺大脑中动脉的犬脑出血模型,与患者的成像特征相符[23]。由于脑出血易进一步并发脑室出血,Marinkovic 等提出将大鼠自体全血注入右深基底节区制造脑出血和脑室出血组合的大鼠模型,这种联合与临床情况更相似[24]。Zhu 等建立了食蟹猴的脑出血模型,这种非人类灵长类动物的模型建立有助于评估神经保护剂的安全性和有效性[25]。

2.2.2 胶原酶模型

20 世纪 90 年代,Rosenberg 等建立了用梭菌胶原酶注射入脑实质诱导可重复性基底节节段出血的方法,此方法诱导脑出血是最接近人类自发性脑出血的模型。梭菌胶原酶可降解位于血脑屏障基膜内的Ⅳ型胶原蛋白,从而导致周围基质的破坏及出血[26]。胶原酶模型比自体注射模型的显著优点是,自发性出血直接发生在胶原酶注射部位,能够模拟

人类临床"出血—再出血"现象,但由于细菌胶原酶本身可引发炎症反应,因此也增加了非注射区域血肿形成的可能性。后来的研究中,一些研究者认为胶原酶过度的炎症反应对神经元产生直接毒性,倾向于使用替代模型,然而 Chu 和 Matsushita 等通过体外实验研究表明适当的浓度并不会导致神经元的死亡[27-28]。胶原酶模型是否导致更严重的组织损伤和功能障碍仍有待进一步研究。

胶原酶和全脑出血模型虽然被广泛用于损伤机制和评估治疗效果,但是至 2010 年,Ⅲ期临床试验结果表明,没有任何试验治疗使脑出血患者受益,使人们质疑现有的脑出血模型的预测价值。脑出血模型之间的差异以及其他未知的临床模型的建立都需要进一步改善。关注模型的出血概况、细胞死亡进展和神经可塑性变化对最终结果至关重要,低温神经保护和康复效果也是需要关注的。

2.3 其他模型

除了自体血液注射及胶原酶为基础的模型,还有许多诸如基于颅内动脉瘤及脑动静脉畸形引起的脑出血。以这些疾病为模型的脑出血研究也分别模拟了其疾病特征。

动脉瘤性蛛网膜下腔出血在神经外科手术中的病死率接近 50%。然而在大多数情况下,在发生蛛网膜下腔出血之前,颅内动脉瘤是隐匿存在的。模型最经常使用的物种是啮齿动物、兔子、犬和猪。常用的有检测血管内栓塞后复发的手术分叉模型和弹性蛋白酶诱导的动脉瘤模型。1978 年,Hashimoto 等用 β-氨基丙腈、脱氧皮质酮和高盐处理的大鼠并结扎单侧颈总动脉成功诱导小脑动脉瘤。尽管脑动脉瘤的发病率很低,且手术的作用机制尚需阐明,但结果显示囊状脑动脉瘤在实验动物中是可诱导的[29]。1984 年,Hashimoto 等通过颈动脉结扎和肾血管性高压建立大鼠的颅内动脉瘤模型,此模型在形态学、组织学和血流动力学特征上与人类非常相似[30]。这些模型可诱导动脉瘤而不需要操作颅内动脉,但由于造模成瘤较小限制了介入的检测。2002 年,Hashimoto 团队利用小鼠模型,通过结扎左侧颈总动脉和双侧肾动脉后支辅以高盐饮食在右大脑前动脉-嗅动脉分叉处诱导动脉瘤。该模型认为动脉瘤的形成是由脑血流压力升高血压引起的,模型显示动脉瘤的主要变化包括内部弹力层破坏、平滑肌细胞层变薄和外膜组织变性,这些都与人囊状动脉瘤的关键改变非常相似[31]。模型显示了动脉瘤的早期变化,但没有明显的血管壁突出。2009 年,Hashimoto 等建立血管紧张素与弹性蛋白酶结合的小鼠动脉瘤模型,即皮下放置渗透泵持续注射血管紧张素Ⅱ制造高血压小鼠,在右侧基底池脑脊液中单一立体定向注射弹性蛋白酶可诱发颅内动脉瘤,2 周内有 70% 的小鼠出现颅内动脉瘤[32]。颅内动脉瘤以胶原完整性破坏、弹性层退变和炎性细胞浸润为特征。小鼠的模型建立为今后基因敲除或转基因小鼠颅内动脉瘤的病理生理研究奠定了基础。

脑动静脉畸形包括瘘管异常缠结,将血液从动脉系统分流到静脉系统而不需要介入毛细血管床。由于高压动脉血液直接进入薄壁静脉血管,导致血流动力学状态发生改变。高血流量、血管变宽和血管变异易于发生湍流,虽然湍流的存在尚未通过体内直接测量得到证实,但湍流的许多生理和组织学标志都存在于动静脉畸形中。血管内皮细胞更新率高,血管局灶性扩张和血小板聚集的增加表明血管内存在与湍流有关的高壁切应力。目前还不清楚这些紊乱是否会导致脑动静脉畸形血管异常,或者是否是脑动静脉畸形内异常血流动力学环境的二级反应。血管生成因子表达变化可能在这些动态病变中发生的血管重塑和持续的血管生成中发挥重要作用。在这些血管生成因子的确切作用机制被阐明之前,很难得出关于这些异常与脑动静脉畸形发病机制的相关性结论。脑动静脉畸形的动物模型建立较为困难。1989 年,Morgan 等建立了大鼠颈动脉-颈静脉瘘模型,使动物滋养血管来源于颅内动脉循环,且静脉引流与主要的颅内静脉引流系统连通。该实验模型说明非梗死性灌注不足可因动静脉畸形引起的充血漏出导致[33]。2000 年,Pietilä 等选择犬作为动物模型,通过在大脑中动脉的一个主要分支和背侧矢状窦之间插入一段浅表颞动脉来创建动静脉瘘。由该动脉提供的颞肌移植物在脑内植入缺血区域,发现在动物模型中获得的血管造影和组织病理学变化与在人类的脑发病情况相当[34]。20 世纪 80 年代末,一些报告开始关注猪的颈动脉,猪的颈动脉是一种特殊的血管结构,在猪的海绵窦行经眶穿刺术在延髓与海绵窦之间形成动静脉交通,产生高流量的动静脉分流,可模拟人脑内动静脉畸形的特征[35-37]。血流动力学模型也被用来研究灌注压力的突破、静脉高压的作用,以及血栓形成在脑动静脉畸形中的作用。脑动静脉畸形的模型目前尚不完善,仍需要更多的改良和创造,进而从整体上推动脑动静脉畸形的研究进展。

参考文献

1. Mhairi Macrae I. New models of focal cerebral ischaemia[J]. Br J Clin Pharmacol, 1992, 34(4): 302 – 308.

2. Tamura A, Graham DI, McCulloch J, et al. Focal cerebral ischaemia in the rat: 1. Description of technique and early neuropathological consequences following middle cerebral artery occlusion[J]. J Cereb Blood Flow Metab, 1981, 1(1): 53 – 60.

3. Bannister CM, Chapman SA. Ischemia and revascularization of the middle cerebral territory of the rat brain by manipulation of the blood vessels in the neck[J]. Surg Neurol, 1984, 21(4): 351 – 357.

4. Longa EZ, Weinstein PR, Carlson S, et al. Reversible middle cerebral artery occlusion without craniectomy in rats[J]. Stroke, 1989, 20(1): 84 – 91.

5. Koizumi J, Yoshida Y, Nakazawa T, et al. Experimental studies of ischemic brain edema 1. A new experimental model of cerebral embolism in rats in which recirculation can be introduced in the ischemic area[J]. No Socchu, 1986, 8(1): 1 – 7.

6. Yang G, Chan PH, Chen J, et al. Human copper-zinc superoxide dismutase transgenic mice are highly resistant to reperfusion injury after focal cerebral ischemia[J]. Stroke, 1994, 25(1): 165 – 170.

7. Kudo M, Aoyama A, Ichimori S, et al. An animal model of cerebral infarction. Homologous blood clot emboli in rats[J]. Stroke, 1982, 13(4): 505 – 508.

8. Sommer CJ. Ischemic stroke: experimental models and reality[J]. Acta Neuropathol, 2017, 133, (2): 245 – 261.

9. Orset C, Macrez R, Young AR, et al. Mouse model of in situ thromboembolic stroke and reperfusion[J]. Stroke, 2007, 38(10): 2771 – 2778.

10. Cai H, Li Z, Goette A, et al. Downregulation of endocardial nitric oxide synthase expression and nitric oxide production in atrial fibrillation: potential mechanisms for atrial thrombosis and stroke[J]. Circulation, 2002, 106(22): 2854 – 2858.

11. Kamel H, Okin PM, Elkind MS, et al. Atrial fibrillation and mechanisms of stroke: time for a new

model[J]. Stroke, 2016, 47(3): 895 – 900.

12. Bederson JB, Pitts LH, Tsuji M, et al. Rat middle cerebral artery occlusion: evaluation of the model and development of a neurologic examination[J]. Stroke, 1986, 17(3): 472 – 476.

13. Futrell N. An improved photochemical model of embolic cerebral infarction in rats[J]. Stroke, 1991, 22(2): 225 – 232.

14. Ginsberg MD, Busto R. Rodent models of cerebral ischemia[J]. Stroke, 1989, 20(12): 1627 – 1642.

15. Futrell N, Watson BD, Dietrich WD, et al. A new model of embolic stroke produced by photochemical injury to the carotid artery in the rat[J]. Ann Neurol, 1988, 23(3): 251 – 257.

16. Pulsinelli WA, Levy DE, Duffy TE. Cerebral blood flow in the four-vessel occlusion rat model[J]. Stroke, 1983, 14(5): 832 – 834.

17. Furlow TW Jr. Cerebral ischemia produced by four-vessel occlusion in the rat: a quantitative evaluation of cerebral blood flow[J]. Stroke, 1982, 13(6): 852 – 855.

18. Smith ML, Bendek G, Dahlgren N, et al. Models for studying long-term recovery following forebrain ischemia in the rat. 2. A 2 – vessel occlusion model[J]. Acta Neurol Scand, 1984, 69(6): 385 – 401.

19. Solomon RA, Antunes JL, Chen RY, et al. Decrease in cerebral blood flow in rats after experimental subarachnoid hemorrhage: a new animal model[J]. Stroke, 1985, 16(1): 58 – 64.

20. Bullock R, Brock-Utne J, van Dellen J, et al. Intracerebral hemorrhage in a primate model: effect on regional cerebral blood flow[J]. Surg Neurol, 1988, 29(2): 101 – 107.

21. Yang GY, Betz AL, Chenevert TL, et al. Experimental intracerebral hemorrhage: relationship between brain edema, blood flow, and blood-brain barrier permeability in rats[J]. J Neurosurg, 1994, 81(1): 93 – 102.

22. Nakamura T, Xi G, Hua Y, et al. Intracerebral hemorrhage in mice: model characterization and application for genetically modified mice[J]. J Cereb Blood Flow Metab, 2004, 24(5): 487 – 494.

23. Zhou X, Chen L, Feng C, et al. Establishing an animal model of intracerebral hemorrhage under the guidance of ultrasound[J]. Ultrasound Med Biol, 2013, 39(11): 2116 – 2122.

24. Marinkovic I, Strbian D, Mattila OS, et al. A novel combined model of intracerebral and intraventricular hemorrhage using autologous blood-injection in rats[J]. Neuroscience, 2014, 272: 286 – 294.

25. Zhu H, Li Q, Feng M, et al. A new cerebral hemorrhage model in cynomolgus macaques created by injection of autologous anticoagulated blood into the brain[J]. J Clin Neurosci, 2011, 18(7): 955 – 960.

26. Rosenberg GA, Estrada E, Wesley M, et al. Autoradiographic patterns of brain interstitial fluid flow after collagenase-induced haemorrhage in rat[J]. Acta Neurochir Suppl (Wien), 1990, 51: 280 – 282.

27. Chu K, Jeong SW, Jung KH, et al. Celecoxib induces functional recovery after intracerebral hemorrhage with reduction of brain edema and perihematomal cell death[J]. J Cereb Blood Flow Metab, 2004, 24(8): 926 – 933.

28. Matsushita K, Meng W, Wang X, et al. Evidence for apoptosis after intercerebral hemorrhage in rat striatum[J]. J Cereb Blood Flow Metab, 2000, 20(2): 396 – 404.

29. Hashimoto N, Handa H, Hazama F. Experimentally induced cerebral aneurysms in rats[J]. Surg Neurol, 1978, 10(1): 3 – 8.

30. Hashimoto N, Handa H, Nagata I, et al. Animal model of cerebral aneurysms: pathology and pathogenesis of induced cerebral aneurysms in rats[J]. Neurol Res, 1984, 6(1 – 2): 33 – 40.

31. Morimoto M, Miyamoto S, Mizoguchi A, et al. Mouse model of cerebral aneurysm: experimental induction by renal hypertension and local hemodynamic changes [J]. Stroke, 2002, 33(7): 1911 – 1915.

32. Nuki Y, Tsou TL, Kurihara C, et al. Elastase-induced intracranial aneurysms in hypertensive mice [J]. Hypertension. 2009, 54(6): 1337 – 1344.

33. Morgan MK, Anderson RE, Sundt TM Jr. A model of the pathophysiology of cerebral arteriovenous malformations by a carotid-jugular fistula in the rat[J]. Brain Res, 1989, 496(1 – 2): 241 – 250.

34. Pietila TA, Zabramski JM, Thellier-Janko A, et al. Animal model for cerebral arteriovenous malformation[J]. Acta Neurochir (Wien), 2000, 142(11): 1231 - 1240.

35. De Salles AA, Solberg TD, Mischel P, et al. Arteriovenous malformation animal model for radiosurgery: the rete mirabile[J]. AJNR Am J Neuroradiol, 1996, 17(8): 1451 - 1458.

36. Lee DH, Wriedt CH, Kaufmann JC, et al. Evaluation of three embolic agents in pig rete[J]. AJNR Am J Neuroradiol, 1989, 10(4): 773 - 776.

37. Chaloupka JC, Vinuela F, Robert J, et al. An *in vivo* arteriovenous malformation model in swine: preliminary feasibility and natural history study[J]. AJNR Am J Neuroradiol, 1994, 15(5): 945 - 950.

3 大鼠/小鼠脑的解剖及血管结构

人类的许多神经系统疾病,常与特定的神经解剖学区域紧密关联,例如阿尔茨海默病与大脑皮质、亨廷顿舞蹈症与纹状体、帕金森病与黑质、小脑与脊髓小脑共济失调、脑白质与多发性硬化症等。直观来看,人类的脑部结构与其他种属动物的大脑有着明显的大小差异。人类的脑组织中白质约占 60%,而犬的脑组织中白质约占 35%,兔子脑中减少到 20%,大鼠脑中仅有 15%,小鼠的脑组织中白质甚至只有 10%。

3.1 大鼠/小鼠脑的解剖

人类在神经解剖、生化特性和病理学方面的一般共性与啮齿动物相似,因此啮齿类常被用作人类神经功能疾病的动物模型,包括自发、诱导以及基因工程模型。了解大鼠/小鼠的脑解剖结构对脑血管和脑功能研究者具有重要意义,本章主要以大鼠和小鼠为例。啮齿动物与人类在大脑解剖学上的差异如表 3-1 所示。

表 3-1　啮齿动物与人类脑的解剖学差异

特　征	啮　齿　动　物	人　类
总体特征		
脑沟和脑回	无	有
嗅球	非常大	相对较小
小脑叶	较少侧向扩展	较多侧向扩展
小脑侧绒球小叶	大	不明显
小脑中叶	小	外侧部更大
组织学特征		
大脑皮质	主要是原脑皮质	主要是新皮质
皮质中间神经元	较不重要	重要
皮质中枢对于大脑皮质控制的独立性	更独立	较不独立
视觉皮质	偏外侧	偏中线
功能皮质	初级思考	初级和联想(更高级)的思考

续　表

特　征	啮齿动物	人　类
白质	相对不足	非常丰富
黑质细胞	黑色素不明显	明显的神经黑色素
主要感觉皮质	嗅觉器官和面部——晶须桶状皮质	手和脸（嘴唇和舌头）
海马	前脑背部	前脑腹部
基底核	联合的尾状核和核壳	分离的尾状核和核壳
小脑核	较不分散	较分散
内侧和外侧丘系	小	大
下橄榄核	小	大（由于扩展的大脑半球）
骨矿化	小鼠：侧丘脑；大鼠：松果体	松果体
脑膜	薄	厚，发育完好

3.1.1　脑的大体解剖

图 3-1 显示了大鼠的侧视及顶视图。中枢神经系统由脑和脊髓组成。从解剖学上看，相比其他器官和系统，中枢神经系统结构在不同物种甚至个体之间都存在差异。脑由前脑、小脑和脑干组成。啮齿动物的脑很小，大鼠脑约为 2.0 g，小鼠脑约为 0.4 g，无脑回且白质较少。图 3-2 显示了大鼠脑中枢神经系统的 4 个部分：前脑、小脑、脑干和脊髓，这在所有哺乳动物中都很常见。

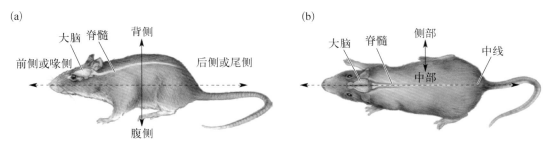

图 3-1　大鼠侧视及顶视图
（a）侧视图；（b）顶视图

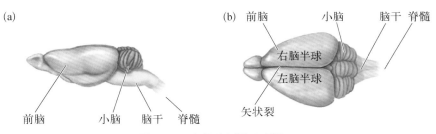

图 3-2　大鼠脑侧视及顶视图
（a）侧视图；（b）顶视图

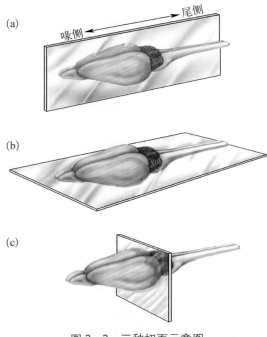

图 3-3 三种切面示意图
(a) 正中矢状面；(b) 水平面；(c) 冠状面

3.1.1.1 前脑

（1）表面结构：脑中最大也是最主要的部分为前脑（cerebrum）。前脑被一条深矢状裂缝清晰地分隔为左右两个大脑半球，在解剖学上包括端脑和间脑。一般来说，右脑半球接收来自身体左侧的感觉并控制其运动；左脑半球与身体右侧的感觉和运动相关。

（2）内部结构：将分离的新鲜脑组织经冰冻后进行组织切片，厚度为 20 μm/片。以合适的角度平行于中线进行切割，以获得矢状切面［见图 3-3(a)］；平行于连接前囟和人字点的水平面进行切割，从而得到水平切面［见图 3-3(b)］；在连接前囟和人字点的水平面上切割，得到冠状切面［见图 3-3(c)］。

在焦油紫染色（cresyl violet staining）的脑片中，冠状面图的耳间距离代表相应平面与经过外耳道连线的垂直冠状平面的前后距离，前囟距离表示相应平面与经过前囟的垂直冠状面的前后距离（见图 3-4 和图 3-5）。矢状面图中的侧面距离代表相应平面与中线的距离（见图 3-6 和图 3-7）。水平面图的耳间距离代表相应切面与经过耳间线的水平面的距离，前囟距离表示相应平面与经前囟水平面的距离（见图 3-8 和图 3-9）。

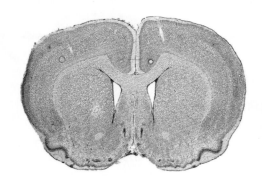

图 3-4 大鼠脑冠状切面图
注：耳间 10.56 mm；前囟 1.56 mm

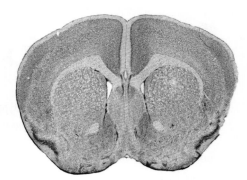

图 3-5 小鼠脑冠状切面图
注：耳间 4.98 mm；前囟 1.18 mm

图 3-10 显示了大脑皮质包括外层的灰质和内层的白质。胼胝体和皮质白质是相连的，形成一座连接两侧大脑半球皮质神经元的"轴突桥"。

基底神经节，也称为基底核，包括纹状体（尾状核和核壳）、苍白球、丘脑底核和黑质。基底核的主要输入结构是纹状体，白质束流经纹状体，使其呈条纹状，由此得名。

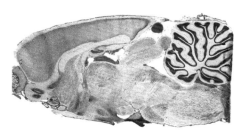

图 3-6 大鼠脑矢状面图

注:侧面 0.18 mm

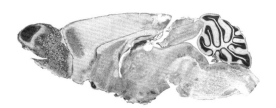

图 3-7 小鼠脑矢状面图

注:侧面 0.12 mm

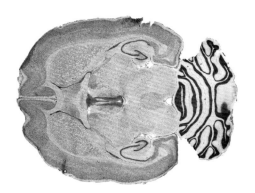

图 3-8 大鼠脑水平面

注:耳间 5.40 mm;前囟后 4.60 mm

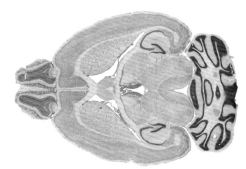

图 3-9 小鼠脑水平面

间脑位于大脑中皮质下方,是前脑最原始的部分。间脑包含许多密切关联的大脑中心(称为"边缘系统"),共同调节情绪和行为、生存、记忆。参与边缘系统的间脑核心包括杏仁核、穹隆、海马、下丘脑、(前)丘脑核等。

海马呈一明显的"C"状结构,两侧对称,包含 DG 区(海马齿状回)和 4 个扇形分区(CA1~CA4)(见图 3-11)。

3.1.1.2 小脑

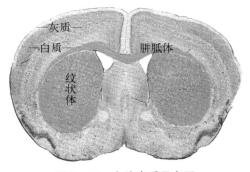

图 3-10 大脑皮质示意图

位于前脑后面的是小脑(cerebellum),呈菜花状,分为中间的蚓部和两侧膨大的小脑半球。从矢状面看,一些横向的沟裂将其分成多个小叶,增加了小脑皮质表的面积。小脑皮质具有密集的神经元,以 C57BL/6 小鼠为例,其小脑重量约占整个大脑的 11%,却包含了与两个大脑半球同样多的神经元。

小脑是躯体主要的运动控制中心,与前脑、脊髓有着广泛的联系。与大脑半球不同的是左侧小脑与躯体左侧的运动有关,右侧亦然。大鼠/小鼠的小脑冠状面如图 3-12 和图 3-13所示。

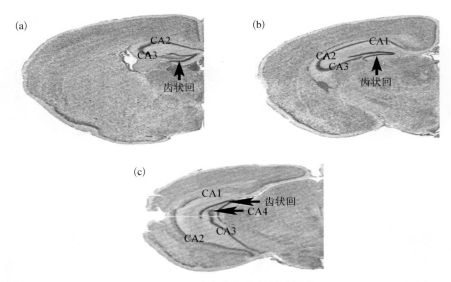

图 3 - 11 大鼠海马体冠状面结构

(a)～(c)冠状切面上海马从出现至消失；CA：1～4 个扇形分区

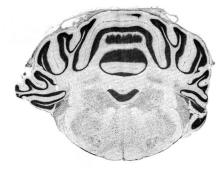

图 3 - 12 大鼠小脑冠状面图

注：耳间 1.68 mm；前囟 10.68 mm

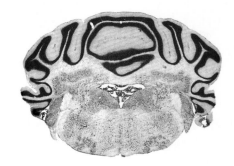

图 3 - 13 小鼠小脑冠状面图

注：耳间 2.20 mm；前囟 6.00 mm

3.1.1.3 脑干

脑干（brainstem）包括前面的中脑和脑桥，以及后面的延髓。小脑和脑干的解剖结构在啮齿类和人类中较为保守。

脑干是由神经纤维和神经元组成的复杂的连接部分，将来自前脑的信息传递到小脑和脊髓，反之亦然。脑干也是重要的功能调节区，如呼吸、意识、体温的控制。脑干核团负责整合和调制其他大脑中心的活动，协调自主神经通路，调节基底稳态功能。因此，脑干被认为是哺乳动物大脑最原始的部分，也是生命最重要的部分。在前脑或小脑受到损伤时，人和动物尚且可能存活，但是脑干的损伤通常意味着快速死亡。

3.1.1.4 脑室系统

人的大脑并不是一个实心的组织，而是一个空腔器官。其内部充满脑脊液的空腔和通道就构成了一个非常重要的脑洞——脑室（ventricle）。表 3 - 2、图 3 - 14 分别列出了大脑脑室的组成及相关结构。脑室主要由 4 个相互连通的空腔组成,包括两个侧脑室(见图 3 - 15),位于大脑皮质下方;第 3 脑室,在间脑内通过室间小孔连接侧脑室;第 4 脑室,位于小脑背侧和脑桥腹侧。除此之外,脑室还包括经过中脑的中脑水管以及脊髓的中央管。在啮齿动物,这些空腔的大小随动物品系而变化。

表 3 - 2　大脑脑室系统

组　成	相关的大脑结构	组　成	相关的大脑结构
侧脑室	脑皮质、端脑	大脑导水管	顶盖、中脑被盖
第 3 脑室	丘脑、下丘脑	第 4 脑室	小脑、脑桥、髓质

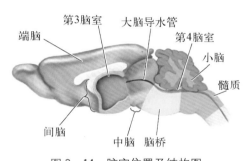

图 3 - 14　脑室位置及结构图

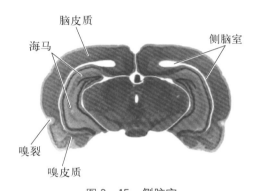

图 3 - 15　侧脑室

注:从这个切面可见,侧脑室又长又薄,位于大脑皮质和海马体之间

脑室及蛛网膜下腔中的液体称之为脑脊液(cerebro-spinal fluid,CSF)。脑脊液是由大脑半球的脑室产生,流至脑干中心区的一系列相互连通的腔体;后来通过小脑与脑干连接处附近的细小孔径,进入蛛网膜下腔。在蛛网膜下腔,脑脊液被蛛网膜绒毛吸收进入血液循环。若脑脊液的正常流动受阻,可导致脑损伤(见图 3 - 16)。

3.1.2　脑的组织学

3.1.2.1　大脑皮质

大脑灰质包含了密集的神经元胞体、胶质细胞和血管;白质由髓鞘及其细胞组成,包含了进出大脑皮质(cerebral cortex)的所有轴突。灰质主要分布了两种类型的神经元:小颗粒细胞,作为皮质内的中间神经元;大椎体细胞,作为皮质的传出透射神经元或延伸为亚皮质结构。皮质神经元在灰质中形成

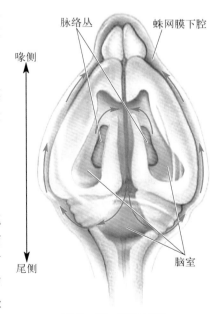

图 3 - 16　脑室系统

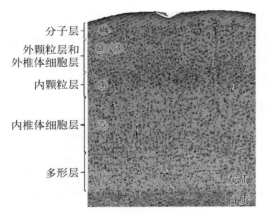

分子层 ①
外颗粒层和 ②⑧
外椎体细胞层
内颗粒层 ④

内椎体细胞层 ⑤

多形层 ⑥
灰质
白质

图 3-17 皮质组织学结构

6 层平行结构,用数字标注,如图 3-17 所示。①为分子层,是最表面的薄层,含有神经纤维网和胶质细胞胞体;②③层分别为外颗粒细胞层和外锥体细胞层,这 2 个薄层在人类大脑中界限分明,然而在啮齿动物中难以区分;再往深处是④内颗粒层、⑤内锥体细胞层和⑥多形层。传入神经产生于同侧及对侧皮质(主要终止于第②③层)和丘脑(终止于第①④⑥层)。皮质、纹状体及丘脑的传出神经分别来自第③⑤⑥层。

人类大脑中有许多大的脑回。成年小鼠的大脑皮质由大约 1 400 万神经元和 1 200 万神经胶质细胞组成。每个神经元都是由 10～50 个胶质细胞所维持,包括星形胶质细胞、少突胶质细胞和室管膜细胞。中枢神经胶质细胞可以根据其胚胎来源分为两类:① 来源于神经外胚层的,包括星形胶质细胞和少突胶质细胞;② 来源于中胚层的小胶质细胞。确切地说,小胶质细胞是从卵黄囊祖细胞和(或)巨噬细胞家族的循环祖细胞起源的。

(1) 神经元(neuron):是神经系统的功能单位。神经元有一个或多个树突,接受刺激并向胞体传送;有一个轴突,将胞体整合的信息传出,在另一个神经元或效应器官(如肌肉)上形成突触。突触是神经元之间进行信息传递的特异性功能接触部位,也指感受器与神经元,神经元与效应器之间的联系,如神经—肌肉接头(见图 3-18)。

鉴定神经元的常用方法是免疫组织化学检测神经微丝蛋白、神经元核(如标志物 NeuN),以及针对特定细胞群的神经递质等(见图 3-19)。

(2) 星形胶质细胞(astrocyte):是最常见、体积最大的胶质细胞。其突起末端的膨大部包裹着血管基底膜,是血脑屏障和脑部类淋巴通道的主要组成部分。

星形胶质细胞通过产生抗氧化剂(谷胱甘肽)、循环神经递质(谷氨酸盐和 γ 氨基丁酸)、维持血脑屏障(保持微环境平衡)来支持神经元功能(见图 3-20);通过清除突触间隙的神经递质来调节神经元信号,进而调控神经元的代谢、兴奋性和突触动力学;通过细胞缝隙连接进行广泛的连接,由此产生的网状结构具有高度的动态性,并受神经传递、代谢需求、膜电位和钙离子水平的调节。同时也为进入大脑的溶质提供了一个重要的运输网络。

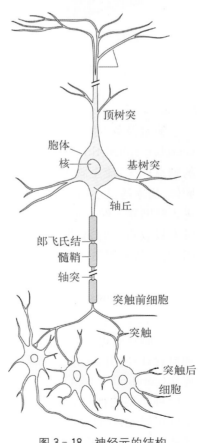

顶树突
胞体
核
基树突
轴丘
郎飞氏结
髓鞘
轴突
突触前细胞
突触
突触后细胞

图 3-18 神经元的结构

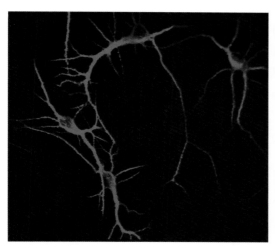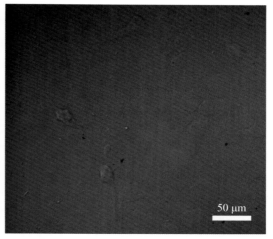

图 3 - 19 培养神经元

(a) 免疫荧光染色(MAP2);(b) 光镜图

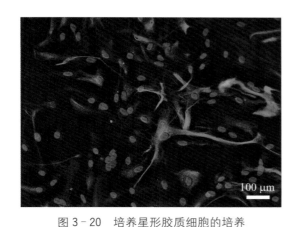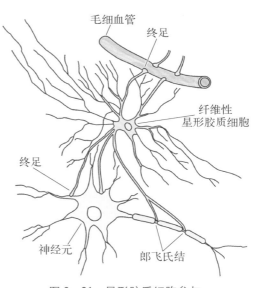

图 3 - 20 培养星形胶质细胞的培养
(免疫组织化学染色)

注:细胞核用 DAPI 染色;GFAP 用特定绿色荧光抗体染色

图 3 - 21 星形胶质细胞参与
形成血脑屏障

　　最常用于鉴定星形胶质细胞的方法是免疫组织化学法检测胞内的胶质细胞原纤维蛋白(glial fibrillary acidic protein,GFAP)(见图 3 - 21)。

　　(3) 少突胶质细胞(oligodendrocyte):在皮质和底层白质中建立并维持髓鞘形成。少突胶质细胞合成多层细胞膜,形成并维持中枢神经系统神经元的髓鞘。每个细胞都包裹多个轴突,而只有少数可以在灰质神经元附近作为"卫星细胞"。少突胶质细胞远不止是细胞膜的绝缘体;它们与神经元进行广泛的交流,同时提供轴突生长和生存至关重要的营养支持。

少突胶质细胞的常见标记包括碳酸酐酶Ⅱ、环核苷酸磷酸二酯酶、髓鞘脂碱性蛋白（myelin basic protein，MBP）和髓鞘寡突细胞糖蛋白（myelin oligodendroglia glycoprotein，MOG）（见图3-22）。少突细胞损伤将导致中枢神经髓鞘丢失，并不再修复。少突胶质细胞和施万细胞示意图如图3-23所示。

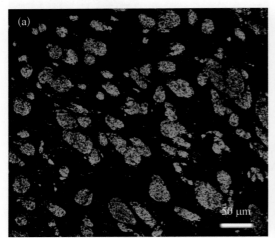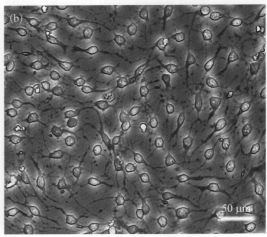

图3-22　脑冰冻切片免疫荧光染色[(a) MBP]和细胞培养(b)少突胶质细胞光镜图

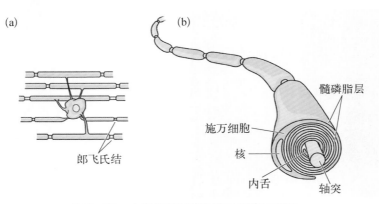

图3-23　少突胶质细胞和施万细胞示意图

(a) 少突胶质细胞，在中枢神经系统的有髓神经纤维上形成髓鞘；(b) 施万细胞，在周围神经系统形成髓鞘

（4）小胶质细胞（microglia）：中枢神经系统的先天免疫细胞，部分来自胚胎发育过程中定殖于中枢神经系统的卵黄囊祖细胞，部分来自成年期中枢神经系统受损而进入的骨髓单核细胞（见图3-24）。在啮齿动物中常用CD11b和离子钙接头蛋白抗原（ionized calcium binding adaptor molecule-1，Iba-1）标记小胶质细胞。

来自胚胎巨噬细胞的小胶质细胞，即小噬细胞（microphage）进入中枢神经系统，并在大脑皮质中承担"哨兵"的角色。小胶质细胞在正常生理情况下起监视作用，稳定内环境。一旦中枢神经系统发生轻微病理变化即可激活，活化后的小胶质细胞一方面发挥吞噬作

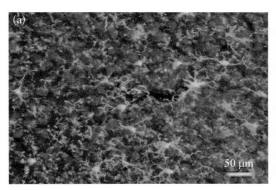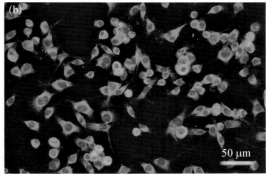

图 3-24　脑冰冻切片[(a)，Ⅰba1]和细胞培养[(b)，Ⅰba1]小胶质细胞的免疫荧光染色

用，吞噬细胞碎片，分泌生长因子促进神经修复；另一方面也能分泌一些炎症因子、一氧化氮、谷氨酸等，加重炎症反应，引起继发损伤。

多项研究表明，小胶质细胞很可能在阿尔茨海默病、亨廷顿舞蹈症、帕金森综合征、抑郁症和精神分裂等多种神经病变中扮演重要角色，但其具体的作用机制尚未得到阐明。

3.1.2.2　基底核

基底核(basal nuclei)区域充满了投射神经元(主要是 GABA 能的中级棘突神经元)和皮质中间神经元，两者主要以颗粒细胞形式出现。纹状体从皮质接收输入的区域主要是尾壳核和伏核核心区的中级棘突投射神经元。这些神经元组成了纹状体超过 90% 的神经元，能够合成并释放神经递质 GABA。

3.1.2.3　海马

海马(hippocampus)皮质可分为：① 分子层：含有来自内嗅区的纤维和锥体细胞顶树突的分支，也包含了少量中间神经元；② 椎体细胞层：主要分布于海马 CA1-CA3 区内，细胞紧密排列，其顶树突伸展到分子层，基树突伸入多形层；③ 多形层：主要含有椎体细胞的基树突和多种小型中间神经元。

3.2　大鼠/小鼠脑的血管结构

3.2.1　概述

血管系统在许多方面具有独特性，尤其是在大脑中，如大脑中室旁核和视上核的毛细血管为 260 mm/mm³(白质的平均值)至 2 000 mm/mm³。除了这些反映代谢率变化的定量差异以及专门的内分泌分泌机制存在外，毛细结构也有很大的变化。神经系统中的大多数血管都具有内皮细胞紧密连接，这些连接具有密封的作用并阻碍水溶性分子通过，除了它们与专门的运输系统相互作用时。然而，某些部位的毛细血管渗透性更强，因此在脑组织内形成了多种血液成分，在此神经细胞可以接触到更多的血液成分。大脑循环的另一个特点是它有大多数其他器官没有的淋巴系统。在脑组织或蛛网膜下腔中沉积的物质可以通过淋巴结再循环,这种现象被认为是由于脑脊髓液通过筛状板以及新出现的颅神经和脊神经轴突周围的空间转移到颅外细胞外液产生的[1]。

物种之间的脑血管存在较大的解剖差异,比如在鸟类、猫、绵羊、猪中,犬的解剖差异较小[2],与静脉或鼻窦混合的分支动脉的复杂系统通常存在于颈动脉网络中。然而,大鼠、兔子和灵长类动物缺乏这个系统。

与所有的哺乳动物一样,大鼠中大脑动脉和静脉通过复杂的毛细血管网连接,但它们几乎从不成对出现。与此相反,动脉和静脉在大脑表面汇合,一起穿透大脑组织,并在末端循环的终点保持配对[3]。大多数物种所共有的脑血管系统的其他重要特征是动脉和静脉之间缺乏直接通信连接(动静脉分流),并且存在大量的动脉和静脉吻合,结果造成相当多的血液冗余,使得几乎不可能通过阻塞局部血管造成完全缺血。在大鼠中,动脉吻合被发现在各级分支中,从最知名的动脉循环到毛细血管本身,形成广泛的不间断的网格。大鼠的静脉系统也是如此。

为了确保大脑不受血液供应的波动影响,生物体在进化过程中融合了几项保障脑部血供的措施。首先,脑血管系统的 3 个侧支系统提供脑灌注的主要血流,其次,在颅内动脉和颅外动脉之间存在侧支循环有了进一步的保证;再次,在大脑底部的威利斯环连接着前循环和后循环,并且联系着左右脑半球;当一条动脉闭塞时使血流进行重新导向。许多研究结果表明威利斯环结构在不同动物个体间也存在着差异性,首先,当血压达到足够程度时候,软脑膜血管作为一个非常复杂的侧支循环系统保护着皮质血管的结构;其次,在脑部功能性脑血流灌注量可受脑动脉阻力以及内皮细胞释放的血管收缩等因子等调节。神经元活动与增强灌注密切相关,这种现象称为神经血管耦合。很显然,这些系统的改变都会影响局灶性脑缺血后的脑组织存活,而且不同种属之间这些系统的差异也会导致缺血性损伤模式不同。

尽管在所有哺乳动物脑组织都有着相似的结构,但是在经历血管闭塞后的动脉树脉络数目和直径以及血管重建的能力方面,不同的物种甚至是不同品系之间的差异也非常明显。例如,在 C57BL/6J 小鼠中,只有 10% 的小鼠有完整的 Willis 环结构。与 BALB/c 小鼠相比,旁系小鼠在 7 号染色体的相关基因有着明显的差异,其基因结构具有非常高的多态性。Wistar 大鼠展示了比 SD 大鼠更细的后交通动脉,有接近 20% 的 SD 大鼠有着非典型的大脑中动脉分支,这在一定程度上解释了即使是在同一物种在经历动脉闭塞后,梗死面积也显示出高度差异。另一方面,在特定的动物模型中,血管解剖的变异也会干扰模型的稳定。由于颅底微血管网络的存在,通过阻塞大脑中动脉所诱发的梗死现象在一些大型动物,如犬、猫、山羊和猪等动物中并不适用。但在啮齿类动物中,大脑中动脉阻塞后其侧支血流一般相对较差。虽然在动脉和血管的大体解剖上的差异可能只导致脑损伤模式的变化,但是功能差异可能对缺血级联反应的病理生理学有更深的含义。至少在缺血性卒中后的神经血管耦合中,人类和动物之间的差异已被描述为动物功能性充血普遍受损,但在卒中患者脑组织中的发现却不尽相同。另外,在卒中病理生理过程中起关键作用的结构是血脑屏障。随着血管闭塞和破裂,氧气和葡萄糖供应不足不仅损害神经元和胶质细胞产生细胞毒性脑水肿,而且也伤害血脑屏障本身造成血管源性脑水肿。有证据表明,人类血脑屏障的缺血性损伤主要涉及血管树的成分。小鼠和大鼠体内,在缺血组织周围的动脉、毛细血管和静脉周围可发现白蛋白外渗,而毛细血管腔则相对较少。

3.2.2 方法

下面对大鼠血管系统的描述是基于通过注射 Batson's 第 17 号解剖腐蚀化合物(Polysciences,Inc.,Warrington,PA)获得的血管模型,动物脑部注射了 9 份氯丁橡胶胶乳 571[杜邦公司(Dupont De Nemours & Co.,Inc.,Wilmington,DE)]和一部分防水黑色油墨 A(Pelikan AG,Hannover,Germany)。动物是 Sprague-Dawley(SD)大鼠,体重为 250～350 g。在准备血管内注射前,动物先用氟烷麻醉,并给予 400 IU 肝素钠(Thejohn Co.,Kalamazoo,MI)静脉注射。为了研究动脉系统,将大鼠胸部打开,并将不锈钢灌注针通过左心室插入升主动脉,并在主动脉根部固定结扎线;打开右心耳,输入 100 ml 肝素化盐水(肝素钠 10 IU/ml),然后注入 Batson 化合物或氯丁橡胶胶乳-油墨混合物。将脑组织保存在 Batson 化合物中,14 h 后将整个头部浸入 40%氢氧化钾中,直至软组织完全消化;手动去除骨头;除去氯丁橡胶胶乳油墨混合物的动物脑部,在干冰温度下用甲基丁烷冷冻,然后在-20 ℃下低温恒温器(Microm,Waldorf,Germany)中连续切片;将切片脱水并用中性树脂(Fisher Scientific,Pittsburgh,PA)进行固定。该技术同样可用于静脉系统的研究。

3.2.3 脑血管

3.2.3.1 动脉

(1)颅外动脉(extracranial origins):包括 4 根动脉,即 2 根颈总动脉和 2 根椎动脉,供给大脑、脑干、小脑和颈髓(见图 3-25)。在下面的描述中给出的血管直径是从头部动脉系统(Batson 复合物)中获得的,是所描述血管的相对大小的代表值,并且仅作为体内直径的近似值。颈总动脉(直径 0.90 mm)起源于左侧主动脉弓和右侧头臂干。它们在甲状腺下缘水平分为外部(直径 0.77 mm)和内部(直径 0.71 mm)颈动脉[4]。第 2 条动脉产生于远离颈动脉分叉处约 2 mm 的起始部位,至翼腭动脉(直径 0.53 mm)之后其直径缩小至 0.56 mm。

椎动脉(直径 0.34 mm)起源于锁骨下动脉,进入第 6 颈椎椎体的椎孔,然后在由颈椎椎体叠加而形成的横管内行走,直至达到寰椎(见图 3-25)。在血管内部,椎动脉分出根状动脉滋养腹侧和脊柱背侧动脉。

(2)翼腭动脉(pterygopalatine artery):由于被镫骨包围的显著结构特征,翼腭动脉也被称为镫骨动脉[5]。它在某些动物中完全消失或者在其他动物中作为基础血管存在,即使在一个单一的结构里,翼腭动脉和颈内动脉的相对大小也有极大的变化。同样,在翼腭动脉和颈内动脉中,其相对管径也有极大的变化。在啮齿类动物中,例如旱獭表现出较大的翼腭骨以及较粗的内部颈动脉,然而春兔的情况则正好相反。另外,在大鼠中翼腭动脉和颈内动脉的管径相似。翼腭动脉是人类不稳定的基础血管。在 Tadler 的系统研究

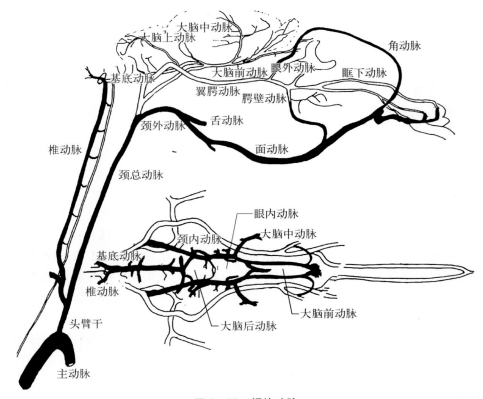

图 3-25　颅外动脉

注：在矢状（顶部）和水平（底部）投影中表示大鼠头部主要动脉的起源和分布。顶部投影示出了嗅球、大脑和小脑的轮廓。在顶部投影中，椎动脉和颈外动脉的主血管和主要分支变黑，而动脉循环的主血管和主要分支在底部投影中变黑

中，描述了该血管的两条主要分支，即上支和下支，一是涉及中脑膜动脉和眼眶动脉（大鼠外眼动脉），二是涉及内上颌动脉（翼腭、降腭、蝶腭和眶下动脉）。

　　翼腭动脉（见图 3-26）相当于人类颈外动脉分支的上颌内动脉的翼腭管部分，主要为除中脑膜动脉外的颅外结构供血。它的起源段与经颅后裂孔进入颅骨之间的颅外段不分出任何分支。翼腭动脉进入鼓室后，沿鼓室内侧壁行走，穿过镫骨基部之间的空间，然后沿鼓膜和岩骨之间的角度出现在颅内。在整个颅内结构中，它仍然留在硬膜下空间，并在大脑周围的拱形路径上稍微向下，位于弓形轨迹的最外侧、横窦的外侧端下方。翼腭动脉起源于中脑膜动脉（直径 0.16 mm），滋养大脑的硬脑膜（见图 3-26）。通过翼腭孔离开颅骨并转向内侧，终止于背侧和腹侧的血管是翼腭动脉唯一的颅内分支。翼腭动脉包括外眼动脉、角动脉的吻合支、筛状动脉和翼壁动脉（翼突动脉）。

　　翼腭动脉所供应眼眶的内容物质主要来源于外侧动脉的两条末端分支（见图 3-25和图 3-26）。其他供应眼眶的血管是角动脉和颈内动脉的两条颅内分支、三叉神经动脉和内部眼动脉的分支。筛状动脉向眶壁内侧壁的后部分出少量小分支，并通过筛孔使血管分布在鼻腔筛窦区域。这些动脉入口处为外眼上支（直径 0.21 mm）、外眼下支（直径

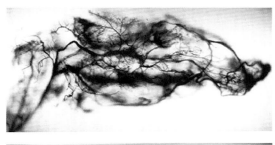
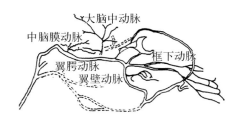
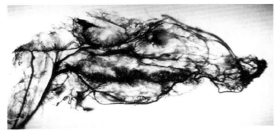
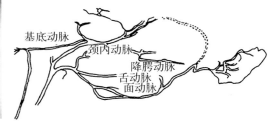

图 3 - 26　翼腭动脉

0.13 mm)、内眼支(直径 0.03 mm)、三叉神经(直径 0.04 mm);角动脉(直径 0.15 mm)、筛状动脉(直径 0.15 mm)。

　　翼腭动脉在向翼腭窝组织分出大量小动脉之后,继续以腹侧侧向穿过冠状突的基部和臼齿之间的下颌骨。然后,该血管横向运行到第 3 磨牙,并向下弯曲与面动脉吻合(图 3 - 25 和图 3 - 26)。人类的颊动脉是一种类似的吻合支,即上颌内动脉的一条分支[6]。

　　翼腭动脉终止处的腹侧血管组包括下行腭、碟腭和眶下动脉,该动脉经过硬腭的顶部加入对侧同源血管。眶下动脉在通过眶下孔出口后,分成 6 条分支动脉和额外的鼻背部分支(见图 3 - 25 和图 3 - 26)。

　　(3)颈内动脉(internal carotid artery):在发出翼腭动脉后,颈内动脉继续向背侧和内侧方向延伸,通过位于鼓室和枕骨基底板之间的颈动脉孔进入处于后裂孔、枕骨与基底骨之间的颅骨部分。它出现在脑垂体尾部边缘水平的颅骨内,然后在腺体的外侧边缘下留下一处凹痕。颈内动脉的第一条颅内分支是腹壁三叉神经的动脉,该动脉可以伴随眼神经进入颅内。三叉神经动脉与眼外动脉的分支吻合,至眼内动脉终止。颈内动脉发出后交通动脉后并入动脉循环中(见图 3 - 25)。

　　(4)颅外吻合支(extracranial anastomotic circle):3 条吻合支在几个层面连接颈动脉内外区域(见图 3 - 25 和图 3 - 26)。3 条吻合支起始于颈动脉分叉处的颈外动脉,然后其中一条进入翼腭动脉:① 翼腭动脉;② 角动脉,即面动脉主干的终支;③ 眶下动脉(翼腭端)的末端分支,在面动脉(外颈动脉)的鼻支和侧支之间进行多次吻合,在水平投影上可见一个长吻合弓(见图 3 - 26)。颅外吻合支起始于翼腭动脉从颈内动脉发出的腭动脉,该小动脉在腹侧和尾侧前行,并连接上颚前端对侧的同源动脉。这些吻合系统通过颈内动脉连接到循环系统,并通过角动脉与嗅动脉吻合。

　　(5)椎动脉(vertebral arteries):到达寰椎后,椎动脉背侧弯曲,使得背部肌肉分支通过寰椎背弓的翼孔离开,在曲折处向内前行进入椎孔,最终融合形成基底动脉。该段起源于一处背侧脊柱两侧(直径 0.10 mm)弯曲融合的部位。从靠近融合点开始,通过一条单一的腹侧脊髓动脉(直径 0.13 mm)(见图 3-25 和图 3-27),这 3 条血管下到颈椎管,接受来自椎骨腹侧和背侧根部的动脉,也接受尾侧的锁骨下动脉和主动脉的分支。

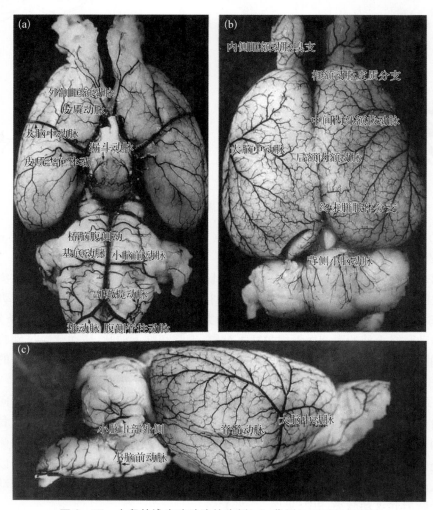

图 3-27　大鼠的浅表脑动脉的腹侧(a)、背侧(b)和侧(c)视图

在极其弯曲的地方,椎动脉靠近寰椎后弓的部分可以通过鼻翼孔进入(见图 3-25)。如上所述,在该水平阻塞近侧根部动脉的部位,其腹侧和背侧脊动脉的起源是完整的,血液可以通过这些血管绕过阻塞处。当颈总动脉和椎动脉同时闭塞时,前脑的血流量减少至无法维持脑电活动的值[7]。但自主呼吸和血压控制仍可维持,因为腹侧和背外侧脊柱动脉通过供应足够的基底区域血流量来维持神经功能。

小脑后下动脉起始于背脊髓动脉的同一水平面,也可以是前者的一条分支。大约在背侧和腹侧脊柱动脉出现的中间水平面,椎动脉在下侧橄榄外侧分出平滑肌动脉[见

图 3 - 27(a)］，发出许多条横向的分支，给下方的髓质结构提供血管。

（6）基底动脉（basilar artery）：由两条椎动脉（直径 0.34 mm）融合而成的中动脉（直径 0.36 mm），在乳突干的腹面上延伸并供应脑干和小脑（见图 3 - 27 和图 3 - 28）。在它的整个行迹上，该动脉发出穿过脑干到达第 4 脑室或中脑动脉周围灰质底部的背侧分支（中间髓质、脑桥和中脑动脉）（见图 3 - 28 和图 3 - 29）。在髓质水平，这些正中动脉终止于第 4 脑室底部两侧的血管，并在其整个轨道上分出横向分支，横跨距离中线约 0.5 mm的区域。背侧末梢分支经常与末端小脑前下动脉的末端分支向内吻合，从而在脑干周围形成完整的循环［见图 3 - 27(a)］。在脑干腹侧表面的基底动脉上可以观察到许多分支。

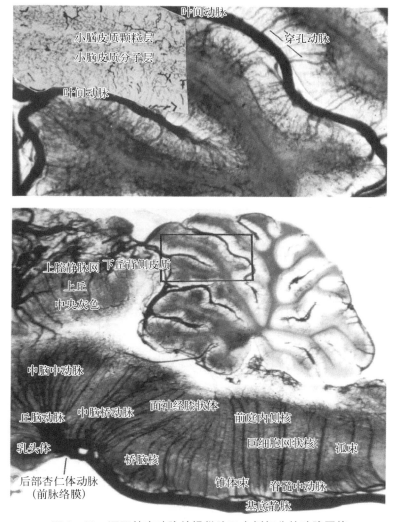

图 3 - 28　源于基底动脉并提供脑干内侧部分的动脉网络

注：图中指示了主要解剖结构的位置，方框标识的小脑的一部分以较高的放大率显示在顶部面板中。为了突出显示分子（MoCb）和颗粒（GrCb）之间的毛细血管密度的变化，小脑上部的左上部分已被相同位置的 0.1 mm 厚的矢状切片的照片替代

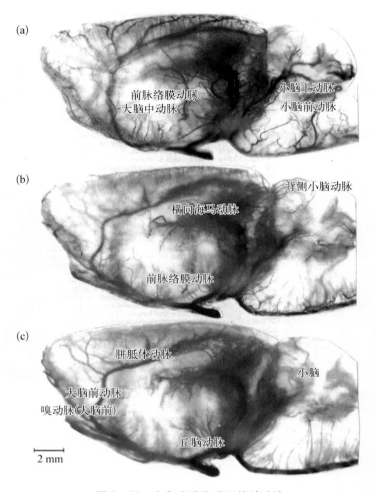

图 3-29　大鼠小脑和脑干的总动脉

注：大脑中动脉皮质分布可见于(a)，皮质动脉聚集于背侧大脑。在(a)中可以看到脉络膜前动脉(ach)的中间部分，(b)的近端部分也可以看出横向海马动脉(trhi)。在(a)中可以观察到前面的大脑中动脉(astr)和从它的腹面接近杏仁核的血管。从嗅动脉(olfa)出现之后(b)中大脑前动脉变化如(c)所示，可见大脑前动脉及其分支。上(scba)和前下(aica)小脑动脉的平行路线在(a)中可见

4~6 条小动脉环绕着锥体，穿过这些结构外侧的脑组织，直接向这些血管延伸产生两条动脉，横向走向约 2 mm 发出内侧和外侧分支。这些血管频繁地与椎旁动脉（椎动脉分支）首尾相连，形成两个腹侧延髓吻合环[图 3-27(a)]。小脑前下动脉（直径 0.28 mm）起源于延髓和脑桥交界处（见图 3-27 和图 3-29）。这些血管环绕脑干，发出大量动脉后终止，提供第 4 脑室脉络丛的主要供血并分支到小脑。内听觉动脉起源于小脑前下动脉，和小脑上动脉的 2/3 处重叠。这些动脉与第 7 和第 8 根神经一起进入内耳道。在这些血管的上方和下方，基底动脉发出许多横向的脑桥腹侧动脉，分出血管并终止于第 5、第 7 和第 8 根神经的根部[见图 3-27(a)]。

小脑上动脉(直径 0.28 mm)是基底动脉末端树枝状分支的一部分。从图 3-28 可以看出,这个末端树枝状化可以采取四分支的形式表示,但通常基底动脉终止于离它们不同距离的大脑后动脉发出的小脑上动脉。不常见的是,大脑后动脉起源于相同的小脑上动脉(见图 3-28)。起源于中线后,小脑上动脉沿着脑桥的横向和背侧延伸,然后分为内侧和外侧分支。内侧小脑中动脉为小脑背侧(小脑背动脉)(见图 3-29)和下丘的尾部供血。外侧上方小脑动脉环沿着小脑外缘,并且在悬雍垂的水平处转向并分成许多向内的环绕小脑周围一圈的动脉。

小脑组织血液由动脉供应,动脉在夹层间隙中前行,并发出与表面垂直的血管(见图 3-28)。注射到颗粒层的动脉穿过分子层,产生少量或不产生络合物,并在分子层和颗粒层之间的极端开始分支。一些毛细血管网通过分子层回到表面,主要由小脑皮质表面的动脉供血。颗粒层的毛细血管网比分子层的毛细血管网更密[8],是一种与颗粒层的细胞密度高低一致的现象。

如上所述,大脑后动脉(直径 0.23 mm)起源于小脑上动脉的起始部分(见图 3-28)。这个血管的第一条分支是与对侧同源血管吻合的丘脑动脉,通常每侧 3 条,端侧和背侧到达丘脑腹后部。与后交通动脉交界处之前或之后发出的分支主要是分布在下丘表面上的横向神经动脉(直径 0.15 mm),在下丘的外部皮质上[9],将一些吻合分支提供给下述的吻合支,也发出供应黑质的分支。靠近横突神经动脉的起点,大脑后动脉起源于纵向的海马动脉(直径 0.25 mm),然后沿海马轴前行。

纵向(相对于海马轴)海马动脉以几乎相同的间隔发出垂直于横行动脉(横向海马动脉)的起始点,在海马裂隙中前行(见图 3-29)。在这条动脉和上腔血管网的前边界之间有许多吻合支,有时纵向海马动脉起源于后交通动脉。关于海马血管解剖学的进一步细节可以从描述中获得。在纵向海马动脉的起源之外,大脑后动脉发出 3 或 4 条皮质分支,沿枕叶表面的背外侧方向前行并在大脑半球的后边界达到背侧的枕叶皮质,它们与大脑中动脉的枕骨末端分支吻合。

大脑后动脉终止于不定数量的分支上,进入吻合口后,上述吻合网络遍布上下丘的背面(见图 3-28)。这种超微结构网络提供了许多血管,可以提供优质的结构和微结构。在它的前边界上,这个超微结构网络也起源于背侧海马和背侧丘脑的动脉,与枕叶皮质上的皮质软骨网络自由地吻合。在它的前内侧部分,超微结构网络与胼胝体周围的奇动脉末端分支吻合。

(7) 动脉循环(arterial circle):大脑底部动脉的吻合是脑血管解剖学的一个显著特征。尽管这个结构与托马斯·威利斯(Thomas Willis)的名字有关,在他 1664 年出版的《神经解剖》中描述过这个名字,但事实上是加布里埃尔·法洛皮乌斯在 1561 年第一次提到过这个名字,在 1632 年威廉·哈维阐述过,1647 年约翰·韦林也提到过,他们全都来自帕多瓦学校。明确大鼠动脉循环的解剖结构是非常有意义的[10],尽管与人的动脉结构有许多的相似之处,但是仍存在显著差异。人类后交通动脉是一种狭窄的血管,它连接了颈内动脉和基底动脉终末枝。而在大鼠中,该血管的直径与大脑中动脉和大脑前动脉的直径相当,与大脑后动脉吻合的距离远远大于人体,大鼠一般缺少前交通动脉。相反,在人类,前交通动脉融合形成大脑前动脉(见图 3 - 30)。大鼠动脉循环的其余部分是与人类相同的血管,但这些血管的相对长度是不同的。

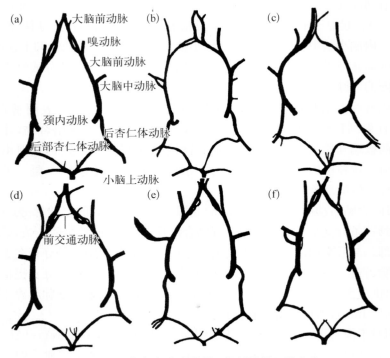

（a）大脑前动脉 嗅动脉 大脑前动脉 大脑中动脉 颈内动脉 后杏仁体动脉 后部杏仁体动脉 小脑上动脉 （b）（c）（d）前交通动脉 （e）（f）

图 3 - 30　大鼠大脑动脉循环解剖学的 6 种变化

注：大脑后动脉起源于(b)右侧小脑上动脉和(c)小鼠左侧上小脑动脉；前部连通动脉显示于(d)中；双侧动脉变异(扣眼形成)在前脑动脉(a)(b)(e)和(f)中显示,延伸到(c)中的大脑前动脉和(e)中的大脑中动脉中；大脑中动脉的双重起源显示在(f)中

在人类,颈内动脉在视交叉和视神经之间的夹角间分出后交通和前大脑动脉。在大鼠中,它于中突水平的视交叉的后边缘之后分出后交通动脉。大鼠由颈内动脉所支配的动脉循环部分比人体更长,而由后交通动脉支配的动脉环却更短。此外,大鼠后动脉对动脉循环的作用大于人类。这可能与大鼠海马的相对大小有关,大鼠海马的动脉供应来自大鼠海马动脉,正好在它与后交通动脉的连接处。

"后交通"和"后大脑"的大鼠动脉的流向和相对大小表明,后交通和大脑后动脉连接部的远端血管是连续的(见图 3 - 30)。在这种情况下,起源于颈内动脉的血管应命名为大脑后动脉,后交通动脉这个名称应适用于大脑后动脉(起源于颈内动脉)和基底动脉[11]。人类将这种情况描述为后大脑动脉起源于颈内动脉,后交通动脉流动于后大脑动脉和基底动脉之间的一种布局。另一种说法是由格林提出的,其中后交通动脉见于颈内动脉和基底动脉之间,大脑后动脉作为后交通动脉的分支出现。目前该术语几乎普遍用于描述人体动脉循环。

尽管在大多数大鼠中保持了动脉循环的一般模式,但仍可以观察到显著的变化。布朗[12]研究了这种现象,他发现的主要异常在图 3 - 30 中给出。源自动脉循环的分支在人体中显示出重要的差异。一根大的嗅动脉从大脑前动脉产生,大约在其起始段和对侧动脉融合的中间形成了大脑前动脉。与其起源和最终状态相似的血管只可以在人类的胚胎中找到,但它不会持续到成年期,如筛动脉在缺乏上述血管的哺乳动物中替代了嗅觉动脉。

下丘脑由背部的血管供血,这些血管源自颈动脉和大脑前动脉,分别在乳头体的腹面上、正中隆起和下丘脑前区延伸。漏斗部由颈内动脉分支灌注(见图3-31)。这与人类有所不同,人类的后交通动脉对该区域作用巨大。漏斗动脉起源于颈内动脉腹内侧壁(见图3-32),恰好位于后交通动脉的起源附近。漏斗动脉在其起始段和中段的中间分成几条分支,为正中隆起供血,提供下丘脑-垂体门脉系统的动脉供血。两侧漏斗动脉通过相对较大的吻合血管(直径0.03~0.06 mm)相互连接。尽管有的分支属于漏斗动脉正对面的颈内动脉,但后下丘脑和乳头体常由后交通动脉的分支供血。

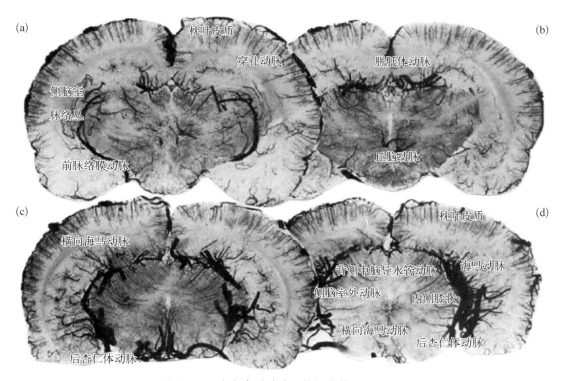

图3-31 大鼠皮质动脉冠状切片前1/2~2/3

注:这些部分与"阿特拉斯"数字之间的近似对应关系如下:(a)耳间5.2 mm,面板33;(b)耳间4.3 mm,面板35;(c)耳间3.4 mm,面板40;(d)耳间2.7 mm,面板43。脉络膜前动脉(ach)可在(a)左侧观察到,显示为脉络丛(ChP)。首先出现在(a)中的丘脑动脉(thp)可以在(b)中看到,(c)中显示它们于大脑后的动脉起源;在(c)中,可清晰观察到上腔静脉动脉网络;中脑动脉的走向在(d)中显示

脉络膜前动脉从颈内动脉产生,相对于后交通动脉向前延伸0.3~0.6 mm。它发出后杏仁体动脉和一条小的分支到梨状皮质的后内侧部,然后沿背外侧方向分成供应侧脑室脉络丛的侧支,上升后分出2~3条背外侧丘脑的背内侧分支动脉,并延伸到第3脑室

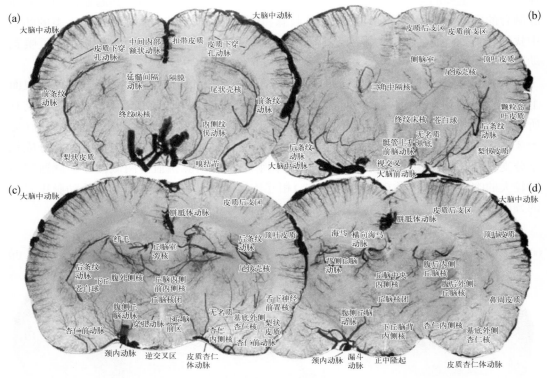

图 3-32　大鼠皮质动脉冠状切片前 V3～V2

注：这些部分和"阿特拉斯"的数字之间的近似对应如下：（a）耳间 9.2 mm，面板 17；（b）耳间 8.2 mm，面板 21；（c）耳间 7.2 mm，面板 25；（d）耳间 6.2 mm，面板 29。尾状壳核前部（Cpu）的血管供应在（a）及其后部（b）（c）中。大多数皮质动脉在皮质，尽管分布在皮质下白质（scop）的血管是近期发现的。在（c）和（d）中可以观察到供应下丘脑的室旁核和丘脑丘核（Re）的腹侧丘脑动脉（vth）的整个轨迹

脉络丛的前侧部分。脉络膜前动脉与脉络膜后动脉吻合形成常见的临床动脉血管，并与纵向的海马动脉和背侧丘脑动脉吻合（见图 3-33）。

眶内动脉（直径 0.09 mm）起源于颈内动脉内侧壁，至大脑中动脉起点距离 0.2～0.7 mm。该血管在视神经的前方和内侧行走，发出分支到下丘脑外侧，然后连接视神经，一直在其表面前行直至进入眼眶。动脉在视神经入口点处连接围绕眼尾骶管的血管吻合网络，该吻合网络也来自外部眼动脉和三叉动脉（均来自翼腭动脉）和颈内动脉。人类的眼动脉来自位于视神经和视束之间夹角的颈内动脉，为经过的区域及其内容提供了大量的血液供应。在大鼠中，这种血管对眼睛和眼眶血管供应的作用是微乎其微，如上所述，这个区域主要由眼外动脉提供。

与内部眼动脉的起源相对，在视交叉后缘正下方的皮质肌动脉（直径 0.13 mm）源于颈内动脉的外侧壁（见图 3-25 和图 3-27）。该血管分布于梨状皮质，其侧支与鼻侧动脉分支吻合。前杏仁体动脉起源于皮质杏仁动脉并供应杏仁核复合体。

大脑中动脉（直径 0.24 mm）是颈内动脉的两个末端分支之一。在视野外缘，它起源于距前囟尾部约 2 mm 外的动脉环位置。该动脉在嗅皮质外侧和前侧走向，并向梨状皮

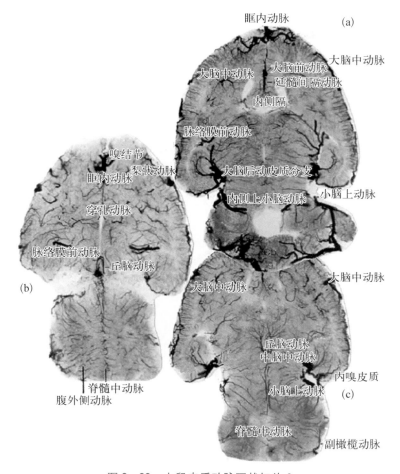

图 3 - 33　大鼠皮质动脉冠状切片 2

注：这些部分和"阿特拉斯"数字之间的近似对应关系如下：(a) 喙侧，耳间 4.90 mm，面板 105；(a) 尾，耳缘 4.18 mm，面板 102；(c) 喙侧，耳间 3.40 mm，面板 99；(c) 尾，神经节 2.40 mm，面板 95；(b) 延髓，耳间 2.20 mm，面板 94；(b) 尾，耳间 1.40 mm，面板 91。在(a)中可清楚地看到眶内动脉(mofr)的皮质分支(cof)。该图还很好地显示了前(astr)和后(pstr)条纹动脉。在(c)中可以很好观察到丘脑-穿支动脉(thp)，其起源在(b)中，这表明脑干动脉在水平面上的总体组织结构最好

质发出几条分支；在外侧嗅束水平，它产生一条向前走向的血管——皮质动脉(见图 3 - 33 和图 3 - 34)。后者的血管供应梨状皮质的前部和外侧嗅觉道。大脑中动脉还发出前三叉动脉。该动脉沿外囊的内侧边缘向背侧延伸，以供应尾状壳的侧部和背侧部分。在皮质动脉起源的周围，纹状体尾部区域发出起源于大脑中动脉的条纹动脉，这些血管相当于人类的扁齿状动脉。发出皮质动脉后，大脑中动脉在大脑半球的侧面和分支上以可变的方式弯曲。一般来说，它由头、内侧和尾侧血管组成(见图 3 - 27)。

颈内动脉的第 2 末端分支是大脑前动脉(直径约 0.28 mm)。该血管以向前和向内的方向排列，紧靠视交叉的外缘(见图 3 - 30)。大约在前囟点(前囟，0.3 mm)的位置发出嗅动脉(直径 0.20 mm)，然后在内侧和背侧移动，从视交叉的起始部穿过它的外缘，并与其

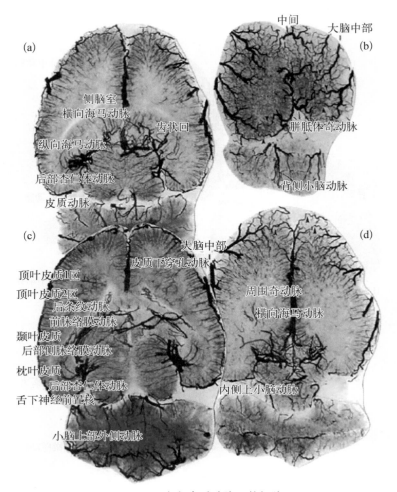

图 3 - 34 大鼠皮质动脉冠状切片 1

注：这些部分与"阿特拉斯"的单个数字并不完全一致，近似的对应关系如下：(a) 延髓，耳间 6.90 mm，面板 113；(a) 尾，耳间 6.62 mm，面板 112；(c) 喙侧，耳间 5.90 mm，面板 109；(c) 尾侧，耳间 5.72 mm，面板 108。顶部的大脑皮质在 (b) 中示出。右侧皮质完整，大脑中部 (mcer) 的分支和那些中间 (mif) 和后部 (pif) 的额内动脉形成吻合，以及胼胝体奇动脉 (tep) 的末端分支也存在这样的结构。由于截面平面不是完全水平的，所以皮质的表面在 (b) 的左侧部分不存在，显示为皮质动脉 (cop)。这种不对称也存在于 (d) 中，在左侧可以看到横向海马动脉 (trhi)。在 (d) 中显示了大部分周围奇动脉 (azp)。(a) 和 (c) 中海马的血管供应最好

对侧同源动脉融合，形成大脑前动脉。通常，在嗅动脉出现后，大脑前动脉释放出供给嗅结节的眶外侧动脉，供给嗅球的腹面，以及伏隔核的喙部。大脑前动脉从其腹壁向每个半球发出一个内侧眶动脉。该血管分为两条末端分支：① 支撑内侧和腹侧眶皮质、扣带皮质和额叶皮质的皮质分支；② 灌注嗅球背侧的嗅分支。大脑前动脉也发出升隔动脉，供给对角带的垂直肢体和内侧中隔。隔膜的头端部分由 2~4 条较小的分支（喙隔动脉）供给，这些分支在升隔动脉和胼胝体膝部之间从大脑前动脉的后壁离开。大脑前动脉在背侧和稍后方向上升以弯曲胼胝体膝部，到达枕大神经动脉。在这个转变过程中出现皮质

分支,并穿过两个半球的扣带回和额叶皮质的内侧部分,最终与大脑中动脉中间支的终末端吻合(见图 3-32 和图 3-34)。胼周动脉慢慢流向尾部,发出后额内的前部动脉、后部动脉和末端分支,供给后皮质和枕叶皮质。在这些分支和大脑中动脉的尾部分支之间可以看到明显的端端吻合(见图 3-35 和图 3-36)。

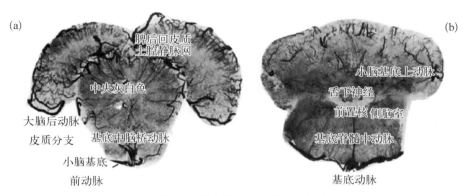

图 3-35　大鼠皮质动脉冠状切片后 1/3

注:这些部分和"阿特拉斯"数字之间的近似对应关系如下:(a)耳间 1.7 mm,面板 47;(b)耳间 1.8 mm,面板 61;在(a)上,可看到大量的吻合在大脑后动脉的皮质分支之间(cope)和大脑中动脉的枕叶末端分支之间。动脉汇集在来自上腔静脉网(scol)、脑桥表面和基底动脉的中央导管灰色(PAG)上;(b)显示中线髓质动脉(脑)的整个行迹

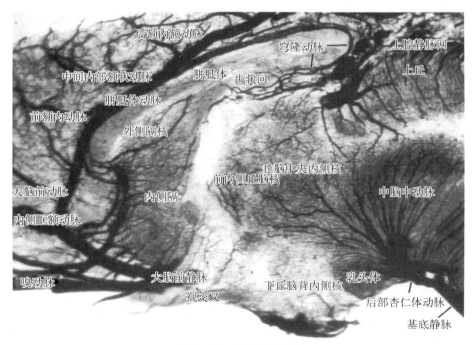

图 3-36　正中矢状切片

注:胼胝体(cc)形成奇静脉周围动脉(azp)和穿隆下动脉(sfa)的走向,起源于胼胝体的背部,沿着漫长的路线到达其最终目的地穿隆下(SFO)。显示所有供应内侧隔膜(MS)的血管,以及奇静脉周围动脉的 3 条分支的起源:前(aif)、中(mif)和后(pif)额内额叶动脉

嗅动脉与视交叉外缘平行，在嗅球下延续，最后分成2～4条末端分支，通过筛骨筛板滋养鼻腔(见图3-25)。虽然这些前脑动脉可能来源于大脑前动脉本身或者侧眶额动脉的近端部分，但是这种血管只能发出少数颅内分支，如供给对角带水平肢体和腹侧苍白球的延髓基底前脑动脉，眶额动脉是它的一条分支。

(8) 软脑膜动脉丛(pial arterial network)：软脑膜动脉在皮质表面形成了一个复杂的血管吻合网络，大脑前、中、后动脉和颈内动脉最后都汇入于此。图3-27揭示了起源于所有这些支流的血管之间的许多端端吻合。大脑背侧主要分支是来自大脑前奇静脉、胼周奇静脉和大脑中动脉的旁中央区域，以及尾部区域胼周奇静脉、大脑中部和大脑后部分支之间的吻合支。在侧视图中，大脑中动脉分支的尾动脉在尾端方向几乎水平前行，从大脑中动脉末端分支的最腹侧支接受大量的吻合支，并且通常与大脑后侧分支连接大量端端吻合的动脉。鼻侧动脉位于鼻腔深处，通常位于尾侧鼻静脉之下。这种动脉通常由2条或2条以上较小的动脉所组成，它们相互吻合并围绕着鼻静脉。这些区域间的连接对皮质血管部分阻塞后梗死的发生至关重要。对于吻合通道的频率、弯曲度和大小、存在物种变化以及成熟效果的问题已经由Coyle和合作者详细研究过，他们已经发现了令人信服的皮质血管结构可塑性证据[13-14]。例如，大脑中动脉闭塞后，这些侧支通道的直径和弯曲度增加，这解释了梗死后随时间变化观察到的血流水平的部分恢复(见图3-37)。

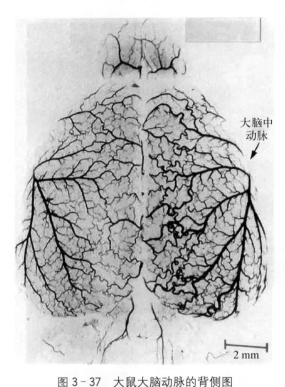

图3-37 大鼠大脑动脉的背侧图

注：大脑前动脉、奇静脉周围动脉和大脑后动脉分支与大脑中动脉分支之间端端吻合的膨大和曲折

软膜动脉网络的另一个特征是在相邻动脉之间存在吻合，其形式表现为不同形状和尺寸的多边形。在我们的材料中，多边形的平均最大直径是(0.70±0.26 mm)(0.13～1.58 mm，$n=115$)。这些小的吻合环出现在皮质的所有区域。动脉起源于多边形的侧面并垂直于软脑膜表面进入皮质组织。这些位于皮质动脉出现部位的脉管系统存在于所有的哺乳动物中，包括灵长类动物[15]。尽管其功能意义尚未确定，但可以推测，它们可以为所有来自单个吻合多边形的动脉提供均匀的灌注压力，以确保组织内的血流均匀，这与皮质神经元的柱状组织一致(见图3-31～图3-35)。

3.2.3.2 静脉

背部、腹部和尾部有3种主要的静脉流出系统。背侧系统以倒钩样静脉为代表，人类通常不存在这些静脉，而这是大鼠的主要大脑静脉(见图3-38)。这种血管可以考虑是横窦在颅外的延续。腹侧系统以海绵窦为代表，它接收来自基底静脉、鼻前静脉以及来自下嗅和上嗅窦的支流血液（图3-39）。骶管系统由椎静脉、椎管窦和颈内静脉组成。3个脑静脉流出系统通过大量的颅内和颅外吻合进行相互连接。

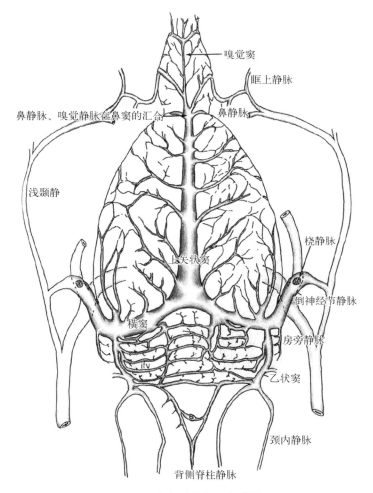

图3-38 大鼠脑静脉系统背视图

注：这些血管轮廓，通过追踪大脑和小脑静脉的肿块（Batson化合物）的照片绘制而成；对于流入横窦的静脉仅显示表面的静脉

（1）颅内颈静脉（retroglenoid vein）：颅内颈静脉离开颅骨经直肠后孔的直径约为1.3 mm。该血管起源于非颅外的上矢状窦和直窦（窦的汇合处或尾汇合处）的横窦，排出大脑和小脑前部的尾部和背部的血流（见图3-38）。横窦接受背侧小脑静脉、外侧神经静脉、岩上窦、尾侧鼻静脉、乙状窦和旁路静脉。神经管静脉从颅骨出来时，被筋膜覆盖1 mm的范围。在该筋膜的下边界下方、远端肌肉的插入点之上，与上颌内静脉吻合成0.6 mm宽、0.6 mm长的血管，然后以外腹侧方向与颞浅静脉进行吻合（见图3-40）。在这2个吻合之间，它从其相邻的颞区、咬肌和颞下颌关节以及从外耳道后缘的一条支流接

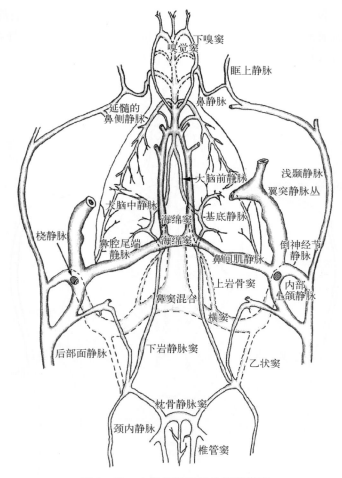

图 3 - 39　大鼠脑静脉系统腹侧视图

注：在背视图中呈现的一些静脉用虚线示出以供参考。逆行肾静脉（rglv）
和上颌内静脉（imaxv）之间的短吻合与图的平面垂直，并显示为阴影区域（rg）

受分支（见图 3 - 41）。内部上颌静脉由翼状肌与翼间静脉的大静脉联合而成，后者引流海绵窦，通过它与对侧的同系物通信。内部的上颌和颞浅静脉连接形成后面部静脉，然后与前面部静脉连接形成颈外静脉。

（2）颈内静脉（internal jugular vein）：起始于乙状窦的交界处岩下窦，这是海绵窦的尾部延伸，且与翼突神经丛吻合（见图 3 - 40）。椎静脉和椎管窦起始于同一处。与人类不同的是，大鼠颈内静脉是一条几乎发育不全的血管。它离开颅骨后在后部撕裂孔处的直径约 0.25 mm。

（3）浅静脉系统（superficial venous systems）：嗅球由一个突出的上嗅窦和两个下嗅鼻窦引流到鼻窦汇合处。从这一点出现横穿过鼻骨并与眶上静脉连接的鼻静脉、从腹部离开头盖骨并连接两个海绵窦之间的嗅觉静脉（见图 3 - 38 和图 3 - 40）。大脑皮质的腹侧部分由喙侧鼻腔静脉发出，流入鼻窦汇合处，并通过两条分支与海绵窦和嗅觉静脉连

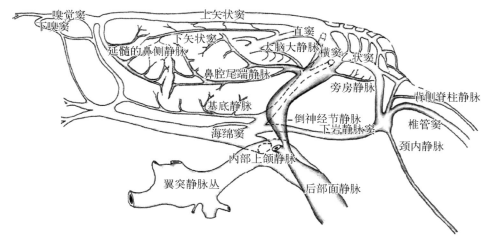

图 3 - 40　大鼠脑静脉系统侧面试图

注：在大脑中动脉穿过鼻窦的位置，尾侧和鼻侧静脉之间的连续性被中断，来自两条静脉的分支在动脉轨迹的侧面。将海绵窦（cav）与内部上颌静脉（imaxv）连通的间质静脉几乎垂直于该图的平面，因此在该投影中看上去较短

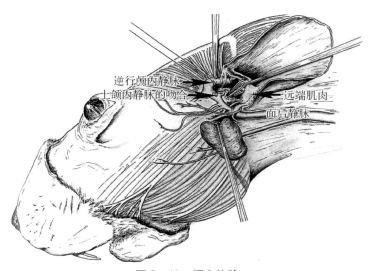

图 3 - 41　颅内静脉

注：逆行颅内静脉（rglv）出颅时的半缺血表现。该血管已经向前伸展，以显示其与上颌内静脉的吻合（rg）。这种吻合由于被倒钩状静脉所遮盖，所以不能在侧面看到。远端肌肉（trm）的插入是吻合定位的一个很好的参考。颞肌和眶周泪腺分别可向背侧和腹侧回缩以暴露静脉

通。大脑皮质的后腹侧由尾侧的鼻腔静脉发出，在横窦中终止。两侧的鼻静脉均在鼻根裂上。这两条血管之间的连续性在大脑中动脉穿过鼻窦裂缝的位置时被中断（见图 3 - 39 和图 3 - 40）。在这个水平上，两侧鼻静脉的分支与动脉的两侧距离很短。有时，在大脑中动脉下会发现一个由两侧静脉参与的端端吻合。大脑基部的后内侧部分由基底静脉发出，该静脉接收平行于大脑中动脉（大脑中静脉）的腹侧部分和大脑前动脉初始部分的血

流(前脑静脉),也接受来自下丘脑前区的静脉血流。基底静脉从下岩骨窦和岩上窦的起始点的尾部向海绵窦的背侧部分引流(见图 3-39)。类似的静脉也存在于人类中,但和在大鼠身上不一样,它在背部继续终止于 Galen 大脑静脉[16],背部(上矢状窦和横窦及其支流)和腹侧(海绵窦及其支流)脑静脉系统在许多点上相互连接。在颅内,这种联系是通过主通道岩上窦即在海绵窦的尾端和横窦的尾端之间进行的。这两个系统还通过基底静脉支流和前后鼻静脉支流之间的大脑半球表面上的许多吻合支来进行通行。岩骨窦和乙状窦也在这两个系统的颈内静脉、椎静脉和静脉窦的起始点进行连接(见图 3-39 和图 3-40)。

(4) 颅外静脉吻合(extracranial venous anastomoses):颅外腹侧和背侧静脉系统通过间质静脉穿过间隙孔连接海绵窦与两侧上颌内静脉和翼状肌(见图 3-39),反过来又接受来自倒钩状静脉的吻合支和横窦颅外终末端的血流。翼间导静脉可以认为与 Vesalius 孔的导静脉类似,这在人类中已有所描述。这个导静脉连接海绵窦和翼突神经丛。这种类比是由鼠类间孔的相似位置和人类的 Vesalius 孔所引出的,因为两者都位于卵圆孔的内侧。Vesalius 孔的导静脉是一条小血管,因为它在大多数人类头颅静脉系统的描述中被省略,所以它可能并不总是存在。相反,大鼠间叶静脉是一条明显可见的血管(直径1~1.6 mm)。

(5) 深静脉系统(deep venous systems):上、下丘以及海马、丘脑、隔膜和纹状体尾部的背侧部分的血流由大脑内奇静脉,Galen 静脉和直窦组成的系统发出。与人类不同,大鼠的两侧内部大脑静脉通常未配对(奇静脉)(见图 3-42)。该血管在前方接受背侧静脉和两侧丘脑外侧静脉,通常可以观察到纵向海马静脉中的 1 条或 2 条在加入大脑内奇静

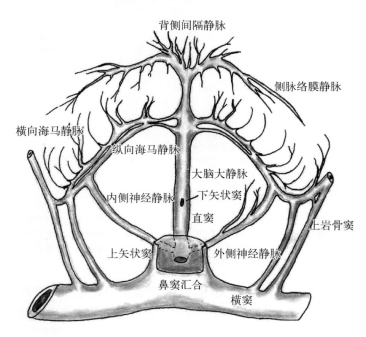

图 3-42 鼠脑背深静脉背侧视图

注:未显示横窦的浅表支流;上矢状窦的背侧壁已被移除以显示直窦进入汇合处的开口;下矢状窦(iss)进入直窦的入口显示为阴影区域

脉之前在其旁伴行。Galen 大脑静脉可以通过它在胼胝体下方的位置来识别。它由纵向海马静脉和奇静脉内部的大脑静脉汇合而成。从此处开始,该血管微向背向转动,并连接下鼻甲窦和直窦,在鼻窦尾汇合处连接上矢状窦和横窦。在此之前,直窦接受内侧神经静脉(见图 3 - 42)。纵向海马静脉在腹侧和尾侧继续沿着海马的纵轴腹侧和尾侧延伸。这些血管分别通过内侧和外侧神经静脉与直窦和横窦连接,并且还通过几个小通道与岩上窦连接。下丘脑和隔膜、纹状体和丘脑的腹侧部分的血流由基底静脉和海绵窦和岩下窦组成的系统发出。最后,纹状体喙侧和屏状核的血流由皮质传入深支流入矢状窦和鼻静脉的喙侧。

3.3　脑部动脉、静脉、静脉窦及相关结构的缩略语

详见表 3 - 3。

表 3 - 3　脑部动脉、静脉、静脉窦及相关结构的缩略语

动脉	
acer: 大脑前动脉(颈内动脉)	med: 内侧分支(中脑)
ach: 前脉络膜动脉(颈内动脉)	mel: 中侧脊髓动脉(脊柱横突吻合)
acom: 前交通动脉(大脑前)	mif: 中间内部额状动脉
aif: 前额内动脉	mma: 中脑膜动脉(翼腭)
ama: 杏仁前动脉	mmd: 脊髓中动脉中(基底)
ang: 角动脉(面部)	mmes: 中脑中动脉(基底)
asa: 间隔上行动脉(大脑前奇静脉)	mofr: 内侧眶额动脉(奇静脉前脑)
astr: 前条纹动脉(皮质纹状体)	mpn: 中脑桥动脉(基底)
azac: 大脑前动脉	mscb: 内侧上小脑动脉(上小脑)
azp: 胼胝体动脉(大脑前奇静脉)	mstr: 内侧纹状动脉(大脑前)
bas: 基底动脉	nas: 鼻动脉(面部)
bcph: 头臂干(主动脉)	occ: 枕动脉(外颈动脉)
cab: 骶管上升基底前脑动脉(前脑)	olo: 内侧眶额动脉嗅支(内侧眶额)
caud: 骶支(中脑)	orb: 内侧眶额动脉嗅支(内侧眶额)
cch: 脉络膜动脉(后侧脉络膜,前络膜)	pa: 穿孔动脉
cctd: 颈总动脉(右:头臂动脉,左:主动脉)	pcer: 后部杏仁体动脉(前脉络膜)
coamg: 皮质杏仁体动脉(颈内动脉)	pcom: 后杏仁体动脉(前脉络膜)
cof: 眶额动脉皮质分支(外侧,内侧眶额)	pif: 后额内动脉
com: 连合动脉(椎管)	pira: 梨状动脉(大脑中动脉)
cop: 皮质动脉(前、中、后脑)	pnr: 基底动脉桥基部(基底)
copc: 大脑后动脉皮质分支(大脑后)	pol: 副橄榄动脉(脊柱)
costr: 皮质动脉(大脑中动脉)	pva: 桥脑腹侧动脉(基底)
dpal: 降腭动脉(翼腭)	trac: 横向吻合动脉环
lhia: 纵向海马动脉(大脑后)	trcol: 横突神经动脉(大脑后)
ling: 舌动脉(外颈动脉)	trhi: 横向海马动脉(纵向海马)
llfa: 嗅动脉(大脑前)	trig: 三叉神经动脉(颈内动脉)
mcer: 大脑中动脉(颈内动脉)	vbr: 胫动脉(眶下动脉)
mdac: 脊髓动脉环(基底)	vep: 腹侧旁正中动脉(脊椎横动脉吻合)
mdosa: 背侧中脊柱动脉	vert: 椎动脉(锁骨下)
	vlmd: 腹外侧动脉(小脑前下部)

vlsp：腹外侧动脉（脊椎横突吻合）

vmsp：腹中位脊髓动脉

vsp：腹侧脊柱动脉（椎体，根部）

vth：腹侧丘脑动脉（颈内动脉，前脑）

静脉窦

cav：海绵窦（下岩静脉窦，间质静脉使者）

ccs：鼻窦汇合（横窦）

icav：海绵窦

ios：下嗅窦（鼻窦交汇处）

ipets：下岩静脉窦（颈内静脉）

iss：下矢状窦（直窦）

occs：枕骨静脉窦（颈内静脉）

ophv：眼静脉（海绵窦）

pflv：旁房静脉

pfv：后部面静脉（外部颈静脉）

ptgpl：翼突静脉丛（内上颌）

rcs：鼻静脉、嗅觉静脉在鼻窦的汇合

rg：桡静脉（硬膜外神经丛，节段性椎骨）

rglv：倒神经节静脉（内部上颌，颞浅静脉）

rrhv：延髓的鼻侧静脉（鼻窦汇合处）

sav：骶静脉（下腔静脉）

scv：上腔静脉（右心房）

segv：节段性椎静脉（椎骨，肋间，腰，骶骨）

sigs：乙状窦（颈内静脉）

sorb：眶上静脉（颞浅静脉）

sos：嗅觉窦（鼻窦汇合处）

spets：上岩骨窦（横窦）

sss：上矢状窦（鼻窦汇合处）

stemv：浅颞静脉（后面部）

sts：直窦（鼻窦汇合处）

tmjv：颞下颌关节静脉（复旧关节盂）

trhiv：横向海马静脉（纵向海马）

trhiv：丘脑纹状体静脉

trs：横窦

vep：椎体硬膜外静脉丛（椎静脉，节段性椎骨）

vertv：椎静脉（上腔静脉）

vmspv：腹中位脊柱静脉

vspv：腹侧脊柱静脉（根，脊椎）

结构

A1：无颗粒岛叶皮质

AFor：鼻翼孔

AH：下丘脑前区

aica：小脑前动脉（基底）

Amyg：杏仁核

dcb：背侧小脑动脉（内侧上小脑）

Dk：Darkschewitsch 核

dlth：背外侧丘脑动脉（前脉络膜）

dmcb：背内侧小脑动脉（上小脑）

dol：背外侧脊髓动脉（脊柱横突吻合）

dom：多神经脊柱动脉

dop：背侧副神经脊柱动脉（背侧脊柱）

dpaq：背侧中脑导水管动脉

dsp：背侧脊柱动脉（椎体根部）

dth：背侧丘脑动脉（后侧脉络膜）

ectd：颈外动脉（颈总动脉）

eoph：眼外动脉（翼腭）

eth：翼腭动脉

faci：面动脉（颈外动脉）

Gi：巨细胞网状核

GI：颗粒岛叶皮质

GP：苍白球

Hb：松果体

HDB 对角线带水平支

Hi：海马

HL：皮质后支区

Hy：下丘脑

I：岛叶皮质

IAM：丘脑内侧前内侧核

iaud：内耳动脉（基底）

IC：下丘

ictd：颈内动脉（颈总动脉）

ifl：叶间动脉

infa：漏斗动脉（颈内动脉）

ioph：眼内动脉（颈内动脉）

iorb：眶下动脉（翼腭）

IP：小体间核

LH：下丘脑外侧区

lhy：下丘脑外侧动脉（大脑前，颈内动脉，后交通）

LL：外侧淋巴瘤的核

lofr：外侧眶额动脉（大脑前动脉）

lpaq：侧脑室外动脉

lscb：小脑上部外侧动脉

LSD：外侧隔核，背侧部

lsp：外侧脊髓动脉（椎体，根部）

LV：侧脑室

M1：初级运动皮质

M2：二级运动皮质

MB：乳头体

Md：骨髓

Me：杏仁内侧核

ME：正中隆起

MG：内侧膝状体

MS：内侧隔

MVe：前庭内侧核

Oc：枕叶皮质

ox：视交叉

pica：小脑后动脉（椎体）

plch：后部侧脉络膜动脉（纵向海马）

pmch：后内侧脉络膜动脉

pstr：后条纹动脉（大脑中）

ptg：翼壁动脉（翼腭）

ptgpal：翼腭动脉（颈内动脉）

rabfa：头侧上行基底前脑动脉（嗅觉，前脑）

radar：根动脉（外侧脊柱椎骨）

rha：脊髓动脉（大脑中动脉）

ros：延髓分枝（大脑）

rsa：延髓间隔动脉（前脑奇静脉）

sa：穹窿下动脉

sbcl：锁骨下动脉（右：头臂动脉，左：主动脉）

sbcl：锁骨下动脉（右：头臂动脉，左：主动脉）

scba：小脑上动脉（基底）

scop：皮质下穿孔动脉（前、中、后脑）

scop：皮质下穿孔动脉（中、前、后脑）

sfa：穹窿动脉

sopha：上眼动脉（眼外）

spa：蝶蛾动脉（翼腭）

tep：终末胼胝体分支

thp：丘脑动脉

tra：脊柱动脉横向吻合术（腹侧，背侧脊柱）

tra：脊柱动脉横向吻合术（腹侧，背侧脊柱）

TU：嗅结节

TyBu：鼓室泡

V1：初级视皮质

V2：二级视皮质

vertcs：椎管窦（椎静脉，椎管硬膜外丛）

VLG：腹外侧膝状体核

VP：腹侧苍白球

VPL：腹后外侧丘脑核

VPM：腹后内侧丘脑核

vr：腹侧根

静脉

acerv：大脑前静脉（基底）

afv：前面部静脉（外部颈静脉）

AM：前内侧丘脑核

auv：外耳道静脉

azyv：内大脑奇静脉

basv：基底静脉（海绵窦）

BL：基底外侧杏仁核

BMP：基底中部杏仁核（后部）

BST：终纹床核

CA1－3：Ammon 角的 CA1－3 区域

Cb：小脑

Cg：扣带皮质

ChP：脉络丛

CM：丘脑中央内侧核

Cp：小脑基底部

CPu：尾状壳核

crhv：鼻腔尾端静脉

DC：耳蜗背核

dcbv：背侧小脑静脉（横窦）

DCIC：下丘背侧皮质

DG：齿状回

DI：迷走岛叶皮质

DLG：背外侧膝状体核

DM：下丘脑背内侧核

dmspv：背侧脊柱静脉

dr：背侧根

DR：中缝背核

dsv：背侧间隔静脉（奇静脉内部大脑）

Ent：内嗅皮质

exjug：颈外静脉（上腔静脉）

fi：纤毛

FL：皮质前支区

FrA：额叶相关皮质

g7：面神经膝状体

G：凝胶状丘脑核

gcv：大脑大静脉（直窦）

GrCb：小脑皮质颗粒层

ifv：叶间静脉

ijug：颈内静脉（上腔静脉）

imxv：内部上颌静脉（后面部）

iptgv：鼻间肌静脉（内上颌）

itcv：肋间静脉（上腔静脉）

ivc：下腔静脉（右心房）

lchv：侧脉络膜静脉（丘脑乳突）

lcolv：外侧神经静脉（横窦）

lhiv：纵向海马静脉

luv：腰静脉（奇静脉，下腔静脉）

masv：咬肌静脉

mcerv：大脑中静脉（基底）

mcolv：内侧神经静脉（直窦）

MoCb：小脑皮质，分子层

nasem：鼻静脉（眶上）

olfev：嗅静脉（海绵窦）

Pa：下丘脑室旁核

PAG：中央灰白色（中央灰色）

Par2：顶叶皮质，2 区

Par：顶叶皮质

PH：下丘脑后部区域	SC：上丘
Pir：梨状皮质	SI：无名质
Pn：桥脑核	SN：黑质
PnO：桥脑网状核，口腔部分	sol：孤束
PRh：鼻周皮质	Sp5C：三叉神经脊束核
Prh：舌下神经前置核	SpC：脊髓
PV：丘脑室旁核	Spt：隔膜
py：锥体束	Te：颞叶皮质
RCh：逆交叉区	Th：丘脑
Re：丘脑核团	trm：耳屏肌
RS：脾后回皮质	TS：三角中隔核
S1：初级体感皮质	7n：面神经
S2：次级体感皮质	

参考文献

1. Davson H, Welch K, Segal MB. Physiology andPathophysiology of the cerebrospinal fluid[M]. Edinburgh: Churchill Livingstone, 1987.

2. Baker MA. Brain cooling in endotherms in heat and exercise[J]. Annu Rev Physiol, 1982, 44: 85 - 96.

3. Scharrer E. Brain function and the evolution of cerebral vascularization//Brain function and the evolution of cerebral vascularization (The James Arthur Lecture on The Evolution of the Human Brain 1960 32p Illus[EB/OL]. https://eurekamag.com/research/024/263/024263632.php[1962]).

4. Paxinos G, Ashwell KWS, Törk I. Atlas of the developing rat nervous system[M]. San Diego: Academic Press, 1994.

5. Tandler J. Zur vergleichenden anatomie der kopfarterien bei den mammalian[J]. Anatomische Hefte, 1901, 18(2): 328 - 368.

6. Platzer W. Pernkopf anatomy: atlas of topographic and applied human anatomy[M]. Baltimore: Urban & Schwarzenberg, 1989.

7. Pulsinelli WA, Brierley JB. A new model of bilateral hemispheric ischemia in the unanesthetized rat [J]. Stroke, 1979, 10(3), 267 - 272.

8. Zeman W, Innes JRM. Craigie's neuroanatomy of the rat[M]. New York: Academic Press, 1963.

9. Coyle P. Arterial patterns of the rat rhinencephalon and related structures[J]. Exp Neurol, 1975, 49 (3), 671 - 690.

10. Farris EJ, Griffith JQ. The rat in laboratory investigation[M]. New York: Hafner, 1962.

11. Polyak SL. The vertebrate visual system[M]. Chicago: University of Chicago Press, 1957.

12. Brown JO. The morphology of the circulus arteriosus cerebri in rats[J]. Anat Rec, 1966, 156(1): 99 - 106.

13. Coyle P. Diameter and length changes in cerebral collaterals after middle cerebral artery occlusion [J]. Anat Rec, 1984, 210(2): 357 - 364.

14. Coyle P, Jokelainen PT. Dorsal cerebral arterial collaterals of the rat[J]. Anat Rec, 1982, 203(3): 397 - 404.

15. Mchedlishvili G, Kuridze N. The modular organization of the pial arterial system in phylogeny[J]. J Cereb Blood Flow Metab, 1984, 4(3): 391 - 396.

16. Johanson C. The central veins and deep dural sinuses of the brain[J]. Acta Radiol Suppl, 1954, 107: 8 - 184.

卒中模型的选择与实验设计的基本原则

卒中是影响全球人类健康的一个非常重要且亟待解决的问题！卒中的病因、病程、阻塞部位、缺血程度及合并系统疾病的差异而导致临床变异性大，使得临床研究需要更多的样本量以避免受混杂因素的影响；而且建立研究卒中的发病机制及疗效测定的方法和理念是不能也不应该先在人类患者身上进行。因此，选择合理的动物模型，进而构造成熟的治疗流程，以求推及临床、造福人类才是最根本可行的策略。

采用动物来复制疾病模型，可以选择相同品种、品系、性别、年龄、体重、活动性、健康状态，甚至遗传和微生物等方面严格控制的各种等级的标准实验动物。用单一的病因作用复制成各种疾病模型，实验室严格控制温度、相对湿度、光照、噪声、饲料等条件，对某种疾病及其过程的研究就可以排除其他影响因素，使其得到的结果更加准确深入。近年来，实验性脑缺血模型已经被用来模拟人类卒中，经由合理的实验设计，使得它在认识缺血性脑损伤的病理机制、发展新的治疗策略方面都已经发挥着重要作用。

4.1　卒中动物模型的优越性

卒中是中老年人群中常见的突发性疾病，具有高发病率、高复发率以及高致残率等特点[1]。按发病原因可分为缺血性卒中和出血性卒中，其中缺血性卒中约占全部类型的80%[2]。因此，对缺血性卒中的研究是目前临床治疗的重点，在实验室中的转化科研中也占据着非常高的比例。

通过对动物体内的血气、信号通路等指标的检测，是了解卒中发生过程中的一系列生理变化，进而对卒中采取有效的治疗手段[3]。由于临床上缺血性卒中占据卒中患者的绝大多数，因此在动物模型的建立上，也是以缺血性动物模型为主[4]。卒中动物模型的主要目的，就是通过阻塞脑部血管，模拟人体在发生卒中时的缺氧和缺血状态，在动物体内重现人体的发病状态。

由于卒中的发病较为迅速，常在发病初期就需要接受处理，以避免大脑缺血、缺氧所导致的脑损伤；而在恢复阶段脑组织的损伤已经形成，此阶段的主要目的转为患者的康复[5]。在临床上，卒中的发生阶段很难进行监测，往往患者到医院时已经发生卒中一段时间，难以对该阶段进行科学研究。因此，随着对卒中早期治疗的需求，实时监控卒中的发生以及观察卒中发生时脑组织的生理变化显得尤其重要，在动物模型中进行此项研究成为最好的选择。由于卒中有着高发性的特点，如何在卒中发作前进行有效的预防也成为关键，动物体内可控制的卒中模型在预防治疗阶段有着不可替代的作用，是诸多药物处理手段和高新技术在卒中应用中的基础[6]。

为了对卒中的发生和发展以及预后的康复治疗提供案例，在动物体内建立卒中模型逐渐被各实验室所采用，凭借其模型的可重复性和稳定性成为神经科学和康复医学中非常重要的模型之一[7]。该模型不但可以模拟临床患者的卒中过程，而且时间可控，完全能够满足实验人员对实验设计的需求，为人类研究和解决卒中这一难题铺平了道路。

4.2 卒中动物模型分类

实验室常见的缺血性卒中模型包括短暂性卒中模型和永久性卒中模型，其中常见的短暂性卒中模型包括线栓法卒中模型、血栓法卒中模型、光诱导栓塞法卒中模型、远端阻塞卒中模型等。这些模型中的动物在缺血后一段时间会进行再灌注处理，使缺血区域恢复血流供应，其缺血时间在不同的动物种类中时间也不尽相同；永久性卒中模型则是在血管阻塞后不进行再灌注处理，使脑组织持续处于缺血状态[8]。

4.2.1 线栓法缺血性卒中模型

线栓法卒中模型是通过在颈总动脉上或颈外动脉残端插入线栓，然后通过工具操作线栓相继经过颈总动脉、翼颚动脉分叉、颈内动脉、大脑后动脉等结构，到达大脑中动脉起始端，最终将特制的线栓头停留在大脑中动脉起始端，使得血液不能进入大脑中动脉，达到局部缺血的目的。特制的线栓头（一般为硅胶头）的直径略大，其在颈内动脉处时能够与血管的内径逐渐适应。由于颈内动脉的直径在走行过程中逐渐变细，而线栓的直径却没有改变，因此当实验人员在操作之前调节线栓头的尺寸后，即可使得线栓头在行进到大脑中动脉处时与血管壁紧贴。若是对线栓头尺寸的调节不合适，很有可能会在线栓前进时将血管戳破，造成颅内出血进而造成模型失败。

目前该动物模型是公认的标准的局灶性脑缺血模型，在国内外的实验室中被广泛应用。稳定的动物模型是实验成功的基础，此方法所建立的模型操作规范较为统一，对实验者的实验技术要求较低，因此是最常见的动物缺血模型。首先，模型制作的关键即为"线栓"，一般根据实验需求制作。目前，市场上有多种规格的线栓产品供实验人员挑选，根据实验的不同需求挑选适合的线栓制作卒中模型。其次，线栓法卒中的所有操作需要在动物的颈部完成，操作全程仅线栓进入颅内，其余缝合线等器材均保持在颅外，所以该方法对动物脑组织的损伤较轻。这种不需要开颅的手术方法，避免了其他开颅造模法所引起的颅内环境改变或颅内感染，是相对安全有效的。由于本方法的操作全程中只有线栓进入颅内，所以线栓在血管分叉处的停留时间就代表着脑组织的缺血时间，使本方法能够对缺血及再灌注的时间进行精准控制，便于分析由缺血所带来的神经元或脑组织的损伤，评价再灌注后治疗时间的选择。

但该方法也有着一定的限制。首先，在大鼠线栓法短暂性缺血模型的制作中，动物的体重变化会大幅度影响模型的稳定性,所以在实验中需统一使用体重接近的大鼠才能保证模型的成功率和稳定性。其次,该模型在制作时会伤害一些其他的血管分支,如甲状腺上动脉、枕动脉等,有可能对动物的状态产生一定影响。最重要的一点是由于该方法中使用的栓子通常为硅胶头,与临床上的血栓形成阻塞血管有着较大的区别,所以在模拟人类卒中方面存在着一定的差异;而且,在手术者学习该模型的初期,往往会因为手术技巧不熟练导致血管被线栓捅破,造成蛛网膜下腔出血,导致模型变为蛛网膜下腔出血模型,给实验带来误差。但由于该模型能够满足精确控制缺血时间等条件,并且操作简单,所以仍然被广大研究人员所接受,成为卒中生理机制研究的一种经典模型。

相关实验具体操作在后续章节进行详细介绍。

4.2.2　血栓法缺血性卒中模型

血栓法缺血性卒中的操作方法和线栓法类似,实验的关键点在于使用体外制备的血栓导入目标血管,诱导动物血管内的血栓形成,从而阻塞血管,达到局部脑组织缺血的目的。因此,该方法的关键点在于体外制作血栓块,以及血栓块置入目标血管内的技术操作,与向血管内插入线栓相比更加困难,需要注意的事项也就更多。

该模型一般从实验动物的体内取血,然后将血液注射到特定型号的聚乙烯(PE)管中,待血液凝固之后,再将凝固形成的血栓块取出,形成血栓栓子;最后,将体外制作好的血栓注入目标大脑中动脉处,诱导血管内的血栓形成,进而阻塞血管,达到局部缺血的目的。该模型的优势在于外源的血栓块能够诱导目的血管的血栓形成,从而模拟临床患者发生卒中时的生理状态;与其他的血管阻断或阻塞方法相比,血栓法这种与临床发病状态更加相似,能够比较真实地还原卒中患者脑部的血管状态,更加具有研究意义。

4.2.3　光化学法缺血性卒中模型

光化学法缺血性卒中模型的优点:① 手术操作对动物的整体损伤很小,在严格控制实验条件的情况下基本成功率可达100%;② 无须开颅,对脑组织的损伤相对较小,且死亡率较其他模型低;③ 因损伤程度与光照强度呈现正相关,因此可通过控制实验参数根据需要来改变卒中动物梗死灶的大小、位置和严重程度;④ 可以通过对实验模型的选择,达到对缺血再灌注损伤、缺血半暗带等关键领域的治疗研究。光化学法适于研究抗血小板、抗血栓形成药物在卒中治疗中的效果。这种模型无须开颅,成功率高且动物存活时间长,适于慢性脑缺血研究,并且实验人员可以通过对特定血管的照射来达到选择任意皮质梗死部位的目的,为皮质功能定位研究提供了条件。但是此方法与人类常见的脑栓塞存在较大的差异,而且是终末动脉永久性闭塞,不能够应用到扩血管药的治疗观察研究中。

相关实验具体操作在后续章节进行详细介绍。

4.3 实验设计

4.3.1 品系选择

实验动物可以选用不同品系的小鼠、大鼠以及兔子、犬和其他物种。选择一种或多种对拟处理敏感的品系是可能的,但是对于较大的物种,通常使用任何可用的品种。

小鼠和大鼠的同基因血系易获取,并具有许多有用的性质。它们在某些方面类似于遗传上相同的克隆。相同等基因株系的个体之间的组织和器官移植物没有免疫排斥,因此对于有类似过程的实验研究,这样的株系价值特别高。

不同品类的动物在生理学上有着非常大的差异。例如,SD 大鼠生长发育周期长,但是发育较快,产仔数多,对疾病的抵抗力较强,因此能够应用在多种疾病模型中。因此,在卒中相关的实验动物选择上,一般情况下 SD 大鼠会应用于药理学、药效学和毒理学的研究。而 Wistar 大鼠有抵制传染病的能力和肿瘤发生率低的特点,则将其用于生理学和营养学以及肿瘤学的研究。

4.3.2 预实验

选择等效条件(性别、窝别、实验处理)后,有必要确定处理的次数和类型。进行小规模的预实验研究以确定剂量水平和运作细节是有用的。可能有必要分别研究雄性和雌性幼崽。在这种情况下,在一个实验中包括两性的因子设计可能是适当的。要测量或计数的结果必须确定。在可能的测量中,它们通常比“计数”更精确,而更高的精度需要更少的等效条件。例如,应该考虑在整体过程中分析个体生长曲线的方法。一个微阵列实验可能会导致每个个体拥有数千个观察数据,所以在设计阶段通常应该考虑对所得的数据进行统计分析。

4.3.3 决定样本大小

估计样本量的常用方法是使用功效分析(power analysis)。使用这个方法需要考虑几个变量之间的数学关系。然而,这种方法的局限性在于严重依赖标准偏差的估计。这个值是不能获得的,因为实验还没有完成,所以必须从以前的实验或从文献中估计。然而,因为不同实验之间的标准偏差可能有很大差异,所以功效分析计算只能提供一个适当大小的实验指标,进而应该依据常识和现有设备进行判断决定。

涉及双样本 t 检验的功效分析的变量,在通常情况下,利益的影响大小、显著性水平、测试的侧面性、材料和功率的可变性被指定,决定了所需样本的大小;或者,如果样本大小由于资源限制而被固定,则可以使用该方法来评估功率或功效大小。

单一特征的描述是最简单的,当存在对照组和实验组时,测量数据可以使用不成对的 t 检验进行分析。例如,两个处理组的畸形实验分为实验组和对照组。涉及 6 个变量,通常指定测试的显著性水平和方向性(通常双侧测试将显著性水平“α”设定为 0.05),并且实验材料的可变性(即标准偏差)取自先前的研究或文献。当新生幼崽是等效条件时,有必要估计窝内和处理组内标准偏差。功效大小是研究者认为具有生物学或临床意义的两组之间平均值的最小差异。功率(即研究在规定样本大小上发现统计学显著效果的能力)通常设定在80%～95%,然后可以估计所需的样本量。

为了进行计算,可以使用一些专用的计算机程序,如 nQuery Advisor(Elashoff 2000)。此外,许多统计软件包,如 MINITAB,都可以用到实验案例的功率分析上,网络上有许多免费网站(如 http://www.biomath.info),可以输入数据以获得所需的估计样本大小。在某些情况下,如资源有限的情况下,可以固定样本量,然后使用功效分析来估计所提出的实验的功效(即可能检测达到指定效果的可能性)。对于具有两个组的二元变量(正常/异常),计算是相似的,但当有若干个处理组或者当数据不适合于参数分析时,这种方法就会变得非常困难。

样本量确定的另一种方法是所谓的"资源方程方法",依赖于收益递减规律。这种方法对于有几个处理组的小且复杂的生物学实验是有用的,可以对结果使用方差分析。在这种情况下,很难使用功率分析。如果方差分析中的误差自由度为10～20,那么实验样本大小是合适的,可以用下面的等式简单描述:

$$X = N - T - B + 1,$$

式中 N 是观测总数;T 是处理次数;B 是组内样本量的数量;X 应该在10～20之间。

对于3次处理的组间试验,平均样本量,并建议使用5窝,

$$X = (6 \times 5) - 3 - 5 + 1 = 23。$$

X 在10～20之间的范围可以不用太精确,所以即便超出建议的上限时,所提出的实验样本大小也有可能被接受。

附录中描述的实验具有 $X = 50$,是该方法建议的2倍以上。对附录中的数据进行重复分析,仅使用前3个窝,$X = 23$,处理 P 值为0.007;而使用6个窝,P 值为0.001。因此,如果实验的次数大约是动物数量的一半,那么结论大致相同。与功率分析相比,资源方程方法有些粗糙。尽管如此,它常在实践中发挥作用,特别是在预期有相当大处理效果时。

4.3.4 避免过度的复杂性

复杂的实验可能会导致错误和无意义的结论,因此所有的实验都应该在有预先计划、书面协议和标准操作程序下,才可以在实验过程中进行适当改变。实验设计的目的必须清晰、明确,用最简单的方法。

4.4 卒中动物模型的设计原则

4.4.1 相似性

利用动物复制人类疾病模型,目的就是在于找出可以推广并应用于此种疾病治疗的有关规律。但是在重现某些疾病的时候就需要承担风险,因为实验动物与人毕竟不是一

种生物,疾病所带来的伤害无法预知。例如,某类对动物治疗有效的药物在临床上很可能是无效的;反之亦然。因此,一个重要的原则是,所设计的动物模型应该尽可能与人类临床上的疾病相同,包括病因和发病现象,在此基础上才能进行研究。

在动物实验中,优先选择与人类临床疾病相同的动物自发性疾病,如果能够找到这种疾病模型,既可以在与临床疾病相似的情况下进行干预,并且在推广上也更加简单[9]。例如,日本人发现的原发性高血压大鼠就是研究人类原发性高血压的理想模型;自发性犬类风湿关节炎与人类幼年型类风湿关节炎十分相似,也是一种理想的模型。但是在动物中找到与人类完全相同的动物自发性疾病模型毕竟非常困难,很多疾病模型需要人工手术加以处理才能够达到临床的情况。正是为了尽量做到与人类的临床疾病相似,首先就是要选择适合的动物做基础,才能够模拟临床疾病。例如,小鸡最适宜做高脂血症的模型,因为小鸡的血浆甘油三酯、胆固醇以及游离脂肪酸的水平与人十分相似,低密度和极低密度脂蛋白的脂质构成也与人相似。大鼠的脑血管结构与人类相似,因此可以作为卒中动物模型来模拟人类的临床症状。为了尽可能重现与人类相似的动物模型,还需要在实践中对模型建立的方法不断完善。

为了判定所重现的模型是否与人类的临床症状相似,在模型建立后还需要对实验动物进行一系列检查,比如动脉压、脉率、静脉压、呼吸频率、动脉血 pH、动脉氧分压和二氧化碳分压、静脉血乳酸盐浓度以及血容量等指标,在卒中后与卒中前的变化很可能反映了动物在接受手术之后的状态,这些指标是对动物模型进行不断完善,降低动物死亡率的重要因素。

4.4.2　重复性

一个理想的动物模型应该是稳定、简单、能够重复的。当动物模型的制作难度高到一定程度时,便会使得该模型的适用度降低,难以重复的实验模型绝非是一个合格的动物模型。一个简单的实验模型是模型重复的基础,这也是优先选择自发性动物模型来建立疾病模型的原因。外加的操作对动物的损伤难以预测,因此常用间接方法达到目的。例如,在制作卒中模型时,虽然需要造成颅内缺血,但是一般的方法均选用在颅外操作来实现这个目的,从而减少对动物脑组织接触所造成的损伤,使得动物在术前和术后的状态易于控制。

重复性在动物模型中应表现为动物的生理状态、行为评分等指标的一致。例如,卒中模型动物制作时脑血流的平均水平、脑缺血后的神经功能评分、脑部梗死体积等一系列确切的评价体系。在动物实验中,重复性是进行动物各种评价的基础,只有在大量的动物实验基础上才能获得实验的终点目标,而重复性好的动物模型则可以让动物实验的结果更加可信。

为了使得动物模型制作时拥有较好的重复性,必须严格控制动物的各种特点,包括动物的品系、性别、体重、年龄和饲养条件;同时还需要严格控制动物模型制作时的实验条件,包括昼夜节律、室温、相对湿度、气压等条件;以及对动物操作时的实验方法步骤、给药剂量、途径、麻醉等用药情况。此外,实验者操作技术熟练程度等方面也应尽量好,操作熟练才能使动物的状况保持一致,因为一致性是重现性的可靠保证。

4.4.3 可靠性

建立的动物模型应该能够尽量可靠地反映临床疾病的症状,即能够特异地、稳定地反映人类疾病的功能、代谢、行为变化。首先,该动物模型的主要症状和体征在经诊断之后也应该利用某些检验手段,例如 X 线片、心电图等技术的检测,表现在检验图像中。例如,卒中动物的脑水肿体积经 MRI 检测之后,应该出现在患侧脑部的纹状体和皮质部位。其次,在动物行为学水平,卒中动物的神经功能学评分也应该与实验设计的操作一致。

可靠性的基础是对临床症状的还原和对发病原因的模拟。例如,在卒中模型的制作中,主要目的是通过控制脑血流量的减少来达到脑缺血的效果,通常可以用多普勒血流仪来对脑局部血流量进行检测,或者通过高分辨率的血管内造影直接观测脑部的形态和功能。

4.4.4 简便性和经济性

虽然灵长类动物与人最为接近,以此为基础所建立的疾病模型相似性好,但是这类动物稀少珍贵,成本太高。由于许多疾病研究需要大量的动物研究为基础,因此有必要选择简单、经济的动物来建立模型。很多小动物如小鼠、大鼠等也可以复制出十分近似人类疾病的模型,它们的遗传背景明确,而且价廉易得,便于饲养管理,因此可尽量采用。此外,还可以对这些动物进行基因编辑,制作出实验所需的转基因动物。除非不得已或一些特殊疾病研究需要外,在实验中必须尽量不使用灵长类动物。除了在动物选择上要考虑易行性和经济性原则外,在模型复制的方法和指标的观察上也都要注意这一原则。

4.5 卒中实验设计的基本思路

4.5.1 明确实验要解决的关键问题

科学研究者所设计的实验,是想要解决某项之前未有人研究过,或者研究结果不明确的关键问题。因此,在真正进行实验之前,需要充分认识该实验的目的,抓住关键因素,将所有资源利用到想要解决的关键问题上。例如,如果要研究卒中预后的康复效果,就应该重点关注卒中患者术后的行为学改善、脑组织病理检查等结果。将问题与现象和结果相联系起来,用经典的检测手段得到的结果是否能够反映研究的问题,这些结果是否能代表这些问题的答案,是能否顺利完成该项研究的关键。

4.5.2 提出实验假设

研究问题的发展来自医疗环境中的专业经验和研究相关文献的问题,或者对这些问题的猜想。根据这些问题,制定假设进行测试。假设是一个关于实验结果的可测试命题,甚至它可以是根据我们的知识和经验对独立变量如何影响因变量的有根据的猜测。每一个实验测试至少有一个假设,通常是几个假设,在每一个案例中预测变量之间的关系。

在提出实验假设时，需要提出一个零假设。这个假设是实验研究的基础，它代表了在实验之前，研究人员尚未对问题进行研究时，对该问题的观点。例如，某药物对高血压有疗效，能够降低血压。这些零假设是实验结束后进行统计学分析的基础，是动物实验有效性的保障。

4.5.3　明确实验中的自变量和因变量

在进行某些实验时，往往会研究某些处理对于要研究的关键问题的作用，研究者会得到很多观测结果，这些结果的改变就是因变量，它随着实验设计、处理的变化而变化。这些因变量的改变，就代表着实验结果的变化，直接反映了结果的可信度，在实验设计的初期就应该确定，在实验过程中可以增加。例如，当希望看到某种药物对卒中恢复期神经再生的促进作用，就可以利用免疫荧光染色的方法，直接统计神经元再生的情况，或者通过对患者或动物进行神经功能学评分的方法，通过检测神经行为学的改善从而间接证明神经再生的情况。这些因变量的结果，直接或间接地反映了研究的问题，由于生物体有着非常复杂的生理学特性，在进行研究阶段通常会选取多个因变量来反映某一个生理指标的改善，增加实验的可信度。

除了因变量的确定之外，自变量的选择也是实验设计初期的关键。自变量在实验中实现起来必须是简单有效的，才能够满足可精准控制实验的需求。在简单的实验中，研究人员可能仅改变某一个自变量，这样的检测较为简单，仅需要明确这些自变量的改变是否发生，并对这些结果进行统计即可。例如，某位研究人员希望观察卒中动物的病死率与手术过程中血压之间的关系，自变量就是动物的血压，研究人员通过制作高血压动物模型即可实现自变量的改变；在卒中手术后，统计实验动物的病死率即可得到因变量。而有时，实验过程中的自变量并非实验人员可控，此时只需如实记录自变量的状态和数值即可。

4.5.4　自变量的选择标准

由于实验中的自变量有时只是为了达到某些特殊的生理状态，而实现这一状态的方法有很多种，所以在选择自变量时需要满足一些条件。首先是有效性，该自变量必须能够达到研究人员所需的功效。例如，卒中模型的制备，实验处理必须能够实现脑组织的局部缺血，这是进行实验的基础，在此基础上才可以对自变量进行其他条件下的选择。

4.5.5　实验分组

（1）安慰剂对照：在临床实验中，一般对照组和处理组会使用不同的处理过程，而在某些疾病的恢复过程中，心理状态的改善也起着关键性的作用；当患者的心理接受了自己处于药物处理组的暗示后，其恢复状态可能会比正常时更好。为了减少这种患者主观原因所导致的实验误差，一般在临床中会使用一种安慰剂。安慰剂是一种无效药物，它的外观和剂型、大小、颜色、重量、气味、口味等指标都处理得与试验药物相似，但不含有试验药物的有效成分。使用安慰剂可以有效避免患者自身所产生的心理偏差，甚至有时能够减少实验人员因分组所导致的主观偏差。所以，一般情况下安慰剂对照实验是双盲实验。

卒中动物实验中,安慰剂一般为不具有疗效的处理对照。例如,药物治疗中的药物溶剂,细胞治疗中的细胞培养液等,有时为了严格验证某一种处理的效果甚至需要多个安慰剂对照处理。有时候需要研究多种处理方法对同一种症状的效果时,某一种处理方法就可能成为安慰剂对照,而完全不做任何处理的动物或患者就成了空白对照,这在下文中将会详细阐述。

(2)空白对照:如上文所提到的,在临床实验中,对照组的患者或动物不接受任何处理,即可作为空白对照。空白对照在具体实验中,会以不同形式出现。例如,卒中动物实验中接受卒中手术但不接受其他药物处理的动物可作为空白对照;而在某些实验中,必须选择不接受卒中手术同时又不接受药物处理的动物才可以作为空白对照,选择的标准取决于实验的目的和动物背景。与安慰剂对照相比,由于空白对照组的患者或动物不接受任何药物处理,所以实验者无法执行盲法,会导致实验的主观偏差出现,这个偏差很可能影响到实验结果的正确评价。

一般情况下,空白对照作为重要的结果对照,与安慰剂对照相结合是结果分析的重要基础。但一般情况下,实验的对照常使用安慰剂对照,只有当处理手段非常特殊,安慰剂对照的实验处理无法顺利实现,或者执行起来极为困难的时候才会使用空白对照。例如,实验组为放射治疗、外科手术等;又或者实验药物的特点鲜明,或者不良反应症状明显,导致实验的盲法无法实现;以及安慰剂对照意义不大的情况下才会使用空白对照。

(3)剂量-反应对照:对于某些需要剂量依赖的处理来说,可以将处理分为不同浓度剂量的处理,将实验处理设计成几个剂量,而实验动物或临床患者被随机分入某一剂量组中,进而观察结果,这样的实验研究称为剂量-反应对照。根据实验目的的不同,剂量也可以根据实验需求来制定,特殊的剂量可以包括零剂量即安慰剂组,也可以不包括。在剂量-反应对照在研究中,主要用于研究剂量依赖的处理效果或高剂量时的不良反应。例如,某药物的低剂量治疗效果或高剂量毒性。

(4)阳性对照:在临床实验和动物研究实验中,通常在进行研究时会明确实验的最终目的,采用能够达到相同效果的处理作为对照即阳性对照,可以达到对所采用的处理方法的评价。在实验中所采用的阳性对照必须是机制明确或者效果得到业界公认的方法。在对阳性对照实验进行设计时,既可以是平行设计,也可以是交叉设计。

如果阳性对照是药物,那么根据中国早期出台的《药品注册管理办法》:临床试验阳性对照药品应当是已在国内上市销售的药品;动物实验也必须是机制明确可信、靶点已知的已经有多个动物实验基础的药物。

(5)外部对照:外部对照又称为历史对照。该对照与阳性对照相似,是使用研究者本人或他人过去的研究结果与试验药进行比较研究。在比较出的结果上进行分析探讨,但是在此种对照方法中,实验组与对照组的患者分别来自不同的临床患者群体,因此该对照的实验分组也不是随机进行分配的。正是由于外部对照的不随机、非盲的性质,导致这种结果的应用十分有限,使用范围很小。只有当所研究的疾病是严重的和特别稀有的,并且临床并没有一个具有很好疗效的治疗药物时才能使用。

4.5.6 研究分析方法

（1）包含与排除标准：由于实验动物个体差异较大，同一批实验动物造模后脑缺血程度、脑梗死体积不一，因此在造模后、分组前需要按照一定的标准对实验动物进行选择。例如，使用多普勒血流仪对脑血流量进行监测，只有脑血流灌注量降低至某一特定阈值的实验动物才能入选，然后才能进行候选化合物的药效评价实验。

（2）随机化与盲法：卒中临床前研究中通常需要将动物分为假手术组、实验组、溶剂对照组和阳性药对照组等。分组应采取随机化方法，如掷硬币法、计算机随机表格生成法等。

必须使用完全随机和盲法来确保没有偏差。在实验开始之前或者在实验进行期间，一定要确保没有系统误差，才能选择动物并进行分组处理。这些系统误差因素可能导致错误的处理结果判断。只有采用正规的随机系统将动物（或其他实验对象）分配给各实验组进而检测目标，并且随后的遮掩和必要的测量也应该是随机的。随机化分配使变异概率在各组之间是完全相等的。

正规的随机化方法需要合理的实验设计。在最简单的"完全随机化"设计中（即在窝间试验中），实验对象（例如，怀孕雌性个体）在不管其特征如何的情况下简单地分配到实验组。此时，如果一个畸形实验涉及 20 只处理过的和 20 只对照怀孕的大鼠，可以把 20 片标有字母"C"和 20 片标有字母"T"的纸条放置在一个容器完全摇匀，然后取出一张纸条，第一只大鼠将依据纸条上的标识进行处理，剩下的所有大鼠重复这个过程。当新生幼崽在一个窝别实验中成为等效因素时，必须在每个窝别中单独进行一次随机化。此外，可以使用数理随机化，即利用随机数表或计算机生成的随机数进行随机化过程。

理想情况下，实验对象应该编码化，如此一来调查人员和其他工作人员才能在尽可能完全不了解实验对象个体差异时进行操作。当观察记录易受主观要素影响时（例如，在组织学准备时的检测和评分时），盲法尤为重要。举个例子，先对所有对照组进行评分，测量或记录数据；然后再对每个处理组进行评分，测量或记录数据；随着记分员变得更加专业，标准可能会改变，这是绝不可接受的。因此，对信息的所有操作和记录应该以随机顺序进行，尽可能考虑到实验组在每个时间点出现的任何随时间变化的趋势。

卒中临床前研究中通常需要将动物分为假手术组、实验组、溶剂对照组和阳性药对照组等。分组应采取随机化的方法。为了避免产生人为偏差，卒中临床前研究应遵循盲法原则。施加干预因素时也需要采用盲法原则。由一名了解分组情况的独立研究人员按照动物编号准备好相应的溶剂、受试药物或对照阳性药并贴上编号标签，由另一名不知道分组情况的研究员按照编号对应给药。结果评价也需要采用盲法原则，负责测量梗死灶体积、评价行为学结果的研究人员不能知道动物的分组信息。说明分析时被排除在外的动物的原因，理论上所有随机分组的动物均应列入统计数据。但因疾病造模后动物死亡、梗死体积不达标、术后并发症影响行为学评价等原因，一些动物可以被排除在分析之外。但应预先制定排除标准，而且任何一个动物的排除都应在不知道其归属于哪个实验组的情况下进行。研究结果发表时应说明排除的标准和数量。

参考文献

1. Misra UK, Kalita J, Maurya PK. Stroke in tuberculous meningitis[J]. J Neurol Sci, 2011, 303(1 - 2): 22 - 30.

2. Bruno A, Shah N, Akinwuntan AE, et al. Stroke size correlates with functional outcome on the simplified modified Rankin Scale questionnaire[J]. J Stroke Cerebrovasc Dis, 2013, 22(6): 781 - 783.

3. Burrows FE, Bray N, Denes A, et al. Delayed reperfusion deficits after experimental stroke account for increased pathophysiology[J]. J Cereb Blood Flow Metab, 2015, 35(2): 277 - 284.

4. Chechlacz M, Rotshtein P, Demeyere N, et al. The frequency and severity of extinction after stroke affecting different vascular territories[J]. Neuropsychologia, 2014, 54: 11 - 17.

5. Kongbunkiat K, Kasemsap N, Thepsuthammarat K, et al. National data on stroke outcomes in Thailand[J]. J Clin Neurosci, 2015, 22(3): 493 - 497.

6. Liebeskind DS. Collateral lessons from recent acute ischemic stroke trials[J]. Neurol Res, 2014, 36 (5): 397 - 402.

7. Liesz A, Hu X, Kleinschnitz C, et al. Functional role of regulatory lymphocytes in stroke: facts and controversies[J]. Stroke, 2015, 46(5): 1422 - 1430.

8. Nezu T, Mukai T, Uemura J, et al. Multiple infarcts are associated with long-term stroke recurrence and all-cause mortality in cryptogenic stroke patients[J]. Stroke, 2016, 47(9): 2209 - 2215.

9. Saposnik G. The art of estimating outcomes and treating patients with stroke in the 21st century[J]. Stroke, 2014, 45(6): 1603 - 1605.

10. Toni D, Di Angelantonio E, Di Mascio MT, et al. Types of stroke recurrence in patients with ischemic stroke: a substudy from the PRoFESS trial[J]. Int J Stroke, 2014, 9(7): 873 - 878.

11. Webb J, Kwiatkowski JL. Stroke in patients with sickle cell disease[J]. Expert Rev Hematol, 2013, 6(3): 301 - 316.

12. Makin SD, Turpin S, Dennis MS, et al. Cognitive impairment after lacunar stroke: systematic review and meta-analysis of incidence, prevalence and comparison with other stroke subtypes[J]. J Neurol Neurosurg Psychiatry, 2013, 84(8): 893 - 900.

13. Wolf PA. Awareness of the role of atrial fibrillation as a cause of ischemic stroke[J]. Stroke, 2014, 45(2): e19 - e21.

14. Zheng AS, Churilov L, Colley RE, et al. Association of aspirin resistance with increased stroke severity and infarct size[J]. JAMA Neurol, 2013, 70(2): 208 - 213.

15. Menon B, Swaroop JJ, Deepika HKR, et al. Poor awareness of stroke-a hospital-based study from South India: an urgent need for awareness programs[J]. J Stroke Cerebrovasc Dis, 2014, 23(8): 2091 - 2098.

16. Bailoo JD, Reichlin TS, Wurbel H. Refinement of experimental design and conduct in laboratory animal research[J]. ILAR J, 2014, 55(3): 383 - 391.

17. Dirnagl U. Bench to bedside: the quest for quality in experimental stroke research[J]. J Cereb Blood Flow Metab, 2006, 26(12): 1465 - 1478.

18. 马彭英,许婷婷,王珊,等.缺血性卒中药物临床前研究的挑战及其对策[J].药学学报,2017: 339 - 346.

5 卒中动物的饲养与管理

实验动物的饲养首先需要通过所属研究机构的动物管理和使用委员会(Institutional Animal Care and Use Committee，IACUC)审批，并由 IACUC 监督和评定实验动物的饲养、使用计划、操作程序和设施条件。IACUC 经咨询研究人员和兽医人员后，拟定出既适宜动物福利和保护，又符合科学研究目的的饲养管理措施。中国《实验动物环境及设施》(GB/T14925—2001)将实验动物及其饲养环境进行了分类，不同类别的实验动物对饲养环境要求也不同。此外，常规实验动物的饲养和管理还必须考虑饲养密度、营养与卫生。

5.1 常规动物的饲养与管理

5.1.1 实验动物级别分类

根据实验动物的微生物控制标准，可以将实验动物划分为 4 级，即普通级、清洁级、无特定病原体(specefic pathogen free，SPF)级和无菌级。

普通动物(conventional animal)是指微生物不受特殊控制的一般动物，仅要求不携带人畜共患病的病原体和极少数实验动物烈性传染病的病原体。普通动物饲养在开放的环境中，使用的饲料和垫料可以只消毒不灭菌，饮水符合城市饮用水标准。饲养普通动物时需要注意防范传染病，保证实验结果的可重复性。

清洁动物(clean animal)在微生物控制方面，除了要求必须不携带人畜共患病原和动物烈性传染病病原体外，还要求不携带对动物危害大和对科学研究干扰较大的病原体。清洁级动物饲养所用垫料、饲料、饮水和用具等应经过高压蒸汽灭菌。从 2000 年起，所有医学动物实验所使用的啮齿类动物必须达到清洁级或清洁级以上。

SPF 动物(specific pathogens-free animal)是指机体内无特定的微生物和寄生虫存在的动物。除要求不携带人畜共患病原和动物烈性传染病病原体外；不携带对动物危害大和对科学研究干扰较大的病原体；不携带主要潜在感染或条件致病菌和其他影响科学实验的病原体。SPF 实验动物是目前使用最广泛的实验动物，其来源主要是无菌动物繁育的后代。这类动物必须饲养于屏障环境中，并定期严格监测有无特定病原体的污染，检测到污染的动物依不同情况做降低等级或全部淘汰处理。

无菌动物(germ-free animal)要求不带任何现有方法可检测出的微生物。栖生动物要求在无菌动物体上植入一种或数种特定的已知微生物。无菌级动物必须饲养在隔离环境中,所用物品严格灭菌后,通过传递仓送入隔离器。

5.1.2 实验动物饲养环境分类

普通环境(conventional environment)是指环境设施符合实验动物居住的基本要求,控制人员和物品、动物出入,不能完全控制传染,适用于饲养普通级实验动物。

屏障环境(barrier environment)应符合实验动物居住的要求,并严格控制人员、物品、动物和空气的进出,适用于饲养清洁级和 SPF 级实验动物。实验室常采用独立通气笼盒(individual ventilated cages,IVC)配合超净工作台使用(见图 5-1)。IVC 系统的特点是具有一定的密闭性,以饲养盒为单位独立送风,让经高效空气过滤器(high efficiency particulate air filter,HEPA)过滤的洁净空气流入笼盒内,保持笼盒内正压,从而减少感染的概率。超净工作台使用前或使用后都要用 70% 的乙醇(酒精)喷洒擦拭并开启紫外灯照射 15 min 以上,要拿入超净台的物品也需要提前用乙醇擦拭并放入超净台紫外照射 15 min 以上。笼子在超净工作台中可以打开进行换笼、饲喂、实验等操作,但在 IVC 系统到超净工作台转移途中避免打开,防止污染。

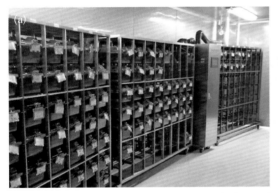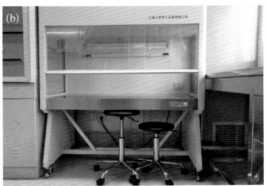

图 5-1 实验动物房独立通气笼盒系统(a)和超净工作台(b)

隔离环境(isolation environment)采用无菌隔离装置,隔离装置内的空气、水、饲料、垫料和用具都应无菌,适用于饲养 SPF 级和无菌级实验动物。

普通环境、屏障环境和隔离环境对温湿度、光照、噪声等环境因素的要求比较相似,但对空气洁净度的要求有所不同。参考中国《实验动物环境及设施》(GB/T14925—2001)。

5.1.3 环境条件控制

实验环境要求因物种和实验方案而异,环境参数通常以房间的水平来衡量。然而,更重要的是不同饲养笼之间的需求可能有很大的不同,需要保证微环境的不同。动物设施应该设计得便于环境控制的调整,以满足物种和实验方案的需要。理想情况下,每个动物房间都可以独立控制。在没有这种能力的设施中,此需求可以通过适当的管理和安装辅助自动光定时器、变阻器、恒温控制的排气扇、加湿器和空调装置来实现。

5.1.3.1 温度

不同动物适应的环境温度不同。啮齿类动物为 18～29 ℃,温度过高或过低都会对实验动物造成不同程度的影响。[1]

必须有应急设备来维持环境温度,特别是在小型实验室动物、鱼类和非人类灵长类动物的房间内。

例如,在特殊情况下,当饲养非常年轻或无毛的动物时,需要比在附录中所指出的更高的室温。

动物房室温应每天监测,最好是连续记录。一个成本较低的替代方案是使用最高/最低温度计,每天检查和重新设置。然而,这并不能说明这个房间在特定的温度下保持了多长时间,然而这非常重要。如果实验要求在推荐范围之外的温度下饲养动物,应给予适当的适应时间。微环境的温度也需要监测。影响笼内温度的因素包括笼型和被褥或筑巢材料的种类、滤盖的使用、年龄、性别、应变、种类和居住密度。

环境温度和它的可变性会影响动物的研究和试验,影响动物对药物的反应、对传染病的易感性、生育、生产、对饲料和水的摄取、生长曲线和血液参数。有时,研究动物的最佳温度对人员来说不是最舒适的。然而,人类的喜好不应影响实验要求或动物的健康和舒适。

5.1.3.2 相对湿度

大多数实验动物喜欢环境的相对湿度在 50% 左右,但是只要它保持相对恒定且温度范围合适,40%～70% 的相对湿度范围也可以被接受。动物会因为相对湿度对维持热稳态的能力产生不利影响而产生不适。所以在相对湿度难以控制的设施中,可能需要安装除湿或加湿装置。

湿度水平会通过影响温度调节、动物性能和疾病易感性来影响实验结果。

5.1.3.3 通风

通风会影响动物笼以及动物房内的温度、相对湿度、气体和微粒污染物。建筑通风系统的设计应该保证这些参数保持在可接受的范围内。实际的通气率随实验动物的年龄、性别、物种、储存密度、清洁次数、进气空气质量、环境温度和相对湿度、一级和二级围护结构等因素而变化。在传统的实验动物饲养条件下,饲养小型实验动物需要每 15～20 h 进行一次空气交换。达到这种通气频率也并不能保证在笼子的高度有足够的通风,尤其是在使用了过滤器的情况下层流单元和房间会提供单向、没有涡流的气流。这些系统可以有效地隔离其中的笼子,控制气味和空气中病原体的传播。压差可以用来抑制房间内病原物质的传递。为了减少污染,在干净的地方使用比肮脏或生物有害的区域更高的压力。在设施中,空气压力差用于控制或排除空气中的微生物,压力表或磁性压力表可以用来测量高、低压力区域在毫米水柱之间的差别,一般会保持 2.5～5.0 mmH$_2$O 的差异。

对于通风系统的设计,节约能源很重要。尽管最好可以使用总的空气交换系统,但它们不够节能,特别是在经历极端温度的地区。再循环空气系统必须配备有效的过滤器,如果有必要还需要配备洗涤器。这样是为了避免疾病的传播,并清除微粒和气态污染物(例如 NH$_3$)。

5.1.3.4　光

影响实验动物的三个光的特征是光的照度、质量和周期。照明应提供良好的可视性和均匀性，无眩光照明。作为以前的标准，离地面 76 cm，807～1 345 lx（75～125 英尺烛光）的（光）照度已经被证明导致了大白鼠的视网膜退化[2]。离地 1 m，323 lx（30 英尺烛光）的（光）照度已证明足以满足常规的动物护理要求，并没有引起啮齿动物的光毒性视网膜病变。大约 200 lx 的（光）照度水平并不会引起视网膜损伤，并且这个（光）照度已经证明足够满足大多数啮齿类动物的繁殖能力和正常的社会行为。在这个水平上，需要在单独的开关上增加一个光源，以加强实验动物在护理活动期间的照明。

由于（光）照度与光源距离的平方成反比，靠近光源的动物接收到的光的照度可能与更远的动物明显不同。另外，笼内的光照度取决于笼型和结构、架在架上的位置、齿条的类型，以及前后的位置。光照强度可以影响啮齿动物的攻击性以及同类相食的发生率。黑暗和光明的光周期变化提供给实验动物时间进行行为调整和黄昏行为的表达。鱼类和两栖动物对（光）照度的变化进行眼内调节可能需要 30 min。

目前，很少有关于光谱对实验动物影响的研究。有人指出，动物室照明应尽可能地复制太阳光的特性。在每种情况中都存在着对这种必要性的分歧。在实验室的啮齿类动物中，与阳光有明显不同的光谱可能会降低育种效率、导致行为异常，并增强自发肿瘤的发展。高水平的紫外线能引起实验室小鼠的白内障。波长会影响孔雀鱼的生育力，以及后代的发育和性别比例。暴露在紫外光下可能会导致某些物种的上皮损伤。可见，光谱外的电磁波可能影响实验鼠的行为和活动。用灯管模拟太阳光的光谱在商业上是可行的。

5.1.3.5　噪声

噪声对实验动物的影响与动物的强度、频率、发病速度、持续时间和特征（物种、应变、噪声暴露史）有关。物种在听觉敏感度和对噪声引起的听力损失的敏感性方面存在差异，而长时间暴露在高噪声下会导致动物的听觉损伤。虽然以前以 85 dB 作为最大背景噪声的标准，但在 83 dB 的间歇性噪声中，大鼠还是产生了不利的变化[3]。暴露于一致的刺激下可能会导致实验动物听力丧失，而由于神经内分泌系统反复被激活，暴露于不规则的情况下可能更容易引起疾病。

强烈的噪声会引起实验动物胃肠、免疫、生殖、神经和心血管系统的改变，以及发育、激素水平、肾上腺结构、血细胞计数、新陈代谢、器官重量、食物摄入量和行为的变化[4,5]。突然强烈的声音会引起惊吓反应，并可能导致一些实验动物癫痫的发作[6]。超声波会导致各种物种的行为紊乱。虽然对实验室动物严格的噪声公差标准还没有像对人的一样被确立，但是不必要和过量的噪声可能被认为是一个重要的实验变量和可能的健康危害。

在动物设施中，通过适当的设计和施工、精心挑选设备，以及良好的管理实践，可以有效控制噪声。吵闹的动物和安静、敏感的动物需要被分开饲养。在低频率下运行的火警警报器应该可以被人类听到而不会打扰到大鼠和小鼠。电话不应该放在动物房里。饲养过程中还应该辨识并纠正许多动物设施中噪声源会发出的超声波，如包括滴水的水龙头，或是发出噪声的椅子。

同样，噪声也会干扰或伤害动物管理人员、研究人员和其他附近人员，所以进入一些区域时(如饲养犬、猪、猴的房间或清洗室)可能需要戴护耳器。

5.1.4　实验动物的饲养和管理

所有的动物设施都应该有标准的动物管理操作规程。

所有动物必须每天至少观察一次。

动物在被关进新的笼子或因为各种实验目的发生移动时需要有序管理。大多数家养和实验室的动物对这种日常的管理没有限制,并且会很温顺。但是人类和灵长类动物除外。在正常情况下,所有标准实验动物均可在不使用手套或其他防护工具的情况下处理。成功的处理需要可以识别动物的精神状态,包括困惑、恐惧、不适以及痛苦。适当的训练利于一致的管理动物。在条件允许的情况下,应该避免使用手套或笨重的防护服,因为它们经常会影响处理者正确的触觉,从而引起动物不适。然而,对于野生和半驯化的物种(貂、猴子等),通常需要使用保护性的护具和限制设备。

对于较大的非人类的灵长类动物通常在其镇静后采用特殊的笼式挤压机制来处理。转移装置、杆系缆索装置和通过奖励进行的训练可以用来影响常规的笼子变化。转移装置也被设计和用于各种小型野生啮齿类动物。

5.1.4.1　接收

动物和容器进入动物房的入口是疾病预防的第一道防线。对新到的实验动物进行检查主要有以下几个目的:① 评估动物的健康状况;② 防止不同来源动物交叉污染;③ 确保订单无误。特别需要注意的是,来源动物的健康状况和在运输中发生交叉污染的可能性。如果没有使用专门的运输工具运输动物,那么发生交叉污染的可能性极大,但使用过滤运输箱可以降低这一风险。

每批新到的动物都应由接受过培训的人员接收、打开和检查,并放置在指定的接收区域的干净笼子里,与观察室分开。接收区域应在每次动物运输后进行清洁和消毒。运输工具不应进入主要的实验区域,除非经过适当的消毒和处理,或是彻底清洁和消毒后才可重复利用。引入的动物应当进行鉴定并做好登记。

那些看起来不健康的动物,或者在运输过程中身体虚弱的动物,应该与其余动物分开,并在适当的地点进行观察和治疗。如果无法挽救,应当立即对这些动物实施安乐死。

5.1.4.2　观察和检疫

观察和检疫所需的条件水平取决于原有动物与外来动物之间微生物的差异。啮齿动物通常是为实验室而繁殖的,并且可以从供应商那里得知其明确的状态、已知的健康水平、营养状况以及遗传背景。相类似的,其他可靠来源的实验物种也有完整的健康证明和接受指定的预防性治疗。这些动物通常不需要进一步检疫,以确认其健康状况。但是,几天的观察时间可以让动物们有机会适应新的环境。最短 2 天的调整时间是需要的,以利于动物在运输后其免疫功能、皮质酮水平和其他生理参数趋于稳定[7]。

合法获得的流浪动物或捐赠的动物,或野生动物,如灵长类动物,以及其他随机来源的动物,应当在接收后观察一段时间。动物在分离的住所需要被观察 1～6 周。观察期的长短取决于物种、动物的健康状况、供应商的可靠性,以及是否有一个主动筛选动物的过程以判断是否存在或接触病原体。在此期间,实验动物需要进行彻底的身体检查。进一步的检查取决于物种和实验目的。

正确评估动物是否适合相关实验需要足够的观察期,并检测其可能发生的传染和其他疾病。这包括对病毒和其他病原体的抗体筛选,以及对体内外寄生虫、支原体和病原菌的检查。如果在运输过程中可能发生污染,那么应该观察适当的一段时间让疾病呈现或产生抗体。此外,需要有充分的时间用于治疗或接种疫苗,以应对地方性疾病。

在观察、检疫阶段,动物应当放置在与其他动物隔离的区域,没有人员、设备或通风设施的交叉,除非采取有效的措施防止交叉污染。

5.1.4.3　饲养(维持)

同一种属的动物才能被安置在同一个传统的动物室里,除非里面有隔离器、架子或橱柜。如果空间许可,从不同的供应商那里获得的同一物种的动物,也应该根据健康状况进行分离,或者养在隔离笼中。如果不同来源的物种混合培养不可避免的话,那么应当尽可能将那些行为相容、具有相似环境要求和较低交叉感染可能性的动物放置在一起。灵长类动物不应该和其他任何物种一起培养。

中国《实验动物环境及设施》(GB/T14925—2001)对动物所需占用的最小空间做了明确规定,以常见的实验大鼠和实验小鼠为例,一只体重>20 g 的成年小鼠至少占据面积为 0.016 m²,最小高度为 0.13 m;而一只体重>150 g 的成年大鼠至少占据面积为 0.08 m²,最小高度为 0.18 m。饲养动物的笼具需要根据动物体型来设计,每只笼具内饲养的动物数量必须符合以上动物占用空间的相关规定。常规尺寸的小鼠笼一般可饲养 5 只成年小鼠,使每只小鼠在笼中能够自由摄取水和食物,能够自由转身、站起、卧下和充分伸展,还有一定攀爬或行走的空间。如果同一笼具内饲养动物密度过大,会导致动物在笼中受到挤压,出现相互撕咬、母鼠弃养幼仔等不良现象,还会导致笼内气味污浊,引发炎症等,影响动物的健康状态。

5.1.4.4　标记和记录

标记不是实验必需的,对于小型实验动物可以采取笼子或群体标记。个体标记可以采用耳标、剪耳号、身体标记、尾标、皮下植入芯片或其他合适的方法。染料标记毛发是一种短期的标记方法。大型实验动物通常需要通过身体标记、颈圈、个体标签或皮下识别标签的方式进行个体识别。

动物保护委员会反对将剪脚趾作为一种标记方式应用于短期学习过程的研究。

小型实验动物,如新生的啮齿动物,提供永久的标记方式是必要的,剪脚趾标记也许是无法避免的。无论如何,标记必须用于除新生动物以外的实验动物上,并且需要采用局部麻醉或全身麻醉。

对所有实验动物保留完整的实验记录十分重要。以下是每一只实验动物必须记录的内容:送达日期、性别、年龄、体重、品系、颜色和标志,以及任何身体异常或其他识别的特征。记录内容需要在动物最终处理后继续保存一年的时间。在实验前或实验期间,饲养动物的笼子上应当标记好以下信息:性别、数量、研究者名字和饲养条件。

在动物房的门上使用卡片标识,指示饲养动物的品种、饲养者以及相关注意事项是一种好的做法。

向研究机构捐赠动物的人需要签署一份声明，说明他们是合法的所有者。这份文件应当包括动物鉴定证书，以及将动物的使用和处置权转移给接收动物的研究机构。动物（如犬，存在国家登记系统）应当经常检查是否存在识别标记。

5.1.5 动物照料

5.1.5.1 食物

动物都应根据物种的要求获得可口、健康和营养充足的食物，除非研究要求除外。某些实验中少量的化学残留会影响实验结果，可从提供实验饲料的生产商处获得具有杀虫剂、除草剂等分析的安全饲料。应从信誉良好的供应商处购买巴氏消毒或灭菌的饲料。合理存储以降低饲料污染、变质或腐败的可能性。干性实验饲料应在 6 个月内使用完毕并存储于阴凉、干燥通风的环境中。相同的储存条件下，受过辐射处理的饲料储存时间是原来的 2 倍。灵长类和豚鼠类的饲料应在 3 个月内使用完毕，除非添加了维生素 C。为了避免饲料陈旧带来的问题，每批饲料的生产日期应当从供应商处获取（一般标记于包装袋上）。饲料袋应当做好标记放置在远离地面的塑料、金属托盘或架子上，最旧的饲料应当首先使用。不应接受不新鲜的饲料。如果储存区域的温度保持在 16 ℃ 以下，那么饲料的存储时间将显著提高。罐头食品可以存储相当长的一段时间。适合人类食用的清洁绿色蔬菜可能有助于提高动物的食物摄入量。但是，应当避免废弃的蔬菜可能导致的污染。

在微生物严格控制的环境中使用的食物通常经过高压灭菌。虽然储存时间可能会减少，但是处理得当也无关紧要。伽马射线照射也可用于食物的灭菌。

饲料不应储存在动物饲养房内。少量的、足够 1～2 d 使用的饲料可以储存在动物房内防害虫的容器里。

应该特别注意，动物在患病时都倾向于减少食物的摄入。由于食物摄入不足，那些代谢速率较高的动物、小型啮齿动物和需要频繁摄入高蛋白食物的动物身体会迅速衰弱。对于产生厌食的动物应当立即采取插管口服、强制喂食和静脉注射的方式治疗。对于成年动物的某些品系（如兔子），通常采取限制性喂养。由于实验需要采取限制性食物和饮水摄取的动物，应当密切监测其体重的减轻、脱水情况、受压情况和健康的恶化情况。值得注意的是，食物和水的限制可能显著影响动物对毒性物质和其他实验变量的反应。对于某些物种（尤其是灵长类动物），提供多种多样的食物是一种环境富集的有效形式。

食物不应散落在笼子底部，可能导致污染和废弃。但是，为新生鸟类和有异常的动物（如患有肌肉萎缩症的小鼠）提供食物是例外。

5.1.5.2 水

动物的饮用水任何时候都要充足，除非出于实验需要。即使是城市用水系统来源的自来水也不是无菌的，水瓶放置在笼子里后会被迅速污染产生细菌。监测水的质量对于任何课题都是重要的一方面，因为水污染和化学成分会影响动物的健康和动物实验结果。用于除去微生物和化学污染的方法包括酸化、氯化、反渗透、超滤和紫外线照射。这些方法中有些会改变实验动物的免疫功能和生长速率。无论是否为动物供水，所有的水处理设备都应当根据要求彻底消毒并定期监测细菌污染。

应选择一种不易传播疾病或污染水源的供水方式。水瓶应当是透明的,便于观察清洁度和剩余水量,并且水瓶材质可以用于灭菌,瓶口大小要便于清洗;要经常更换洁净新鲜的水,而不是加一次水使用很久;在严寒条件下,饲养的动物最好使用加热的水瓶。自动供水装置是经济的,但是如果设计不当,很难正确消毒并可能导致交叉污染。循环系统消除了水的停滞,并防止微生物的沉积。当动物饮水或玩弄阀门时,正确的压力会防止水回流到水管中。自动供水系统的故障可能导致水过多或缺水,因此,系统必须进行常规检查和彻底检查。有些动物需要学会使用自动供水设备。对于豚鼠来说,不建议使用自动供水设备,除非它们已经习惯。大多数鱼类对铜离子和氯都有较低的耐受力。因此,它们的供水应当除氯,或来源于未经氯处理的水源;输入水族馆的水不应用铜管传送。

5.1.5.3 运动

学者们对于实验动物是否需要适量的运动有不同观点,其评判标准需要研究人员与动物医生共同协商决定。尽管很多成年的实验动物自身并没有主动锻炼的动机,但是在满足它们行为需求的过程中这些实验动物已经得到锻炼。不同品系、年龄和生存环境也是在评判实验动物的运动需求时应考虑的因素。已有一些研究致力于探索不同品系实验动物的运动需求,虽然这些研究数据有限而且结论多样化,但是相关的科学研究正在持续增多。已有研究结果表明,大多数品系的实验动物幼崽相对成年动物更加活泼好动,而且对某品系的成年动物而言运动并不是维持生理学健康所必需的。还有几项研究结果提示,扩大实验小猎犬标准尺寸笼舍(76 cm×76 cm×76 cm)或地面饲养空间(1.22 m×3.05 m)的规模和每天给予 30 min 日常锻炼,对它们的行为、健康和促进其自主活动并没有益处[8]。评判实验动物的运动需求应该依据动物饲养、温度、健康状况、原饲养环境和限制时长等基础条件。笼舍尺寸必需足够大,保证不影响实验动物本能的常规活动和姿势调整。有多种行之有效的方法可使实验犬得到锻炼,包括由志愿者带领它们散步。饲养的大鼠则会在与同伴玩耍和喂食的时候自发地进行锻炼。

5.1.6 饲养设施

5.1.6.1 清洁与环境卫生

动物房雇员必需清楚适当的清洁和消毒程序及其对于疾病防控的重要性。包括笼舍、笼架、水族缸和辅助设备等在内的所有物品再次使用前必需清洗和消毒,其中多数物品需要在使用过程中进行定期清洗,例如每周一次。一般来说,实验动物每周至少要更换一次清洁的新笼舍。具体的清洁程序需要根据畜类、禽类、爬行动物和水生动物等不同种类及其饲养体系进行改进。清洁剂、消毒剂和饲养设施清洁程序的有效性需要持续监测。

对设备的清洗和消毒程序很大程度上取决于设备的构造和材质。维持环境卫生的目的在于减少微生物污染和进一步交叉污染的可能性。适当的清洁程序并不能弥补人员进出带来的感染传播,只能最大限度地减少污染。在动物饲养环境中使用压力喷雾、倾倒垫料等行为都会导致微生物散播和交叉感染,开门会改变气流并增加污染的可能性。可移动设备会在不同区域之间传播微生物,因此这些设备应该固定存放在专门的房间或区域。

使用各种不同来源实验动物的操作室发生交叉污染的可能性较大,每次使用完后必须进行适当的表面消毒。

动物笼舍的垫料需要经常更换以保持笼舍清洁、干燥、相对较少的异味和适当水平的氨浓度,对大鼠而言氨浓度不应超过 25 ppm(1 ppm=0.001‰)。较小的实验动物每周需要更换垫料 1~3 次,这取决于实验动物的体型大小、种群密度、笼舍类型以及是否则正在繁殖。猫、犬等大体型实验动物每天至少更换一次垫料。

食物容器必须很容易被清洗和消毒。大多数动物笼具经机械化清洗设备在 83 ℃ 或更高温度下至少清洗 10 min,然后需要仔细润洗以去除残留的清洗剂或消毒剂,因为暴露在清洗剂或消毒剂的环境中会对实验动物和实验结果造成不利的影响。所有自动化清洗设备需要进行定期维护以确保其正常功能。当自动化笼具清洗设备不能正常工作时,可以根据要消除的细菌和病毒的种类选择喷洗机和合适的消毒剂。二氧化氯杀菌速度快且具有广谱抑菌效果,因此成为一种被广泛用于维持 SPF 或免疫抑制动物的消毒剂。

所有化学品需要根据说明书适当使用。清洁剂、消毒剂和杀虫剂可能通过诱导或抑制细胞中酶的活性从而导致实验动物的变化[9]。这些化学品的不利影响是实验过程中需要考虑的因素。

5.1.6.2　废料处理

动物尸体、动物组织和提取物、垫料、用过的饲料等应回收到带一次性衬垫和密封盖的防渗漏金属容器或塑料容器中。动物组织、尸体和放射性或毒性废料需要装在一次性衬垫中,感染性废料必须尽量当场焚烧处理。若需要转移废料,那么转移前必须高压蒸汽灭菌。伽马辐照是另一种相对较新的灭菌方法。

不能立即处理的废料需要存放在指定区域的冷库中,这些指定区域必须是无寄生虫、容易清洁和消毒的,且与其他存储区域有物理隔离。

一旦发现动物尸体需要即刻移出饲养笼。实验动物生病或死亡都应该立即通知动物医生。动物尸体发现后应放置于一次性塑料袋中并立即送至尸体检查室冷藏储存,然后根据研究人员指示进行解剖或废料处理。国家条例以及地方和省的法律严格控制可能危害公共卫生的废料处理方法。在建立焚化设备以处理病理性废料之前,应经过深思熟虑和广泛咨询。

5.1.6.3　害虫控制

构造合理的建筑应当是防虫的,但不能保证完全没有害虫。害虫可以通过食物、垫料、人员和动物带入。昆虫和节肢动物可能扮演某些寄生虫的中间宿主,也能传播细菌和其他的病原体。野生啮齿动物可以将各种各样的细菌、病毒和寄生虫传播给近亲物种。在放入任何新进动物之前,必须严格检查寄生虫。

老旧建筑中已经滋生的害虫也要进行控制。控制程序包括进行适当培训的人员,遵循良好的废料处理方法,密封或消除滋生源,通过杀虫剂或诱捕消灭寄生虫以及捕回所有逃逸的野生动物。需要注意的是,杀虫剂只能在专业指导和监督下使用。许多杀虫剂会对人造成威胁,并且可能会影响实验动物和研究结果。这些控制程序启动实施后要遍及整体设施的所有区域,尤其需要注意饲料和垫料存储。

如果在动物护理设施内或附近有昆虫聚居,则必须定期监测该设施以防止来自逃逸动物的感染。可将这些昆虫群体控制在屏障罩或无法逃逸的容器中。使用的杀虫剂必须适用于这些昆虫种类。

5.1.6.4　假期和急救护理

周末和假期实验动物的护理也必不可少。研究人员应该意识到假期中发生的人员以及喂养和清洁时间表的变动会对有日常规律的实验动物造成压力。

动物看护是一种持续的日常职责。这一点应该在动物护理人员的工作描述和工会合同中强调。基本的动物护理应被归类为"基本服务",而达到这种基本服务效果的条款应包含在所有的集体协议中,不应受到罢工行动的干扰。工作人员必须有周末和假期,但在紧急情况下必须提供专业的技术援助。

实验动物负责人的姓名和电话号码应提供给安保人员。一些机构也可以选择在显眼的位置公示联系电话。在这两种情况下都必须提供有关实验动物负责人的联系方式。在紧急情况下,所有的动物护理人员都应被告知他们的职责。

5.2　术前实验动物的饲养与管理

5.2.1　观察与记录

用于科学研究的实验动物需要有明确的来源和清楚的遗传背景。实验前需要为它们提供适宜的生活环境、食物和饮水,保障实验动物正常的生长发育和福利,这样才能使实验动物身心健康,各项生理指标、运动能力和精神状态都相对稳定。而术前实验动物基本情况的稳定性和一致性是科学实验结果准确可靠的根本保证。

术前首先要对计划用于本次实验的动物进行跟踪记录和随时观察。新进实验动物因为运输途中的颠簸和生活环境的突然改变可能导致实验动物情绪或生理方面的不稳定,所以转移到实验室后需要让它们放松并适应一段时间,这段时间称为适应期。大型存活性手术或全身存活性麻醉前建议给予实验动物 2 天或更长的适应期和适应期内的健康监测。适应期内应先对动物进行编号,常见的小鼠编号方法有耳钉编号法、鼠尾编号和剪趾编号法。编号能够帮助我们定期监测和记录每只动物的健康状况,包括总体外观、呼吸、活动能力和体重,也要定期观察每只动物的饮食、行为是否异常,或者是否出现体表可见的病症等其他异常状况。凡是术前发现有异常的实验动物不能再纳入实验组中,需要按照实验动物伦理委员会批准的安乐死方法处死,再将动物尸体集中焚烧或深埋处理。

5.2.2　训练

某些实验动物需要在实验过程中以行为学为指标收集实验数据,这样的实验动物就需要在术前进行相对应的行为学项目的训练,确保实验动物通过训练掌握该行为学项目并且检测出每只实验动物的基线水平。如果某只动物与其他实验动物相比,基线水平相差甚远,则需要淘汰掉,不能再纳入实验组。以转棒实验为例,需要在大脑中动脉阻塞(middle cerebral artery occlusion,MCAO)造模前连续训练 3 天,每天 3 次,确保每只小鼠都学会在转棒上保持行走,从转棒速度达到 40 r/min 开始记录每只小鼠在转棒上持续的时间,记录 6 次,取 6 次中的最大值作为每只小鼠的基线水平,并通过基线值剔除差异过大的小鼠。因为每种行为学检测的目的和侧重点不同,需要根据检测项目的要求来进行不同的术前训练。

5.2.3 预处理

某些实验课题关注对实验动物进行预处理是否可以减轻脑缺血卒中时的损伤或改善卒中患者的预后,这时就需要对实验动物进行预处理。常用的预处理方法有远端缺血、给药、干细胞或基因干预等。进行预处理的动物要通过常规健康监测并表现正常,预处理可能给动物造成不同程度的不适,所以在预处理后到手术前需要密切监测实验动物的健康状况。

5.3 术后实验动物的饲养和管理

5.3.1 复苏

MCAO 造模前需要对动物进行全身存活性麻醉,所以手术结束后到动物苏醒还有一段时间,这段时间内应注意维持动物体温,比较合适的做法是将手术后的动物放置在一个单独的恢复笼子中,笼子的一半应该置于温度合适的电热板上,并每隔 10～15 min 观察一次,直至动物能够行走。术后通过腹腔、静脉或皮下注射给予温暖(即体温)液体可以帮助动物维持血压,加快术后麻醉恢复,也可以缓解因长时间手术操作导致的脱水和血容量不足。一般可以补给生理盐水,补给量和补给方式需要遵循标准的兽医护理操作。不能将尚未复苏的实验动物放在无人看管的手术台上,也不能将尚在复苏过程中的动物立即放入包含未麻醉动物的笼子中。

5.3.2 分笼饲养

术后动物完全苏醒,也不能跟未手术的正常动物放在同一笼中,因为此时术后动物相对比较虚弱,需要安静休养和饮食、饮水的特殊照顾。MCAO 术后动物会有恢复期颈部疼痛和不适的问题,常规鼠笼需要动物仰头进食和饮水,但对于术后动物而言仰头动作会造成较大的疼痛。因此,饲养术后动物需要将鼠粮和饮水放置到更容易取食的地方。常规的颗粒饲料比较硬,可以适当泡软后提供给术后动物。

5.3.3 常规观察

术后至少连续 3 天观察动物是否出现食欲下降、过于兴奋或安静、伤口延迟愈合、感染等迹象,每天至少观察并记录 1 次。如果出现术后并发症,及时咨询动物实验管理人员。术后动物伤口逐渐愈合、疼痛消失,能够正常行走、摄食和饮水时,就可以按正常条件饲养。

参考文献

1. Rozemond H. Laboratory animal protection: the European Convention and the Dutch Act[J]. Vet Q, 1986, 8(4): 346 - 349.

2. Bellhorn RW. Lighting in the animal environment[J]. Lab Anim Sci, 1980, 30(2 Pt 2): 440 - 450.

3. Geber WF, Anderson TA, Van Dyne B. Physiologic responses of the albino rat to chronic noise stress [J]. Arch Environ Health, 1966, 12(6): 751 - 754.

4. Agnes F, Sartorelli P, Abdi BH, et al. Effect of transport loading or noise on blood biochemical variables in calves[J]. Am J Vet Res, 1990, 51(10): 1679 - 1681.

5. Bailey KJ, Stephens DB, Delaney CE. Observations on the effects of vibration and noise on plasma ACTH and zinc levels, pregnancy and respiration rate in the guineapig[J]. Lab Anim, 1986, 20(2): 101 - 108.

6. Iturrian WB, Johnson HD. Sound-induced convulsions: latency and severity in unilaterally audiosensitized mice[J]. Pharmacology, 1971, 5(2): 65 - 73.

7. Toth LA, January B. Physiological stabilization of rabbits after shipping[J]. Lab Anim Sci, 1990, 40 (4): 384 - 387.

8. Hite M, Hanson HM, Bohidar NR, et al. Effect of cage size on patterns of activity and health of beagle dogs[J]. Lab Anim Sci, 1977, 27(1): 60 - 64.

9. Burek JD, Schwetz BA. Considerations in the selection and use of chemicals within the animal facility [J]. Lab Anim Sci, 1980, 30(2 Pt 2): 414 - 421.

6 实验动物的伦理学

动物实验是以实验动物为材料,运用各种方法在实验动物身上进行实验研究,是生命科学研究的重要组成部分。自 19 世纪中期诞生的以动物实验为主要内容的实验医学问世之后,其对生命科学和生物医学的重大发展与突破有着重要的贡献。同时,随着科技的进步与生命科学研究的深入,新技术、新方法、新药物及新仪器等可行性和安全性评价,以及疾病的发病机制和治疗方法等探索研究,都需要实验动物工作的支撑。然而在动物实验过程中,实验动物不可避免地会受到生理上以及心理上的伤害。因此,如何处理动物实验与动物保护的关系,即在动物实验中面临的伦理学问题,日益突出并越来越受到人们的关注。在动物实验中善待活着的动物,降低对实验动物的伤害以及维护动物基本的福利等是动物实验中最基本的伦理学规范。

6.1 动物实验面临的伦理学问题

6.1.1 动物保护主义与动物实验研究的冲突

随着生命科学的发展和实验动物使用数量的增加,动物保护主义渐渐兴起,动物保护主义者认为人与动物在遗传学、行为学以及哲学上具有一定的共性,提倡以道德的态度对待动物,反对一切不人道的动物实验以及对实验动物的虐杀。而生命科学,尤其是生物医学的研究与发展,很大程度上仍依赖于动物实验的研究,两者在一定程度上存在着不可避免的冲突。

6.1.2 动物福利法对动物实验研究的要求

动物福利通常被认为是动物的一种康乐状态,即在这种状态下,动物个体的生理与心理需求得到良好的维持与满足,所受的痛苦被降至最低。动物福利法要求人们合理、适当、人道地使用动物,尽量保证实验动物享有最基本的权利,解除动物的痛苦。因此,动物福利法的首要原则是满足动物的需求(维持生命、健康以及舒适的需求)。动物福利法的基本原则是让动物在任何条件下享有以下五大自由: ① 享有不受饥渴的自由;② 享有生活舒适的自由;③ 享有不受痛苦伤害和疾病的自由;④ 享有生活无恐惧感和悲伤感的自由;⑤ 享有表达天性的自由[1]。这就对各类科学实验用动物在饲养、运输、管理、操作、饲料、饮水、关养设施以及兽医照料等方面提出了一定的要求与规范[2]。

6.1.3　动物权利论对动物实验研究的挑战

动物权利论认为各种非人类存在物拥有独立于人类的"内在价值"及必须给予尊重的"生存权利",并提出动物同人类一样是拥有"生存意志"的生命主体,有着天赋的生存权与自由权,人应当尊重并善待实验动物。此外,动物权利论者指出只要生物个体能够感知痛苦,那么动物这种感受痛苦的能力便给予它们不受毫无顾忌施加痛苦的权利。如何减少生命科学研究中实验动物的消耗、维护动物的权利是动物权利论对动物实验研究提出的重大挑战。1959 年,动物学家 Russell 和微生物学家 Burch 在《仁慈实验技术原理》中提出了以替代(Replacement)、减少(Reduce)和优化(Refinement)为核心的动物实验替代方法的"3R"理论,该理论现已被国际上各实验室及科学家承认及接受。替代原则旨在寻找其他的方法,如细胞、组织及器官等无知觉的实验材料,物理、化学、数学模型和计算机模拟等,尽量避免使用动物进行活体实验或者尽量使用低等动物进行实验。减少原则旨在减少实验动物的数量,用较少量的实验动物获取同样多的实验数据或以一定数量的动物获取尽可能多的实验数据,避免粗放的实验设计和不合理的统计方法。优化原则旨在通过改进完善实验程序,优化实验技术路线和方法,尽可能减少实验给动物造成的疼痛和不安,提高动物福利,确保动物实验获得可靠的结果[2-3]。

6.1.4　中国实验动物的伦理学问题

在中国,动物实验研究开展得比较晚,仍存在一定的伦理学问题有待解决,主要表现为相关法律法规的缺乏或法规可操作性不强,对实验动物的虐待与残杀现象没有相应的约束与处罚,违背实验动物伦理学的实验操作现象仍然存在,实验动物福利问题的监管与保障的执行力度仍需提高,等等[2-4]。

6.2　实验动物伦理学审查的必要性

6.2.1　减少实验动物的使用量

俗话说"有规矩才成方圆"。实验动物伦理学审查实质上是对所有动物实验研究的必要性、合理性及规范性进行全方位把控。据某些国家政府相关部门年度统计的供应实验动物的数据资料显示,在动物权利运动兴起及实验动物伦理的审查施行后,实验动物的使用数量明显下降,如用于传统检测产品毒性的 LD_{50}(50%致死量)试验的动物使用数量下降了近 90%[3]。

6.2.2　保证实验结果的准确可靠

实验动物作为人类的替代者、活的度量衡及有生命的试剂,是进行生命科学研究的基本材料和对象,其质量关系到研究结果的准确性与可靠性,保证其生长发育健康、身心愉悦是开展动物实验的基本前提[5]。只有干净的、健康的、"有生命的试剂、活的度量衡"才能产生干净的、科学的实验结果。而实验动物的质量审核及动物福利的保障是动物伦理审查中重要的组成部分。实验用动物需要用标准化的实验动物,即遗传背景清楚、微生物学和寄生虫学质量得到控制,以及饲养环境和饲养营养均得到控制,符合相应国家标准的实验动物。所以,开展动物伦理学审查不仅仅保障了实验动物的权利,更关系到生产、检验、教学以及科研结果的准确性与可靠性[6]。

6.2.3　促进实验动物的管理工作

动物伦理学审查内容包括审查所有动物的照料和使用,在动物采购、检疫和稳定、麻醉和镇痛、手术和术后照料以及安乐死等方面都有明确的规定,对进行动物实验的操作者有一定的资质要求。在审查过程中,必须提供实验动物生产许可证和实验动物使用许可证。这种审查和规定直接或间接地促进了实验动物生产、实验动物操作人员及相关实验动物管理工作的发展[7]。

6.2.4　国际学术交流的要求

国际学术交流的必要基础之一是对某些普世价值观的认同及对国际学术界普遍认同和执行的工作环节的遵守。在涉及使用实验动物的科研论文的投稿过程中,一些国际著名学术刊物均要求作者提供所在单位实验动物伦理委员会的审查意见,否则不予受理,这已成为一种国际惯例[7]。

6.3　实验动物中的伦理学规范

6.3.1　麻醉的伦理学规范

伦理学中建议,啮齿类动物在麻醉前应接受健康监测,包括评价总体外观、呼吸、活动能力和体重。大型存活性手术或全身存活性麻醉前,应给予动物 2 天或更长的适应时间,一般不需禁食、禁水。啮齿类麻醉剂及剂量必须经过实验动物伦理委员会的批准。有关实验动物特定麻醉药和镇痛药,包括推荐剂量、给药途径和使用条件等信息,请参阅"9 卒中动物的麻醉与镇痛"。由于啮齿类动物在麻醉和麻醉恢复过程中可迅速转变为低温状态,因此需要注意动物体温的维持。对于麻醉/镇静持续时间超过 5 min 者,必须涂抹眼膏以防止由眨眼反射消失而引起的眼角膜伤害。对于麻醉/镇静过程持续时间超过15 min 的需要有相关记录。

在动物手术开始前,需保证动物处于完全麻醉和无痛状态,必须定期对手术过程的麻醉深度进行复核确认,监测内容包括动物对疼痛刺激的反应、动物呼吸的特点,以及动物耳朵、尾巴、牙龈或脚垫的颜色,并在需要时调整麻醉深度,以保持整个过程麻醉的充足和平稳。

动物手术后至复苏前须有人员留在房间内,不能将正在复苏的动物立即放入饲养清醒动物的笼中,而应放置在单独的恢复笼中,笼子的一半应置于热源上,并每隔 10～15 min 观察一次,直至动物能够活动,此后可以按正常条件饲养。动物在复苏过程中及复苏后需监测其是否有痛苦或不适迹象,若有痛苦或不适需要按照批准的实验动物伦理委员会规程给予镇痛药。如动物出现并发症不能缓解,应进行安乐死。

6.3.2 手术的伦理学规范

6.3.2.1 生存手术

在动物身上进行任何手术,预期能从麻醉中恢复的,即可认为是生存手术,因此术中应使用无菌器械和缝线、清洁或无菌手术手套,注意无菌操作,将微生物感染暴露组织的机会降至最低。

手术操作区应在清洁消毒区域进行,实验过程中使用的仪器或植入物需要消毒灭菌;麻醉后,除去手术部位的毛发,并用氯己定(洗必泰)或聚维酮碘(碘伏)擦洗消毒;术前需根据实验动物伦理委员会批准的操作程序使用止痛剂,如止痛剂影响实验研究结果而不能使用需特别说明;手术操作者应穿着干净的白大褂和口罩,佩戴无菌帽和无菌手术手套。

手术操作过程中需要维持动物的体温、监测麻醉深度,确保动物处于麻醉无痛状态,并动态监测动物的生命体征(如呼吸模式、皮肤/黏膜颜色),注意操作的无菌原则。手术后根据《实验动物伦理委员会麻醉指南》复苏动物,监测动物手术后痛苦或不适症状(如异常的姿势或动作、食欲不振、越来越注意到手术部位),并根据实验动物伦理委员会批准的操作规程施用止痛药。术后清洗、消毒和干燥所有的手术器械,及时处理用过的布、垫子、毛巾等。术后至少需要记录的项目包括:动物/笼子名称、日期、麻醉剂和止痛剂的剂量、手术操作过程、任何手术或麻醉并发症。如果操作规程规定了具体要被记录的其他参数,那么同时也要记录这些参数。术后至少每天1次、连续3天监测动物是否有不适迹象,或食欲下降,或伤口延迟愈合,并记录发生的任何问题。术后10~14天除去伤口缝合钉或缝线。

6.3.2.2 非存活(终端)手术

不以恢复知觉为目的的任何动物手术都被称为非存活手术,如终端血管灌注。非存活手术既不需要无菌技术,也不需要专业设备,动物麻醉时间短,一般不会造成感染。非存活手术至少需要在干净整洁的环境中进行。相关人员必须遵守相应的清洁操作规范,实验中使用的试剂需是药品级别的,过期的药物或液体不准许使用。该手术过程必须取得实验动物伦理委员会的批准,并说明手术过程持续时间、最大限度减少感染的可能性。动物安乐死的方法须遵守实验动物伦理委员会准则,且需要与国家兽医协会指南相一致[8]。

6.3.4 术后止痛的伦理学规范

实验动物会承受一些潜在的术后疼痛,实验者本着人道主义有责任对动物的疼痛进行评估和管理,并适当镇痛。所有涉及潜在疼痛实验的人员都需要训练有素且经验丰富,并在一定的监督下进行实验操作。评估疼痛(每天或更频繁)的频率须指定。

镇痛药物需要在疼痛明显发生之前使用。术前或术中给予镇痛药物可以明显提高术后镇痛效果。麻醉剂如异氟醚,一旦动物苏醒,镇痛效果就明显减弱,推荐在知觉恢复前使用。啮齿类动物的止痛记录可在实验记录本上记录,并应清楚地说明正在遵循药品监督管理部门和疼痛评估协议的条款。

饲养技术及其他非药物方法也应考虑提高动物的疼痛管理。这些可以包括在术中固定动物身体各部位,提供额外的垫子,将食品和水放在动物容易获取的地方,以及一些其他的技术。安乐死是在疼痛无法通过其他方式控制时才采用的措施。在一些实验中,使用止痛药可能会干扰实验数据,这种情况必须解释清楚,并在实验动物伦理委员会条例中声明。在这些研究中的动物被列为疼痛 E 类动物模型(操作引起不可缓解的疼痛)。大学的监管机构年度报告将报告这些镇痛药物无法应用的实验[8]。

6.3.5 血液采集的伦理学规范

6.3.5.1 小鼠采血的伦理学规范

动物可接受的采血量和采血频率是由外周循环血液量和红细胞更新周期决定的,抽血量应局限于该范围下端,最大血量只从健康动物采取。小鼠循环血量占体重的 6%,体重 25 g 的小鼠循环血量约 1.5 ml。单次最大安全采血量可为总血量的 10%,多次采血量要相应减少。每周最大采血量不超过总血量的 7.5%。放血约可收集总血量的一半,即相当于 40 μl/g 或大约 1 ml/25 g 小鼠。在计算采血频率和采血量时,需要考虑采血所用技术。如果预采血人员没有采血经验,应先行培训。

6.3.5.2 大鼠采血的伦理学规范

大鼠的近似血液量是 55~70 ml/kg 体重,相当于一只 300 g 大鼠的血液量为 17~21 ml。过量采血,可能会导致低血容量性休克甚至死亡。单次采血:在未进行补液情况下单次最大采血量可为总血量的 10%。如补液采血量可达到总血量的 15%,补液应预热和皮下注射。多次采血:如必需多次采血,采血量应相应减少。每周最大采血量应不超过 7.5% 的总血量。如果每 2 周采血一次,采血量可达到总血量的 10%。重复采血时,不允许为了较大采血量或频繁采血而补液。在计算采血频率和采血量时,应考虑采血所用的技术。放血:放血时大约可收集一半的总血量,相当于大约 35 ml/kg 体重或一只 300 g 大鼠约 11 ml 血液。

6.3.6 动物手术室的伦理学规范

6.3.6.1 动物操作区域

在动物进入实验室之前,应清除不必要的设备和杂物,实验区物品应具有表面容易灭菌的特性,木头、纸板材料或其他不能消毒的材料制作的物品不应出现在操作区内。通风柜或台面应定期使用适当的消毒剂如氯、漂白剂清洗。在从笼子里移走动物之前,操作人员应穿上防护服。通风柜内安放有活的动物时,不得放置任何化学物品。尽量保持非手术和手术程序相关操作在空间位置上彼此相互隔离,因为每个环节都有可能造成不同程度的污染。脏鼠笼应全程隔离在不会干扰实验活动的位置,并尽快移出操作区域以减少过敏原的暴露。实验结束后,笼子必须在当天内从实验室中移走,不得留在实验室内。实验过程中产生的脏垫料、粪便、血液或其他污染物,必须立即清除。动物实验结束后必须立即消毒该实验区域。为防止交叉污染,最好能清洁动物笼子之间相邻的表面[9]。

6.3.6.2 存活动物的手术区域

无菌手术应在专用的设施或空间内进行。如果手术室不可用,在一个与其他实验活动均隔离的区域进行操作也是可以接受的。手术位置应便于通行且所在环境表面易于消毒。动物手术准备应在非手术区域的另一个区域进行。同一个实验台面上的操作,要么仅限于手术前准备,要么仅限于手术操作。养成在手术之前消毒手术空间及相邻动物笼子之间的习惯。所有的外科手术器械和材料须由高压蒸汽灭菌或其他适当的方法消毒,并在使用前保持无菌。手术完成后立即清洁和消毒手术区域。

6.3.6.3 处死动物的手术区域

动物安乐死用的设备在使用前后必须清洗干净。如果可能的话,最好在动物生活的笼罩中对其执行安乐死。

6.3.7 安乐死的伦理学规范

安乐死是用人道主义的方法,让动物不经历惊恐和焦虑而安静且无痛苦地死亡。安乐死时麻醉剂使用须过量,而不是通常的麻醉剂量;安乐死的方法须与实验动物护理和使用规定实验动物伦理委员会的批准一致。以下几种技术已普遍得到实验动物伦理委员会的批准,并作为啮齿类动物的安乐死方法,其他不在《安乐死指南》中的方法须得到实验动物伦理委员会标准流程同意方可执行。安乐死的化学方法:① 二氧化碳吸入:以每分钟 $10\% \sim 30\%$ 体积的流速慢慢流入,操作时需要一个精准的二氧化碳气压调节器或气流控制阀。小鼠:单笼二氧化碳流速为 $2\ L/min$;大鼠:单笼二氧化碳流速为 $8\ L/min$。啮齿类动物的安乐死就在其原来的笼子里进行。安乐死的笼子/容器必须干净且透明可见,笼子的大小必须足以方便操作。操作过程中要消除动物潜在的紧张。② 腹腔过量麻醉:腹腔注射至少 $200\ mg/kg$ 体重的戊巴比妥钠,戊巴比妥溶液黏稠的最好稀释至浓度不超过 $60\ mg/ml$。其他的一些注射式麻醉药物需要核准后过量注射。③ 吸入式过量麻醉:异氟醚的过量吸入是一种常用的安乐死方式。安乐死的物理方法:在使用化学方法且确认动物对有害刺激无反应之后,务必再用断颈、放血、颈椎脱位法、双侧胸腔打开、组织灌注或者解剖主要脏器等方法确保动物死亡。物理安乐死方法如断头法或清醒动物颈椎脱位法,需符合实验动物伦理委员会标准流程中的合适理由时方可被实验动物伦理委员会批准。研究员必须确保操作人员经过正确的训练并具有足够的经验。

实验中对于年龄小于 $21\ d$ 和(或)体重低于 $200\ g$ 的大鼠可使用颈椎脱位法。豚鼠:不能用颈椎脱位法。胎鼠的安乐死:对怀孕动物进行安乐死术后没有必要移动胎鼠,因为胎鼠在子宫和缺氧状态下是无意识的不会有任何反应。对于新生鼠,过量吸入二氧化碳和麻醉剂是比较可行的安乐方法,但需要提供足够的接触时间(二氧化碳需要 $30 \sim 50\ min$ 的接触),或可在新生鼠对有害刺激无反应后进行辅助物理方法操作。在处理不足 $7\ d$ 的大鼠、小鼠和仓鼠时,用锋利的剪刀或器械迅速处死。

动物安乐死必须符合动物安乐死指导和一些已经核准的条例,死后的尸体组织必须要当作生物危害易传染垃圾处理将其存放在专门的生物危害袋中。在满足以下条件时,动物在安乐死后可被捐赠到动物园或野生动物处:必须为非转基因动物,动物必须用二氧化碳进行安乐死,且在安乐死之前没有服用过其他药物试剂,没有金属或其他外部的物体残留在尸体里[8,10]。

6.3.8　实验动物组织分享计划

众多国家已经实施一个组织共享项目,这是一种减少实验所用动物数量的长久计划。此项目允许研究者们从其他的一些研究人员那里获取新鲜的组织样品而不用再去杀害其他的动物。实验动物伦理委员会建立相应的数据库系统,可以通过动物管理人员生成一个可用的组织清单。数据库的信息包括动物品系、组织张力、年龄、体重以及安乐死的方式等。组织共享工作人员在可能的条件下,会鼓励那些因实验原因须对动物进行安乐死的研究人员加入捐赠动物死后组织的活动,这样有利于共享项目的实施。此外,希望获得动物组织的研究人员也可通过参加这个项目收集来自其他研究人员的实验动物组织,而无须再去杀害其他新的动物。实验动物伦理委员会强烈推荐动物实验研究人员加入该组织共享项目,不仅能减少实验所需的动物数量,也能无偿提供组织给项目中的其他研究人员。

6.3.9　其他伦理学规范

实验动物应当安置在实验动物资源中心的动物房。动物可以在个别实验室或研究场所不超过 12 h;如需超过 12 h,需要得到实验动物伦理委员会明确批准。使用非实验动物资源中心动物房的空间,需要在实验动物伦理委员会写明理由以及合适的地点,并每年进行审查。研究员负责确保该空间用于动物实验。批准只适用于特定的程序、项目或协议。每个课题都必须有应用该实验室的批准文件。一旦获得批准,实验动物必须按照指南进行护理和科学使用,并遵循以下具体规定。① 必须每天检查在动物房内饲养的动物,包括周末和节假日。兽医应当能处理动物的任何健康问题。② 应当使用标准化的笼子。如果需要专门的笼舍,需要获得实验动物伦理委员会批准。③ 每周必须换笼、水瓶和塞子,提供新饲料,至少清洗一次。④ 脏笼子和器械必须进行包装并运送到笼清洗处进行处理。⑤ 光源设置在一个标准的 12∶12 的周期计时器。⑥ 饲料和垫料必须妥善存放,并在保质期限内使用。⑦ 动物房必须贴有实验动物使用批准号、兽医人员的紧急电话号码或紧急联系信息。⑧ 准确记录动物护理和使用信息。⑨ 动物房必须保持清洁、安放有序,有适当的地方进行消毒。⑩ 通风、温度和相对湿度条件能够满足动物房内所有动物的需要。⑪ 动物房日常检查表须用来记录动物的一般情况以及每天温度和相对湿度的范围。⑫ 动物房必须接受实验动物伦理委员会每年 2 次检查。兽医人员可以在任何时候进入动物房[9]。所有参与饲养实验动物的人员必须进行培训。

6.4　伦理审批过程

实验动物管理和使用伦理委员会(An Institutional Animal Care and Use Committee,IACUC)负责审查和监管实验动物饲养和使用,以确保实验动物受到适当的照料、道德的使用和人道的对待。伦理委员会根据《实验动物伦理委员会指南》每半年对实验动物单位的管理规范和执行情况进行定期检查,并对动物实验项目进行事前审查、实施过程中的监督检查以及项目结束时的终结审查。伦理委员会至少应由实验动物管理和使用方面有丰富经验的科研人员,在医学、药学、生物学等涉及动物的科研方面具有丰富经验的科研人员,兽医以及非动物实验部门(如心理学、哲学)等代表或志愿于动物福利的社会成员组成[11]。

6.4.1　书面申请

在拟开展动物实验2个月前,动物实验项目负责人填写《动物实验伦理审查申请表》并递交委员会秘书处,由委员会秘书检查申请表填写是否合格。申请书应该包括以下内容:① 实验动物或动物实验项目名称及概述;② 项目负责人、执行人的姓名、专业背景简历、实验动物或动物实验岗位证书编号、环境设施许可证号;③ 项目的意义、必要性,项目中有关实验动物的用途,饲养管理或实验处置方法,预期出现的对动物的伤害,处死动物的方法,项目进行中涉及动物福利和伦理问题的详细描述;④ 遵守实验动物福利伦理原则的声明;⑤ 伦理委员会要求的其他具体内容及补充的其他文件。若初审不合格则发回申请人修改,初审合格后根据实验的内容,将申请项目分为快速审查和会议审查。快速审查包括对实验动物损伤比较小的实验项目、已通过伦理审查后需做较小修正的实验项目或评审未通过修正后再审的项目。会议审查包括对动物损害较大的初审实验项目,如动物手术、动物荷瘤等[6]。

6.4.2　快速审查

当动物实验项目确定为快速审查项目后,委员会秘书将申请项目的有关资料复印件或电子版送达给1名实验动物专业委员、1名医学专业(专业相关)委员和1名外单位委员。接到申请材料后,各委员对申请项目进行仔细评审。若3名委员有2名或以上同意,则由主任委员签发同意书,否则转为会议审查[6]。

6.4.3　会议审查

6.4.3.1　会议前准备

根据初审项目的数量情况,伦理委员会主任确定会议的时间地点、会议议程、1名主审委员(根据专业相关性确定)、外聘专家(必要时)等相关事宜,并于会前5～10 d告知与会人员,同时将申请项目的有关资料复印件或电子版一并送达与会人员,使其有充足的时间对项目进行必要的预审。主审委员接到审查项目资料后应仔细阅读相关资料,必要时可以向项目申请人咨询相关问题。

6.4.3.2　会议审查

主任委员清点到会人数,到会委员须5人以上,且有院外委员参与。在与会人员符合规定的前提下,主任委员宣布会议开始,主审委员对所审项目的目的和意义、人员资质、实验的设计、"3R"原则的体现等方面提出主导性评审意见,然后其他委员对其进行质询与讨论,项目负责人可以现场答疑,最后与会委员进行投票表决。表决结果包括"同意""不同意"和"修正后再审"。委员会秘书应对会议做详细的记录并存档。

6.4.3.3 会议后告知

会议结束后,委员会秘书将评审结果以书面形式告知动物实验项目负责人。项目负责人如获"同意"结果,便可以开始动物实验。

6.4.4 伦理审查后的跟踪审查

动物实验项目通过伦理委员审查批准后就可以进入实际的动物实验阶段,动物实验应按照原批准的方案实施。在动物实验过程中,有个别实验者会不按既定的审查方案进行操作,但任何涉及实验动物的重大改变及变更部分,均应在实施前重新申请审查和批准。这些重大改变、变更内容如下:① 实验设计,包括物种、数量、来源及动物选择的合理性和重复利用;② 实验程序、操作方法;③ 运输及搬运方法和限制条件;④ 对动物驯养、饲养、保定和操作性条件的加强措施;⑤ 避免或减缓疼痛、不舒适、压力、痛苦,或身体和生理功能的持续性损伤方法,包括采用麻醉、止痛以及其他方式抑制不舒适的感觉,如治疗、保暖、铺软垫和辅助喂食等;⑥ 动物最后的处理方法,包括安乐死;⑦ 动物健康状况、饲养和护理情况,包括环境丰富;⑧ 涉及"替代、减少、优化"原则和动物5项自由;⑨ 任何涉及健康安全风险的特殊实验;⑩ 设施、设备、环境条件和手术规程;⑪ 项目中主要负责人和实际操作人员;⑫ 使用动物的项目意义、目标、科研价值和社会效益;⑬ 其他可能对动物福利伦理学原则造成负面影响的项目问题。针对这些可能发生的情况,伦理委员会成员需不定期地到动物实验室进行检查,若发现有不按既定审查方案进行动物实验的,立即批评整改,情节严重的则取消动物实验,并且 1 年内不得申请任何动物实验。这能很好地促使伦理学审查的要求真实落到实处,真正地保障动物福利。

6.4.5 终结审查

项目结束时,项目负责人应向伦理委员会提交该项目伦理回顾性终结报告,接受项目的伦理终结审查[6,12]。

6.5 动物实验伦理审查申请表

附件为动物实验伦理审查申请表。

附件　　　　　　　　　**动物实验伦理审查申请表**

编号 No.	IACUC –

一般信息						
课题/项目名称						
申请人	姓名		职称/学位		邮箱	
	部门		联系方式		传真	
课题负责人	姓名		职称/学位		邮箱	
	部门		联系方式		传真	
预期启动时间			预期终止时间			
基金/资助来源						

课题执行人	职称/学位	动物实验资格证书编号	联系方式	邮　箱

动物使用与管理信息		
动物种属品系		每年动物使用数量
实验动物使用许可证		
饲养环境	特殊饲养环境	□无
观察次数/日		□有(注明：　　　　　　)
实验动物使用用途	□科学研究　　□教学　　□其他(注明：　　　　　)	
实验是否涉及	□生物危害品　　□化学危害品　　□有毒/放射性物质　　□纳米材料	
实验动物等级	□普通　　□清洁　　□SPF　　□无菌	
实验动物来源		实验动物生产许可证

实验动物使用的合理性
1. 本课题/项目研究的目的：

2. 本课题/项目研究的意义
3. 本课题/项目进行动物实验的必要性：
4. 本课题/项目动物实验的具体内容：
主要参考文献：
本课题/项目是否与已通过审查的课题(项目)相关联(重复或类同)？ 如果有,请注明具体的课题(项目)名称与受理号并附加说明：

实验动物操作信息					
动物手术名称					
动物手术类型	□存活手术　□非存活手术				
术前是否禁食	□否		术前是否禁水	□否	
	□是(时间：　　　)			□是(时间：　　　)	
麻醉人员					
麻醉剂		用量		给药途径	
麻醉深度的监测					

续 表

动物手术操作过程(包括动物数量分组说明、手术操作步骤、术后管理、实验中给药剂量和方法,动物组织样本的收集等):
术后动物的管理(包括照看人员、照看频率、观察指标及疼痛管理):
动物实验终结标准:
安乐死的适用条件及方法:
预期实验会对动物造成的伤害:□肿瘤生长,□体重增加或减少,□丧失饮食饮水能力 □死亡,□其他异常临床症状(请详细说明):
实验动物尸体处理: □临时存放,统一收集后进行无害化处理 □其他处理方式(请阐述原因及理由):
备注(如动物无质量合格证需在此处说明理由或其他需要告知伦理审查委员会的便于判断是否审批的事项等):
声 明　　本人将自觉遵守实验动物福利伦理原则,同意接受委员会或实验室管理者的监督与检查。(请书面抄写声明内容: 声明人:课题负责人(签章)　　　　　年　　　月　　　日 　　　　课题执行人(签章)　　　　　年　　　月　　　日

审查依据	1. 该项目是否必须用实验动物进行实验,即能否用计算机模拟、细胞培养等非生命方法替代动物或用低等动物替代高等动物进行实验 2. 表中所填实验相关人员资格和实验相关单位是否合适 3. 表中所填实验所用动物能否通过改良设计方案或用高质量的动物来减少所用动物的数量 4. 能否通过改进实验方法、调整实验观测指标、改良处死动物的方法,来优化实验方案、善待动物 5. 实验设计、实验技术方法及用于本实验的动物数量是否合理可行

IACUC 和动物伦理委员会初审意见:(由委员会人员填写)

初审者:

申报单位意见:(由申请者打印后交申请人单位签署意见并盖章)

　　　　　　　　　　　经手人(签章):

　　　　　　　　　　　　　　　　　　　　　年　　月　　日

IACUC 和动物伦理委员会审批意见:(由委员会人员填写)

　　　　　　　　　　　委员签字(盖章):

　　　　　　　　　　　　　　　　　　　　　年　　月　　日

备注:

参考文献

1. Haynes RP. Animal welfare：Competing conceptions and their ethical implications[M]. Berlin：Springer, 2008.
2. 唐道林,肖献忠.动物实验面临的伦理问题[J].中国医学伦理学,2003,16(5)：29-30.
3. Singer P.动物研究中的伦理学问题[J].中国医学伦理学,2004,17(2)：31-34.
4. 杨国斌.生物医学研究中实验动物伦理学问题的思考[J].中国医学伦理学,2010,23(3)：10-13.
5. Festing MF, Altman DG. Guidelines for the design and statistical analysis of experiments using laboratory animals[J]. Ilar J, 2002, 43(4)：244-258.
6. 朱玉峰,王元占,杨培梁,等.医院动物实验伦理学审查的意义与规范[J].中国医学伦理学,2013,26(3)：284-286.
7. 杨培梁,王元占,鲁鸿.健全伦理审查机制　促进实验动物管理工作[J].中华医学科研管理杂志,2009,22(4)：204-205.
8. Council N. Guide for the care and use of laboratory animals：eighth edition[M]. IRBIS LLC, 2011, 103(1)：1072-1073.
9. Berte LM. Laboratory Quality Management：A Roadmap. Clin Lab Med. 2007 Dec；27(4)：771-790, vi.
10. Agriculture USDo. Animal Welfare Act and animal welfare regulations[A]. 2016.
11. 朱玉峰,王元占,杨培梁,等.我国实验动物伦理委员会建设的现状及问题分析[J].医学与哲学,2012,33(15)：19-21.
12. 黄山,许畅,邹旭辉,等.实验动物伦理研究进展[J].医学综述,2015,21(1)：66-68.

7 卒中动物模型操作基本原则

无菌术是指针对微生物及感染途径所采取的一系列预防措施,包括灭菌法、消毒法、操作规则及管理制度。有人认为啮齿类动物天生具有对细菌感染的抵抗力,但至今仍未得到确切的科学证实。感染在随机观察时不明显,但可引起大量生理学指标的改变。Remie 等在 1990 年报道了使用灭菌的导管和外科器械行颈静脉置管,发现导管能够保持开放 6 个月以上。使用未灭菌的导管和器械,开放的时间显著减少至 1~2 周。另外,动物恢复到术前体重的时间亦有延长。根据美国国立卫生研究院(National Institutes of Health, NIH)的《实验动物管理及使用指南》,必须使用无菌手术操作,尤其是对于活体哺乳动物的手术操作。许多辅助材料如手套、手术刀片和缝合材料能够以消毒包的形式买到。有些作为手术物品,如消毒包和隔离衣等也需要经常灭菌消毒。

本章节将介绍关于卒中动物模型操作相关的基本原则,包括手术区域、器械和显微手术者的准备、实验动物的准备及麻醉要点。

7.1 手术区域

啮齿类动物是属于啮齿目动物中的一类哺乳动物,以大门牙为特征进行咬啮或啃咬,最为典型常见的有大鼠、小鼠和豚鼠等。但是兔子并不属于这一类动物,它以紧齿为特点从属于兔形目。对于啮齿类动物的手术要求也与其他种类不同,它们不需要专门的外科设施。一般来说。对啮齿类动物进行手术可分为外科手术者准备区域、动物固定和恢复区以及手术区域 3 个部分组成,安乐死实施区域也可包含在内。

一旦确定对啮齿类动物的手术地点,必须在此范围内禁止手术之外的其他活动。手术台应避免靠近走廊和门的区域,以防气流导致的灰尘污染外科手术区域。术前准备包括皮毛修剪、消毒和麻醉,其中麻醉的实施需要避开手术区域。手术台的表面必须是无孔、密封、耐用和可消毒的,且手术过程中手术台必须保持干净整洁,尽量避免与他人同时进行手术。

手术台等常用表面消毒剂建议如下。

(1) 始终遵循制造商使用规则。

(2) 在无有机物质及严重污染的情况下,可使用乙醇(酒精)消毒 15 min 左右。

(3) 有机物可迅速灭活氨类化合物,从而促进革兰氏阴性菌生长。

(4) 戊二醛可快速消毒手术台表面及去除有毒物质。

（5）酚醛树脂比其他消毒剂对有机材料的影响小。

（6）次氯酸钠具有腐蚀性，使用时需注意。

（7）二氧化氯在 3 min 内可杀死植物性有机物，通过有机物质降低其活性，必须保持新鲜。

（8）氯己定可快速杀灭血液中存在的病毒。

拥有一个好的手术板具有事半功倍的效果，常用的物品包括器械包、无菌纱布手套等、消毒剂、高压灭菌锅和热水毯等。不仅如此，在手术开始前应在显微镜下检查手术器械的尖端是否完好，以免造成手术失败。

7.2　手术器械准备

提前准备无菌手术器械可大大提高手术的成功率。灭菌一般是指消除物体表面的所有微生物，包括芽孢，这可通过热、化学或辐射的方式来完成，如表 7-1 列出的医药领域中常用灭菌方法。

表 7-1　灭　菌　方　法

方　　法	常　　用	其　　他
化学	环氧乙烷 过氧化氢等离子低温灭菌器 过氧化氢低温灭菌设备 邻苯二甲醛 氯己定	戊二醛溶液 戊二醛加消毒剂 过氧化氢系列灭菌系统 二氧化氯 臭氧
高温、高压	蒸汽灭菌器	干热灭菌器
辐射	γ 射线	电子束 X 线

在生物医疗领域中一般会使用高压蒸汽灭菌方法（121 ℃ 条件下灭菌 15 min 或者121 ℃ 条件下灭菌 3 min）对手术器械进行灭菌（见图 7-1）。当然，使用干热玻璃珠灭菌器消毒手术器械也是一种非常有效的方法（见图 7-2）。

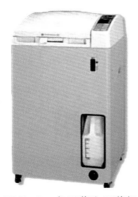 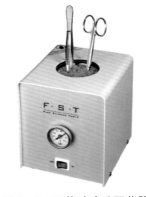

图 7-1　高压蒸汽灭菌锅　　　　图 7-2　干热玻璃珠灭菌器

但是灭菌完成的器械不可立即接触组织，必须先冷却器械后使用。环氧乙烷气体适用于30％相对湿度的通风橱内，具有良好的杀菌效果，但是它对组织的刺激性很大，所以在使用动物之前必须将所有仪器通气很长时间。仪器中非常容易残留有机物质，因此可以使用化学灭菌剂通过与仪器的适当接触达到消毒的目的。在此处必须强调的是"消毒剂不是灭菌剂"，两者需明确区分。经灭菌后的器械还必须使用无菌盐水或无菌水的冲洗以免造成组织损伤。

由于大多数啮齿类动物手术都是分批进行的，所以最好有一套以上的无菌器械更换使用。为避免手术后啮齿类动物感染死亡，可在进行4～5只啮齿类动物后使用新的无菌器械。另外，可根据器械的功能区分使用以保证无菌性，比如使用在皮肤上的器械不应在腹腔内使用。在动物之间，应该使用无菌纱布擦除干净血液和组织，在无菌生理盐水中冲洗，用干燥玻璃珠灭菌器消毒或者按照制造商的建议浸泡在消毒剂中。如果使用玻璃珠灭菌器，请记住重新使用前让仪器冷却一段时间。如果在处理动物时使用消毒剂，那么在使用下一种动物仪器之前用无菌生理盐水清洗并完全烘干后即可保存或使用。

常见的化学消毒剂效果如下。

（1）始终遵循制造商的使用建议。

（2）乙醇：70％的乙醇或85％的异丙醇在没有有机物或严重污染的情况下停留15 min。

（3）次氯酸钠具有腐蚀性，有机物的存在可降低其活性。

（4）二氧化氯可在3 min内杀死植物性有机物，有机物可降低其活性。

（5）氯己定可快速杀菌，并且效果持久。

7.3 关于手术操作者的准备

手术操作者在开始洗手之前，需要佩戴外科手术帽、口罩和干净的实验室手术服。在洗手杀菌过程中应用含有杀菌剂的外科清洗剂，比如常用的氯己定彻底清洁手部及腕部。洗手结束后用无菌毛巾擦干指尖至肘部的清洗水。旋转毛巾，再用另一只手重复这个过程。如果条件允许，可以选择穿上无菌手术服。小心地戴上无菌手套，避免接触任何非无菌表面物体，一旦失误错碰其他物体，需及时更换新的无菌手套。除此之外，进行多次手术时，应在每只动物手术结束后更换新的无菌手套。在手术过程中始终保持手术区域的无菌，双手放在身前，确保双手放在桌子上方，在腰部以上，不要高于肩膀。

7.4 动物准备

7.4.1 术前准备

在手术前，最重要的是对进行手术动物进行确认，获得其体重、年龄、性别、品种、种群史和健康状况[1]。一般来说，从供应商处获得动物3～5 d后确定动物是否适应了设施，在某些情况下这段时间可能需要长达2周，在此期间需要对实验动物进行体格检查，以确定动物是否健康[2]。如果条件允许的话,可以进行简单的实验室检查,例如血细胞比容、血糖或尿液分析。

反流是啮齿类动物中少见的问题,通常没有必要加快啮齿类动物的手术速度[3]。因此在术前准备过程中应考虑抢先镇痛,如需对动物禁食,则在任何情况下禁食应限制在8~12 h,且尽量使空腹对麻醉药物剂量的个体响应最小化。麻醉诱导后,最好在动物眼睛周围涂抹眼药膏以防止角膜干燥。

7.4.1.1　皮肤处理

需要准备一个面积足够大的手术平台区域,准备工作应在不同于手术区域进行。在条件允许情况下尽量去除手术部位毛发,随后用聚维酮碘或乙醇消毒手术部位。碘载体(必妥碘、可滴定碘制剂、聚维酮碘)可灭活多种微生物,但在有机物存在的情况下其活性降低。氯己定对许多细菌具有快速的杀伤力。它们即使在血液中也是起效的。消毒时可使用纱布、海绵甚至Q形纸巾进行擦洗,但要注意的是避免用乙醇润湿大面积的皮毛以免导致动物体温过低。在擦洗过程中应该沿着切口线开始向外延伸,而不是从外侧(脏)朝向中央(干净),切忌用擦拭物触碰切口部位。

7.4.1.2　帷幕悬垂

帷幕的选择取决于正在执行的程序性质。如果是一个手术过程很短的手术,可以不用悬挂。但是应该将仪器提前放在无菌区域,并避免用仪器接触未准备好的区域。对于更长时间的程序,布帘有助于保持无菌场和保持身体的热量。

7.4.1.3　热量丧失

由于术后动物较虚弱,啮齿类动物往往会迅速丢失热量。此时应用热水毯,温水袋或温水手套保暖。失热可显著延长麻醉药的持续时间,从而增加并发症的风险。

7.4.1.4　体液流失

动物在手术过程中会经历大量的液体流失,流体损失主要是由于体腔内蒸发和失血造成的。啮齿类动物由于体积小,体液总含量小,特别容易受到术中液体流失的伤害,可以用温热无菌生理盐水灌注手术区来减少术中液体流失。在手术前和手术结束时,皮下注射3%~5%体重的温热的无菌等渗液。烧灼或结扎潜在的泄出物可以控制手术中的失血,监测手术后水和食物摄入量以及动物体重。

7.4.2　术中程序

在手术中应该轻轻地处理组织,避免不必要的创伤或变干。只有用适当的仪器才能进行最小限度地解剖,对出血的血管应结扎,避免切口部位的污染。

应该用合适的缝合材料和使用正确种类的针头封闭伤口。非切割(无损伤)锥形针或圆针没有切割边缘,可用于腹膜、肠、肾等软组织。而切割或反向切割针提供了一个刀口,可以穿透不易穿透皮肤组织。

软组织通常应该选用可吸收的缝线(如猫肠、维克里、雷克森)处理。血管应该用可缓慢吸收的(例如,多聚管、敌克松、PDS、马克森)或不可吸收的缝线(例如,尼龙、丝)处理。皮肤应使用不可吸收的缝合线(如爱惜良、丙烯、dermalon)处理,例如手术胶水或不锈钢伤口夹子和钉子。良好的手术技巧可以预防感染、出血，甚至死亡等手术后并发症。应保持适当的手术和手术后记录。

7.4.3 术后处理

动物手术后可使用温热的无菌等渗液，热水毯、热水袋或加热灯保温（避免烫伤），动物应每 10～15 min 检查一次[4]。密切监测麻醉恢复情况，时刻准备提供呼吸支持。监测动物从麻醉恢复后的食物和水的摄入量并提供营养支持。使用止痛药并检查是否有不适或疼痛迹象。主要研究者负责确保按照批准的动物使用协议中所述提供程序后护理。

任何引起人类疼痛的程序都被认为会引起动物的疼痛。应该给予一段时间的镇痛剂，以缓解手术过程中的疼痛和不适。大部分有关动物（啮齿类动物）镇痛的信息是主观的，因为缺乏与镇痛剂量相对应的血清药物浓度的足够公开值。将任何试剂放入水中都会存在剂量不准确的风险，由于水解引起的适口性和试剂降解导致的消耗不足。向啮齿类动物递送镇痛剂的方法主要限于肠胃外而不是口服递送[5-6]。

以下是表示动物可能处于疼痛状态的征兆。

（1）厌食症表现为笼子里没有粪便。

（2）不要喝水导致脱水会表现在皮肤上。

（3）耸背、不愿意动、肢体支持或守护切口部位。

（4）缺乏清洁反应，表现在毛皮皱褶或肮脏。

（5）过度舔/划伤、切口部位红肿、自残。

（6）攻击行为，特别是当试图拿起动物时。

（7）尖叫、挣扎、磨牙、抽搐、震颤、抽搐、无力。

（8）气喘吁吁、呼吸困难、鼻部/眼睛出现红棕色。

（9）寒冷或蓝色的肢体（体温过低），或热或红色的肢体（体温过高）。

7.5 麻醉

麻醉是对全身或部分身体的敏感性丧失。正确的麻醉应该提供足够的镇痛，在全身麻醉下，肌肉完全松弛、神志不清和遗忘症，这些问题会随着参数监测不经常和（或）不充分、麻醉和镇痛深度或肌肉张力判断困难、药物费用、可用设备以及麻醉师技能的不同而加剧[7-8]。具体说明详见后续章节。

参考文献

1. Clark JD, Gebhart GF, Gonder JC, et al. Special Report: The 1996 Guide for the Care and Use of Laboratory Animals[J]. ILAR J, 1997, 38(1): 41-48.
2. Cass JS, Campbell IR, Lange L. A guide to production, care and use of laboratory animals. An annotated bibliography. 7. Special techniques, preparation of animals for use, handling, anesthesia, euthanasia, resuscitation, surgical techniques[J]. Fed Proc, 1963, pt 3 22(2): 115-144.
3. Adamcak A, Otten B. Rodent therapeutics[J]. Vet Clin North Am Exot Anim Pract, 2000, 3(1):

221 - 237, viii.

4. Bayne K. Developing guidelines on the care and use of animals[J]. Ann N Y Acad Sci, 1998, 862: 105 - 110.

5. Carbone L. Pain management standards in the eighth edition of the Guide for the Care and Use of Laboratory Animals[J]. J Am Assoc Lab Anim Sci, 2012, 51(3): 322 - 328.

6. Bayne K. Revised Guide for the Care and Use of Laboratory Animals available. American Physiological Society[J]. Physiologist, 1996, 39(4): 199, 208 - 111.

7. Roush W. Animal Research. Care guide gives labs more freedom [J]. Science, 1996, 271 (5256): 1664.

8. National Research Council. Guide for the Care and Use of Laboratory Animals[M]. Washington (DC): National Academy Press, 1996.

8 卒中模型常用显微器械

进行小型动物卒中手术,需要操作者具备一套完备的手术工具,包括动物手术常规设备、手术检测设备以及基本手术器械和显微手术器械。

8.1 小动物手术常规设备

8.1.1 手术台

大多数动物的卒中手术均选用吸入性麻醉的方法,因此实验常需用到一个气流下降的操作台(见图8-1)。而手术中能妥善、稳定地放置动物并避免不必要的移动,是手术成功的关键。威达优尔公司(VWR)的手术台(28 cm×11.4 cm 到 41 cm×21 cm),可用于体长23～31 cm的动物。手术器械能够快速地进行安装和拆卸,并且使用柔软的尼龙约束带钩住板缘的凹槽,避免固定时损伤动物。而倾斜的槽为动物提供稳定的体位和舒适,其使用的聚苯醚手术板可进行高压灭菌,能够耐受洗涤剂和碱酸的腐蚀。

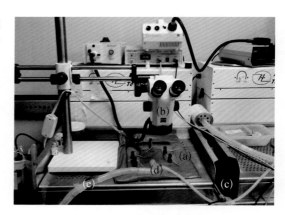

图8-1 小动物手术台
(a) 加热垫;(b) 手术显微镜;(c) 电钻;(d) 鼻罩;(e) 麻醉系统

8.1.2 光源

手术过程中视野明亮是手术成功进行的必要条件,而实验照明装置需要满足以下两种条件:① 照明装置的温度在动物体温以下,最佳温度为25～30 ℃,避免造成因动物局部温度过高而引起血管扩张以及微血流异常;② 灯光照射不改变动物血液的色调,避免引起对血氧饱和程度的误判。因此,理想的实验照明装置是纤维光束冷光源(见图8-2)。它具备小巧便携、光线白亮、启动快等特点,具有足够大的物面照度,能在普通的室内给显微镜下带来清晰明亮的视野,且因为光中没有红外成分,热量小,对手术面的影响小,能够较小地影响观察指标。

8.1.3 手术显微镜

显微镜在生物医学领域的应用已有几百年历史,但 20 世纪 20 年代以来才直接将显微镜应用于外科手术。随着医学的不断进步和发展,外科手术已不是仅凭医生肉眼即可胜任的宏观外科手术,而对于修复及重建损伤组织器官的要求不断提高,促进了显微镜技术的研究、产生及不断发展。手术显微镜能够让医生看清手术部位的精细结构,从而进行原本凭借肉眼无法完成的各种显微手术,极大地拓展了手术治疗的范围,并且能够提高手术的精确度以及患者的愈合率。如今,手术显微镜已成为完成高难度手术至关重要的一个部分[1]。

手术显微镜基本上由观察系统、照明系统、支架系统和显示记录系统四大部分组成(见图 8 - 3)。① 观察系统主要由主物镜、双目镜筒、目镜以及变倍系统组成。一台手术显微镜通常配有数种物镜和目镜,因此具有不同的焦距,与变倍系统相互配合即可得到不同的放大倍率,适应不同的手术要求。② 照明系统多采用不含红外成分、热量小的冷光源,由导光纤维将光线引至物镜处。③ 支架系统是手术显微镜不可或缺的组成部分,使得观察和照明系统能够灵活、快速地移动到所需的位置。④ 显示记录系统主要用于手术监测、采集手术视频和图像等[2]。

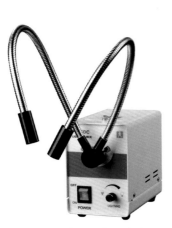

图 8 - 2　单孔双光纤冷光源
(瑞沃德公司,中国)

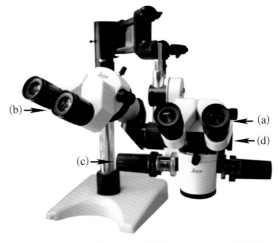

图 8 - 3　小动物手术显微镜(Leica 公司,德国)
(a) 主镜;(b) 示教镜;(c) 对焦旋钮;(d) 放大倍率调节旋钮

8.1.4 立体定位仪

脑立体定位仪是小动物常用的手术设备之一。1906 年,Clarke 和 Horsley 设计并制造出第一台立体定位仪,并且用于动物实验[3]。脑立体定位仪又称为脑固定装置,参照脑立体定位图谱或者文献,利用颅骨的形态标志(如前囟、后囟、外耳道、眼眶、矢状缝等)或者其他参考点所规定的三维坐标系统,确定皮质下某些脑组织的位置,以便在非直视暴露下进行定向注射、刺激、破坏、引导电位等研究。立体定位仪调整精确,极大地保证了电

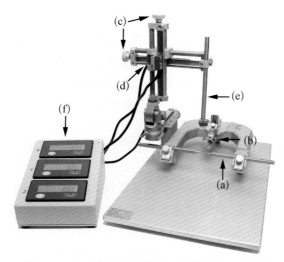

图 8-4　小动物立体定位仪(瑞沃德公司,中国)
(a) 耳杆;(b) 动物适配器;(c) 导螺;(d) 三维操作臂;(e) 夹持器;(f) 数字显示屏

极、微量移液器等设备对某些神经结构进行局部干预时的精确定位,可用于多种动物模型的建立,如帕金森病动物模型、癫痫动物模型和脑内肿瘤病模型等,以及学习记忆、脑内神经干细胞移植和脑缺血等的研究。目前,市场上可买到多种立体定位设备,如图 8-4 为实验室标准的立体定位仪,具有如下优点。

(1) 刻度便于观察:所有刻度均开放式地定向标注,且刻度数字较大,便于阅读。而刻度线采用激光雕刻清晰且便于永久保存。游标尺精确排列,使得立体定位仪精度能够达到 0.1 mm。

(2) 平滑移动:具有 3 个标准专用导螺进行位置调整,可根据所用的坐标系最快地将位置调整至所需刻度。

(3) 多重定位:操作臂上水平与垂直方向的位置由导螺控制,前后的位置由尾座导轨控制,3 个方向的移动范围均可达 80 mm,且垂直方向可 180°角旋转并随时锁定任意位置,便于手术操作。

(4) 易于进行生理学检测:可通过操作臂上完整的黄铜套管就近接地。

8.2　小动物手术监测设备

实验动物生命体征的测定结果是医学动物研究实验中最常用的观察、评价指标。

8.2.1　生理记录仪

生理记录仪是采集原始的生物信号,将其转换为电信号,经多级放大器放大、滤波及数模转换等后输出,以曲线的形式描绘在坐标纸上或在荧光屏上显示的仪器,可同时记录多种生理学参数(见图 8-5)。根据输入通道的多少,可分 2、4、8、16 道生理记录仪,是实验以及临床医学研究中常用的设备,对于疾病生理、病理变化和药物作用的了解都具有重要的意义。

生理记录仪由主机、各种前置放大器、信号调节器、传感器和附件等组成,可用普通的个人电脑进行工作,无须记录纸,将生理信号存储于计算机,并应用系统所提供的软件在计算机上进行数据分析,如信号的频谱分析、功率谱分析、3D 瀑布图分析、趋势图、散点图、XY 作图、回放、标记、叠加平均等。可自由设定采样率、选择放大器增益、联网工作、自由设定存储时间及重复次数等。

选用不同放大器及相应的换能器即可完成心电、脑电、肌电、眼电、胃肠电、诱发电位、

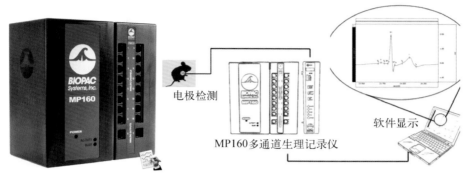

电极检测

软件显示

MP160多通道生理记录仪

图8-5 BIOPAC多通道生理记录仪(左)和记录系统(右)

神经电位、细胞电位、有创血压、无创血压、体温、肌张力、呼吸波、呼吸流速、组织血流速度、血管血流量、氧气含量、二氧化碳含量、血氧饱和度、无创心输出量、光电脉搏容积、皮肤电阻、电刺激等指标的测量。

使用生理记录仪时应当注意：① 根据实验的实际要求设置采集参数以及存储方式，妥善保存实验数据；② 采集通道的设置不可与其他数据重复；③ 换能器和连接的管道保持畅通，应充满肝素生理盐水，且排除所有气泡。

8.2.2 血糖测定仪

血糖测定仪于1968年由汤姆·克莱曼斯发明，1974年第一台便携式血糖仪 Reflomat上市[4-5]。发明至今，血糖仪已经历了有创、无创、动态血糖监测的发展阶段。血糖指标是糖尿病患者治疗给药时的重要依据，所以血糖测量十分重要。而在动物实验中，也用血糖测定仪测量动物的血糖，常用的有创血糖测定仪通过采集末梢血来测量血糖，具有需血量少、快速、易于携带、操作方便等优点(见图8-6)。只需将配套的试纸插入血糖测定仪，随后滴入血液样本，5 s后即可在显示屏上显示所测得血糖浓度。

目前，市场上的血糖测定仪的原理主要分为电化学法和光反射法[6]。

(1) 电化学法：利用酶和葡萄糖反应产生电子，运用电流计数设施读取电子的数量，再转化成葡萄糖的浓度读数。测量时只需少量血样，准确度较高。但应注意避免仪器受到电磁辐射从而影响检测结果。

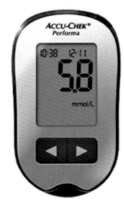

图8-6
血糖测定仪
(罗氏公司,瑞士)

(2) 光反射法：通过检测反应过程中试条颜色的变化来反应血糖值。利用酶与葡萄糖反应所产生的带颜色的中间物，运用检测器检测试纸反射面所反射光的强度，将其转化成葡萄糖浓度。光反射技术的优势是比较成熟、稳定，而且在紧急情况下可以通过目视检查试纸背面的颜色变化进行辅助判断血糖浓度的高低；但应避免在强光环境下操作。

任何一种血糖测定方法,其试纸都具有一定的检测范围,超过这个范围,血糖浓度与电位或者显色深浅将不成线性关系。所以,应当注意血糖测定仪的使用范围。

8.2.3 血压测定仪

血压是血液在血管内流动时对血管壁所施加的压力,是反映心血管功能的重要生理学指标,在疾病诊断、治疗和预后判断等方面均有重要意义。血压分为动脉压与静脉压,通常说的血压是指动脉压,包括收缩压和舒张压。一个心动周期内动脉血压的时域平均值为平均动脉压。根据测量方法的不同可分为直接测量法和间接测量法两大类[7]。

直接测量法即有创测量,需要将动脉导管置入动物动脉或心脏内直接测量血压信号。而股动脉插管进行直接血压测定是大鼠或者小鼠最常用的方法。其对于手术人员的操作技术要求较高,需要避免插管时刺破血管以及股动脉插管后结扎线松动、动脉插管滑出等意外。用此方法测量血压的优点如下: ① 可直接监测动脉压力持续的动态变化过程,长期监测,不受人工加压、袖带宽度及松紧度等的影响,准确可靠,随时取值;② 可根据动脉波形的实时变化来判断、分析心肌的收缩能力,可及时监测,如图 8-7 所示。

间接测量法即无创测量,运用红外线传感技术精确地监测鼠尾动脉的脉搏振动波,待仪器自动判断尾动脉脉波进入稳定状态后,即开始进入测量状态,准确地测量大鼠与小鼠的收缩压、舒张压、平均压和心率,并且能够根据所设定的次数自动进行多次测量,计算多次测量后的平均值。测量方法简单易行,无须特别的技术人员,不同的操作人员也可得到同样客观的测量结果。此外,还可通过计算机来实现对设备的操作,在屏幕上直接观测血压变化,实时监测记录后,并可编辑、存储、打印所测得血压结果,便于统计分析,如图 8-8 所示。

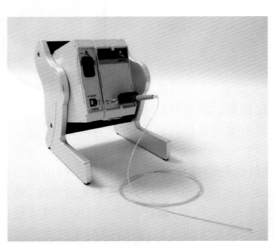

图 8-7 微型导管血压监测仪(FISO 公司,加拿大)

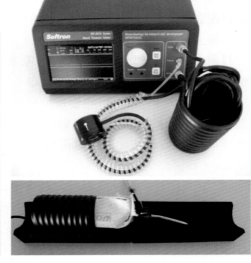

图 8-8 无创血压计(Softron 公司,日本)

8.2.4 体温维持仪

在术中和术后对动物进行保温是动物实验过程中至关重要的一个环节,保温措施是否完善,动物体温是否维持在正常范围,将对实验的成败产生直接影响,也是降低动物死亡率、减少动物痛苦的重要手段。由于麻醉剂导致血管扩张,抑制体温调节,以及手术室的低温环境等因素,动物术中和术后易处于低温状态。实验室常用直肠温度计监测动物手术前、中、后的体温,并采用加热垫维持动物体温。直肠温度剂具有精确、安全、快速、方便等特点,而采用加热垫保温的方式可实现温度调节、恒定,较之台灯等加热保温更加受热均匀且温度可控。如图 8-9 所示,体温维持仪采用彩色液晶触摸屏,外表美观、轻便易携且操作方便,能

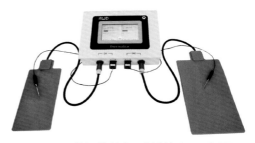

图 8-9 体温维持仪(瑞沃德公司,中国)

够设置温度,范围为 20~45 ℃,分辨率达 0.1 ℃,并实时监测加热垫和直肠探头的温度,可同时给 2 只小动物测量、保温,且独立操作;而加热垫和直肠温度探头分别采用独立电路控制,可达到双重安全保护,确保仪器使用的稳定和安全。

8.2.5 血液分析仪

1947 年,库尔特发明了用电阻法计数粒子。1956 年,他又将这一技术应用于血细胞计数,并获得成功,被称为电阻法或库尔特原理。1962 年,中国第一台血细胞计数仪研制成功。20 世纪 60 年代末,血细胞分析仪除可进行血细胞计数外,还可同时测定血红蛋白;70 年代,血小板计数仪问世;80 年代,开发了白细胞分类;90 年代,开发出可对网状红细胞进行计数的血细胞分析仪,同时 5 分类及幼稚细胞的检测更加成熟,并发展成为血细胞分析流水线[8]。而美国雅培公司旗下 i-STAT 公司上市的 i-STAT 临床血液分析系统开创了床边血气检测的先例,成为床边检测领域的领头羊,是一套高度可靠、获得美国食品药品监督管理局(Food and Drug

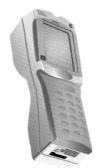 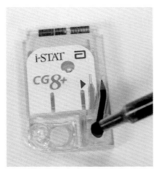

图 8-10 i-STAT 系列便携式血气分析仪(雅培公司,美国)

Administration, FDA)批准的血液分析系统(见图 8-10)。

(1)血液分析系统的元件组成:① 一次性使用的测试卡片,含有微型生物传感器阵列、定标系统、流控系统和废液池;② 用于分析钠、钾、氯、尿素、葡萄糖、离子钙、pH、PCO_2、PO_2 和血细胞比容的生物传感器有多种测试盘设计,只需几滴全血即可满足不同测试需求。

(2)手持分析仪:具有自动控制以及连续监测分析的功能,包括测试卡片内液体流动、定标和信号整合等。

（3）中央数据站：具有红外传输性能，可在广泛分布的分析仪网络中接收数千次测试记录数据；然后，将储存和整理后的数据迅速而便捷地传输至实验室信息系统或其他存储系统，至此达到中心化数据整合。

i-STAT临床血液分析系统具有以下优点。① 方便：仪器小巧便携，采血量少，使用全血检查无须分离，任何人均可操作，无须专人进行。② 快速：2 min即可得到血气和血电解质等报告。③ 准确：核心技术采用纳米涂层的生物传感芯片以及微流体技术，真正高科技的结晶，保证检测的准确和稳定，且有多重校准过程，结果更精确。④ 测试项目广泛：不仅可检测血气、电解质和生化项目，还可检测凝血、心脏标志物等测试项目。⑤ 管理数据方便：有软件可录入信息、查询数据并进行数据管理。

8.3 小动物实验的基本手术器械

8.3.1 一般手术器械

8.3.1.1 手术剪

手术剪通常分为组织剪、线剪、拆线剪等（见图8-11）。组织剪刃锐薄，锋利而精细，通常用来解剖、剪断或剪开分离组织，如皮肤等。线剪的刃较钝厚，用于剪断缝线、引流物等。拆线剪是一侧钝凹，一侧直尖的直剪，主要用于拆除缝线。通常浅部的手术操作用直剪，而深部的手术操作用弯剪。手术者应当注意绝对不能图方便而用组织剪代替线剪，避免导致刀刃损坏从而造成浪费。

正确持剪的方法为大拇指和无名指分别插入剪刀柄的两环，中指放置于无名指所在环的剪刀柄上，而示指则压在剪刀轴节处起稳定和导向的作用，有利于操作。

8.3.1.2 血管钳

血管钳主要用于钳夹血管或者出血点，也叫止血钳（见图8-12）。血管钳有各种不同的外形和长度，而结构上的主要不同是齿槽床，以适应不同性质的手术操作需要，除常见

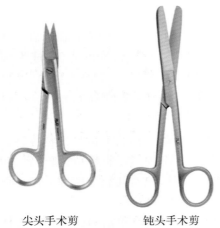

尖头手术剪　　　钝头手术剪

图8-11　尖头和钝头手术剪(瑞沃德公司,中国)

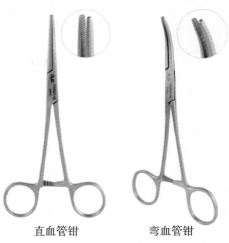

直血管钳　　　弯血管钳

图8-12　直、弯血管钳(瑞沃德公司,中国)

的直、弯两种,还可分为有齿血管钳、蚊式直血管钳和蚊式弯血管钳。

弯血管钳通常用于夹持深部组织或者内脏血管出血,有长、短两种。直血管钳用以夹持浅层的组织出血,也可用于牵引缝线、拔出缝针,或代替镊子使用等。而有齿血管钳则用于夹持较厚的组织和易滑脱组织内的血管出血,如肠系膜、大网膜等,其前端齿可防滑脱,但不能用于皮下止血。蚊式血管钳则为细小精巧的血管钳,也分为直、弯两种,多用于脏器、面部及整形等手术的止血,不适宜夹持大块组织。

血管钳的使用方法基本同手术剪一致,但放开时需用大拇指和示指持住血管钳一个环口,而中指和无名指挡住另一环口,将大拇指和无名指轻轻用力对顶即可。使用时应注意血管钳不得用于夹持皮肤、肠管等,以避免组织坏死,应尽量少夹附近组织。止血时只需扣上一二齿即可,并注意检查扣锁的牢固性。

8.3.1.3　手术镊

手术镊常用于夹持、提起组织,以利于解剖或缝合,也可用于夹持缝针等。一般可分为有齿镊和无齿镊(见图 8-13)。有齿镊又称为组织镊,镊的尖端有齿,而齿又可分为粗齿与细齿。粗齿镊用于夹持较硬的组织,损伤性较大;细齿镊则用于精细手术,如肌腱缝合、整形手术等。无齿镊又称为平镊,尖端无钩齿,用于夹持脆弱的组织、脏器等。

深部操作时用长镊;浅部操作时用短镊;尖头平镊对组织损伤较轻,常用于血管、神经手术。正确的持镊法是大拇指对示指与中指,执于镊脚的中、上部。

8.3.1.4　持针钳

持针钳也叫持针器(见图 8-14),结构上与直血管钳相似,但钳嘴粗短,主要用于夹持缝针,不宜用于钳夹组织,有时也用于器械打结[9]。使用时,用持针器的尖夹住缝针的中、后 1/3 交界处为宜,多数情况下夹持的针尖应向左,特殊情况可向右,缝线则应重叠 1/3,且将绕线重叠部分也夹于针嘴内。

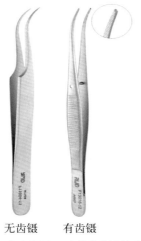

无齿镊　有齿镊

图 8-13　有齿镊和无齿镊(瑞沃德公司,中国)

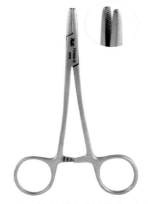

图 8-14　持针钳(瑞沃德公司,中国)

执持针钳的常用方法有掌握法、指套法和掌指法。掌握法也称为一把抓,即用手掌握拿持针钳,优点是缝合稳定,且缝合针方向易改变,操作方便。而指套法则为传统执法,用大拇指和无名指套入两个钳环内,以手指活动的力量来控制持针钳的开闭,并控制其张开、合拢的范围。掌指法的持法为大拇指套入钳环内,示指压在钳的前半部分起支撑引导作用,其余3指将钳环固定于掌中,可通过大拇指的上下开闭活动来控制持针钳的张开和合拢。

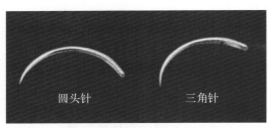

圆头针　　　　三角针

图 8-15　圆头针和三角针(瑞沃德公司,中国)

8.3.1.5　缝针

缝针是用于各种组织缝合的器械,由3个基本部分——针尖、针体和针眼组成。根据针尖的形状可分为圆头、三角头和铲头3种(见图8-15)。圆针根据弧度不同可分为1/2、3/8弧度等,弧度较大者多用于深部组织或软组织。三角针的前半部为三棱形,比较锋利,多用于缝合皮肤、软骨和韧带等坚韧组织,损伤比较大。而铲头针则较少用于临床(见表8-1)。

表 8-1　缝针的类型及适用范围

位　置	类　型	适　用　范　围
针尖	圆针	适用于一般软组织和内脏
针尖	三角针	适用于皮肤或其他坚韧组织
针体	弯针	一般缝合应用
针体	半臂针	皮肤缝合应用
针体	直针	皮肤或肠胃浆膜缝合
针孔	无槽	缝线突出损伤组织
针孔	有槽	缝线在槽内,组织损伤小
针孔	按孔	缝线穿过容易,但易脱出并被损伤易断
针孔	无损伤	特制用于精细组织的缝合

使用圆针、三角针时,原则上都应选用针径较细者,以避免缝合时产生较大损伤,但具体选用应根据实际缝合组织确定,防止针径过细折断。而在使用弯针缝合组织时,从组织拔出时应当顺着弯针弧度,避免缝针折断。目前也较多使用针线一体的缝合针,即无眼针,因针线粗细头尾一致,对组织损伤小,还可防止缝线缝合时的脱针问题。

8.3.1.6　缝线

理想的缝线应当在张力强度、可操控性、结节安全性、组织反应性、毛细现象、吸收速度稳定性、价格等方面均有好的表现。目前,市场上缝线可分为可吸收缝线和不可吸收缝线两大类(见表8-2)。

(1)可吸收缝线:主要为羊肠线和合成纤维线。肠线用羊的小肠黏膜下层所制,属于异体蛋白,所以在吸收过程中有较严重的组织反应;优点是可被体内吸收降解,不存在异物。

表 8-2 缝线的种类、用途及特点

种 类	用 途	特 点
不吸收缝线		
丝线	皮肤、皮下、胃肠道以及大血管结扎	组织反应轻；柔软、易打结、价格便宜；非吸收性，伤口感染易形成窦道，拆线困难
不锈合金钢线	切口各层缝合	组织反应轻；使用不便
可吸收缝线		
肠线	黏膜、胃肠以及眼科等精细手术	吸收性，时间较短，无须拆线；组织反应较重
合成纤维线	皮内缝合、胃肠、胆道、腹膜、腱鞘	60～90 d 吸收，无须拆线；组织反应轻；不易拉断、易打结；有抑菌作用

使用肠线时应注意：肠线的质地较硬，使用前应当用盐水浸泡，待其变软后再使用，但不可用热水浸泡或者浸泡时间过长，避免肠线肿胀、易折，影响质量。切勿用持针钳或血管钳夹持肠线，也不可将肠线扭曲，避免扯裂折断。肠线在使用时由于其较硬、较粗、光滑，所以结扎时需要使用三叠结，连续缝合，留较长线头，避免松脱。尽量选用细肠线。

合成纤维线的品种较多，如聚甘醇碳酸和聚羟基乙酸、聚二氧杂环己酮等，其优点是组织反应较轻，吸收的时间延长且有抗菌作用。

（2）不吸收缝线：有丝线、棉线、不锈钢丝、尼龙线、钽丝、银丝、麻线等数十种。其中最常用的是丝线，其优点是柔韧性高、具有较小的组织反应、能耐高温且操作方便，并且价格低廉，来源较易；缺点则是会在组织内永久存在，伤口感染后易形成窦道，需较长时间线头才能排出，造成创面愈合延迟。

8.3.1.7 皮肤缝合器

皮肤缝合器是医学上使用的替代手工缝合的设备，1908 年，匈牙利医师 Humor Hultl 发明第一部具有现代意义的缝合器[10]。

皮肤缝合器工作原理与订书机相同，即向组织内击发植入两排相互交错的缝钉，利用缝钉对组织进行离断或吻合，缝合严密，防止渗漏；而且由于小血管可从"B"型缝钉的空隙中通过，缝合部及其远端的血液供应不受影响。与手工缝合相比，机械缝合具有以下优点：① 操作简便、迅速且缝钉排列整齐，间距相等，避免手工缝合造成的过疏或过密、结扎过紧或过松，缩短了手术时间；② 准确、牢固，可保持良好血运，使组织愈合更有保障；③ 有效防止渗漏，可明显降低缝合口漏的发生率；④ 组织反应轻[11]。

目前，临床应用的缝合器种类及品牌繁多，根据使用次数可分为永久使用型和一次性使用型两类（见图 8-16）。两类缝合器结构与功能相同，但永久使用型由不锈钢金属制成，可高温高压消毒，与一般手术器械相同，更换钉匣可长期反复使用；一次性使用型缝合器则由硬塑料制成，消毒包装，使用一次后即丢弃。

使用皮肤缝合器时，用组织镊将伤口两侧皮肤向上翻转，并拉拢贴合，将缝合器对准手术切口，前端紧贴皮肤，紧握手柄两侧，用力将手柄压到位；缝合结束后，完全松开手柄，将吻合器退出。

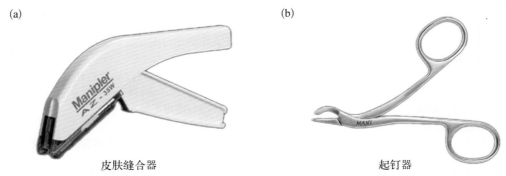

(a)　　　　　　　　　　　　　　　　　(b)

皮肤缝合器　　　　　　　　　　　　　起钉器

图 8-16　(a) 皮肤缝合器；(b) 起钉器(马尼公司，日本)

缝合器由金属钛或钽制成，伤口愈合后需使用起钉器将缝钉取出。起钉器通常由不锈钢金属制成，强度高，经高温高压消毒可重复使用；安装快捷可靠，操作方便灵活，使出针顺畅准确，无痛苦且瘢痕小。使用时，将起钉器头部下方两尖端插入针冠与皮肤的空隙处，握压手柄，缝合针即向上弹起，脱离切口完成拆针[12]。

8.3.1.8　剃毛器

因动物实验的需求，有时会需要将动物的毛发剔除，暴露实验部位，避免毛发的污染。如图 8-17 所示的剃毛器采用静音设计，电机运行噪声 55 dB 以下，低于欧盟 70 db 标准，采用通用串行总线(universal serial bus，USB)充电方式，并使用镍镉干电池，更加方便、快捷，可以边充电边使用，无须担心电力不足，且电池使用寿命长，刀头更换便捷，可用水独立清洗。机身采用防滑的设计，便于抓握，使用时不易滑落[13]。

8.3.1.9　微型手持式颅钻

微型手持式颅钻一方面可在脑立体定位时对颅骨进行开孔，使注射针头、电极、套管、微透析导管等易于植入；另一方面，可通过颅钻去除颅骨骨瓣，以实现大脑中动脉远端阻塞模型的成功制作(见图 8-18)。瑞沃德公司的微型手持颅钻转速可达 38 000 r/min，正向或逆向旋转，可采用手动或脚踏方式控制，手持钻孔；也可以通过颅钻夹持器固定到立体定位仪上，通过操作臂的上下移动进行精密控制。钻头有两种，圆头钻头用于颅骨钻孔；平头钻头用于磨薄颅骨。钻头型号、大小多样，可根据实际实验需求选取、配置。美国

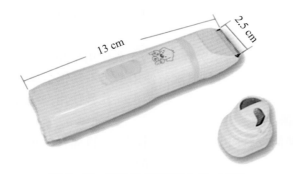

2.5 cm

13 cm

图 8-17　剃毛器(瑞沃德公司，中国)

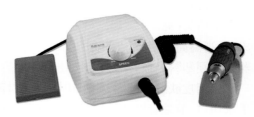

图 8-18　微型手持式颅钻(瑞沃德公司，中国)

Fine Science Tools 公司的无线显微钻设计更加小巧、便捷,利用无线设计,使用轻便的铝合金,使操作过程更加容易掌控,其碳化物钻头及杆的直径为 2.3 mm,长度为 4.4 cm。该显微钻具有配套的刺钻和环钻钻头,利用可反复充电的 6 V 镍镉电池作为动力,正常工作状态下可运行 8 h,平均转速可达 14 400 r/min。

8.3.1.10 配有双极电凝镊的外科专用电发生器

Medical Resource(美国)的发生器具有电切、电凝、电灼及双极电凝等模式,可在实验室和医院中进行卒中手术,有单极和双极特点,可满足外科手术对于稳定性、可靠性及便利性的要求。另外,Bovie(美国)1250 发生器具有 120 W 的电切功率,同时还具有90 W 的电切电凝混合功率,可同时拥有双水平的电凝功率,如图 8 - 19 所示。进行永久性大脑中动脉远端阻塞模型制作时,双极电凝镊是一个必不可少的

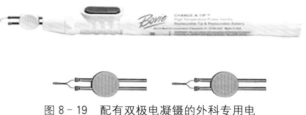

图 8 - 19　配有双极电凝镊的外科专用电发生器(Bovie 公司,美国)

设备,不但有利于彻底止血,还可明显提高血管闭塞速度和手术效率。双极电凝镊有 1.0、2.0 mm 等几种尺寸,长度为 11～20 cm,均可进行高压灭菌。如果没有外科专用的电发生器,可以用一把简单的电烙器进行替代,其尖端比较精细,而且温度相对较低(用 1 或 2 节电池进行控制),术者可利用尖端进行止血。所有一次性电烙器均需无菌及独立包装。

8.3.2　显微手术器械

8.3.2.1　显微镊

如图 8 - 20 所示,是长 12.5 cm、头宽 0.3 mm 的显微弯镊和显微直镊,可改善手术操作时的能见度,是操作小血管的理想工具。

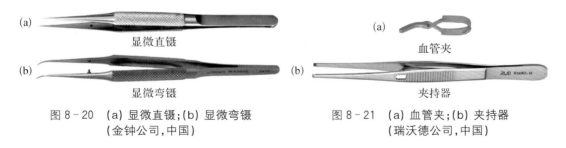

图 8 - 20　(a) 显微直镊;(b) 显微弯镊
　　　　　(金钟公司,中国)

图 8 - 21　(a) 血管夹;(b) 夹持器
　　　　　(瑞沃德公司,中国)

8.3.2.2　显微血管夹

由动脉的尺寸来选取合适的夹子尺寸以及压力。夹子不能用手指施加压力,应当使用适宜的施夹钳。典型的夹子一般具有 10～20 g/mm^2 的压力,对较小的血管比较理想。

8.3.2.3　显微弹簧剪

显微弹簧剪刀能够使显微镜下的能见区域最大化,可减少不必要的刀片区域所占的

体积,即全部的刀片尺寸约比工业标准的剪刀小30%(见图8-22)。超精细剪刀对精密外科手术来说十分理想。例如,在血管壁上切割一个很小的洞用于插入缝线或导管。熟练地操作这些器械需要大量的练习。这些弹簧剪刀刀片很小,可以操作的空间很有限以及需要绝对精度的地方使用。

8.3.2.4 显微拉钩

如图8-23所示为两种不同的显微拉钩,一个有3 mm×3 mm尖齿,最大伸展为1.8 cm,总长度3 cm;另一个为3 mm×3 mm尖齿,最大伸展3.5 cm,总长度4 cm。这些拉钩有助于暴露手术区域、改善视野。

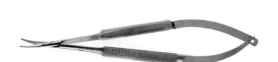

图8-22 显微弹簧剪(瑞沃德公司,中国)

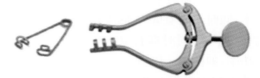

图8-23 显微拉钩(瑞沃德公司,中国)

参考文献

1. Bardell D. The invention of the microscope[J]. Bios, 2004,75(2):78-84.
2. 刘剑峰,陈斌,倪勇.手术显微镜的研究进展及发展展望[J].医疗卫生装备,2013,34(10):85-87.
3. Rahman M, Murad GJ, Mocco J. Early history of the stereotactic apparatus in neurosurgery[J]. Neurosurg Focus, 2009,27(3):E12.
4. 李延斌.血糖检测仪的发展、临床应用与选购[J].中国医疗器械信息,2008,14(12):25-29.
5. Alkire RC, Kolb DM, Lipkowski J. Bioelectrochemistry:fundamentals, applications and recent developments[M]. Berlin:Springer, 2011.
6. Wang J. Electrochemical glucose biosensors[J]. Prog Chem, 2012,108(2):814-825.
7. 朱丽娟,李恩有,孙波.血压监测方法的研究现状[J].医学综述,2017,23(13):2647-2652.
8. 庞博,刘贵建.血液细胞分析技术的临床应用与研究进展[J].首都医科大学学报,2013,34(4):550-553.
9. Chu CC, Greisler HP. Wound closure biomaterials and devices[J]. Boca Raton:CRC Press, 1996.
10. Zeebregts CJ, Heijmen RH, Jj VDD, et al. Non-suture methods of vascular anastomosis[J]. Br J Surg, 2003,90(3):261-271.
11. Ghosh A, Nanjappa M, Nagaraj V, et al. Comparison between stainless steel staples and silk sutures for primary closure of skin in patients undergoing neck dissection:a comparative clinical study[J]. Contemp Clin Dent, 2015, 6(Suppl 1):S51-S55.
12. Teoh MK, Burd DA, Bucknall TE. Removal of skin staples in an emergency[J]. Ann R Coll Surg Engl, 1988, 69(5):222-224.
13. Gerrit Terstiege. The making of design:from the first model to the final product[M]. Basel:Birkhäuser, 2009.

9 卒中动物的麻醉与镇痛

在实验中对动物进行麻醉,使肌肉达到合适的松弛度;更重要的是,充分的麻醉和意识丧失可以使动物避免疼痛,降低由痛苦带来实验结果的不稳定性。麻醉药对于脑血流和代谢、神经与血管的耦合、自我调整、缺血性去极化、兴奋性中毒、炎症、神经网络以及许多与卒中相关的分子通路具有药物和剂量的影响[1]。已经有研究考察缺血中麻醉药(地氟烷、甲苄咪酯、尿烷、氯醛糖、水合氯醛、阿片类药物及其联合使用)的神经保护性能和分子细胞作用机制[2-3]。有研究表明,相比于丙泊酚,使用氟烷麻醉大鼠 1 h 后进行 MCAO造模 2 h,可以明显缩小梗死体积[4]。既往有文献报道,异氟醚对于脑缺氧的新生大鼠具有保护作用[5-7];后来进一步研究发现低浓度的异氟醚可以促进增殖和分化,不具有细胞毒性,但高浓度的异氟醚作用却相反[8]。在卒中发生前给予麻醉预处理,或是卒中发生后进行多种麻醉处理,具有保护作用[9-10]。但是许多麻醉药也可以抑制心肌收缩和血液全身循环,进而降低血压,这对于缺血组织灌注是有害的[11-13]。因此,选择合适的麻醉药剂量和合理的给药方式,对于卒中实验具有重要的影响。

9.1 麻醉前考虑因素

实验过程中采取科学合理的麻醉手段对于获得良好的实验结果,以及保障实验动物的权利是必须的。在对实验动物进行麻醉前,需要考虑的因素主要有如下几点。① 实验动物的健康状况:麻醉药可以扰乱实验动物正常的生理状态。在麻醉过程中,麻醉药可以降低中枢神经系统的代谢率和氧需求,同时它又能影响动脉氧和二氧化碳、平均动脉压和静脉血流量,进而影响脑血流量。如果实验动物在麻醉时处于疾病状态,麻醉药容易诱发动物不良的应激反应,情况严重的还可能导致死亡。② 体重:一般的麻醉药都是根据实验动物体重计算需要的剂量。剂量过低使得麻醉不充分,无法进行实验并对动物产生较大的痛苦;剂量过高,动物容易死亡。③ 年龄:影响动物的身体素质。一般来说年幼的动物体重较轻,在麻醉时容易致死,因此,选择麻醉药剂量需要十分慎重。④ 种系:对于同一种麻醉药,不同种系的动物存在差异,需要根据实际情况调整麻醉药的剂量。⑤ 性别:对于麻醉药的效果也可能产生影响,这是由于雌性和雄性动物体内的内分泌水平、生理差异等不同而导致的。⑥ 禁食:麻醉前动物是否需要禁食应根据实验目的和动物的麻醉需求而定。如果动物的血糖含量偏高会影响实验结果,以及动物(例如猫、犬、猪)在麻醉时容易呕吐,那么麻醉前(12～24 h)禁食是需要的。

9.2 麻醉后动物模型的科学可靠性

麻醉效果的好坏和稳定性对于麻醉后动物模型的科学可靠性产生影响。在动物模型建立过程中,需要动物在麻醉苏醒后进行后续实验。因此,动物在麻醉后,需要单独放置在一个笼子并能迅速恢复到麻醉前的生理状态。良好的麻醉,实验动物很快能从麻醉中恢复,并进行正常的饮食和活动;而劣质的麻醉,使得实验动物产生疼痛、恐惧、紧张等不良反应。如果麻醉动物在1～2天内还是无法正常饮食,那么动物极易出现脱水、缺氧、体温降低和呼吸性酸中毒等现象,而这些情况将对实验结果产生极大的影响。

9.3 动物对麻醉和手术紧张的反应

麻醉可以诱发实验动物不良的应激反应,这些应激反应对于实验的正常进行和结果都有影响。因此,应当选择最适宜的麻醉手段,尽量降低实验动物的不良应激反应,从而获得更好的实验结果。对于大鼠,麻醉过程中的应激反应主要是血浆中一些激素(生长激素、抗利尿激素、甲状腺素、肾素、催乳素、儿茶酚胺、肾上腺皮质类固醇和醛固酮等)浓度的提高,以及另一些激素(卵泡激素、黄体生成素和睾丸素等)浓度的降低。

对于胰岛素,其浓度的在动物手术后2 h显示降低,4 h显示升高。而对于胰高血糖素,则表现为先升高后降低的趋势。有研究表明,麻醉和手术都可以激发下丘脑-垂体-肾上腺轴。由于组织外伤可以引起激素水平的改变,进而加速糖原和脂肪的分解和代谢,最终导致高血糖症。实验动物麻醉后进行实验的过程中,动物可能产生呼吸急促或过缓、咳痰、抽搐等反应,这可能是由于麻醉药的特性以及麻醉药剂量过大而导致。

9.4 麻醉深度的评估

实验动物麻醉深度的评估可以通过肉眼观察和刺激反应来判断,主要有以下几种方法。① 观察呼吸的频率和深度:对于一般实验,动物麻醉后呼吸应当十分平稳,不宜过快或者过慢。② 观察耳朵、鼻子、爪子和嘴黏膜的颜色变化:实验动物麻醉后,以上这些部位如果出现发绀或者惨白的症状,那么说明麻醉过深,导致动物血氧浓度降低过大。③ 观察刺激反应:通过观察镊子夹脚趾、尾巴、皮肤等部位时的反应,可以判断动物是否已经完成麻醉。完全麻醉的动物,对于以上这些刺激无反应,还可以通过闭眼反射、闭颌反射、刺激耳部的摇头反射等来评估麻醉的深度(见图9-1)。④ 观察颈动脉的颜色和跳动频率。

麻醉深度可以分为4个阶段(Waynforth 和 Flecknell 方法划分)。① 轻度麻醉阶段:在该麻醉阶段,实验动物失去了右侧发射功能,并且无法动弹,但是此时动物对于疼痛反应十分剧烈。② 轻度手术麻醉阶段:在该麻醉阶段,可以进行一些如皮肤标本的获取等轻微的表面手术,这一阶段已经属于较深的麻醉水平。③ 中度手术麻醉阶段:该麻醉阶

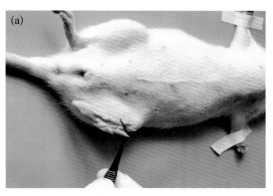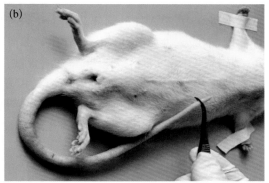

图 9-1 麻醉深度测试

注：用镊子夹大鼠足趾和尾巴,无应激反应说明麻醉深度适当

段是比轻度手术麻醉阶段更深的麻醉水平,此时动物对于进行剖腹等深层次的手术不会产生身体移动等反应。④ 深度手术麻醉阶段：该麻醉阶段是这 4 个麻醉阶段中最深的麻醉水平,常用于一些大型的手术或是进行颅骨钻洞等极为敏感结构的手术。

9.5 麻醉方法评估

麻醉手段的选择必须是对实验结果没有影响或是两者的相互影响降到最低。虽然在实际实验过程中,麻醉药和实验的相互影响很难完全消除,但是通过对所使用麻醉药的生理和药理作用的分析处理可以了解其对于实验结果影响的大小,从而对实验结果进行矫正。

对于已有文献报道使用的麻醉手段,当研究者将其应用于其他疾病的同一动物模型时,不一定能够获得同样的效果。比如,血管插管手术中可以使用氯胺酮联合赛拉嗪作为麻醉药,但是氯胺酮联合赛拉嗪不能用于卒中模型的实验中,因为氯胺酮联合赛拉嗪具有神经保护功能,而卒中研究中常涉及神经保护的研究。因此,如果在卒中研究中使用氯胺酮联合赛拉嗪,将严重影响实验结果。

在实际的实验过程中,发现麻醉药对大鼠的作用效果和大鼠的种系相关。比如,对于 Sprague-Dawley 大鼠,采用腹腔注射 30 mg/kg 的戊巴比妥钠可以达到很好的麻醉效果;但对于 Zucker 糖尿病肥胖大鼠来说,这样的麻醉剂量是无效的。已有的研究报道中显示,不同的麻醉药对于血脑屏障、神经保护等会产生影响。例如,100% 的二氧化碳或 70% 二氧化碳和 30% 氧气混合进行大鼠的气体麻醉时会破坏其血脑屏障,从而影响实验结果。

因此,在正式实验前需要认真选择麻醉药的品类、剂量和给药方式,在确保麻醉药对于实验结果没有影响或影响可以忽略的情况下,再进行正式实验。

9.6 麻醉方法选择

麻醉实验动物时,选择一种麻醉药还是多种麻醉药,以及麻醉药给药方式都是需要根据实验的实际需要做出选择。对于吸入性和注射性麻醉药,可以逐步引导麻醉的过程。在卒中研究中,吸入性的麻醉药优于注射性麻醉药。因为许多注射性麻醉药具有神经保护作用,而吸入性麻醉药绝大部分在肺部清除,一小部分在肝内代谢清除。

传统的开放实验室大鼠麻醉方法曾被广泛使用,具有价格便宜、方法简单的特点;但是这种麻醉方法效率低下,麻醉药容易挥发到环境中,危害实验者的身体健康。因此,如今已经逐步被气体麻醉机代替。气体麻醉机可以控制麻醉气体的流速,容易实现稳定高效的麻醉。另外,腹腔注射麻醉药也是实验室常用的一种麻醉方式,该方法具有简便、易于操作的特点。

9.7 吸入性麻醉剂

9.7.1 麻醉相关仪器

9.7.1.1 下沉气流表或通风柜

下沉气流表或通风柜可以用来清除废弃的麻醉气体。在许多制药和生物技术行业的实验室都安装有下沉气流表。下沉气流表安装有气体出口,因为气体是蒸发吸入麻醉药所需的。在手术室可以放置多台通风橱进行手术。

9.7.1.2 气体过滤器或化学清除剂

气体过滤器是指麻醉气体通过吸水性材料(如活性炭)时,麻醉药被吸附而氧气和二氧化碳可以通过。活性炭可以吸附约为自身重量 25% 的麻醉药,一旦饱和,活性炭吸附麻醉药的能力便消失,应当立即更换。虽然气体过滤器具有价格低廉、使用方便的优点,但如果使用频繁,那么更换活性炭的次数也将增加,这将增加使用成本。

9.7.1.3 感应室

感应室是进行吸入性麻醉必需的仪器。待麻醉的实验动物放入充满麻醉药的感应室后,迅速盖上盖子,待实验动物完全麻醉后,迅速拿出并盖好盖子,防止麻醉药溢出。感应室一般为透明材质,便于观察实验动物的麻醉状态。

9.7.1.4 麻醉机及其配件

使用气体麻醉机进行实验动物的麻醉具有许多优势。首先,气体麻醉机的操作极为简单,简单培训就可独立操作。其次,气体麻醉机可以调整气体的流速,从而适应不同实验动物的麻醉需求。最后,气体麻醉机可以连接多个反应室,同时进行多个实验动物的麻醉。针对不同的麻醉需求,可以购买不同规格的麻醉机。如图 9-2 是一台小型动物麻醉机。

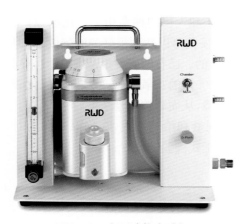

图 9-2 小型动物麻醉机

9.7.2 预试的废气

麻醉过程中排出的废气主要包括未吸收的麻

醉药和动物呼吸代谢的气体。麻醉气体泄露主要发生
于给麻醉机填补麻醉药、放入和拿出实验动物时以及
管道连接缝隙处,对于长期反复接触麻醉剂的实验者
来说存在安全风险。1978 年,美国国家职业安全卫生
研 究 所（National Institute Occupational Safety
Health，NIOSH)提出卤化麻醉剂建议的暴露限值为
每小时百万分之二(2PPM)。同时,有建议一氧化二
氮的暴露极限为百万分之二十五,但标准尚未公布。
如图 9-3 为麻醉废气收集器。

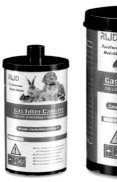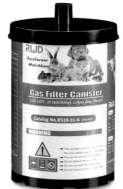

图 9-3 麻醉废气收集器

9.7.3 麻醉诱导和维持的吸入剂

在气体麻醉过程中可以使用较高浓度的麻醉药将实验动物快速麻醉。在进行实验过
程中,通过调整麻醉药输出的流速改变其浓度,使得实验动物处于麻醉维持状态。 如
图 9-4 为气体麻醉用面罩。

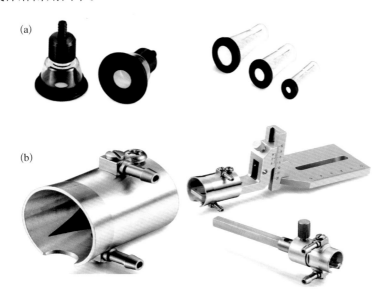

图 9-4 气体麻醉用面罩

(a) 大鼠/小鼠面罩;(b) 与立体定向相连的大鼠/小鼠面罩

9.7.4 麻醉过量及其解决

实验动物在麻醉过程中可能产生麻醉药过量的问题,常表现为呼吸过浅或行为暴躁。
此时应当立即停止麻醉,直至其呼吸正常方可继续麻醉进行实验。麻醉药过量严重时可
能导致实验动物停止呼吸,应当立即使其平躺,用拇指和示指按压胸部(45～60 次/min),
直至呼吸正常方可继续实验。但一般来说,此时的实验动物很难恢复正常呼吸而极易死
亡,并且中断呼吸太久导致的缺氧对于卒中研究存在影响。

9.7.5 麻醉维持

诱导麻醉完成之后,需要进行麻醉维持以进行后续实验。将麻醉的实验动物置于麻醉面罩处,持续吸入麻醉气体(气体浓度维持在 1.55%～2.5%)。在实际操作过程中,可根据动物呼吸频率和行为表现判断麻醉情况,然后再调整麻醉气体的流速。麻醉药过量容易造成实验动物死亡,因此,实验时必须时刻关注动物的麻醉状况,尽可能降低麻醉水平。麻醉后实验动物恢复正常的时间由麻醉维持的时间而定,30 min 麻醉维持通常的恢复时间为 5～10 min,完全复苏的时间为 15～20 min 或是更长。如图 9 - 5 为感应室和恢复室。

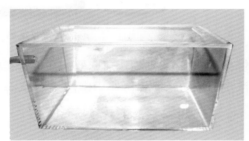 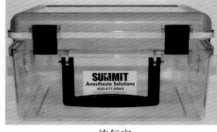

感应室　　　　　　　　　　　　　　　　　恢复室

图 9 - 5　感应室和恢复室

9.7.6 吸入性麻醉药介绍

9.7.6.1 异氟醚

(1) 理化性质:异氟醚是一种无色透明、易挥发,具有轻微刺激性气味、不可燃、不具有爆炸性的液体。常用作吸入性麻醉药,规格大多为 250 ml/瓶。异氟醚的麻醉机制主要是通过抑制中枢神经系统的活动使得实验动物丧失意识,维持麻醉状态。使用异氟醚诱导和麻醉以及从麻醉状态的恢复都十分迅速。

(2) 药代动力学:异氟醚在血液中的浓度与肺泡浓度有关,溶解系数决定其在组织中的分配,一般来说溶解系数相对稳定。在机体的组织和血液中,异氟醚的溶解度远低于安氟醚和氟烷。在机体的肺泡或者动脉中,异氟醚的浓度要达到给药时浓度的 50% 需要 4～8 min,而浓度达到 60% 则需要 15 min。在麻醉过程中,肺部代谢了很大一部分麻醉药,直至麻醉结束停止给药,肺部的代谢降为 0。对于人类,使用异氟醚麻醉只有 0.2% 的麻醉药可以转化为可回收代谢产物(主要为氟和有机氟),50% 由尿液排出,其主要代谢产物为三氟乙酸。此外,还有少部分由肝脏代谢排出。

(3) 用法和用量。① 诱导麻醉:首先使用 3%～5% 的异氟醚(流速为 800 ml/min)使麻醉气体流入感应室,将实验动物迅速放入感应室,待其倒下后拿出。② 麻醉维持:使用 1.5% 的异氟醚(流速为 800 ml/min),通过面罩将麻醉药输入实验动物,达到麻醉维持的效果。③ 复苏:当进行实验动物的伤口缝合时,首先将异氟醚的浓度降至 0.5%,在手术结束时浓度降至 0。将实验动物单独放置,让其呼吸新鲜空气以迅速从麻醉状态复苏,一般来说,使用异氟醚麻醉恢复十分迅速。

（4）注意事项：① 由于异氟醚易于挥发，因此麻醉时需要将异氟醚通入一个感应室进行麻醉，不可将异氟醚用于敞开式的麻醉过程中。② 异氟醚对于心血管（包括血压和节律）、呼吸系统都有抑制作用，在麻醉给药过高时抑制作用加强，还会产生白细胞计数增加的现象。③ 异氟醚可以增加脑血流量，从而升高脑脊髓压力，这一作用主要出现于深度麻醉时。为避免这一不良反应，可以在术前和术中让实验动物充分换气以得到缓解。④ 异氟醚具有强大的扩张系统和冠状动脉的作用，但是可以通过维持动物的水平状态从而抑制其扩张作用。⑤ 异氟醚在使用时需要根据使用的有效面积进行调整。异氟醚是否具有肝毒性目前尚未明了，因此在反复使用此麻醉药的实验中需要引起注意。实验发现，使用异氟醚麻醉时，2 h 内使用 3 次（每次麻醉时间为 2~3 min）不会造成肝毒性。⑥ 异氟醚可以与二氧化碳吸附剂作用产生一氧化碳，如果麻醉的实验动物吸入一氧化碳则会导致碳氧血红蛋白的形成。⑦ 异氟醚降解时可以产生无机氟，无机氟具有肾毒性，但是实验表明使用异氟醚麻醉大鼠不会造成肾毒性。

9.7.6.2 氟烷

（1）理化性质：氟烷是一种无色透明、挥发性、不可燃、不易爆炸、能使人产生愉悦感的液体。氟烷属于氟化氢类物质，与异氟醚具有相似的特征和活性。由于氟烷具有一些不良反应（如肝毒性），已于 2006 年退出美国市场。

（2）药理作用：麻醉过程中氟烷由肺泡进入血液然后到达大脑，对中枢神经系统的抑制作用是逐步的，先作用于大脑皮质，然后逐渐作用于脊髓的重要中心部位，此种抑制作用是可逆的。氟烷可能导致支气管扩张、肾血流量、肾小球滤过率和尿液的减少，但是具体的作用机制尚不清楚。

（3）药代动力学：氟烷在机体的血液和组织中溶解度较低，吸入的氟烷 80% 由肺部代谢排出，剩余的 20% 由肝脏进行代谢。其代谢产物主要是三氟乙酸、溴化物、氯化钠和氟盐，大约需要 1 周由肾脏代谢排出。麻醉复苏时，氟烷逐渐从肺部呼出，有一部分在肝脏内代谢。

（4）用法与用量。① 诱导麻醉：首先使用 3%~4% 的氟烷（流速为 1 000 ml/min）混合 30% 氧气和 70% 空气，或者是 50% 一氧化二氮和 50% 氧气，使麻醉气体流入感应室，将实验动物迅速放入感应室，待其倒下后拿出。② 麻醉维持：使用 1%~2% 的氟烷（流速为 800 ml/min），通过面罩将麻醉药输入实验动物，达到麻醉维持的效果。

（5）注意事项：① 由于氟烷易于挥发，麻醉时需要将异氟醚通入一个感应室进行麻醉，这样不仅麻醉气体浓度容易控制，而且更加安全，切不可将异氟醚用于敞开式的麻醉过程中；② 氟烷的不良反应比异氟醚多，具有肝毒性和肾毒性，容易引起心律失常，对于生育功能也有影响，因此不建议在短时间内反复使用；③ 氟烷具有脑血管扩张作用，麻醉时可能会导致脑血流量增多或颅内压升高，这种情况在颅内占位损伤时更加明显，可以通过充分通气来解除氟烷引起的脑脊液压力的升高。

9.7.6.3 安氟醚

（1）理化性质：安氟醚是一种无色透明、不可燃、具有温和香甜味、性质稳定，并且不含有化学稳定剂的液体,在用作吸入性麻醉药时,通过液体气化的方式进行给药。

(2) 药理作用:安氟醚作为吸入性麻醉药,其麻醉速度和复苏速度都很快,但是随着麻醉深度的增加,实验动物的血压会下降,心率保持在相对稳定的状态。

(3) 药代动力学:安氟醚麻醉效果和特点与异氟醚类似,麻醉和复苏的速度都十分迅速。在肝脏中,安氟醚通过生物转化作用可以降低血清中氟含量峰值,平均值为15 mmoL/L,这一含量远小于可产生肾脏损伤的临界值。安氟醚对淋巴免疫系统没有抑制作用。

(4) 用法用量。① 诱导麻醉:首先使用3%～4%的安氟醚,与氧气混合或与一氧化氮和氧气(比例为2∶1)混合,使麻醉气体流入感应室,将实验动物迅速放入感应室,待其倒下后拿出。② 麻醉维持:使用2%的安氟醚,通过面罩将麻醉药输入实验动物,达到麻醉维持的效果。

(5) 注意事项:① 由于安氟醚易于挥发,因此麻醉时需要将安氟醚通入感应室进行麻醉,这样不仅麻醉气体浓度容易控制,而且更加安全,切不可将安氟醚用于敞开式的麻醉过程中;② 使用安氟醚麻醉时,麻醉过深可能会导致低血压和呼吸抑制。

9.7.6.4 甲醚

理化性质:甲醚是一种可燃、具有挥发性和刺激性气体的液体,与空气或氧气混合可形成爆炸混合物。虽然甲醚价格低廉,但是存在较大的安全隐患,容易发生爆炸和火灾。因此,大多数实验室已经弃用甲醚,选择其他更加安全高效的吸入性麻醉药。

9.7.6.5 二氧化碳

理化性质:二氧化碳是一种无色、无刺激性的气体(在常压下)。二氧化碳可以作为麻醉药的替代品,其用作麻醉药的特点为麻醉和复苏迅速、易于获取、价格低廉和对实验者没有不良反应。二氧化碳最普遍使用于心脏穿刺进行血液的收集。使用二氧化碳麻醉时,可以将二氧化碳和氧气混合使用(比例为7∶3或1∶1),麻醉诱导2 min,麻醉维持30～90 s,麻醉复苏4～5 min。二氧化碳是一种窒息性且强大的脑血管扩张剂,可以降低血氧浓度,且二氧化碳和氧气混合可以在5～6 min内造成血脑屏障破坏。因此,对于卒中和血脑屏障相关的研究不建议使用二氧化碳作为麻醉药。

表9-1和表9-2总结了各种吸入性麻醉药的剂量、给药方法和特点。

表9-1 总结了大鼠吸入性麻醉药的剂量和给药方法

药 品	诱导(%)	维持(%)
异氟醚	3.0～4.0	1.5～2.5
安氟醚	3.0～4.0	0.5～2.0
氟烷	3.0～4.0	1.0～2.0
乙烷	10.0～20.0	4.0～5.0
甲氧氟烷	4.0	0.4～1.0

注:药品与30%氧气和70%一氧化二氮混合吸入

表 9-2　不同吸入性麻醉药的比较

特　　点	氟烷	异氟醚	安氟醚	乙醚	二氧化碳
诱导和复苏	快	更快	更快	慢	中等
给药方法	蒸发器	蒸发器	蒸发器	罐	诱导室
可燃性	无	无	无	有	无
刺激性气味	轻微	无	无	有	无
肝毒性和肾毒性	肝毒性	无	无	肝毒性	无
脑血流	增加	增加	增加	无数据	增加
价格	较高	高	较高	一般	一般

9.8　注射性麻醉药

9.8.1　给药途径

注射性麻醉药的给药途径有腹腔注射、肌内注射、静脉注射及皮下注射等。麻醉药的麻醉药效果和给药途径密切相关。

对于实验小鼠和大鼠,注射性麻醉药常用的给药方式是腹腔注射。注射性麻醉药主要有以下优点:① 腹腔注射易学易操作,无须额外的实验仪器,只需注射器和麻醉药就可完成实验动物的麻醉;② 腹腔空间较大,因此通过腹腔可以注射较大量的麻醉药进入体内;③ 腹腔注射将实验动物的疼痛和紧张感降至最低;④ 腹腔注射也是既往常用的注射性麻醉药给药途径。但是,腹腔注射如果操作不当,可能会注射到小肠腔内、膀胱内或皮下脂肪内,导致麻醉效果不佳。

肌内注射是一种可靠的药物吸收和传输方式,通常将麻醉药注射于股四头肌上。但是,有些麻醉药通过肌内注射的给药途径会造成肌肉损伤。静脉注射的药物运输和麻醉速度都较快,而且可以通过观察动物的反应调节给药剂量,易于控制麻醉的深度。大鼠和小鼠的尾静脉常用于静脉注射,使用热水或乙醇擦拭尾巴可以扩张尾静脉,便于尾静脉注射。

采用腹腔注射或肌内注射时,应当选择具有安全边际较广的麻醉药。选择静脉注射时,容易快速对麻醉药的作用剂量做出预测和判断。每种给药途径都有各自的优缺点,在实际操作中应当选择最合适的麻醉途径。

9.8.2　注射性麻醉药

可用于注射的麻醉药较为广泛。不同的麻醉药产生的麻醉时间和质量有很大的不同。尽管在卒中手术中,一些药物的阵痛不够充分,添加一种低浓度的可挥发性的麻醉药可以加强阵痛效果。相比于吸入性麻醉药,注射性麻醉药的优势只要有以下几点:① 价格低廉;② 无须额外的麻醉装置,利用注射器即可完成麻醉;③ 麻醉操作简单,容易掌握。常见的注射性麻醉药及其推荐剂量如表 9-3 所示。

表 9-3 注射性麻醉药的推荐剂量

药　　品	剂　　量	给药途径	持续时间
异丙酚	0～25 mg/kg	静脉注射	5 min
	7.5～10 mg/kg	静脉注射	1～2 h
	44～55 mg/(kg·h)	静脉注射	
二羟孕烷二酮-21-醋酸酯-羟-5α-孕烷二酮复合剂	10～15 mg/kg	静脉注射	5 min
	25～30 mg/kg	腹腔注射	5 min
	3～4 mg/kg	静脉注射	8 h
	0.25～0.45 mg/(kg·h)	静脉注射	
硫喷妥钠	20～40 mg/kg	静脉注射	5～10 min
	40 mg/kg	腹腔注射	5～10 min
美索比妥(1%)	7～15 mg/kg	静脉注射	5～10 min
	40 mg/kg	腹腔注射	15～20 min
戊巴比妥	30～40 mg/kg	静脉注射	20～60 min
	30～60 mg/kg	腹腔注射	20～60 min
	50 mg/kg，诱导	腹腔注射	2～3 h
	500 μg/(kg·min)	静脉注射	
氯胺酮	80～100 mg/kg	肌内注射	20～30 min
	100 mg/kg	腹腔注射	只用于镇静
	50 mg/kg	静脉注射	
氯胺酮+噻拉嗪	40～100 mg/kg	肌内注射或腹腔注射	20～60 min
	3～15 mg/kg		
氯胺酮+乙酰丙嗪	40～75 mg/kg	腹腔注射	20～30 min
	0.75～2.5 mg/kg	腹腔注射	
氯胺酮+美托咪定	60～75 mg/kg	肌内注射或腹腔注射	20～30 min
	0.25～0.5 mg/kg	皮下注射	
氯胺酮+地西泮	40～80 mg/kg	肌内注射或腹腔注射	45～60 min
	2.5～10 mg/kg	肌内注射或腹腔注射	
替来他明	20～40 mg/kg	腹腔注射	30～60 min
芬太尼+氟阿尼酮	0.2～0.4 ml/kg	肌内注射或腹腔注射	20～90 min
1 份 Hypnorm+1 份咪达唑仑+2 份水(Hypnovel)	2.4～4.0 ml/kg	腹腔注射	60～90 min
芬太+Droperidole (Innovar-Vet)	0.13～0.4 ml/kg	肌内注射	20～30 min
	0.2～0.6 mg/kg	腹腔注射	
	反复 1/4、1/2 起始剂量	腹腔注射	1 h

续 表

药　品	剂　量	给药途径	持续时间
水合氯醛	300～400 mg/kg	腹腔注射	45～60 min
	400～600 mg/kg	皮下注射	2 h
	第一剂量后追加 40 mg/kg	腹腔注射	
聚氨酯(50%)	0.5～1.5 g/kg	腹腔注射	24 h

9.8.2.1 短期麻醉剂

（1）异丙酚：又名得普利麻（rapinovet），其化学成分为烷基苯酚类。异丙酚是一种新型催眠剂，具有麻醉起效快、时间短、复苏迅速和重复注射不积累等优点。有研究表明异丙酚具有神经保护作用，作用于中央或外周儿茶酚胺的衰减。

异丙酚在体内重新分配和代谢速度很快，因此肌内注射和腹腔注射效果不佳。对于大鼠，异丙酚（10 mg/kg）可产生 5 min 的手术麻醉作用。当持续静脉给药，麻醉作用可延长。在这一剂量范围内，心血管和呼吸系统的抑制作用较轻微。

如果反复推注异丙酚，建议剂量是 10～25 mg/kg，或者先用 10～25 mg/kg 静脉注射的剂量进行诱导，然后用 10～25 mg/(kg·h) 的剂量持续静脉给药 1～2 h。

（2）二羟孕烷二酮/羟-52-孕烷二酮/阿法多：类固醇二羟孕烷二酮/羟-52-孕烷二酮混合物（0.9%，重量/体积）和阿法多酯（0.3%，重量/体积）是一种可溶性试剂，在一些物种中它们可以促进组胺的释放。1991 年，克洛斯等在研究沙鼠中二羟孕烷二酮/羟-52-孕烷二酮/阿法多对前脑缺血的神经保护作用时发现，当缺血发生 1 h 后给予二羟孕烷二酮/羟-52-孕烷二酮 45 mg/kg＋阿法多 15 mg/kg，不具有神经保护作用，而戊巴比妥 30 mg/kg 腹腔注射具有轻微的神经保护作用。

二羟孕烷二酮/羟-52-孕烷二酮/阿法多 10～15 mg/kg 静脉注射或 25～30 mg/kg 腹腔注射可以产生 5 min 的麻醉作用，并具有很好的肌松度。如果每 15～20 min 静脉推注 3～4 mg/kg 或连续静脉注射 0.25～0.45 mg/(kg·h)，麻醉效果可以维持 8 h。

（3）硫喷妥钠：一种短效的巴比妥盐。但静脉注射或腹腔注射 30 mg/kg（浓度为 2.5%）时，它可以产生 10 min 的麻醉效果。当麻醉剂量达到 100 mg/kg，麻醉持续的时间可长达 4 h。这些剂量会引起剂量依赖性低温、高碳酸血症和低通气，但是从这些症状中恢复很快。2003 年，陈等研究表明，异丙酚和咪达唑仑具有抑制神经功能障碍和水肿以及缩小梗死体积的作用。同时，异丙酚的神经保护作用优于咪达唑仑，但硫喷妥钠没有表现出神经保护作用。1998 年，Fischer 等发现硫喷妥钠在缺氧条件下，通过降低血管内皮因子的表达和减少脑水肿的形式发挥神经保护作用。硫喷妥钠腹腔注射或静脉注射的推荐剂量是 20～40 mg/kg，浓度为 1.25%～2.5%。

（4）美索比妥：一种甲基化的氧巴比妥。其作用特点与吸入性麻醉药相似，具有作用时间短和复苏迅速的优点。美索比妥会产生中度的心血管和呼吸抑制，虽然复苏迅速但是这与兴奋有关;神经保护作用与巴比妥类药物类似。静脉注射 7~15 mg/kg 美索比妥,可以产生 5 min 的麻醉效果。如果额外给 2 个剂量,可以延长麻醉时间,但是复苏时间不会过度延长。大鼠腹腔注射 40 mg/kg 美索比妥,可以达到 15~20 min 较深的抑制作用,但是不足以进行手术操作。

9.8.2.2 中效麻醉剂

(1) 巴比妥:具有易于获取、价格低廉、无刺激性、使用简单和可以获得数十年的使用数据的优点,是在大鼠实验中应用最广泛的一种药物。单剂量腹腔注射 40 mg/kg 可以产生轻微的手术麻醉作用。巴比妥的安全剂量边际很窄,可产生较强的心血管和呼吸抑制。腹腔注射后一般 5~10 min 起效。氧巴比妥没有特异性的拮抗剂,具有神经保护作用。对于 SD 大鼠,巴比妥的推荐剂量是 30~40 mg/kg 或者 30~60 mg/kg。

(2) 氯胺酮:一种费巴比妥类药物,其产生的药理作用主要有镇痛、正常的咽喉反射、轻微的心脏刺激和呼吸困难。氯胺酮能引起反应迟钝和健忘,可能是选择性干扰了大脑通路,被称为"游离麻醉"。氯胺酮常用于实验中大鼠的游离麻醉,起效迅速。但是氯胺酮会引起肌肉僵直,给手术带来困难。为达到充分良好的麻醉状态,推荐氯胺酮与其他麻醉药联合使用,不仅可以达到麻醉效果而且可以消除肌肉僵直。氯胺酮可以刺激交感神经系统、增加心率和血压,并且具有神经保护作用。氯胺酮的推荐使用剂量是 10~15 mg/kg。

(3) 氯胺酮和赛拉嗪联合使用:是最常用的组合。赛拉嗪是一种 α_2 受体激动剂,具有镇静和阵痛作用。赛拉嗪抑制了抗利尿激素的释放从而产生多尿,也可引起短暂的高血糖。赛拉嗪具有肌松作用,可以减少氯胺酮的使用量。反过来,也可使用育亨宾这类受体拮抗剂来逆转麻醉。没有数据显示,赛拉嗪等 α_2-受体激动剂具有神经保护作用。氯胺酮和赛拉嗪联合使用时推荐剂量是赛拉嗪 40~60 mg/kg,氯胺酮 3~5 mg/kg。

(4) 氯胺酮和乙酰丙嗪联合使用:乙酰丙嗪是一种吩噻嗪镇静剂,它与氯胺酮的联合使用在大多数的大鼠品系中具有较轻的手术麻醉作用。它可引起血压降低,主要是因为乙酰丙嗪可以使周边血管扩张,也可以抑制呼吸。

(5) 氯胺酮和盐酸美托咪定联合使用:盐酸美托咪定是一种 α_2-肾上腺受体激动剂,具有镇静和镇痛作用。有报道指出它的不良反应比赛拉嗪少。当盐酸美托咪定与氯胺酮联合使用时,可产生中度的手术麻醉。像赛拉嗪一样,它可以产生利尿和短暂的高血糖;复苏时间很长,但是加用阿替美唑后时间会大大缩短。美托咪定是一种美托咪定异构体,已经有报道指出其具有 α_2 拮抗剂的神经保护作用。用于 SD 大鼠的推荐剂量是:氯胺酮 60~75 mg/kg,联合美托咪定 0.25~0.5 mg/kg。它们可产生中等的麻醉效果,维持时间可达 20~30 min,如注射后保持不动可达 300 min。

(6) 氯胺酮和地西泮联合使用:在大鼠实验麻醉中,氯胺酮也经常和地西泮联合使用。地西泮是一种苯二氮䓬类药物,被认为可以易化 GABA 突触的活性,而 GABA 是一种中枢神经系统一致性的神经递质。地西泮作用的位点与 GABA 不同,而是作用于苯二氮䓬类受体。通过此位点,地西泮发挥的抗惊厥、镇静、骨骼肌松弛和遗忘特性被调节。用于大鼠的推荐剂量为:氯胺酮 40~80 mg/kg,联合地西泮 2.5~10 mg/kg,可产生 45~

60 min 的手术麻醉深度

（7）替来他明（tiletamine）和 zolezapam 联合使用：替来他明的分离性与氯胺酮相似，单独使用时不会产生麻醉作用。它通常与苯二氮䓬类镇静剂 zolezapam 联合使用。这种组合可产生轻度至中度的麻醉水平，并且角膜、踏板、吞咽反射保持不变。这些常用的麻醉参数不适用于判断秦拉瑞（telazol，含 tiletamine 和 zolezapam）的麻醉深度。神经保护作用与氯胺酮相似。用于大鼠的推荐剂量为 20～40 mg/kg，麻醉维持时间为 30～60 min。

（8）替来他明（tiletamine）和赛拉嗪联合使用：可产生 130～200 min 的手术麻醉，但伴有显著的心血管抑制和轻微的呼吸抑制。推荐的腹腔注射剂量为：替来他明 20～40 mg/kg，赛拉嗪 5～10 mg/kg。

9.9 其他麻醉药

9.9.1 水合氯醛

水合氯醛是一种催眠剂，最先是为了诱导睡眠这一特定目的而开发的抑制剂。在啮齿类动物卒中研究中，尤其是中枢神经系统功能的研究中经常会用到这一药物，因为它的抑制作用小于其他注射性药物。没有文献报道指出它具有神经保护作用。

水合氯醛的不良反应包括严重的呼吸、心血管、体温调节抑制，伴随酸中毒、高碳酸血症、缺氧和低温。据报道，麻痹性肠梗阻可能与溶液的浓度有关。当溶液稀释至 5% 以下时，就可以防止这种损伤的发展。推荐剂量为 300～400 mg/kg 或 400～600 mg/kg，浓度为 3.6%～5%，可以维持 45～60 min 的轻度麻醉。第一剂量后再追加 40 mg/kg，可以使麻醉时间延长大约 2 h。

9.9.2 聚氨酯（氨基甲酸乙酯）

聚氨酯广泛用于大鼠长效麻醉，伴随最低的心血管和呼吸抑制，较好的肌松度。但是，它同时是一种致癌物质，只有在没有合适替代物的情况下才可以使用。需使用时，必须在严格控制的条件下准备和给药。聚氨酯是一种高级别的刺激性物质，会引起腹膜炎，所以不适用于恢复性手术。只有一项实验表明聚氨酯具有神经保护作用。1997 年，Yokoyama 等人研究聚氨酯对大鼠大脑中动脉闭塞引起的膀胱过分活跃的影响时发现，聚氨酯和 MK-801 可以抑制组中引起的膀胱过分活跃，假设最有可能的机制就是阻断了谷氨酸在大脑中的运输。推荐剂量是 0.5 g/kg，可产生较长时间（约 24 h）的深度手术麻醉。

9.10 局部麻醉药

相对于吸入性和注射性麻醉药，局部麻醉药在大鼠研究中较少使用。其使用优点：局部麻醉药可以缓解大鼠术后疼痛；大多数局部麻醉药不具有神经保护作用，因此不会干扰新化合物对神经功能作用的研究。卒中手术中局部麻醉药的应用：① 局部麻醉药可以止痛，联合使用最低剂量的其他麻醉药；② 术后给予长效局部麻醉药可缓解术后疼痛；③ 颈部使用局部麻醉药可抑制颈-动脉窦反射，手术过程中可以刺激这一反射，而这种刺激可以降低死亡率；④ 可以进行硬膜外或脊髓管给药。

9.10.1　盐酸利多卡因

利多卡因是一种短效麻醉药。作用于皮肤伤口时，它可以通过抑制引起脉冲形成和传导的离子流来缓解疼痛，从而达到局部麻醉的作用。推荐剂量是 0.1～0.2 ml 局部扩散或注射于手术区域。对于大鼠可起到 15～30 min 的阵痛作用。

9.10.2　肾上腺素复方离子导入剂

商业性肾上腺素复方离子导入剂的配制浓度是 1％～2％盐酸利多卡因，1∶100 000 或 1∶50 000 肾上腺素，50 ml/瓶利多卡因中加入肾上腺素的作用是增加麻醉作用深度并延长麻醉时间，可能是因为肾上腺素具有收缩血管作用，从而降低给药部位利多卡因的清除率。推荐剂量是 0.1～0.2 ml，阵痛维持时间是 30～60 min。

9.10.3　盐酸丁哌卡因

盐酸丁哌卡因的商业制备为 0.25％～0.75％，30～50 ml/瓶，是利多卡因的一种类似物，具有较长的局部麻醉时间，可以有效缓解术后疼痛。盐酸丁哌卡因可以与肾上腺素（50 ml/瓶，0.25％丁哌卡因，1∶2 000 000 肾上腺素）联合使用来增加麻醉作用时间。推荐剂量：0.1～0.3 ml 直接作用于手术区，可产生 4～6 h 的镇痛效果。

9.11　镇痛药

因为大多数的镇痛药具有神经保护作用，所以当检验一种新的化合物或药物在卒中的神经保护作用时，这些镇痛药是不能使用的。因此，镇痛药的选择完全依赖于研究目的。推荐使用注射长效的局部麻醉药，例如，在开放性伤口上使用 0.1～0.3 ml 的丁哌卡因，药效可持续 4～6 h，可反复使用。

9.11.1　芬太尼-氟阿尼酮

芬太尼是一种短效的麻醉镇痛药，氟阿尼酮是一种抗焦虑药物。这种组合包含枸橼酸芬太尼 0.3 mg/ml，氟阿尼酮 10 mg/ml。如果单独使用于麻醉，其效果足以进行手术，但是可能会伴随较差的肌松度，明显的呼吸抑制。如果加入苯二氮䓬类药物如咪达唑仑，这些症状可以明显改善。1994 年，Johansen 等发现芬太尼-氟阿尼酮可以诱发大鼠高血糖，而苯巴比妥不会改变血糖浓度。芬太尼-氟阿尼酮没有被发现具有神经保护作用。

芬太尼-氟阿尼酮的推荐剂量是 0.2～1.5 ml/kg，最佳剂量是 0.2～0.4 ml/kg，腹腔注射或肌内注射；或者芬太尼-氟阿尼酮 0.3～0.65 ml/kg，联合使用咪达唑仑或地西泮

2.5 mg/kg,腹腔注射或肌内注射。芬太尼-氟阿尼酮和咪达唑仑合剂的商品名叫做 Hypnovel(罗氏),事先溶于水后可以腹腔注射单剂量。推荐剂量包含 2 份水、1 份 Hypnorm、1 份咪达唑仑(5 mg/ml),腹腔注射,2.7～4 ml/kg。

9.11.2 芬太尼-氟哌利多(Innovar - Vet)

每毫升的 Innovar - Vet 包含 0.4 mg 的枸橼酸芬太尼,20 mg 的氟哌利多。这一药物已被兽医学使用多年,可以产生深的麻醉效果。缺点是可引起肌肉强制和其刺激特性,但没有证据显示其具有神经保护作用。Innovar - Vet 的推荐剂量是 0.13～0.4 ml/kg 肌内注射或者 0.2～0.6 ml/kg 腹腔注射。用药后可产生中度的镇静至手术麻醉效果。1/4～1/2 剂量就可延长麻醉时间。

9.11.3 阿片类药物

阿片类药物受体存在于大脑、肠道等平滑肌上。阿片类药物根据其受体及其在受体上作用不同而分类。阿片类受体包括 μ(存在于大脑疼痛感知区域)、κ(存在于大脑深皮质和脊髓)和 δ(存在于边缘区域)。对于这些受体,阿片类药物可以是激动剂、部分激动剂,也可以是拮抗剂。

吗啡是一种最典型的阿片类药物。吗啡和其他 μ 受体激动剂的主要特点就是止痛、止咳、抑制呼吸、镇静、呕吐及药物依赖性,其次这类药物可以令人精神愉悦以及使心动过缓、血压升高。吗啡常被用于短效止痛、镇静和麻醉辅助剂,可以进行硬膜外给药。一些动物可能对吗啡的反应不同。如给药后,犬和人类表现为瞳孔缩小,而猫则表现为瞳孔放大;猫和猪表现为兴奋,而犬则表现为抑郁。

丁丙诺啡的效力是吗啡的 25～50 倍。它是部分 μ 受体激动剂,也是 κ 受体激动剂。因为在中枢神经系统中 μ 受体的结合力很强,所以丁丙诺啡的药效时间相对较长(啮齿动物 8～12 h)。丁丙诺啡可以降低血压和心率,但是其呼吸抑制作用比他阿片类药物要小。

布托啡诺的效力是吗啡的 4～7 倍。它是一种 κ 受体激动剂,也是一种较弱的 μ 受体激动剂,具有较强的镇静作用,同时与其他 μ 受体激动剂相比具有较弱的止痛效果。因此,布托啡诺的止痛作用维持时间较短,在犬身上可维持 1 h,猫则是 4 h。

9.11.4 非甾体类抗炎药

非甾体类抗炎药可以直接结合于环加氧酶(cyclo-oxygenase,COX)来抑制前列腺素的合成,从而减少炎症反应。COX 的两种同分异构体(COX - 1 和 COX - 2)具有不同的作用。COX - 1 不仅可以合成前列腺素,而且在保证肠道和肾脏正常运作以及在血小板活化中起着至关重要的作用。COX - 2 对于合成可以引发高热和疼痛的前列腺素上具有较强的特异性。

阿司匹林是一种典型的抗炎药,但是不具有 COX 选择性,在低剂量时可以结合 COX - 1。阿司匹林也是抗血小板药物,可防止血栓形成。与阿司匹林相比,卡洛芬与 COX - 1 的结合较弱,它主要用于治疗骨骼肌疼痛和急性外科手术疼痛,药效持续时间可达 24 h。酮洛芬同时抑制 COX-1 和 COX-2,在治疗中度疼痛和炎症中比较有效,药效持续时间也可达 24 h。

新一代的非甾体类抗炎药具有更强的 COX-2 选择性或者与 COX-1 结合大大降低。美洛昔康就是其中之一,它可以长期使用,并且对胃肠道和肾脏不良反应较小。对乙酰氨基酚是一种镇痛药和退烧药,几乎没有抗炎效果,它的镇痛作用相对较弱,不能用于猫类。

大鼠手术中推荐的镇痛药及其剂量和给药方式如表 9-4 所示。

表 9-4 大鼠手术推荐镇痛药

药 品	剂 量	给药方式	频 率	备 注
丁哌卡因	0.1~0.3 ml	局部	1~3 次/d	推荐用于卒中
阿司匹林	20 mg/kg 100~400 mg/kg	皮下注射 口服	1~3 次/d 1~3 次	适于中度疼痛,神经保护
美洛昔康	1.0 mg/kg	口服/皮下注射	1 次/d	神经保护
布托啡诺	1~2 mg/kg	皮下注射	1 次/d	控制药物,需审批,神经保护
吗啡	5 mg/kg	皮下注射	每 2~4 h 1 次	控制药物,需审批,神经保护
卡洛芬	饮用水或胶状物中浓度,5~10 mg/ml	口服/皮下注射	术后 1 次	神经保护
酮洛芬	5 mg/kg	口服/皮下注射	1 次/d	神经保护
氟尼辛葡胺	2.5 mg/kg	皮下注射	1~2 次/d	无数据参考
噻拉嗪	5~12 mg/kg	皮下注射	每 2 h 1 次	通常与氯胺酮联合使用,神经保护

9.12 基本麻醉管理

术前要进行麻醉诱导,术中要保证一定时间和深度的麻醉使得动物生理指标尽可能接近正常值。在复杂手术中,代谢性酸中毒、呼吸性酸中毒、血液流失、低温、麻醉药过量使用都可导致心肺功能丧失,以致危及生命,必须及早发现和纠正。

9.12.1 监测

应于外科手术前开始监测。在用麻醉药之前,就应该获得基本的生理参数。这些生理参数包括体重、体温、心率和血压、呼吸频率及深度。如果疼痛范围被用来检测术后疼痛,那么术前生命体征评估就很有用。

术中监测的参数包括体温、心率、血压、心电图、血气分析和脑电图时相。当动物从麻醉药苏醒过来,体温、心率、呼吸频率及动作可以提示实验者是否可以开始记录疼痛了。应该及时辨别并定位不良反应,并记录。术后长期记录包括疼痛范围评分、体重、食物水分的消耗、切口的完整性及其他有关手术过程的观测指标。

9.12.2 体温

在大鼠卒中手术以及麻醉过程中,需要考虑两方面的体温调节:一方面,因为麻醉可以抑制中枢的热调节,像小鼠和大鼠这类小动物丧失大量的热量,造成体温急剧下降,20 min 内下降至 33 ℃,1 h 内下降至 30 ℃。另一方面,卒中模型(尤其是通过细线)可能会造成术后临时性或持久性的体温上升。原因可能是缺血刺激了中枢神经系统的体温调节机制(下丘脑-视前区)。由细线造成的大鼠短暂性缺血性卒中实验中,在异氟醚麻醉下,大鼠体温 1~2 h 后上升至 38~40 ℃,重新吸入空气 12~24 h 后恢复正常。因为大鼠对环境温度变化有所反应,21~26 ℃是最佳温度,一旦环境温度超过 37 ℃,大多数因细线引起卒中的大鼠就会死亡。值得注意的是,在大多数手术过程中,研究者会把术后的大鼠放入一个温暖的箱子中来进行术后护理,但是如果温度低于 20 ℃,卒中大鼠的体温就会急剧下降。为了避免此结果,手术过程中,大鼠应置于温度保持在 36~37 ℃保温垫上,可用直肠温度计插入肛门 2 cm 来监测直肠温度。

9.12.3 止痛

有关条款和指南都明确指出,动物在实验过程中不能经受疼痛,除非具有科学的判断以及符合动物管理和使用委员会协议。其原则就是这种方法首先是否会引起人类疼痛,然后是否会引起动物疼痛。撤销止痛的证据需要包括先前实验的客观数据、已发表文献显示的止痛在实验中的不良反应、过度疼痛的检测计划以及当疼痛达到极限时放弃研究或安乐死的标准。

疼痛和止痛剂可能会干扰实验数据的解释。为了减少止痛剂的使用,疼痛的生理学和行为学影响需要在实验的大背景下得到合适的解释。止痛剂和疼痛同样都可以干扰实验结果。

考虑到止痛药的严格控制,因此有必要注意在手术过程中对组织的操作强度。手术部位也很重要,与胸椎和腰椎相比,颈椎手术会更加疼痛。阿片类止痛剂被认为是缓解中度到重度疼痛的最佳选择,而非甾体类抗炎药则适用于轻度到中度的疼痛。在许多病例中,非甾体类抗炎药和阿片类药物的联合使用被认为更加有效,值得借鉴。

9.12.4 麻醉药的逆转

有一些特异性的拮抗剂可针对麻醉药的过量使用,以及不同麻醉药的不同反应。这些药物的优点在于:可商业购买,其反应也有据可查;可以减少睡眠时间,逆转麻醉并发症;许多麻醉药抑制心肺系统,这些拮抗剂可以有效逆转;有些激动剂/拮抗剂组合可以逆转麻醉药的不良反应,但会延长术后镇痛若干小时。

参考文献

1. Hoffmann U, Sheng H, Ayata C, et al. Anesthesia in experimental stroke research[J]. Trans Stroke

Res, 2016, 7(5): 358 – 367.

2. Soonthon-Brant V, Patel PM, Drummond JC, et al. Fentanyl does not increase brain injury after focal cerebral ischemia in rats[J]. Anesthesia & Analgesia. 1999, 88(1): 49.

3. Schifilliti D, Grasso G, Conti A, et al. Anaesthetic-related neuroprotection[J]. Cns Drugs, 2010, 24 (11): 893 – 907.

4. Bhardwaj A, Castro Ⅲ AF, Alkayed NJ, et al. Anesthetic choice of halothane versus propofol: impact on experimental perioperative stroke[J]. Stroke, 2001, 32(8): 1920 – 1925.

5. Zhao P, Zuo Z. Isoflurane preconditioning induces neuroprotection that is inducible nitric oxide synthase-dependent in neonatal rats[J]. Anesthesiology, 2004, 101(3): 695 – 703.

6. Zhao P, Peng L, Li L, et al. Isoflurane preconditioning improves long-term neurologic outcome after hypoxic-ischemic brain injury in neonatal rats[J]. Anesthesiology, 2007, 107(6): 963 – 970.

7. Zhu W, Wang L, Zhang L, et al. Isoflurane preconditioning neuroprotection in experimental focal stroke is androgen-dependent in male mice[J]. Neuroscience, 2010, 169(2): 758 – 769.

8. Zhao X, Yang Z, Liang G, et al. Dual effects of isoflurane on proliferation, differentiation and survival in human neuroprogenitor cells[J]. Anesthesiology, 2013, 118(3): 537.

9. Payne RS, Akca O, Roewer N, et al. Sevoflurane-induced preconditioning protects against cerebral ischemic neuronal damage in rats[J]. Brain Res, 2005, 1034(1 – 2): 147 – 152.

10. Zhao P, Ji G, Xue H, et al. Isoflurane postconditioning improved long-term neurological outcome possibly via inhibiting the mitochondrial permeability transition pore in neonatal rats after brain hypoxia-ischemia[J]. Neuroscience, 2014, 280: 193 – 203.

11. Cole DJ, Drummond JC, Shapiro HM, et al. Influence of hypotension and hypotensive technique on the area of profound reduction in cerebral blood flow during focal cerebral ischaemia in the rat[J]. Br J Anaesth, 1990, 64(4): 498 – 502.

12. Sukhotinsky I, Dilekoz E, Moskowitz MA, et al. Hypoxia and hypotension transform the blood flow response to cortical spreading depression from hyperemia into hypoperfusion in the rat[J]. J Cereb Blood Flow Metab, 2008, 28(7): 1369 – 1376.

13. Sukhotinsky I, Yaseen MA, Sakadzić S, et al. Perfusion pressure-dependent recovery of cortical spreading depression is independent of tissue oxygenation over a wide physiologic range[J]. J Cereb Blood Flow Metab, 2010, 30(6): 1168 – 1177.

10 卒中动物术中脑血流监测

脑血流(cerebral blood flow)的测量在很多实验模型中是很有用的,包括药物对脑血流的影响、头痛、脑部缺血、惊厥等。脑血流的测量保证了对于损伤的确认,并且可以确认时间周期,在这个时间周期内血流下降或者完全没有血流[1],这一点在脑缺血模型中非常重要。尽管脑血流的测量不能精确地指出伤害的范围或者严重程度,特别是在蛛网膜下腔出血模型中,但是这种方法可以在研究中将结果分成不同的小组并加以区分。因此可以证明,对于伤害而言,处理组和未处理组的效果是类似的。需要指出的是,对于脑血流而言,没有"通常"的价值。这里有太多的参数可以选择。例如,地区、动物的条件、小鼠的解剖学变化等。因此,最好不要用绝对的数字来描述数据。

10.1 激光多普勒脑血流测定

激光多普勒血流仪(laser Doppler fluxometer,LDF)(见图 10-1)测量法可以迅速、灵敏地探测其光学探头所及的血流灌注情况。自 1975 年斯特恩(Stern)应用 LDF 监测皮肤血流量,1987 年罗斯·布朗(Rosen Blum)应用 LDF 监测神经外科术中脑皮质血流量以来,激光多普勒技术在神经外科手术及监护室监测局部脑血流量(reginal cerebral blood flow)的实验和临床研究中逐步开展起来,并日益为神经外科医师所关注[2-3]。

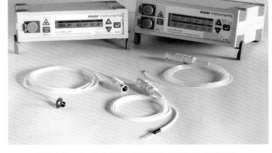

图 10-1 LDF 系统记录仪及光纤探头

LDF 的主要优势如下。① 测量脑血流的可重复性高;② 脑血流探针可以放于原位,反复测量;③ 脑血流测量可用于蛛网膜下腔出血、脑出血、卒中和脑损伤的研究;④ 直接显示感兴趣区域脑组织的局部脑血流量;⑤ 探头仅需接触脑组织或硬脑膜而不损伤脑组织,在测量小鼠时探头只需接触颅骨即可;⑥ 既可迅速反映局部脑血流量,又可连续监测局部血流量的变化;⑦ 操作相对简单、便利;⑧ 所有数据均有计算机记录,分析方便;⑨ 设备简单、移动方便、成本相对较低。

10.1.1 激光多普勒通流测定法的工作原理

在脑缺血研究中,LDF 是一种常用的工具,可以连续无创地监测样品中血流速度(见图 10-2)。一般用波长为 780 nm 的近红外光探头,可以探测约 1 mm³ 组织中的血流速度。经流动的红细胞散射后的光会产生多普勒频移,而静态组织的散射光不会产生频移。因此,通过分析散射光的频移可以得到与红细胞流速成正比的量。尽管 LDF 无法提供探测区域的绝对血流速度,但可用于测量血流速度变化量的脑缺血研究中。LDF 可以监测血流速度的变化,从而获得稳定的缺血模型。

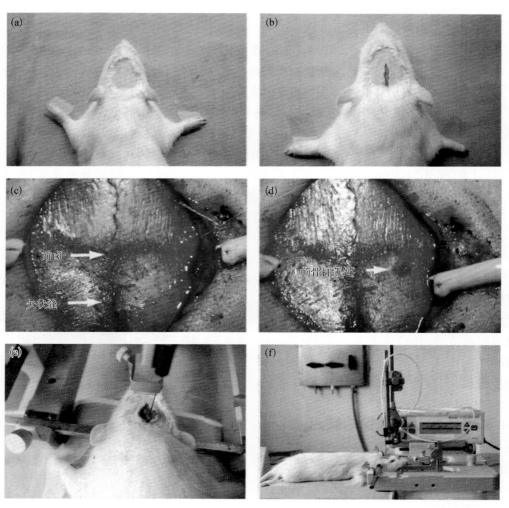

图 10-2 LDF 检测脑血流量

(a) 大鼠呈俯卧位,剃毛;(b) 头皮切开后;(c) 清除颅骨表面筋膜;(d) 局部放大图显示颅骨磨薄时的情况;(e) 激光多普勒探头与脑表面接触;(f) LDF 检测脑血流整体效果图

10.1.2 材料

麻醉设备:① 推发剪,皮肤消毒,例如聚维酮碘或氯己定;② 手术衣和手套;③ 立体

定位仪;④ 电钻;⑤ 微型钻头;⑥ 生理盐水;⑦ 组织黏胶剂,3/0 缝线;⑧ LDF 的探头支架;⑨ 标准手术设备和显微设备,包括手术刀、血管钳、拉钩、持针器和剪刀等;⑩ 吸引器或棉条。

10.1.3　步骤

(1) 做好动物术前准备,包括剃毛和皮肤消毒。

(2) 将动物固定于立体定位仪。

(3) 从额骨到枕骨做一矢状切口。

(4) 皮肤和皮下组织向两侧牵拉,下方的骨膜上提(骨膜是头骨上一层很薄、很透明的膜,很容易随着皮下组织迁移),这样能完整暴露中线、矢状缝和右侧顶骨。

(5) 在头颅的顶骨处暴露一个 1 cm^2 左右的骨窗,位于横窦的前方、上矢状窦的侧方、中缝的后方;如需测定数个点,可以根据需要扩大骨窗范围。

(6) 对于大鼠,需要用电钻把脑血流测定区域处的颅骨打薄,距中线 2～3 mm 处为缺血周围区,距中线 5 mm 处为缺血中心区。小鼠则不需要,在中线右侧 5 mm 和冠状缝后 5 mm 处钻一个 1.5 mm 的孔;将 Flow 探针头插入硬脑膜下 5 mm 深的副矢状顶叶皮质;支架用组织胶固定在颅骨上,从而牢固地固定了探头与颅骨和大脑相关的光纤。

(7) 垂直放置与 LDF 相连的探头,接触到颅骨即可进行脑血流测量。注意不要压迫颅骨,否则影响监测效果。值得注意的是,传统的方法只用单个探头,只能得到有限的血流信息(见图 10-2)。近年来,Matteo 等人利用多个探头(见图 10-3)实现了术中血流动力学信息和侧支循环的监测[4]。

10.1.4　LDF 适用范围及注意点

(1) 适用于脑皮质表面的血流测定,一般仅能检测到皮质下 1 mm 处的血流。

(2) 剪开皮肤时,注意不要伤害到动物的眼睛。

(3) 使用立体定位仪固定动物的嘴,尤其是气管的安全,可以使用耳杆。耳杆通常以 45°插入耳朵,避免损伤鼓膜。

(4) 使用电钻时,用生理盐水冷却探头很重要;持续的水流可以避免大脑过热引起的损伤;注意保持硬脑膜的完整性。

10.1.5　LDF 的缺点

(1) 不能以标准单位[ml/(100 g·min)]反映脑血流量,但通过动物实验能找到校正方法。

(2) 发射的激光不能穿透颅骨,测量时需暴露脑组织。

(3) 取样容积仅 1～2 mm^2,测量范围局限且不能反映血流方向。

(4) 对探头移动很敏感,测量时需相对固定探头。

(5) 可受环境灯光影响,应移走周围的强光源。

(6) 受可见血管影响,测量时应避开大血管。

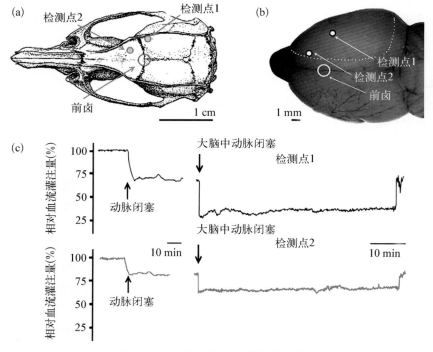

图 10－3　双探头检测血流及侧支循环

（a）激光多普勒探头的相对位置，探头 1 位于前囟点后 1 mm，中线右侧 5 mm；探头 2 位于前囟点前 2 mm，中线右侧 2 mm；（b）缺血 60 min 后明胶灌注后的大脑，粉色区域所示为缺血区，灰色区域为正常组织；（c）颈总动脉结扎和大脑中动脉结扎后两个探头所得的血流速度示意图

（7）可受到温度影响，测量时要保持温度的相对稳定。

（8）测量值的定性较定量准确，故临床上持续监测的意义较大。

10.2　激光散斑脑血流测定

脑皮质血流的实时监测在临床和神经科学基础研究中具有重要意义。目前，常用基于造影剂的血管成像技术，如多层螺旋 CT 血管成像（CT angiography，CTA）和数字减影血管造（digital substraction angiography，DSA）。然而 CTA 不能动态观察血流方向、评估血流速度；DSA 不能同时显示全脑血管动静脉及其吻合侧支。动脉自旋标记（arterial spin labeling，ASL）将动脉血中水分子作为内在标志物，无须注射外源性对比剂，但其空间分辨率差且扫描时间长。与现有的成像技术相比，激光散斑衬比成像（laser speckle contrast imaging，LSCI）是一种全场、非接触的光学成像技术，可以获得二维高时空分辨率脑血流图像（见图 10－4）。此外，LSCI 系统简便，有利于和其他光学成像方法如光学相干断层成像（optical coherence tomography，OCT）和荧光成像结合，获得更加丰富的血流动力学和神经元活动相关的信息[5]。

在传统 LSCI 系统的基础上，利用小型互补金属氧化物半导体（complementary metal

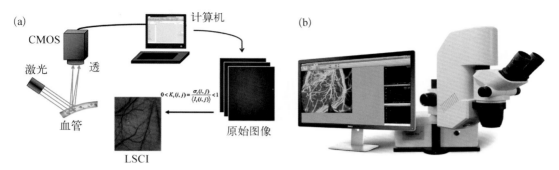

图 10 - 4　激光散斑成像(LSCI)系统.

（a）示意图；（b）瑞沃德公司产品

oxide semiconductor，CMOS)相机、透镜组和光纤束结合，发展出头戴式 LSCI 系统（见图 10-5），可以在麻醉状态下实时监测线栓法手术中的脑血流，评估不同的进线深度对缺血面积的影响，进而获得稳定的线栓模型（见图 10-6）。此外，头戴式 LSCI 系统可以在清醒自由状态下监测脑血流，在不使用麻醉剂的情况下研究脑缺血急性期血流动力学的变化；与光遗传结合，头戴式 LSCI 系统可以在清醒状态下研究脑缺血对神经血管耦合的影响[6-7]。

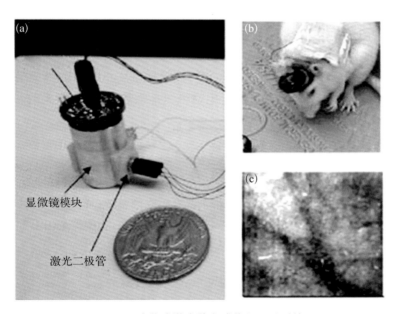

图 10 - 5　头戴式激光散斑成像(LSCI)系统

（a）整个系统包括底座、多模光纤束、CMOS 成像芯片、小型微距镜头组和镜头支撑架；（b）成像头可以方便地安装在大鼠头部；（c）成像结果

　　在不同光学模态的组合中，将一种全场成像技术（如 LSCI 技术）和一种基于激光扫描的技术（如双光子显微镜成像技术、光声断层扫描成像技术或 OCT 技术）进行组合，既

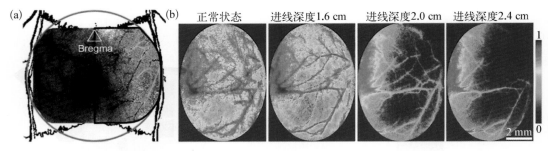

图 10 - 6　激光散斑成像(LSCI)

（a）手术前的激光散斑衬比灰度图上覆盖手术后的血流速度伪彩图；(b) 右侧皮质基线血流图及不同进线深度下的血流图

兼顾了实时成像的要求，又具备了获取层析的血流动力学的能力。将 LSCI 技术与可见光 OCT 技术结合，可以测量小鼠远端大脑中动脉闭塞前后的脑血流、血管和氧饱和度的变化。图 10 - 6 所示为多模态光学成像系统。

10.2.1　激光散斑成像的原理

当激光照射在粗糙的成像表面，入射的相干光被散射颗粒散射后，散射光经过随机干涉会形成明暗相间的图样，称为散斑图样。当散射颗粒运动时，散斑图样也会随之变化：散射颗粒运动速度快的区域，散斑的光强波动更迅速，散斑更加模糊。在激光散斑成像中，"衬比度"用于量化散斑时间积分后的模糊程度，定义为图像中散斑光强的标准差与均值之比。定性地讲，衬比度的平方与血流速度成反比。在研究脑缺血的基础病理学和评估新的治疗手段中，激光散斑衬比成像技术可以对缺血核心区、半暗带和正常组织区域在脑缺血前后的时空变化进行监测。由于生物组织是强散射介质，激光散斑成像只能实现浅表层的血流监测[8]（见图 10 - 7）。

10.2.2　材料

材料包括：① 推发剪(40 号刀片)，皮肤消毒用品；② 标准手术设备和显微设备，包括手术刀、血管钳、拉钩、持针器和剪刀；③ 麻醉剂品；④ 成像系统(样品台：立体定位仪，780 nm 激光光源、CCD 相机和电脑)；⑤ 生理盐水；⑥ 高速牙科钻；⑦ 反馈式恒温加热毯。

10.2.3　步骤

（1）做好动物术前准备，包括剃毛和皮肤消毒以及麻醉。

（2）将动物固定于立体定位仪，腹下放置反馈式恒温加热毯，维持动物肛温 37.5 ℃。

（3）沿大鼠顶部正中矢状线剪开头皮和浅筋膜。

（4）需用牙科钻在顶骨处开颅窗，并保留硬脑膜完整性，在手术过程中用生理盐水擦拭颅窗，清理表面的杂质及避免温度过高损伤大脑。

（5）手术结束后，在预览模式下调整动物位置，在 780 nm 照射下，调整焦距至皮质大血管轮廓清晰可见。

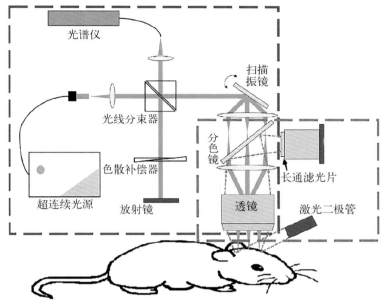

图 10 - 7 多模态光学成像系统示意图

注：对于激光散斑成像子系统，一束激光照射颅窗。散射光由物镜收集，并通过 4f 透镜系统的第一透镜元件、分色镜和长通滤光器，最后通过 CMOS 相机成像。对可见光 OCT 子系统，超连续光源发出的光由立方分束器平均分配到样品臂和参考臂。可见 OCT 子系统的采样臂与 LSCI 子系统共享物镜。参考臂中的光强和色散路径长度被仔细匹配。来自样品臂的反向散射光和来自参考臂的反射光耦合并传输至自制光谱仪，使用线扫描相机收集干涉光谱

（6）设置相机曝光时间（一般在 5～10 ms）和帧速率（50 帧/s），采集 2 s 数据，通过时间衬比分析方法或空间衬比方法进行计算。

10.2.4 注意事项

（1）将颅骨磨薄的过程中避免穿透颅骨将硬脑膜暴露在空气中。

（2）手术过程中常用生理盐水擦拭颅窗，避免温度过高损伤大脑。

（3）数据采集过程中保持光照方向和光照强度保持不变，并控制好动物体温。

10.3 磁共振脑血流测定

磁共振（magnetic resonance，MR）是指处于磁场中的物质原子核系统受到相应频率（兆赫数量级的射频）电磁波的作用时，在其磁能级之间发生的共振跃迁现象。检测电磁波被吸收的情况就可以得到 MR 波谱[9]。磁共振成像（magnetic resonance imaging，MRI）是通过对静磁场中的人体施加某种特定频率的射频脉冲，使人体中的氢质子受到激励而发生 MR 现象。停止脉冲后，质子在弛豫过程中产生 MR 信号。通过对 MR 信号的接收、空间编码和图像重建等处理过程，即产生 MR 信号。如图 10 - 8 所示为 MRI 系统，

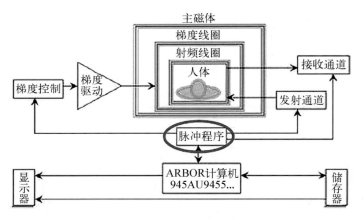

图 10-8 MRI 系统示意图

主要有三大基本构件组成,即磁体部分、MR 波谱仪部分、数据处理和图像重建部分。

近年来,动物研究一般在高场如 4.7、7、9.4 和 11.7 T 的射频磁场中进行。高场动物射频线圈成像可以提供高信噪比、高空间和频谱分辨率的图像,并且对生物组织的细微结构识别能力强。图 10-9 所示为数据采集过程中需要使用的射频线圈。

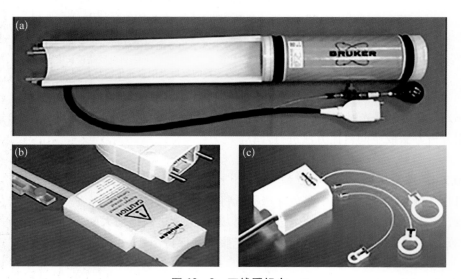

图 10-9 双线圈组合

(a) Bruker 86 mm 内径容积线圈;(b) Bruker 4 通道表面阵列(大鼠或小鼠尺寸);(c) 2 mm 单通道表面线圈(大鼠)与 1 mm 单通道表面线圈(小鼠)

在小动物 MR 数据采集过程中,需要注意麻醉方式和监控生理参数。结构成像中使用异氟醚麻醉(初始麻醉 4%～5%,维持 1%～2%),通常无须插管,面罩自由呼吸即可。麻醉方式和麻醉深度对功能成像的结果有非常大的影响,一般采用右美托咪定或者右美托咪定与低剂量的异氟醚共同进行麻醉。在结构成像中需要监控呼吸和体温,在功能成像中需要监控呼吸、体温和血氧饱和度。

缺血后脑损伤会随时间发生动态变化,因此,要根据损伤的状态和不同的缺血时间选择合适的 MRI 方式。在急性缺血期(12 h 内),弥散加权成像(diffusion-weighted imaging,DWI)被认为是最好的检测手段。在亚急性期(几天内),T2W 和 PDW 可用于检测缺血损伤的体积。而在长期研究中,扩散张量成像(diffusion tensor imaging,DTI)可以用于研究缺血后结构像的变化,功能性磁共振成像(functional magnetic resonance imaging,fMRI)可用于研究脑缺血对神经元活动的影响,磁共振血管成像(magnetic resonance angiography,MRA)可用于研究缺血后血管的变化[10]。

DWI 是在常规 MRI 序列的基础上,在 x、y、z 轴 3 个互相垂直的方向上施加弥散敏感梯度,从而获得反映体内水分子弥散运动状况的 MRI[11]。所谓弥散敏感梯度是在常规序列中加入 2 个巨大的对称的梯度脉冲。在 DWI 中以表观弥散系数(apparent diffusion coefficient,ADC)描述组织中水分子弥散的快慢,并可得到 ADC 图(见图 10 - 10)。将每一

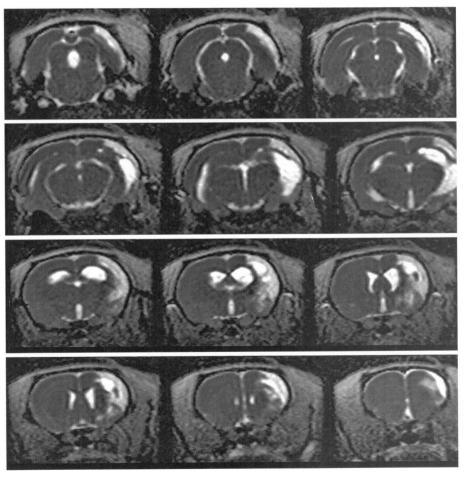

图 10 - 10　缺血 24 h 后的 ADC 图像

注:白色区域所示为脑损伤的区域

像素的 ADC 值进行对数运算后即可得到 DWI。DWI 被认为是诊断早期脑缺血最敏感和最准确的方法。脑梗死初期细胞水肿,水分子扩散能力下降,脑缺血后数分钟内扩散系数便出现明显降低,对早期脑缺血的灵敏度大大高于 T2 加权成像(T2 weighted imaging, T2WI)。

　　MR-DTI 是一种对组织内水分子移动方向敏感的 MRI 技术,能提供多种水分子扩散指标进行定量分析,还可以显示神经纤维束[12]。DTI 的研究表明,由于脑白质对缺血较灰质灵敏,脑缺血病变区水分子扩散发生异常,运动突然停止,白质区的各向异性扩散系数值显著下降,白质纤维束中断,DTI 发现脑白质病变较传统的 DWI 更灵敏(见图 10-11)[13]。

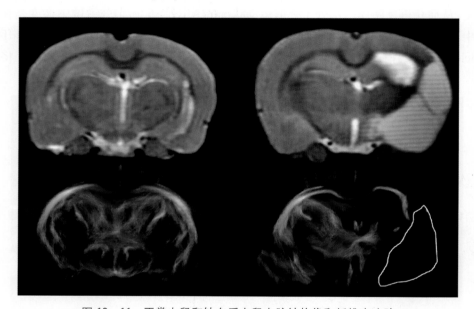

图 10-11　正常大鼠和缺血后大鼠大脑结构像和纤维束追踪

注:结构像中红色区域所示为缺血区;纤维束追踪图中,白色区域所示为缺血区域;缺血后同侧纤维束缺失,而对侧纤维束密度与正常大鼠无显著性差异

　　MRA 是目前唯一的无创伤性、无辐射危害、快捷、敏感度高的脑血管造影技术[14]。MRA 的基本成像原理是流动相关增强效应和相位改变效应,利用流动血液的流动效应与周围组织的自然对比来显示血管(见图 10-12),基于两种效应的两种成像技术,即时间飞跃法磁共振血管成像(time of flight MR angiography, TOF-MRA)及相位对比法磁共振血管成像(phase-contrast MRA, PC-MRA)。MRA 无须注入对比剂,避免患者接受射线辐射,能清晰显示血管的变异和异常。MRA 在临床应用中具有较大优势,对病变的显示不受颅骨影响,并可同时显示双侧颈动脉/椎-基底动脉系统、Willis 环等。通过最大密度投影(maximum intensity projection, MIP)可获得三维图像,进行任意角度的旋转观察,对所显示病变可以精确地测量其大小、直径,评估病变程度,了解与其他血管的关系。MR 相位对比电影法(MR phase contrast-cine, MR PC-cine)基于与流速相关的相位位移,可根据信号强度准确地测量靶血流的流速。而这种技术还可以与门控技术结合实时测量血

流速率。结合常规 MR 检查,可有效地诊断缺血性脑病,并全面反映脑血管形态学改变及入颅主要血管的血流速率及血流量改变(见图 10 - 12)。

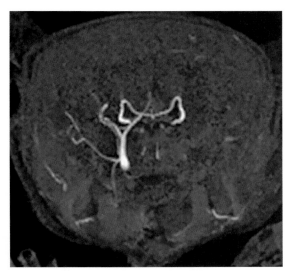

图 10 - 12　大鼠脑部 MRA 成像

注:大鼠缺血后,缺血区血液循环受损,白色所示为血液循环

fMRI 利用脑活动区域局部血液中氧合血红蛋白与去氧血红蛋白比例的变化所引起的局部组织 T2 的改变,从而在 T2WI 上可以反映出脑组织局部活动功能的一种 MR 成像技术,可用来研究大脑的皮质活动[15]。fMRI 可用于研究脑缺血后神经元的损伤和神经环路的变化。动物研究已经表明卒中恢复过程中,fMRI 获得的血流动力学也会随之变化。fMRI 还可以用于研究卒中治疗后的神经元再生过程。利用静息态 fMRI 技术可以研究脑缺血后功能网络的重组。此外,锰离子增强磁共振成像(manganese-enhanced MRI,MEMRI)可以用于研究脑缺血后钙离子的超载过程,进而获得神经元活动,以及血脑屏障的渗透性和毒性的信息[16]。

灌注加权成像(perfusion weighted imaging,PWI)通过静脉注射对比剂进行成像,通过获得对比剂首次通过组织的时间密度/信号曲线,再根据该曲线利用数学模型计算脑血流量、脑血容量、达峰时间、平均通过时间等量化参数来评估组织器官的灌注状态。卒中在 PWI 和 DWI 的信号不匹配区可以提供大致的半暗带范围,从而为扩大溶栓治疗提供可能性[11]。有研究发现,MR 灌注与 PET 所示的病变相对分布图像非常相似,但由于用 PW - DWI 不匹配区来定义半暗带,部分涉及可逆性的扩散加权造成的变化,更主要的是涉及 PWI 复杂的数据采集过程[17]。因此,其显示的灌注损伤范围有显著变化,不准确。尽管存在争议,PW - DWI 成像方法仍有很大的临床价值,帮助选择可能受益于早期溶栓术或脑内和大脑中动脉闭塞术的患者,并可对有潜在溶栓需要的患者评估其脑出血的风险,将以确定如何选择晚期溶栓治疗时机为其发展方向。

ASL 通过反转脉冲标记动脉血中的质子,将标记前后采集的图像进行减影,从而获得组织灌注参数图。可显示急性脑缺血的灌注不足,且灌注不足与临床症状和弥散加权像相关[18]。与 PWI 相比,ASL 的信噪比较低,完全无创,无须使用对比剂,检查程序及图像后处理简单,可多次重复检查,可作为了解脑血组织血流灌注情况的筛选检查,以指导选择临床治疗方案。

10.4　同步辐射血管造影在动物模型中的应用

同步辐射血管造影可以检测到大鼠一侧半球的血管包括翼腭动脉(PPA)、颈内动脉(ICA)、大脑中动脉(MCA)、脉络膜上动脉(AchA)、大脑后动脉(PCA)和下丘脑动脉

（HTA），也包括大小动脉、小静脉和约 10 μm 的小血管[19]。如图 10 - 13 所示为同步辐射血管成像实验装置。

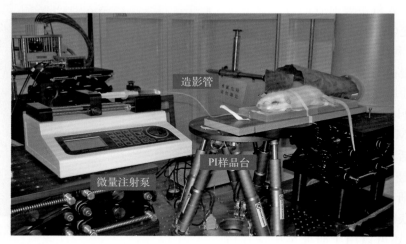

图 10 - 13　同步辐射血管成像装置(同步辐射上海光源 13 W 线站医学影像线站)
注：动物 MCA 阻塞后进行成像时，动物呈侧卧位，应用样品升降台保持动物和同步
辐射光源线束在同一水平面上，微量注射泵由操作室外的计算机控制

同步辐射血管造影方法：以实验用 SD 大鼠为例，选取体重为 250～300 g 的大鼠。用氯胺酮(100 mg/kg)＋噻拉嗪(10 mg/kg)腹腔注射麻醉。在手术显微镜下做颈部正中切口，暴露胸骨舌骨肌，钝性分离颌下腺，暴露左侧胸锁乳突肌和二腹肌，分离出颈总动脉，在颈外动脉和颈内动脉分叉处以下 0.3 cm 处的颈总动脉做一切口，将一根自己加工的"T"形 PE - 50 塑料管置于颈总动脉内。分别结扎固定，导管连接另外一根 PE - 10 导管。PE - 10 最后连接到一个注射系统上，这个注射系统包括一个微量注射泵、控制程序和链接系统，可实现 X 线影像室外定时、定量注射。大鼠侧卧于自制大脑固定架上，脑部与光源保持垂直。以 5 ml/min 的速度连续注射非离子碘造影剂碘海醇(通用医疗集团，美国)，浓度为 350 mg/ml(碘海醇与生理盐水 4∶1 稀释)，共注射 300 μl。成像摄像头距离实验样品 78 cm。同步辐射的光束源自电子存储环，加速能量为 3.5 GeV，平均束流强度为 180 mA。电子存储环到实验样品的距离为 34 m。血管造影能量选择在 33.2 keV，稍微高于碘元素的 K 电子层吸收边 33.16 keV。在此能量下，最大成像范围约为 45 mm(宽)×3.5 mm(高)，原始图像再经过后期去除噪声背景，并拼接成正式图像。如图 10 - 14 所示为正常大鼠和短暂性大脑中动脉阻塞后的颅外侧支循环造影图。

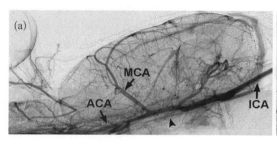
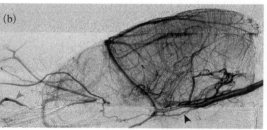

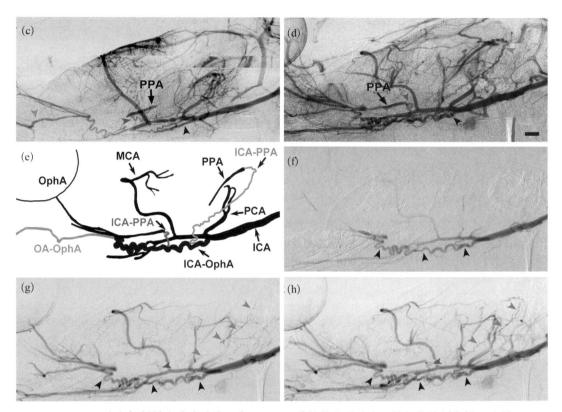

图 10 - 14　大鼠短暂性大脑中动脉阻塞(tMCAO)并结扎翼腭动脉后的颅内外侧支循环造影图

注：假手术组(a)和大鼠短暂性大脑中动脉阻塞并结扎翼腭动脉后第 1 天(b)、第 7 天(c)和第 28 天(d)时的脑血管造影；(e)是根据(d)画的颈内动脉-翼腭动脉侧支循环示意图；(d)是动物在造影剂注射后 0.8 s(f)、1.2 s(g)和 1.6 s (h)时的同步辐射造影动态图。橙色、蓝色、红色和绿色箭头分别代表从嗅动脉到眼动脉(OAOphA)、颈内动脉到眼动脉(ICA - OphA)、颈内动脉到翼腭动脉(ICA - PPA)(a)和(b)的侧支循环

参考文献

1. Pulsinelli W. Continuous measurement of cerebral cortical blood flow by laser-Doppler flowmetry in a rat stroke model[J]. J Cereb Blood Flow Metab, 1989, 9(5)：589 - 596.

2. Stern MD, Lappe DL, Bowen PD, et al. Continuous measurement of tissue blood flow by laser-Doppler spectroscopy[J]. Am J Physiol, 1977, 232(4)：441 - 448.

3. Rosenblum B, Oldfield EH, Doppman JL, et al. Spinal arteriovenous malformations：a comparison of dural arteriovenous fistulas and intradural AVM's in 81 patients[J]. J Neurosurg, 1987, 67(6)：795 - 802.

4. Riva M, Pappada GB, Papadakis M, et al. Hemodynamic monitoring of intracranial collateral flow predicts tissue and functional outcome in experimental ischemic stroke[J]. Exp Neurol, 2012, 233 (2)：815 - 820.

5. Liu Q, Chen S, Soetikno B, et al. Monitoring acute stroke in mouse model using laser speckle imaging-guided visible-light optical coherence tomography[J]. IEEE Trans Biomed Eng, 2018, 65 (10)：2136 - 2142.

6. Miao P, Lu H, Liu Q, et al. Laser speckle contrast imaging of cerebral blood flow in freely moving

animals[J]. J Biomed Opt, 2011, 16(9): 090502.

7. Yuan L, Li Y, Li H, et al. Intraoperative laser speckle contrast imaging improves the stability of rodent middle cerebral artery occlusion model[J]. J Biomed Opt, 2015, 20(9): 096012.

8. Dunn AK, Bolay H, Moskowitz MA, et al. Dynamic imaging of cerebral blood flow using laser speckle[J]. J Cereb Blood Flow Metab, 2001, 21(3): 195 – 201.

9. Posse S, Otazo R, Dager SR, et al. MR spectroscopic imaging: principles and recent advances[J]. J Magn Reson Imaging, 2013, 37(6): 1301 – 1325.

10. Weber R, Ramos-Cabrer P, Hoehn M. Present status of magnetic resonance imaging and spectroscopy in animal stroke models[J]. J Cereb Blood Flow Metab, 2006, 26(5): 591 – 604.

11. Neumann-Haefelin T, Wittsack HJ, Wenserski F, et al. Diffusion- and perfusion-weighted MRI. The DWI/PWI mismatch region in acute stroke[J]. Stroke, 1999, 30(8): 1591 – 1597.

12. Gutman DA, Keifer OP Jr, Magnuson ME, et al. A DTI tractography analysis of infralimbic and prelimbic connectivity in the mouse using high-throughput MRI[J]. Neuroimage, 2012, 63(2): 800 – 811.

13. Sinke MR, Otte WM, van Meer MP, et al. Modified structural network backbone in the contralesional hemisphere chronically after stroke in rat brain[J]. J Cereb Blood Flow Metab, 2017: 271678x17713901.

14. Huang CH, Chen CC, Siow TY, et al. High-resolution structural and functional assessments of cerebral microvasculature using 3D Gas DeltaR2 * -mMRA[J]. PLoS One. 2013, 8(11): e78186.

15. Lu H, Soltysik DA, Ward BD, et al. Temporal evolution of the CBV – fMRI signal to rat whisker stimulation of variable duration and intensity: a linearity analysis[J]. Neuroimage, 2005, 26(2): 432 – 440.

16. Saar G, Cheng N, Belluscio L, et al. Laminar specific detection of APP induced neurodegeneration and recovery using MEMRI in an olfactory based Alzheimer's disease mouse model[J]. Neuroimage, 2015, 118: 183 – 192.

17. Domercq M, Szczupak B, Gejo J, et al. PET imaging with[(18)F]FSPG evidences the role of system xc(-) on brain inflammation following cerebral ischemia in rats[J]. Theranostics, 2016, 6(11): 1753 – 1767.

18. Gao Y, Goodnough CL, Erokwu BO, et al. Arterial spin labeling-fast imaging with steady-state free precession (ASL – FISP): a rapid and quantitative perfusion technique for high-field MRI[J]. NMR Biomed, 2014, 27(8): 996.

19. Lin X, Miao P, Mu Z, et al. Development of functional *in vivo* imaging of cerebral lenticulostriate artery using novel synchrotron radiation angiography[J]. Phys Med Biol, 2015, 60(4): 1655 – 1665.

11 常用卒中动物运动感觉神经功能评估方法

现在有很多行为学测试评估啮齿类动物模型的卒中后功能预后。大多数行为学研究表现在进行 MCAO 后的啮齿类动物上。有许多行为学测试适合啮齿类卒中模型,但是没有一个能够在卒中后各种缺陷的检测中优于其他。不同的测试对特殊部位损害引起的缺陷测量有敏感性。对于啮齿类动物模型急性和慢性期的损害都有行为学测试方法。鉴定有可能改善卒中后康复的行为学和药物干预,是卒中研究的一项基本部分。以康复为目的的转化方法依赖动物范例的可靠性和有效性,还有其模拟人类卒中模型的能力。

11.1 行为学测试概况

行为学试验在长期研究中的作用是最重要的,应该可以理想地测试感觉运动、认知和情绪表现,这也是试验模型和现实的一个巨大不同。虽然许多研究集中在卒中后的前几天,患者残疾的最终程度在卒中后的几个月或几年后进行评价。另一方面,卒中慢性期伴随并发症也导致特殊模型的发展。在 1/3 以上卒中幸存者中一个频繁发生的事件是卒中后抑郁的发展,其生物学基础也不是很清楚。还有多达 30% 的卒中患者的并发症是癫痫发作,卒中后癫痫的患病率是 2%～4%。大鼠自发性癫痫发病率高达 15%,并且有很高的变异性。卒中后癫痫的特殊模型很少。

行为学测试的主要功能如表 11-1 所示,其影响因素如表 11-2 所示。

表 11-1 行为学测试基本功能评估

行为学测试	功　能
复合得分	对各种运动、感觉、反射和平衡反应进行评估
圆筒试验	评估自发性前肢使用
网格行走	评估在运动时感觉运动的功能、运动协调和放置失误
楔形梁试验	评估后肢功能
小球抓取试验	评估熟练的前爪使用和运动功能
楼梯试验	评估前肢伸展、抓握技能、侧面偏差和前肢独立使用
Pasta 试验	评估手巧灵度和良好的运动技能

续 表

行为学测试	功 能
梯级行走试验	评估前后肢的踏步、放置和协调
前肢弯曲	评估前肢功能
前肢放置	评估前肢功能和放置失误
转角试验	评估感觉运动和姿势不对称
转棒试验	评估运动协调和平衡
粘签试验	评估触觉反应和不对称
Morris 水迷宫	评估空间认知和记忆
旋臂迷宫	评估空间认知和记忆

表 11-2 行为学试验影响因素

行为学试验	大概训练时间	每个部分的训练次数	完成试验的大概时间
综合得分	无	根据任务	根据任务
圆筒试验	无	1 次	2～5 min
网格行走	1 d	1～2 次	5 min
楔形梁试验	2～3 d	5 次	2～3 min
小球抓取试验	2～4 周	20～30 次	5～10 min
楼梯试验	2～4 周	1～3 次	5～15 min
Pasta 试验	无(试验 5 d 前暴露于试验表现最好)	3～5 次	10～20 min
梯级行走试验	1 d	5 次	10 min
前肢弯曲试验	无	1 次	1 min
前肢放置试验	无	10 次	5 min
转角试验	无	10 次	5～10 min
转棒试验	2～4 d	3 次	10 min
粘签试验	无(提前 5 d 暴露于试验表现最佳)	4～5 次	5～10 min
Morris 水迷宫	根据情况	根据情况	根据情况
悬臂迷宫	根据情况	根据情况	根据情况

卒中动物行为学检测是评估实验动物模型和治疗效果的重要手段之一,主要分为运动感觉功能,记忆认知功能和情感。本章主要介绍运动感觉功能行为学评估(包括肢体对称性试验、悬空旋转试验、转棒试验、圆筒试验、转角试验、抓握力测试、CatWalk 自动步态分析试验、水平楼梯行走试验和传统的粘签试验)、记忆功能行为学评估(包括水迷宫、T-形迷宫、放射臂迷宫、巴恩斯迷宫、条件性刺激、避暗试验、味觉厌恶性条件反射、新物体识别和新位置识别)和抑郁焦虑评估(旷场试验、高架十字试验、黑白穿梭箱、强迫游泳和悬尾试验)。

11.2 肢体对称性试验

肢体对称性试验(limb-placing test)是德莱克(De Ryck)等(1989 年)使用的行为学测试方法改进而来,用于研究大小鼠术后的康复情况。在缺血模型建立前训练大、小鼠适应抓取操作及测试,使其事先熟悉控制肢体的技能。然后在诱导缺血后将缺血动物分配到比较组中,在术后的不同时间点测试康复结果。

11.2.1 测试方法

该试验包括 7 项肢体放置任务以评估在触觉和本体觉刺激下,动物前肢和后肢做出反应时的感觉运动整合功能。测试 1:大鼠被悬挂于台子上方 10 cm 处,正常大鼠表现为双前肢外伸,扑向桌面。测试 2:大鼠朝向桌面,双前肢放在桌子上。每只前肢被轻柔的下拉,观察其收回和复原放回桌面情况,并观察其移位。正常大鼠会将前肢重新放在桌面上。测试 3:大鼠朝向桌面,双前肢放在桌上。托起下颌使鼠头上抬45°角,以禁止大鼠用触须接触或看向桌面。接下来将大鼠沿着桌缘放置,观察从侧面放置前肢(测试 4)以及后肢(测试 5)。测试 6:将大鼠的双前肢放置在桌缘,轻柔地从后面把大鼠推向台子边缘,正常大鼠会抗拒推力紧抓桌缘,但是缺血大鼠不能抓紧桌缘,受影响的肢体会从桌缘滑下。双侧肢体均要测试。测试 7:将大鼠的双后肢放置在桌缘,余同测试 6(见图 11 - 1)。

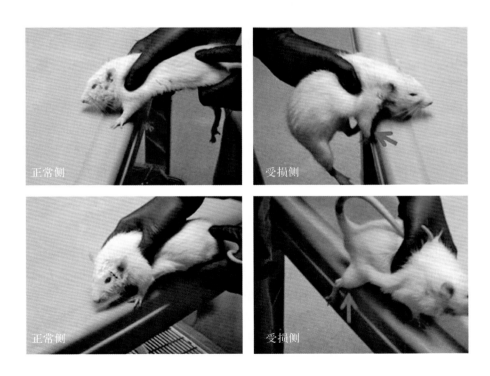

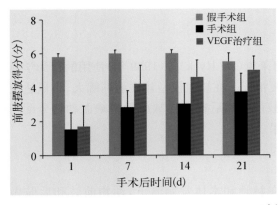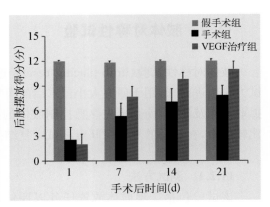

图 11-1　肢体对称性试验

注：VEGF(血管内皮细胞生长因子，vascular endothelial growth factor)

11.2.2　计算方法

测试分为 7 个部分来评估大鼠前后肢的感觉运动协调能力，即对于触觉及本体感觉刺激的反应。测试通过以下方式评分：2 分，迅速正确放置；1 分，不完全或迟疑(＞2 s)放置；0 分，无放置。计算每只动物总分。

11.3　悬空旋转试验

悬空旋转试验(eleated body swing test，EBST)用于评估不对称运动行为是一种简单易行的行为学测试。大鼠的触须在它感知环境中有重要作用，前肢放置试验即通过刺激触须引发反应来进行评估。为测试前肢功能，抓住动物躯干，使其前肢悬空，同时用桌子边缘蹭大鼠的触须。当运动系统损伤时会引起爪子放置缺损。没有脑损伤的动物会代表性地诱发出放置前肢到桌子以刺激触须侧。根据计算同侧放置反应和患侧放置反应百分比，或者根据评分量表对测试进行打分。单侧脑损伤的动物被发现有诱发对侧放置反应的困难，而无脑损伤的大鼠完成这项任务的成功率很高。虽然前肢放置试验被发现甚至能检测到轻微的神经功能损伤，但一只经过训练的大鼠可以精确得分。因此，一位有经验的实验者对于防止生硬的动作影响诱发反应是很重要的。

11.3.1　测试方法

首先，将动物放置在盒子里(40 cm×40 cm×35.5 cm)，让其适应 2 min 并且达到正中的位置，以四肢均着地为准。抓住动物尾巴并垂直(向左或向右的角度小于 10°)悬空于台子上方约 10 cm 处，每次动物转动头部偏离垂直轴任何一侧被记作一次旋转。在尝试下一次旋转前，动物必须先回到垂直轴方向。如果动物旋转并且连续 2 次尝试移向一侧而没有回到原来的垂直位置，只记作一次。少数时候动物会拒绝回到垂直位置持续 5 s 以上，或者当它抓住自己的尾巴时计时停止，动物被暂时放回到地面。一旦恢复到正中位置上,动物就再次被悬空并且再次开始计时。旋转经常在 1 s 内表现出来,所以计算的是旋转频率而不是旋转时间。如果动物在悬空后 5 s 以上没有开始旋转行为,就在它的尾巴上轻柔地捏一下,以诱发旋转行为。旋转次数通过手工计数器计算。同一只老鼠每次试验之间间隔 1 min 以上(见图 11 - 2)。

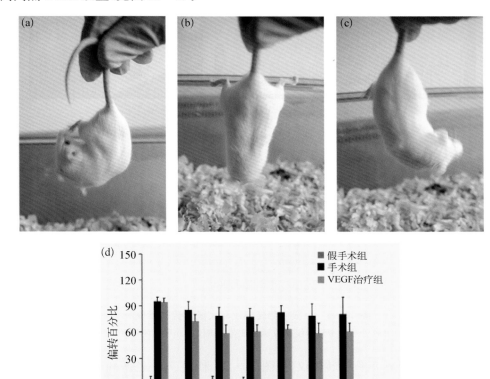

图 11 - 2　悬空旋转试验
(a) 右偏;(b) 不偏;(c) 左偏;(d) 数据统计图

11.3.2　计算方法

计算向左和向右的次数,确定向左或向右旋转次数的百分比。旋转偏移行为的标准是向一侧偏转 10°角。每侧摆动的总次数除以两侧摆动的总次数,以获得左右摆动的百分比。

11.4　转棒试验

保持转棒平衡需要本体觉、位置觉及微调运动能力。转棒试验(rotarod test)要求动物在匀速旋转杆上保持平衡,并记录其在转棒上的运动时间及跌落时转棒旋转速度。该

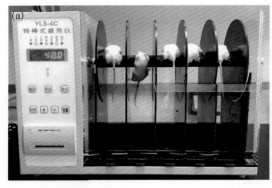
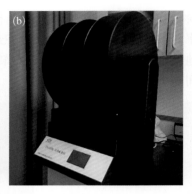
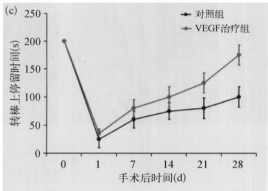

图 11 - 3 小鼠疲劳转棒仪和大鼠疲劳转棒仪

（a）小鼠疲劳转棒仪；（b）大鼠疲劳转棒仪；（c）数据统计图

测试需要准备大鼠或小鼠疲劳转棒仪（见图 11 - 3）、秒表、70％乙醇和纸巾。

转棒试验用于测试啮齿类动物的运动协调和平衡改变。Dunham 和 Miya 最早提出用于研究神经功能，改进后用来探究小鼠运动缺陷和用药疗效。此后，许多研究用它探索卒中后脑损伤。疲劳转棒仪是一个以可调节的速度转动的转棒。转棒速度随时间增加，动物停留在转棒上的时间被记录下来。缺血动物停留在转棒上的时间显著减少。在这个试验中，研究者只需要在动物脑损伤前给予足够时间的训练。一般卒中幸存患者的协调性差，这项行为学测试提供了一个在动物模型中探究协调性的方法。然而，因为卒中患者不能用类似的仪器测试平衡能力，所以转棒的重要性不清楚。尽管如此，它在其他缺血模型中检测运动缺损的敏感性已经被确立。

11.4.1　测试方法

在动物手术前连续训练 3 d，每天训练 3 次。将动物放在转棒上适应 1 min，然后开始转棒，20 r/min 匀速转动，训练 5 min（见图 11 - 3）。如动物掉下，重新放回转棒直至运动时间达到 5 min。训练的第 3 天，2 次训练后做基线测试。即转棒从 0 开始加速，直到 40 r/min 后匀速转动，记录动物掉下的时间。如果有动物抱住转棒 2 圈不动，也停止计时。模型后动物测试同基线测试。训练或测试后用乙醇清洁仪器擦干[1-2]。

11.4.2 加速运动的方法

采用加速运动的方法,开启电源转轮匀速后开始加速,5 min 内由 4 转/min 加速到 40 转/min,每天 2 次,每只重复 3 次测试,每次间隔 15 min。手术前 3 d 为训练实验,将大鼠置于转杆上,自大鼠在转杆上爬行开始计时,大鼠从转杆跌落至脚踏板上计时自动停止,记录大鼠在转杆上停留的时间。

11.4.3 计算方法

记录动物在转棒上保持不掉落的时间。

11.5 圆筒试验

圆筒试验(cylinder test)用于评估卒中后患侧和对侧前肢抬起和放下时的非对称性运用。大鼠的探究行为学,可用于分析脑功能,为探究空间和运动行为的神经基础提供了可能。圆筒试验为评价啮齿类动物自发性前肢使用提供了一种方法,并且已经用于许多卒中损伤模型。为了评估前肢缺陷,动物被放置在一个透明树脂玻璃圆筒中观察。大鼠会活跃地跳起后肢,用前肢和触须探索垂直面。当分析在圆筒中的行为时,记录右前肢、左前肢和双前肢同时放置在圆筒壁上的次数。单侧脑损伤的动物在垂直探索中会出现前肢使用不对称。圆筒试验客观,容易使用和进行评分,对慢性缺损敏感有较高的可靠性。此外,不需要提前训练,但最好在手术前获取一个基线数据来消除偏移,因为有时有些动物偏好用一侧肢体。最好在夜晚时间测试,并且在红色灯光下,因为啮齿类动物更倾向于在黑暗环境下探索。这项测试可以检测到轻微的神经损伤。

11.5.1 测试方法

将大鼠放于透明圆筒(直径 20 cm,高度 30 cm)内,影像记录 3~10 min 内大鼠在探索行为中使用前肢的情况(见图 11-4)。在圆筒的适当位置放置一面镜子,确保当大鼠转过身背向摄像机镜头的时候也能够记录大鼠的前肢活动情况。评估的过程采用盲法,评估者使用有慢放和清晰停帧功能的录像机进行记录评分[2]。

11.5.2 计算方法

行为的评估根据以下几个标准:① 用后腿完全站立时,能够独立地使用右或左前肢接触墙壁并开始重心转移,或者以垂直姿势侧向移动时保持身体重心的平衡;② 当完全站立时,同时使用两前肢接触圆筒的墙壁,并沿着墙壁进行侧向交替跨步运动。对行为进行量化有以下要求:健全(即病灶同侧)前肢的动作次数作为观察到的肢体在墙壁上总的使用次数中的一部分(I),患肢动作次数作为观察到的肢体在墙壁上总的使用次数中的一部分(C),两前肢同时使用次数(或在健步侧向移动时几乎同时)作为观察到的肢体在墙壁上总的使用次数中的一部分(B)。独立的肢使用不对称评分用下面的式子计算:肢体使用不对称评分 $=[I/(I+C+B)]-[C/(I+C+B)]$。

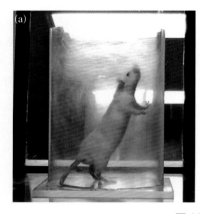
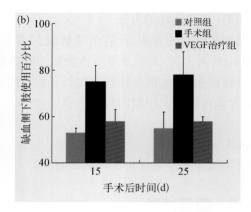

图 11-4 圆筒试验

(a) 圆筒试验录像；(b) 数据统计图

11.6 转角试验

转角试验（corner test）是用来测试动物行为偏向的试验。最早由斯加勒（Schallert）等在 1982 年用于大鼠，后来 Zheng 等在 2002 年用于小鼠以检测感觉运动和姿势的非对称性。转角试验可测试感觉运动功能，鉴定和定量感觉运动和姿势不对称，为检测对侧缺损和同侧转向偏倚提供了一个简单的方法。在探究大鼠单侧黑质纹状体损伤中被首次描述出来，以后被用于探究小鼠的局部脑缺血。装置包括两块放置在一起形成 30°夹角的板，然后将动物放进两板之间面朝转角。当动物靠近转角时，两侧触须同时被刺激，引起动物向后转 180°角。通常动物会随机转向右侧或左侧，但当动物单侧脑损伤时，会倾向性地转向患侧，表现为转角的不对称。建议收集基线数据来减少变异性和识别偏好侧。除了检测感觉运动感缺损，转角试验也可以客观地测试大鼠和小鼠卒中后（长达 90 d）的长期功能。转角试验可能比其他对称性试验检测缺陷更敏感，因为它反映的是多种不对称，包括前肢、后肢、姿势和旋转偏倚。有些人认为转角试验是一种与卒中患者疏忽等同的测试。

11.6.1 测试方法

实验中的转角是由两块成 30°角平板组成，并且在两板的接合处有一条小缝，以此吸引小鼠进入转角。实验时小鼠被放在两板间，并正对转角，当小鼠进入转角时，它的两侧触须会同时感受到两边障碍物的存在，然后前肢会抬起，并转身面向进入端。每只小鼠重复进行 10 次测试，每次间隔 1 min[2]。如果动物转向腹侧（未用后肢站立），测试结果便不作数，在测试阶段末期重复测试。在实验前期对小鼠进行测试，如果有的小鼠起初即明显表现出向一侧偏转的趋势，则该小鼠将被从实验组中剔除（见图 11-5）。

11.6.2 计算方法

记录 10 次测试中，小鼠向左或者向右偏转的次数。根据下述式子计算侧向指数

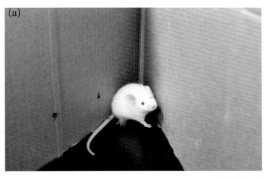
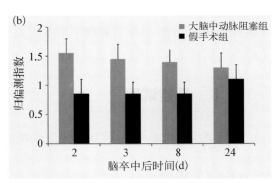

图 11-5 转角试验

(LI)。$LI=($向右转次数—向左转次数$)/$转动总次数。

11.7 平衡木试验

平衡木试验(beam balance test)是用于评估大鼠运动的协调和整合功能的缺陷程度,尤其是后肢。在缺血模型建立前,用 3 d 时间训练大鼠爬过横木,训练期结束时所有大鼠都要学会执行此任务。

11.7.1 测试方法

平衡木行走测试所用的仪器由一方形横木(宽 2.5 cm,长 122 cm,高 42 cm)及一个黑箱(20.5 cm×25 cm×25 cm)组成,横木与黑箱相连,整个实验于黑暗条件下进行,仅在起点上方设置一束强光促使大鼠爬过横木(见图 11-6)。

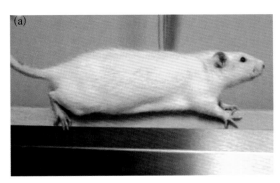
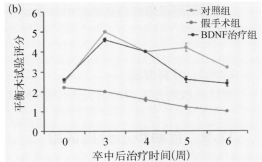

图 11-6 平衡木试验

注:BDNF(脑源性神经营养因子,brain derived neurotrophic factor)

11.7.2 计算方法

采用 1982 年芬尼(Feeney)等改良的评定量表评估大鼠行为:0 分,大鼠不能在横木上停留;1 分,大鼠不动,但是可以在横木上停留;2 分,大鼠试图穿过横木,但是失败;3

分,大鼠爬过横木,病灶对侧后肢滑下横木次数超过 50%,即两步中滑下横木 1 次;4 分,大鼠爬过横木,病灶对侧后肢滑下横木次数<50%;5 分,大鼠爬过横木,病灶对侧后肢滑下横木 1 次;6 分,大鼠正常通过横木。

11.8 悬挂试验

悬挂试验(hanging wire test):主要评价小鼠的抓握力量。

11.8.1 测试方法

将实验鼠置于传统用的鼠笼盖上,轻轻震动鼠笼盖促使实验鼠紧握鼠笼盖,随后迅速翻转鼠笼盖,记录后肢离开笼盖的最长潜伏期,以 90 s 为分界值,超过 90 s 按 90 s 记录,不足 90 s 按实际时间记录(见图 11 - 7)。每次实验重复 3 次并取其最好成绩记录[3]。

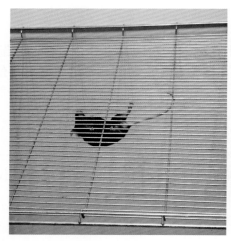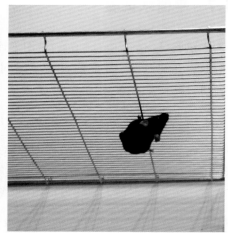

图 11 - 7 悬挂试验

11.8.2 计算方法

统计后肢离开笼盖的最长潜伏期,潜伏期长的表示抓握力好。

11.9 自动步态分析试验

自动步态分析(DigiGait™)是啮齿动物自动步态分析的完整工具(Mouse Specifics Inc,美国)(见图 11 - 8)。该系统包括:① 聚碳酸酯材料制成的可调节发到步行隔间(7.6~61 cm),不论动物是行走状态还是在高速跑动状态,均可获取稳定准确的步态信息。② 高速数字摄像机以优于 10 ms 的时间分辨率形成爪部相对于跑带位置的实时记录。③ DigiGait™软件自动识别老鼠头部、尾部和四肢顺序,识别动物脚爪底部的颜色,以满足初生小鼠、大鼠、豚鼠、仓鼠和兔子等不同的小型动物。在计算机中,DigiGait™软

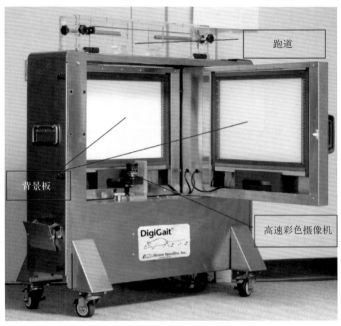

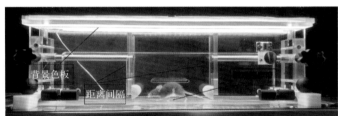

图 11-8　DigiGait™自动步态分析装置

件可用于通过脚爪印之间的距离、时间和接触面积差异进行静态和动态步态运动的自动标记和分析。然后，可以将步态数据导出用于数据储存和随后的分析。

11.9.1　研究应用范围

DigiGait™可用于评估任何对啮齿类动物运动能力受影响的动物模型或操作。不管动物步态是受到化学或物理损伤，还是因中枢神经系统、周围神经系统或骨骼、肌肉功能的遗传导致，只要该动物能够穿越跑道，就可以应用此装备进行步态评估和分析。通过应用DigiGait™，已被验证的一些实验程序或疾病模型包括脊髓损伤、神经性疼痛、神经性系统损伤关节炎、卒中、帕金森病、肌萎缩侧索硬化症（amyotrophic lateral sclerosis，ALS）等。

11.9.2　测试方法

（1）打开设备及电脑 DigiGait Imaging 软件，在程序启动面板上设置视野垂直定位，调整整体视野高度和快门速度，并放置 20 cm×10 cm 的实物于走道上，通过软件操作即界面进行校对（见图 11-9）。

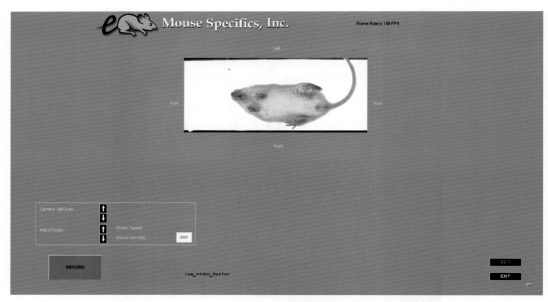

图 11-9 通过软件操作界面进行校对

（2）校对完成后，开启跑步机，选择"recording"输入动物信息、实验组别和名称、跑步机速率，以及其他内容信息，保存视频，退出 Imaging 软件（见图 11-10）。

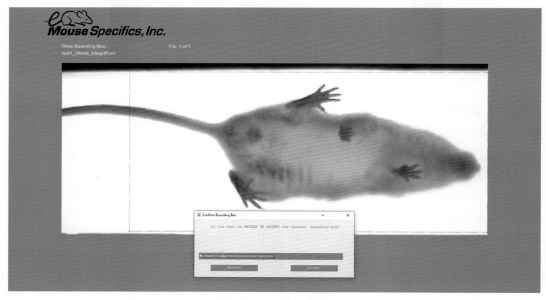

图 11-10 输入信息

（3）打开 Analysis 软件，创建"实验列表，选择要分析处理的视频所在的文件夹，载入需要分析的视频。

（4）根据设置参数显示五个图片爪印，调整遮挡口鼻面罩的大小、输入行走速度，方便分析结果,通过 Filter 改进数字爪印的清晰度,进行确认(见图 11 – 11)。

(5)数据收集:选择步骤(4)所提及的实验视频,软件将自动分析处理图像,并绘制每个肢体的面积(见图 11 – 12)。

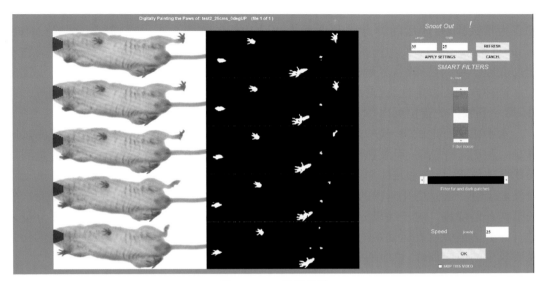

图 11 – 11　设置参数

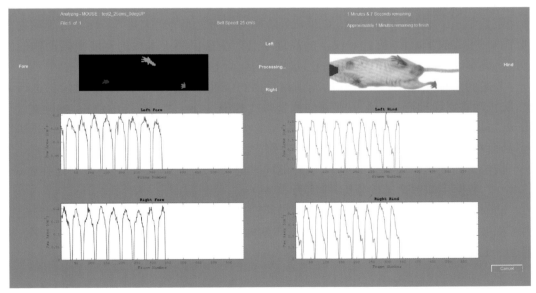

图 11 – 12　绘制每个肢体的面积

(6)结果分析:完成步态分析后,软件会自动分析并生成结果,包括爪印区域站立阶段、步态速度、支持基数、步长、摆动阶段、摆动速度和步长周期等,读者可参考 Mouse specifics 公司的主页了解参数的完整描述。

11.10 水平楼梯行走试验

脑缺血、脊髓损伤以及其他神经退变性疾病等相关模型的发展需要一系列敏感度高的行为学试验,阐述运动学方面和低程度运动功能的丧失。水平楼梯行走试验(ladder rung walking test):使动物在一个梯距变化的水平楼梯上行走,梯距的变化使得动物不能彻底地学习记忆梯距,尽量减少动物通过学习获得的缺陷补偿能力,可长时间重复使用。这种方法可以定性、定量地描述前肢和后肢的行为,包括肢体放置、步伐、协调等。此外,另一侧肢体的错位可以作为一种补偿策略。

水平楼梯行走试验,最初是为大鼠开发的,后来经调整后同样适用于小鼠,该测试同样是一种用于评估前、后肢熟练行走能力的评估方法。水平楼梯行走试验的目的是测试动物肢体放置、行走和肢体间协调的能力。测试装置由一个水平的梯子组成,让测试动物自发地走过。通过变化阶梯的间距可以避免动物通过学习熟悉阶梯的间距和位置而产生的损伤补偿依赖。对于结果分析,经视频记录后,通常根据基于肢体摆放位置的评分量表进行评分。卒中后有运动系统损伤的动物在梯级测试中显示出运动功能损伤。这项任务需要较少的适应训练,可应用于测试慢性损伤和观察长期治疗效果。

11.10.1 测试方法

测试用具包括有机玻璃和金属制成的梯级侧墙(厚 3 mm),能插入到木板中,使得最小梯距是 1 cm。侧墙长 100 cm,高 20 cm,阶梯与地面之间的距离是 30 cm。由于动物在训练的时候养成了习惯,因此对仪器的高度不会产生恐惧感。木板的宽度根据动物的大小进行调整,应比动物宽 1 cm,以防止动物翻到地面上。

普通的阶梯允许动物在训练后能预测阶梯的位置,所以通过每次试验对阶梯进行调整,防止动物对阶梯产生记忆。普通的调整每次相隔 2 cm;对于特殊的调整,梯距在 1~5 cm 之间进行改变。总共使用 5 个特殊类型的模块,每个相应的模块应用到所有的动物上,从而对试验的困难进行标准化,同时增强结果的可比性。

摄像头高度约在动物腹部水平,因此能同时记录四肢的位置。快门速度设定在 500~2 000 s。数据用帧理论进行分析,速度为 30 帧/s。

动物训练时从一个笼子开始,通过楼梯回到自己的笼子,因此笼子对于动物的行走提供了积极的动力。所有的动物在阶梯上都朝向一个方向走,每次训练和测试 5 次(见图 11-13)。

11.10.2 评估方法

11.10.2.1 四肢故障评分

通过录像,前肢和后肢的定性分析用于四肢故障评分标准。只对连续的步伐进行分析,因此,中断前的最后一步,例如停步或失误,以及对中断后的第一步不能进行评分。通过肢体放置在阶梯上的次数以及错过阶梯的数目对肢体进行评分。因此,后肢或前肢在

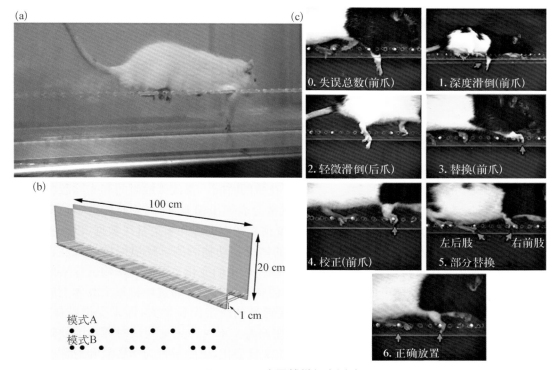

图 11-13 水平楼梯行走测试

阶梯上的评分标准取决于放置位置以及放置动作的准确性。

0分：放置完全失败。例如，没有接触到阶梯，发生了跌落。跌落是指四肢陷在阶梯之间失去平衡。

1分：严重滑落。肢体开始位于阶梯上，然后滑落并发生了跌落。

2分：轻微滑落。肢体开始位于阶梯上，但是没有发生跌倒，仍然能保持平衡。

3分：更换。肢体开始位于阶梯上，但是在滑落前迅速抓住并且换到另一根阶梯上。

4分：改正。肢体放在了另一个阶梯上。

5分：部分放置。肢体的腕部或者后肢的脚跟或脚趾放在了阶梯上。

6分：正确放置。肢体完全正确地放到了该放的阶梯上。

如果同时发生了好几种错误，则记录最低分。

11.10.2.2　肢体放置准确分析（失误次数）

根据四肢故障评分系统确定失误，0～2分都定义为一次失误，每次试验都对失误的次数进行记录。此外，需要定量的参数是动物完全经过阶梯的时间，即从动物放在阶梯上到它走完整个阶梯的时间。动物不在阶梯上停留的时间不在记录范围内。

前爪数字评分：对前爪是否正确地放置在阶梯上进行计分。前爪在阶梯上弯曲的程度分为 3 个等级：0 分，大约弯曲 90°；1 分，大约弯曲 45°；2 分，不能弯曲。5 次试验的得分取平均值，然后对此进行分析。

11.11 传统粘签试验

粘签试验(sticky tape test)又称感觉不对称试验,用来确定皮肤敏感性和感觉功能的整合性。该试验是由沙勒特(Schallert)最先提出,弗洛雷(Freret)(2006 年)和莫多(Modo)(2000 年)在鼠缺血模型中对其进行描述。

测试首先应用于由单侧黑纹组织损伤引起的刺激定向运动不对称,目前粘签去除试验已经常用于研究卒中后触觉消退损伤。用两块大小相同的胶带贴在脚掌的背侧作为双侧触觉刺激,大鼠会通过梳理毛发自然地将其移除。触觉反应是通过记录同侧和对侧肢体初次接触胶带的时间和从两边取下胶带所花费的时间。首次接触时间和去除胶带时间表述感觉与运动损伤。单侧脑损伤的大鼠通常会表现出偏差,即同侧肢体更早地出现首次接触时间和更快的移除时间。评估时,建议预先适应训练和采集基线数据,以获得最佳的测试表现水平,以及发现任何术前不对称的情况。动物的测试环境保持一致性也是非常重要的,通常是在自身饲养的笼子里,因为即便较小的变化也可能会影响试验结果。

这种粘签去除试验还可以用来测量动物的感觉不对称。通过调整每个肢体上胶带的大小来测量感觉不对称的差异。受损肢体能感受到胶带面积增大,而未受损肢体减少。可重复进行测试,直到确定两侧肢体之间存在偏差。不对称感觉测试对微小的缺陷和治疗效果非常敏感。随着时间的推移,可以量化恢复变化,以测量行为学恢复和对称触觉恢复。这一测试可以应用于测试在局灶性缺血和 MCAO 后脑损伤的感觉运动区不对称。

11.11.1 测试方法

每一只动物先进行 3 d 扯掉胶带的训练。从笼子中取出动物,使用直径为 3.5 cm 的圆形黏性标签粘在动物的两个前肢。动物得使用它们的嘴并小范围地移动另一个前肢来除掉标签,把动物放在一个干净的试验笼子中。

改良的粘签试验:用长 3 cm、宽 1 cm 的绿色纸条做成一个袖,把它绕在动物前肢上,前后相接,形成一个圈,指端能够从袖套中露出少许。如果制作正确,这个纸袖套不能被扯掉。正常的反应是动物剧烈地用它的嘴巴或者对侧爪子尽量扯掉纸带。随后把动物放回笼子,观察 30 s(见图 11 - 14)。

11.11.2 计算方法

记录动物从每一个前肢上扯掉胶带所需的时间。允许扯掉胶带所需的时间最多为60 s。每天每只动物训练 5 次,训练第 3 天最好的两次训练结果的平均值作为每只动物的标准时间。

对于改良的粘签试验,进行两项计时:第一项从把动物放回笼子起开始计时;第二项仅在动物开始试图扯掉它的纸袖套时开始计时。此数据代表了动物在 30 s 内观察期对刺激的反应。对病灶同侧与对侧肢体独立进行测试。每天重复 3 次,取最佳结果的平均数作为最后结果。

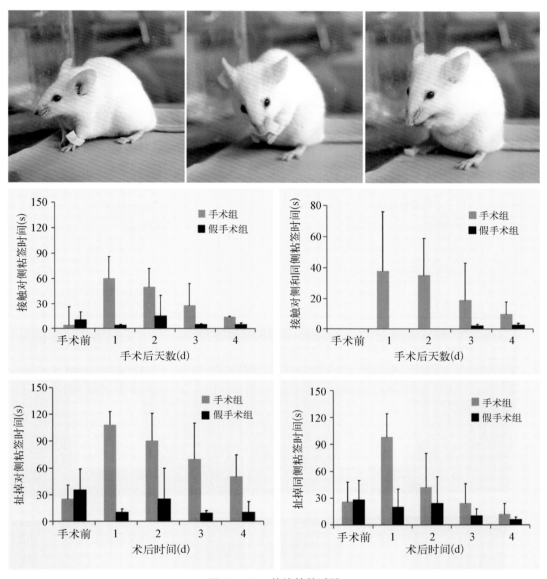

图 11-14　传统粘签试验

11.12　旷场试验

旷场试验(open field test)主要用于评价小鼠的焦虑性及对外界的探索行为。小鼠天然具有探索未知领域及保护自我免受外界潜在伤害的双重能力。动物在敞箱中,由于对于新异环境的恐惧,主要在敞箱内的周边区活动,而在中央区活动较少。但是动物的探究本性必然促使它试图在敞箱的中央区活动(包括活动、饮水或进食),从而产生冲突行为和焦虑心理。因此,旷场试验多用于焦虑或抑郁情绪的评价。

11.12.1 测试方法

首先将箱底划分为中心区和周围区,有十六分法和二分之一法(见图 11 - 15)。ANY-maze 软件设置好中心区和周围区。将动物放入箱中的周围区,软件自动监测到动物开始记录。5 min 后将动物取出。将箱底和侧壁用无水乙醇擦拭干净[13]。

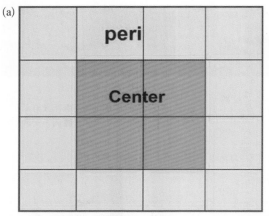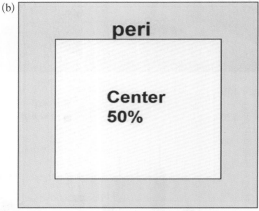

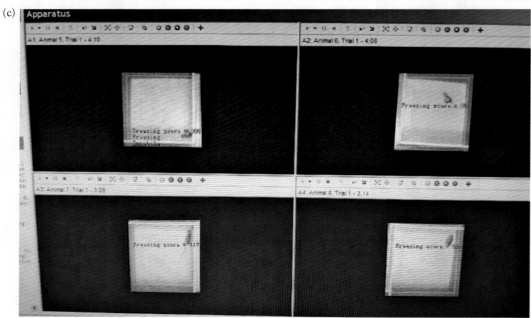

图 11 - 15 旷场试验的分区及软件操作界面

(a) 中心区和周围区的十六分法;(b) 中心区和周围区的二分之一法;(c) 旷场试验 ANY-maze 软件操作界面

11.12.2 计算方法

ANY-maze 自动识别动物进入中心区和周围区的时间,次数和运动距离。比较不同组动物在中心区的时间,进入次数和运动距离。焦虑的动物在周围区的时间较长。

11.13 高架十字迷宫试验

高架十字迷宫试验(elevated plus-maze test)具有一对开放臂和一对封闭臂,啮齿类动物由于嗜暗性会倾向于在封闭臂中活动,但出于好奇心和探究性又会在开放臂中活动,在面对新奇刺激时,动物同时产生探究的冲动与恐惧,这就造成了探究与回避的冲突行为,从而产生焦虑心理。该试验需要:十字高架、摄像头、电脑软件 ANY-maze、擦手纸、无水乙醇(见图 11-16)。

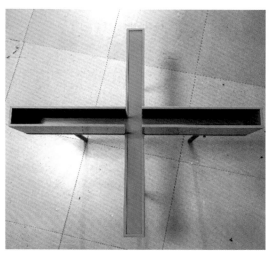

图 11-16 高架十字

11.13.1 测试方法

摄像头垂直于高架上方,光照强度同水迷宫试验。C57 小鼠用白色或灰色高架,大鼠用黑色高架。高架分为两个开放臂,两个闭合臂,一个中间区。在 ANY-maze 软件上画出开放臂、闭合臂、中间区,并设置监测动物的头、体、尾,设置监测时间,5 min 或 10 min。将动物放入中间区,头朝向开放臂,开始计时(见图 11-17)。测试时注意环境安静,周围无人。5 min 或 10 min 测试结束后将动物取出放回鼠笼,用无水乙醇擦拭高架[14-16]。

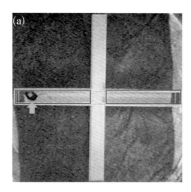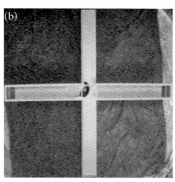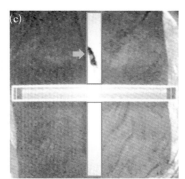

图 11-17 ANY-maze 软件记录小鼠在高架十字的运动轨迹
(a) 小鼠位于闭合臂;(b) 小鼠位于中间区;(c) 小鼠位于开放臂

11.13.2 计算方法

软件能自动统计啮齿类动物进入开放臂,闭合臂和中间区的时间、运动距离和次数。如果动物进入开放臂的次数太少,可以人工回放录像,手动统计动物向开放臂探头的次数。动物在开放臂的时间越短,进入开发臂的次数越少,说明动物越焦虑。

11.14 强迫游泳试验

强迫游泳试验(forced swimming test)最早由 Porolt 描述,也称行为绝望试验或 Porolt 试验。强迫游泳用于检测动物的抑郁倾向。强迫游泳试验被广泛应用于抗抑郁药的筛选和评价以及抑郁症机制的研究[17-18]。设备:圆柱形透明游泳桶(大鼠游泳桶高 80 cm,直径 40 cm,水深 60 cm,小鼠游泳池高 20 cm,直径 18 cm,水深 15~18 cm)、摄像头和电脑。

11.14.1 测试方法
将动物单个放入游泳桶中,摄像头开始记录,观察 6 min,前 2 min 为适应期,记录后 4 min 累计不动的时间。不动时间是指小鼠在水中停止挣扎并呈漂浮状态,或仅有细小的肢体运动以保持头部浮在水面。每只动物试验结束后均换水,以防前一只小鼠的气味影响后面小鼠的行为。

11.14.2 计算方法
统计每组动物后 4 min 累计不动时间。不动时间越长,抑郁越严重。

11.15 悬尾试验

悬尾试验(tail suspension test)用于检测动物的抑郁倾向[19]。该试验需要的设备简单,包括动物悬挂杆、胶纸、大纸箱、摄像机、电脑、ANY-maze 软件和秒表。

11.15.1 测试方法
把动物放在大纸箱上,将小鼠尾端 2 cm 的部位用胶纸贴在悬挂杆上,悬挂两侧用板隔开动物视线,突然撤去纸箱,使动物呈倒挂状态,摄像机开始记录。一共记录 6 min。前 2 min 为诱导时间,动物在 2 min 内诱导出放弃、挣扎或僵直不动的抑郁状态。后 4 min 记录僵直不动的时间。6 min 结束,将大纸箱放回动物下面,解开动物尾端的贴纸,放回鼠笼[14]。

11.15.2 计算方法
记录前 2 min 内第一次出现不动的时间和后 4 min 内不动的时间。前 2 min 内出现不动的时间越早,说明动物越容易诱导出抑郁;后 4 min 内不动的时间越长,说明动物抑郁倾向越重。

11.16 黑白穿梭箱试验

黑白穿梭箱试验(shuttle box test):在明暗箱中,小鼠或大鼠喜欢在暗箱中活动,但动物的探究习性促使其试图去探究明箱,然而明箱的亮光刺激又抑制动物在明箱的探究活动。

11.16.1 测试方法

智能鼠笼中有明箱和暗箱,明箱和暗箱之间有门洞供动物通过。将动物置于明箱中央,开始分别记录 10 min 内,动物穿梭于明、暗箱的次数和待在明箱、暗箱的分布时间。测试结束后用无水乙醇擦拭鼠笼明箱和暗箱[20-21]。

11.16.2 计算方法

统计动物穿箱次数,及在明箱和暗箱的时间。

11.17 班德森神经功能评分

卒中后,动物会出现各种神经缺损。班德森(Bederson)量表是一种全面的神经系统评估,用于测量卒中后的神经损伤。试验包括前肢屈曲、抗侧推和转圈行为。0~3 级的评分等级用于评估卒中后的行为缺陷程度。这个评分量表是阐述基本神经系统缺陷一种较简单的方法。缺血性损伤动物比非缺血性损伤动物有更明显的神经缺陷,更高的评分。自 Bederson 量表出现以来,此量表已经发展和修改了许多次,它们都提供了检测缺陷的较简单方法。虽然很容易做,但由于其主观性,该神经学评分是有一定的局限性。此外,在许多常见的卒中模型中,Bederson 量表的缺陷很快就不明显了,这使得它对于在卒中后慢性期缺陷的检测中用处不大。

Bederson 4 分制评分:0 级(正常),无明显症状;1 级(轻度),前肢屈曲;2 级(严重),侧推抵抗力下降,伴前肢屈曲;3 级,侧推抵抗力下降,伴前肢屈曲,有自发性旋转。

11.18 机械灵敏度试验

机械灵敏度试验［(mechanical sensitivity (von frey) test］由应用于后爪足底表面的校准塑料细丝组成。不同规格或刚度的 von frey 纤维被用来确定引起后爪退缩反应的阈值。机械退避阈值被定义为引起退避反射的最小规格 von frey 纤维。

步骤:① 小鼠被放置在一个宽规格的金属丝网表面上;② von frey 细丝是从网的下面敷到老鼠后爪的足底表面,达到阈值时老鼠的反应是把爪子从刺激物上移开;③ 随着 von frey 纤维的长度增加,这些纤维具有不同的硬度,直到刺激引起后爪退缩。

11.19 网格行走试验

网格行走试验(grid walking test,通常被称为足部故障任务)旨在评估下行运动控制的缺陷。该装置由网格层组成,网格稍微高于曲面。每只鼠都被放置在网格的一端,并在其穿过网格时从侧面进行监视或录像。当动物穿越网格时,前肢和后肢放置错误的数量被记分。当肢体错过杆并向下延伸穿过杆平面时,计算误差。

(1) 装备:导线网格和摄像机(可选)。

(2) 步骤:① 成年鼠被放在电线或金属网格上,观察它们在网格上的导航;② 当后肢爪子伸出网格时,计算失足次数。

11.20　强迫运动/步行轮床系统

强迫运动/步行轮床系统(forced exercise /walking wheel bed system)是一种可用于生理学研究的试验以及基于活动的恢复疗法。运动/步行轮床支撑 1~20 个运动/步行轮,每种动物都有自己的轮子和一个摆动的舱门系统便于动物装卸。手持式液晶显示界面允许单一的运动速度、运动时间、休息时间和周期数。训练计划包括训练动物在电动轮系统上以 7 m/min 的速度奔跑,远远低于运动小鼠耐受水平(拉斐特仪器公司)。

(1) 装备:拉斐特器械强迫运动/带液晶显示屏的步行轮床系统。

(2) 步骤:① 最初的 2 周训练期包括训练动物适应行走轮和运动床,并在一定时间内学习以一定速度奔跑;② 初始运动速度为 2.5 m/min,持续 1 h;③ 然后将速度递增至 7.0 m/min,持续 1 h。

11.21　声惊吓反应

声惊吓反应(acoustic startle response)可用于评估焦虑水平和感觉门控运动,把动物放在平台装置上记录动物在密闭室的运动。围栏允许动物转动并自由移动四肢和尾巴,但不允许它向后或走动。在测试过程中,许多不同的声音刺激呈现给老鼠,从背景白噪声(65 dB)到响亮的令人吃惊的刺激(100~120 dB)持续 30~40 ms。听觉刺激≥100 dB 在大多数近交系小鼠中引起可靠的全身惊吓反应。评估不同的听力敏感度,动物也可以在听觉惊吓反应中测试听力阈值。

步骤:① 每次试验开始时,给动物 5 min 时间来适应试验仪器;② 声刺激在室内进行 30~40 ms;③ 测量并记录动物惊吓反应的大小;④ 这个过程被重复大约 80 次刺激,总共可以持续大约 25 min。

11.22　声惊吓阈试验

(1) 在这个测试中,使用了 8 种不同强度的声音刺激(40、50、60、70、80、90、110、120 dB)。

(2) 给动物 2 个上升和 2 个下降的声音刺激序列。

(3) 记录声音惊吓反应的振幅。

在上升和下降序列的最低强度下,平均惊吓反应与基线显著不同,用于根据听力敏锐度估计惊吓阈值。每只老鼠大约在 25 min 内完成测试。

11.23 卒中动物行为学评分方法

卒中动物常用的行为学评分方法包括如下几种。

11.23.1 神经损害严重程度评分

卒中动物研究中最常见的神经学量表之一是改良后的神经损害严重程度评分（modified neurological severity score，mNSS）（见表 11 - 3 和图 11 - 18）。mNSS 的满分为 14 或 18 分，取决于测试对象是小鼠或大鼠。mNSS 包括运动（肌肉状态和异常运动）、感觉（视觉、触觉和本体感受）、反射和平衡测试。不能执行其中 1 项测试得 1 分，而没有相应测试反射扣 1 分，整体的综合评分用来确定损害程度。神经学评分可以评估多种神经缺陷，并能在损伤后 30～60 d 的时间内进行测试[13]。尽管测试任务很简单，但评分可能是特定于某种形式或神经功能的，并可能被综合得分所掩盖。此外，在 mNSS 中测试的反射是耳郭和惊恐反射，这些测试项目不太可能与大脑中动脉供血区域的损伤有关。

表 11 - 3 神经损害严重程度评分表

运动功能测试	评　分
从尾部提起大鼠（共 3 分）	
前肢屈曲	1
后肢屈曲	1
头部在 30 s 内上仰超过 10°	1
将大鼠放于平台上（正常 0 分；最大 3 分）	
正常爬行	0
无法笔直爬行	1
围绕偏瘫侧打转	2
向偏瘫侧跌倒	3
感觉测试	
浅感觉测试（视觉和触觉测试）	1
本体感觉测试（深感觉，将患肢置于桌子边缘，动物无肢体收缩）	1
横杆平衡测试（正常 0 分；最多 6 分）	
平衡	0
抓住横杆一侧	1
抱住横杆，一肢体掉下	2
抱住横杆，两肢体掉下或抱横杆旋转＞60 s	3
尽力平衡，但失败掉下（＞40 s）	4
尽力平衡，但失败掉下（＜20 s）	5
掉下（＜20 s）	6
反射和异常动作	
耳郭反射（刺激耳道后摇头）	1
角膜反射（棉花刺激角膜后眨眼）	1

运动功能测试	评 分
惊吓反射(听到突然声响后运动反射或尖叫)	1
抽搐,肌阵挛,肌张力异常	1
最高分	18

注:无法完成其中一项任务或其中一项反射缺失则给予1分。13~18分提示严重损害;7~12分,中度损害;1~6分,轻度损害[22]。

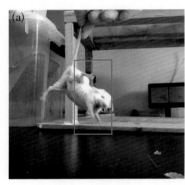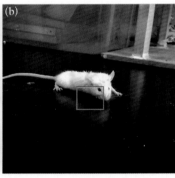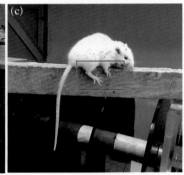

图 11-18　神经损害严重程度评分

(a) 提起小鼠尾巴,小鼠向右侧偏转;(b) 小鼠爬行,右侧肢体瘫痪;(c) 小鼠右侧前后肢掉下

11.23.2　朗格法

郎格(Longa)法的5分制评分法在动物麻醉清醒后24 h进行。

0分:无神经损伤症状。

1分:不能完全伸展对侧前爪。

2分:向对侧转圈。

3分:向对侧倾倒。

4分:不能自发行走,意识丧失。

分值越高,说明动物行为障碍越严重。

卒中引起的脑损伤通常与运动、感觉和认知功能障碍等相关,实验研究主要集中于评估与脑缺血动物模型相关的行为和认知上的改变。迄今为止,还没有一种单一的评价标准被普遍承认,大多数实验研究都采用多种不同的评价方法对缺血效果进行综合评价。神经行为学评价是一门不断发展的科学,现有的测试也正在不断的改进中。上述各项神经功能评分均不同程度地反映了大、小鼠脑缺血后感觉功能、运动功能和认知功能障碍及后期恢复的程度,可作为造模是否成功的标志。每项评价都具有优缺点和侧重点,可以根据实验需要进行选择或搭配使用,保证实验的顺利进行以及结果的可靠性和真实性。

参考文献

1. Liguz-Lecznar M, Zakrzewska R, Daniszewska K, et al. Functional assessment of sensory functions

after photothrombotic stroke in the barrel field of mice[J]. Behav Brain Res, 2014, 261: 202 - 209.

2. Schaar KL, Brenneman MM, Savitz SI. Functional assessments in the rodent stroke model[J]. Exp Transl Stroke Med, 2010, 2(1): 13.

3. Klein SM, Vykoukal J, Lechler P, et al. Noninvasive *in vivo* assessment of muscle impairment in the mdx mouse model — a comparison of two common wire hanging methods with two different results [J]. J Neurosci Methodsods, 2012, 203(2): 292 - 297.

4. Bhimani AD, Kheirkhah P, Arnone GD, et al. Functional gait analysis in a spinal contusion rat model [J]. Neurosci Biobehav Rev, 2017, 83: 540 - 546.

5. Hamers FP, Koopmans GC, Joosten EA. CatWalk-assisted gait analysis in the assessment of spinal cord injury[J]. J Neurotrauma, 2006, 23(3 - 4): 537 - 548.

6. Vrinten DH, Hamers FF. 'CatWalk' automated quantitative gait analysis as a novel method to assess mechanical allodynia in the rat, a comparison with von Frey testing[J]. Pain, 2003, 102(1 - 2): 203 - 209.

7. Hayer S, Bauer G, Willburger M, et al. Cartilage damage and bone erosion are more prominent determinants of functional impairment in longstanding experimental arthritis than synovial inflammation[J]. Dis Model Mech, 2016, 9(11): 1329 - 1338.

8. Fluri F, Malzahn U, Homola GA, et al. Stimulation of the mesencephalic locomotor region for gait recovery after stroke[J]. Ann Neurol, 2017, 82(5): 828 - 840.

9. Caballero-Garrido E, Pena-Philippides JC, Galochkina Z, et al. Characterization of long-term gait deficits in mouse dMCAO, using the CatWalk system[J]. Behav Brain Res, 2017, 331: 282 - 296.

10. Chuang CS, Chang JC, Cheng FC, et al. Modulation of mitochondrial dynamics by treadmill training to improve gait and mitochondrial deficiency in a rat model of Parkinson's disease[J]. Life Sci, 2017, 191: 236 - 244.

11. Cendelin J, Voller J, Vozeh F. Ataxic gait analysis in a mouse model of the olivocerebellar degeneration[J]. Behav Brain Res, 2010, 210(1): 8 - 15.

12. Huehnchen P, Boehmerle W, Endres M. Assessment of paclitaxel induced sensory polyneuropathy with "Catwalk" automated gait analysis in mice[J]. PLoS One, 2013, 8(10): e76772.

13. Hattori S, Takao K, Tanda K, et al. Comprehensive behavioral analysis of pituitary adenylate cyclase-activating polypeptide (PACAP) knockout mice[J]. Front Behav Neurosci, 2012, 6: 58.

14. Albrechet-Souza L, Viola TW, Grassi-Oliveira R, et al. Corticotropin releasing factor in the bed nucleus of the stria terminalis in socially defeated and non-stressed mice with a history of chronic alcohol intake[J]. Front Pharmacol, 2017, 8: 762.

15. Lisboa SF, Issy AC, Biojone C, et al. Mice lacking interleukin - 18 gene display behavioral changes in animal models of psychiatric disorders: Possible involvement of immunological mechanisms[J]. J Neuroimmunol, 2018, 314: 58 - 66.

16. Kaur T, Kaur G. Withania somnifera as a potential candidate to ameliorate high fat diet-induced anxiety and neuroinflammation[J]. J Neuroimmunol, 2017, 14(1): 201.

17. Porsolt RD, Anton G, Blavet N, et al. Behavioural despair in rats: a new model sensitive to antidepressant treatments[J]. Eur J Pharmacol, 1978, 47(4): 379 - 391.

18. Haque FN, Lipina TV, Roder JC, et al. Social defeat interacts with Disc1 mutations in the mouse to affect behavior[J]. Behav Brain Res, 2012, 233(2): 337 - 344.

19. Shen D, Tian X, Zhang B, et al. Mechanistic evaluation of neuroprotective effect of estradiol on rotenone and 6 - OHDA induced Parkinson's disease[J]. Pharmacol Rep, 2017, 69(6): 1178 - 1185.

20. Lalanza JF, Sanchez-Roige S, Cigarroa I, et al. Long-term moderate treadmill exercise promotes stress-coping strategies in male and female rats[J]. Sci Rep, 2015, 5: 16166.

21. Kheirbakhsh R, Chinisaz M, Khodayari S, et al. Injection of insulin amyloid fibrils in the hippocampus of male Wistar rats: report on memory impairment and formation of amyloid plaques [J]. Neurol Sci, 2015, 36(8): 1411 - 1416.

22. Chen J, Li Y, Wang L, et al. Therapeutic benefit of intravenous administration of bone marrow stromal cells after cerebral ischemia in rats[J]. Stroke, 2001, 32(4): 1005 - 1011.

12 常用卒中动物空间认知功能评估方法

卒中后认知功能的研究是当今生物医学界最为热门的领域之一,空间认知功能评定是实验研究中最常用的认知评定方法,本章将选择一些有代表性的常用空间认知方法进行介绍。近年来,新的或经改良的认知研究方法和手段层出不穷,内容涵盖记忆、社交行为、焦虑等各个方面,本章也将选择一些最新的方法进行介绍。

12.1 Morris 水迷宫试验

12.1.1 简介

Morris 水迷宫是由英国心理学家 Morris 于 20 世纪 80 年代初设计,通过训练使得老鼠在游泳时学会寻找固定位置的隐蔽平台[见图 12 - 1(a)],用于啮齿类动物研究的空间学习记忆能力评估和测试[1]。水迷宫测试的优势在于不需要食物或水分剥夺,并利用老鼠的天然游泳行为及其具有更大的逃离水环境的动机,特别适合老年动物空间学习记忆能力的测试[2]。通过训练,可使老鼠形成稳定的空间位置认知。平台的位置与老鼠自身所处的位置和状态无关,是一种以异我为参照点的参考认知,形成一种空间参考记忆,属于陈述性记忆。多项研究表明,在水迷宫测试中,海马皮质通路以及背侧纹状体对空间记忆的调节起关键作用,完整的海马是保证这项这项任务完成的必要条件。

12.1.2 测试方法

测试大鼠的水池直径 210 cm,测试小鼠的水池直径 122 cm;水池高度 51 cm。测试大鼠时,在水面撒上无毒、无味、无刺激性染料。测试时在水池上方不同方向放置不同的视觉提示物体,如物体的颜色和形状不同,以便动物记忆位置信息,并通过摄像头记录动物的运动轨迹等情况,应用软件进行分析[见图 12 - 1(a)]。测试 C57 小鼠时,在水面撒上白色的二氧化钛、牛奶或其他无毒、无味、无刺激性染料。室内尽量黑暗,水池外四周装灯,灯光要微弱、均匀,水面不能反光,以便动物看清水池方向的标志,摄像机能检测到水面的动物。水下逃生平台面积 10~12 cm² 或直径 10~12 cm。水温调节至 19~22 ℃。

Morris 水迷宫测试程序主要包括定位航行试验和空间探索试验两个部分。定位航行试验历时数天,水池壁上 4 个等距离点南(S)、北(N)、西(W)、东(E)为测试起点,将水池等分为东南(SE)、西南(SW)、东北(NE)、西北(NW)4 个象限[见图 12-1(b)]。每天将老鼠面向池壁分别从 4 个入水点放入水中若干次。记录其寻找到隐藏在水面下平台的时间。空间探索试验是在定位航行试验后去除平台,然后任选一个入水点将老鼠放入水池中,记录其在一定时间内的游泳轨迹,考察老鼠对原平台的记忆。

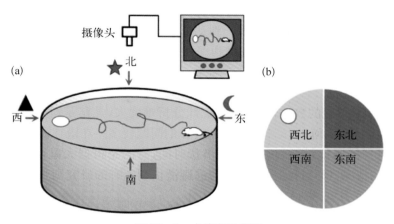

图 12-1 水迷宫示意图

(a) 动物训练;(b) 迷宫象限划分

实验时老鼠先后接受找寻可见及不可见平台的训练,接下来移走平台。老鼠每天训练 2 个系列,并连续训练 5 d。在每个系列中包括 3 次试验及 10 min 间隙。两个系列的间隙为 3 h。一旦老鼠找到平台,可允许其在上面停留 10 s。Morris 水迷宫测试的周期往往根据实验要求确定,一般为 7~15 d。

6 天法应用最多。第 1~5 天每天训练,两次训练的时间间隔不少于 24 h,每天的训练有 4 轮试验,第 6 天为测试日(见表 12-1)。水下逃生平台插在 NE 象限。测试日动物从逃生平台的对面放入。

表 12-1 Morris 水迷宫空间(隐藏平台)起始位置

测 试 时 间	试验 1	试验 2	试验 3	试验 4
第 1 天	南	西	西北	东南
第 2 天	西北	南	东南	西
第 3 天	东南	西北	西	南
第 4 天	南	西北	南	西北
第 5 天	北	东南	西	东南
第 6 天	西南			

每次训练将动物从相应的位置头对着水池壁放入水中,软件监测动物就开始计时,至动物寻找到水下逃生平台则计时停止。如果大鼠在 2 min 内、小鼠在 1 min 内没有找到逃生平台,则引导动物寻找平台。第 6 天撤掉平台,从平台对面放入动物,记录大鼠 2 min

内、小鼠 1 min 内的运动轨迹。测试日只测试 1 次。

12.1.3　计算方法

记录老鼠寻找到隐藏在水面下平台的时间。去除平台后,记录其在一定时间内的游泳轨迹,考察老鼠对原平台的记忆。同时记录其在各象限游泳距离、原平台象限游泳距离与总距离之比、原平台象限游泳时间与总时间之比、平台偏离角、40 cm 穿环时间、跨平台次数以及中、外环游泳距离百分比等。到达平台的时间、路径长度以及游泳速度都由 Labview 的 Morris 水迷宫图像采集系统以每秒 2 个样本的速度记录。

12.1.4　评估方法

Morris 水迷宫试验的数据较为复杂,统计分析难度大,尤其是对老鼠在定位航行中所测得的逃避潜伏期如何进行统计学分析,存在的问题较多。在既往研究中,有的用 t 检验或方差分析直接比较每天的平均逃避潜伏时间,有的是根据大鼠在定位航行试验后 3 天趋于稳定的情况,仅分析后 3 天的平均逃避潜伏期。有的研究则是对 $1 \sim 5$ d 的逃避潜伏期进行单因素方差分析。

笔者认为以上统计方法均不够准确。如果以趋于平稳的后 3 天的平均逃避潜伏期表征记忆水平,首先遇到的问题是仅在生理状态下的老鼠才会有平稳期,而在实验记忆损伤组的老鼠往往后 3 天的逃避潜伏期仍然持续下降。正常青年组和老年组老鼠的逃避潜伏期在后 3 天趋于平稳,实验损伤组老鼠的逃避潜伏期由于学习记忆损伤后其基线较高,第 $3 \sim 5$ 天逃避潜伏期仍然呈下降趋势,并不像正常对照组一样趋于稳定。不仅如此,还存在上述统计方法对定位航行试验中测定的逃避潜伏期数据统计学特征的认识错误。定位航行试验中的潜伏期具有以下特点:① 重复测量设计,即在给予某种处理后,在不同的时间点上从同一受试对象上重复测量获得的数据;② 影响逃避潜伏期统计分析结果的至少有动物组别、检测时点等多个效应因子,效应因子之间存在交互影响效应;③ 同一受试动物的不同时间点所测得的逃避潜伏期存在高度的相关性;④ 存在截尾数据。据此,对 Morris 水迷宫中定位航行试验的逃避潜伏期应采用重复测量数据的多因素方差分析结合截尾数据的生存分析方法较为恰当。

Morris 水迷宫试验的修订版采用到达平台的时间和老鼠游泳的路径长度来评估完成水迷宫实验的精确度。找到平台所用的时间越短,提示老鼠对于位置的记忆越好。用游泳速度来评估老鼠在这项任务中的运动活性。在测试阶段的最后,有一个不带有平台的 70 s 的探针试验以评估老鼠对平台位置的记忆情况,表现与其他象限相比,它是否花了更多的时间在原来含有平台的靶象限中寻找移走的平台。

12.1.5　注意事项

(1) 如用小鼠,除游泳池尺寸约为大鼠的 50% 以外,平台直径(7.5 cm)也较小。实验方法与大鼠类似,但训练周期较短。一般获得性训练 3 d,共训 16 次(第 1 天 4 次,后 2 天每天 6 次,两次训练间隔 $5 \sim 10$ min;第 4 天为探查训练,第 5、6 天为对位训练,每天训练

6次;第7天为第2次探查训练)。

（2）如用肉眼观察，在所有实验过程中，实验者始终坐在同一位置，距离泳池最近的边缘约60 cm。

（3）每天在固定时间测试。操作轻柔，避免不必要的应激刺激。

（4）当与其他同类实验相比较时，要注意动物的性别、品系、泳池的尺寸和水温等多种因素对实验结果的影响。此外，当以游泳速度作为观察指标时，要考虑动物的体重、年龄以及骨骼肌发育状况等对游泳速度可能造成影响。

（5）用老年动物进行试验时，应确认动物的游泳能力和视力不因年龄增大而影响其行为操作。方法如下：将平台露出水面以使动物能够看见平台。动物放入泳池后如毫无困难地直接游向平台，说明动物的游泳能力和视力均正常，可以开始试验。

（6）游泳对动物是一个较大的应激刺激，可引起神经内分泌的变化，这些变化可能对实验结果造成干扰。对老年动物，严重时可诱发心血管疾病而导致卒中甚至死亡。因此，必要时可将动物多次放入泳池或适当延长其游泳时间以增加动物对游泳的适应能力。

（7）当用牛奶或奶粉搅浑泳池的水时，要定期换水以免腐败变质；如用白漆达到同样目的时，必须确保白漆对动物没有毒性。

12.2 T-形迷宫试验

12.2.1 简介

T-形迷宫试验（T-maze test）是另一种用于研究空间学习记忆的方法。20世纪70年代，Kivy 和 Dember 等证明大鼠/小鼠能辨别T形迷宫两臂颜色的变化。这一迷宫由两个长46 cm、宽10 cm、高10 cm的目标臂（goal arms）和一个与之垂直的长71 cm、同样宽度和高度的主干臂（stem）或起始臂（approach alley）组成。主干臂内置一个16 cm×16 cm的起始箱，并有一闸门与主干臂的另一部分相连。大鼠置于T-形迷宫的主干臂15～30 min，让其能看见但不能进入黑白两臂。然后，改变其中一个臂的颜色，使两臂同为黑色或白色。让动物自由选择T-形臂。结果显示，大鼠总是选择改变了颜色的那个臂（新异臂）。这一过程要依靠动物的记忆来完成。由此发展而成的T-形迷宫试验成为目前用于评价空间记忆的最常用的动物模型之一。这一模型可研究动物的空间工作记忆（spatial working memory），也可用来评价参考记忆（reference memory）。

12.2.2 测试及评估方法

用T形迷宫通过设计不同的试验来评估大鼠/小鼠的认知能力，最常用的是T形迷宫自主交替试验（spontaneous alternation test）和T形迷宫强迫交替试验（forced alternation test）（见图12-2）[3]。其中T形迷宫自主交替试验广泛运用于科学研究和工业界，主要原理是动物总是倾向于探索新鲜事物，因此极少重复进入迷宫的同一臂。动物以这种重复交通的方式探究周围环境。在实验前首先要让实验鼠适应周围环境。例如，可以用手抚摸动物，而不是直接从笼中取出动物即进行实验。进行实验时，将动物放入

T-形迷宫的主干臂;打开闸门,让动物离开主干进入一个目标臂(四肢进入臂内),然后将其放回主干臂,限其在臂内待一段时间(通常 5 s),再次打开闸门,让动物离开主干进入一个目标臂,重复 10 次。实验结果表述为试验间期内交替次数除以总的选择次数。

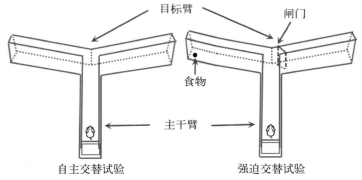

图 12-2　测试方法示意图

对于 T 形迷宫强迫交替试验[4],需要在 T-形迷宫放置食丸(1.5 g/小鼠或者 5 g/大鼠),将动物置于迷宫中 3～5 min,每天进行 4 次,每次 10 min,连续 5 d 使得动物适应迷宫。然后进行强迫选择训练。将动物放入主干臂的起始箱,打开闸门,让其进入迷宫的主干臂;关闭一侧目标臂,强迫动物进入另一侧开放臂以获得 2 粒食丸奖赏,立即(<5 s)将动物放回主干臂,并将两个目标臂均开放。动物将两前肢和至少两后肢的一部分置于一个目标臂时完成"一次选择"。动物返回到强迫选择训练时进入过的臂则获得食物奖赏(4 粒食丸),记录一次正确选择;若动物进入另一臂,则没有食物奖赏,并且将其限制在该臂内 10 s,记录一次错误选择。一次训练结束后将动物放回笼内 5～10 min,再重复下一次训练。每天进行 8 次。如果动物连续 2 d 在 16 次训练中正确选择次数达到 15 次,则认为达到标准,可以开始实验。如动物经过 30 d 训练仍然达不到标准,则予以淘汰。动物训练达标后 1 天,给予一次匹配训练。所不同的是,强迫选择训练后,将 T-形迷宫旋转180°角,再进行上述开放臂的训练。这样做的目的是评价动物是否为定位性操作(有赖于迷宫外信号)或反应性操作(不依赖迷宫外信号)。接着两天,每天给予 10 次匹配训练,每次训练间隔为 60 s,用以评价动物的工作记忆操作。记录进入食物强化臂的次数和再次进入非强化臂的次数。后者被认为是工作记忆错误。当操作稳定且选择准确率高(工作记忆错误少于 10%)时,可进行药物测试或脑区毁损后的操作实验。

12.2.3　注意事项

(1) 大鼠和小鼠具有良好的空间辨别功能,能很快学会并准确操作迷宫。因此,T-形迷宫和放射臂迷宫均被广泛用于测试动物的空间记忆能力。T-形迷宫用于研究不同脑区对空间记忆的影响。它对某些脑结构,尤其是海马的毁损作用敏感。此外,许多药物或毒素都可增强或削弱动物在 T-形迷宫的空间记忆。

(2) 动物选择的准确性与两次选择之间的间隔及每一训练间期内的选择训练次数等

有关。正常动物经短时间的间隔(例如 5 s),其选择准确性非常高。而经过极长时间的间隔(如超过 1 h),其选择接近随机性操作。强迫选择训练后,如只给一次目标臂选择,准确性通常很高;但如给予多次选择,则选择次数越多,准确性越差。

(3) 啮齿类动物有单向偏爱的特性。这种单向偏爱与动物种属和品系有关。例如,C57BL/6J 小鼠、ICR 小鼠和 Purdue-Wistar 大鼠更偏爱左侧,而 Spague-Dawley 大鼠和 Wistar 大鼠更偏爱右侧。研究表明,超过 2/3 的雄性 Spague-Dawley 大鼠偏爱右侧,而偏爱左侧的不到 1/5。这种单向偏爱可影响对动物学习记忆的评价。

(4) 主干臂的闸门是 T-形迷宫的重要特征。它既可用于在两次选择之间将动物限制在起始箱内一定的时间,也可防止动物在两次选择训练之间探究迷宫。因此,两次选择训练之间应将动物迅速放回主干臂内的起始箱。这一点很重要,可确保动物不会去探究对侧目标臂。

(5) 当动物对迷宫或实验者的应激恐惧超过其对探究和觅食的渴望程度时,动物对迷宫的探究减少,甚至待在迷宫某处不动而不去探究迷宫。这种恐惧表现为动物在迷宫内排便和排尿;当被抓时,动物还会发出尖叫声。因此,足够的应激适应是必要的。否则,如果动物在迷宫内不进行臂的选择,就无从得知其记忆力是正常还是减弱。

(6) Y-形迷宫同样可用来测试动物的工作记忆及参考记忆,实验操作与 T-形迷宫类似。

12.3 放射臂迷宫试验

12.3.1 简介

放射臂迷宫试验(radial arm maze test)是由 Olton 等于 20 世纪 70 年代中期建立的,其原理是通过控制进食的动物受食物的驱使对迷宫各臂进行探究;经过一定时间的训练,动物可记住食物在迷宫中的空间位置。该方法可同时测定动物的工作记忆和参考记忆,所用动物包括大鼠和小鼠。

12.3.2 测试方法

实验装置由一个中央平台和多条放射臂组成,目前最常用的是八臂迷宫(见图 12 - 3)[5],臂长及臂宽根据试验者的习惯而定,多为 50～70 cm 长,10 cm 宽;在每条臂的末端放置一个食物盆;装置通常距离地面 50 cm。其上有一透明盖,两侧各有两个相对的光电管,迷宫中央八角形区的直径为 27.4 cm。中央区通往各臂的入口处有一扇活动门,用来对动物的出入臂进行控制。迷宫光电管可与计算机相联,也可用摄像跟踪系统取代光电管记录动物在迷宫内的活动行为。实验场所为一个采光良好并有明显视觉参照物的空间,动物在迷宫内可以看见这些暗示,并借此进行空间定位。

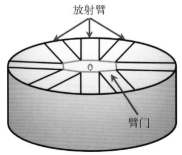

图 12 - 3 放射臂迷宫示意图

首先将动物放在迷宫中适应实验环境 1 周后,称重,禁食 24 h。此后,每天训练结束后限制性地给予正常食料使其体重保持在正常进食大鼠的 80%~85%。第 2 天,在迷宫各臂及中央区分撒食物颗粒(每条臂 4~5 粒);然后,同时将 4 只动物置于迷宫中央,打开通往各臂的门让其自由探究、摄食 10 min。第 3 天重复第 2 天的训练。第 4 天起,每只动物单独进行训练:在每个臂靠近外端食盒处各放一颗食粒,让动物自由摄食,食粒吃完或 10 min 后将动物取出。第 5 天重复第 4 天的训练,一天 2 次。第 6 天后,让动物在迷宫中自由活动并摄取食粒,直到动物吃完所有 4 个臂的食粒,如 10 min 后食粒仍未吃完,则实验终止。每天训练 2 次,其间间隔 1 h 以上,并记录以下 4 个指标:① 工作记忆错误(working memory errors),即在同一次训练中动物再次进入已经吃过食粒的臂;② 参考记忆错误(reference memory errors),即动物进入不曾放过食粒的臂;③ 总的入臂次数;④ 测试时间,即动物吃完所有食粒所花的时间。此外,记录动物在放射臂内及中央区的活动情况,包括运动距离和运动时间等。连续 5 次训练的工作记忆错误为零、参考记忆错误不超过 1 次时,可以开始药物测试或脑损伤试验。

12.3.3 评估方法

用两个指标评价动物的记忆,即工作记忆错误频率(frequency of working memory errors,工作记忆错误与总的入臂次数的比率)和参考记忆错误频率(frequency of reference memory errors,参考记忆错误与总的入臂次数的比率),分别评价工作记忆与参考记忆。同时,计算平均探究时间(average exploration time),即测试时间与总的入臂次数之比,为评价一般运动活性的指标。

12.3.4 注意事项

(1)小鼠放射迷宫设备和实验程序与大鼠类似,但迷宫规格应比大鼠迷宫小 1/4~1/2,以免增加小鼠行为操作难度。

(2)本实验也可只用来测定工作记忆。方法中唯一不同的是,在所有放射臂均放置食粒,而不是只选择 4 个臂放置食粒。

(3)慢性应激对动物的迷宫操作可产生影响,且存在性别差异。经过慢性应激以后,雄性大鼠记忆力减弱,表现为记忆错误频率增加;雄性大鼠的空间记忆反而增强,表现为错误频率减少。

(4)即使在限制进食条件下也应让大鼠体重每周增加 5 g,以免动物因营养不良而患病;剔除身体状态不良的动物。

(5)迷宫周围的任何一件物品均可被动物用来作为空间定位的标志。去除或移动这些标志可能使动物操作困难并降低迷宫臂选择的准确性。

(6)根据实验目的不同,迷宫放射臂的数目也可不同,包括 8、16、24、32、40 和 48 臂迷宫。迷宫臂越少要求动物记住探究过的臂也越小,动物的行为操作就越简单。增加臂的数目一方面增加了对动物空间记忆的要求,另一方面也引入了更多有必要考虑的干扰因素(如过去的迷宫学习对目前所测记忆的影响)。因此,通常使用 8 臂放射迷宫,既可减少不必要的过多臂的干扰,又可缩短训练和测试所花的时间。

(7) 所用食物通常为小块、带巧克力味(动物最喜欢的味道之一)或甜味的早餐圈(每块 10 mg),也可用液体食物(如巧克力奶或水)。后者对于测试某些影响动物对固体食物吞咽的药物尤为实用。

(8) 影响动物迷宫操作主要有两大因素:对迷宫或观察者的恐惧、动物探究习性和已知放在迷宫臂内食物的驱使。恐惧因素过强会阻止动物的迷宫操作,使动物始终停留在迷宫的某一个地方而不去探究;缺乏对食物的渴求也会产生类似结果。增加对动物的抚摸,必要时加高迷宫臂的侧墙,有助于减少动物的恐惧。如食物的驱使作用不足,可减少食物量,但必须同时监测体重和一般身体状况。通常大鼠体重不应低于禁食前的 80%;对多数大鼠,体重降低 15% 即可。

(9) 与水迷宫不同,放射臂迷宫适合反复测试或长期记忆的测试。一般认为,工作记忆代表短期记忆,参考记忆代表长期记忆。

12.4 巴恩斯迷宫试验

12.4.1 简介

巴恩斯迷宫试验(Barnes maze test)是美国学者 Carol A Barnes 于 1979 年发明的用于检测动物空间记忆的模型。巴恩斯迷宫的原理是利用啮齿类动物会本能地从光亮位置逃到黑暗位置[6]。该模型对动物的应激性刺激较小,既不像放射臂迷宫那样需要禁食,也不像水迷宫那样应激性强。因此,在记忆研究中较为常用,尤其适用于与应激相关的记忆研究以及基因敲除小鼠的行为表型研究。

12.4.2 测试及评估方法

巴恩斯迷宫由一个直径 120 cm 的圆形木质平台构成,平台可旋转,在平台的周边布满了很多穿透平台的小洞(见图 12 - 4)。为防止动物从迷宫中逃离,平台距离地面高 90 cm。平台的直径、厚度及洞口宽度根据动物不同而不同,平台周边有 18 个或 40 个等距离圆洞,分别用于大鼠和小鼠;洞的直径分别为 10 cm 和 5 cm。其中一个洞(称为目标洞)与一暗箱(即目标箱)相连。其他圆洞则为空洞,不与任何物体相连。暗箱设置成抽屉式,便于从中取出动物。从平台表面看不见目标箱,迷宫抬高 140 cm。动物通过目标洞可逃至目标箱内。对于小鼠巴恩斯迷宫的设置,也有不同的考虑。例如,有的将迷宫直径缩短(如 88 cm),洞的数目也减少(如 12 个),洞的直径则与上述相当。有人认为,这样的设置有利于增加小鼠获得比率。但不管用哪种设置,实验操作都类似。通过训练,动物获得对目标洞的空间定位。

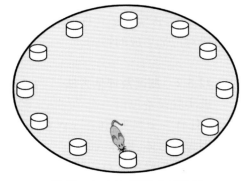

图 12 - 4 巴恩斯迷宫示意图

实验开始前一天,将动物单个从目标洞置于目标箱内适应 4 min。进行动物训练时将动物置于迷宫中央的塑料圆桶(直径 20 cm,高 27 cm)内限制活动 5 s。移开圆桶,启动计时器,实验者在挡帘后观察。动物四肢均进入目标箱,则计为 1 次逃避,并让动物在箱内停留 30 s。每只动物 1 次最多观察 4 min。在此期间如果动物仍然找不到目标箱,则将动物从迷宫移开,放入目标箱内并停留 30 s。动物每天训练 2 次,连续训练至少 5 d。而且从第 2 次训练开始,每次训练之前将迷宫随机转动一至数个洞的位置,但目标箱始终固定在同一方位。这样做的目的是防止动物依靠气味而非凭借记忆来确定目标洞的位置。实验记录以下参数:探究任何一个洞的潜伏期、到达目标箱的潜伏期和每只动物的错误次数(一次错误定义为动物把头伸向或探究任何一个非目标洞,包括专注于探究同一个非目标洞)。

12.4.3　注意事项

(1)动物在迷宫遗留的气味对下一只动物的迷宫操作影响很大。因此,除在两次训练之间旋转迷宫外,还要用 70% 的乙醇清洁迷宫,以消除残留气味对下一只动物的导向作用。

(2)巴恩斯迷宫平台类似一个大敞箱(open field),任何影响敞箱行为(自发活动)的因素(例如,药物处理或基因改变)均可影响实验结果。

(3)品系差异:小鼠爱探究的特性使其成为巴恩斯迷宫研究的理想动物,但不同品系的小鼠在该实验中的行为表现差别很大。例如,129S6 小鼠在巴恩斯迷宫中很少有探究行为,因而很难找到目标洞;而 C57BL/6J 小鼠则有相当多的探究行为,适合于巴恩斯迷宫试验。这一点在基因改变小鼠的记忆研究中尤其要注意。

12.5　新物体识别试验

12.5.1　简介

新物体识别试验(novel object recognition test)是利用动物先天对新物体有探索倾向的原理而建立的学习记忆测试方法[7]。该方法具有让老鼠在自由活动状态下进行学习记忆测试的特点,能更近似地模拟人类的学习记忆行为。同时,通过新物体(形状、大小等)的灵活变换,该实验还允许测试动物长期或短期记忆机制的形成以及评估急性药物在特定阶段对记忆形成的影响。

12.5.2　测试及评估方法

该实验设备包括一个 70 cm×60 cm×30 cm 的白色聚氯乙烯塑料盒子,盒子上方约 50 cm 处有一个照明用的 75 W 灯泡。用于识别的物体也由白色聚氯乙烯塑料制成,其形状分别为立方体、椎体或圆柱。

为了减少操作者对实验造成的误差,实验者在实验前 1 周需要与动物接触 2 次,每次 1 min。实验前 3 天每天先将动物置于盒子中 3 min 以适应环境,每天进行 2 次(上午和下午各1次）。如图12-5所示：实验时将两个一模一样的物件放于盒子的两个角落（与壁相隔5 cm），然后将动物放于盒子中20 s，观察其探索活动（将鼻子靠近物体的距离<2 cm或者直接用鼻子触到物体视为探视1次），实验结束后将动物放回笼子，然后用70%的乙醇清洁物体和盒子并晾干。1 h后将第1轮试验中的一个物体换成另一种形状的物体（与之前的物体高度和体积一致，形状和颜色不一样），将动物置于盒子中5 min，分别记录探视新物体（n）和之前物体（f）的次数。辨别指数 $D = n - f / n + f$。

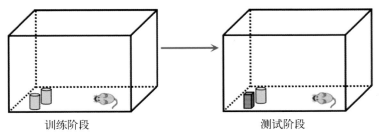

训练阶段　　　　　　　　　　　测试阶段

图12-5　新物体识别试验示意图

12.5.3　注意事项

（1）如果动物只是待在盒子的角落或者一直不去探索、接触物体，则需要检测盒子以及周围的环境，包括温度、相对湿度、气味以及噪声。如果动物对物体不感兴趣，则需要更换不同形状以及颜色的物体。

（2）动物在盒子中留下的气味对下一只动物的影响很大。因此，每次实验后要用70%的乙醇清洁迷宫，以消除残留气味对下一只动物的导向作用。

（3）结果可重复性差，则需要控制每次实验的条件，包括温度、相对湿度以及气味；实验操作者应该是同一个人；或者可以增长动物适应环境的时间。

12.6　聪明笼子试验

12.6.1　简介

聪明笼子（Smart Cage™ system）试验可以记录分析小鼠的自主活动，通过红外线探测并记录小鼠在不同区域的移动轨迹、距离、速度、活跃时间等参数来分析动物的功能恢复情况。聪明笼子试验除了记录动物的一般运动情况，还可以对动物的社交行为进行检测，方法类似于已在动物实验中广为应用的物体识别试验，利用动物对新物体比旧物体有更大兴趣的特点研究动物的认知与记忆功能。

12.6.2　测试及评估方法

此装置外置探测框架长、宽、高分别为36、23、9 cm，可以在框架内根据实验需要摆放不同笼具监测动物的自主活动。在物体识别试验中，动物首先被放入只有一个物体的装置中，经过一段时间后动物被重新放入装置中，其中除了之前的物体还有新物体，通过观察其在旧物体和新物体上花费的时间来研究动物的物体识别能力。与之类似,聪明笼子中的社交试验将其中的新、旧物体换为实验动物陌生和熟悉的小鼠,研究动物与同伴进行识别与交流的功能。

测试时应用模块,检测时长总共 30 min,第 1 个 10 min 仅将待测动物放入笼内适应环境,第 2 个 10 min 将其熟悉的正常小鼠放入挂在笼子一边的透明盒内(盒底部为铁丝网,方便动物交流),第 3 个 10 min 在笼子的另一边放入相似体重的陌生正常小鼠,记录实验小鼠在笼内各区域的运动轨迹、速度及活跃时间并进行分析。社交试验中所使用的笼具如图 12-6 所示。

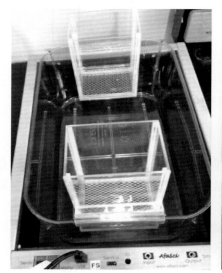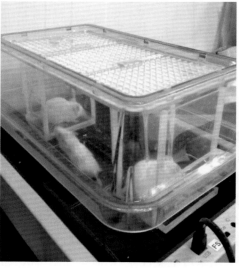

图 12-6　社交试验中所使用的笼具

通过聪明笼子自带软件(CageScore software,AfaSci,Inc)可以将整个笼内区域分为 4 个或 9 个区域(见图 12-7):社交行为的分析采用四分法或九分法,四分法中一区代表

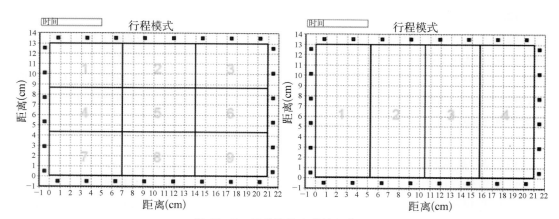

图 12-7　四分法和九分法示意图

熟悉小鼠区域,四区代表陌生小鼠区域,对这两个区域的活动进行比较可观察实验小鼠社交能力的差异。

12.6.3 注意事项

进行社交试验时选择的陌生小鼠与熟悉小鼠需体重相差不超过 2 g,并且周龄与实验小鼠相近。

12.7 避暗试验

12.7.1 简介

避暗试验(step through test)用于检测卒中后动物的记忆功能。该实验需要电脑和智能鼠笼系统。组装智能鼠笼系统,包括红外探测底座、电刺激底座、红色暗盒、透明外壳和 USB 连接线。

12.7.2 测试方法

首先将动物在测试实验的行为学实验室适应一天。测试方法如图 12-8 所示:第 1 天,设置软件,选择相关项目,动物通过暗盒门进入暗侧 1 s 后触发电刺激,将动物放入智能鼠笼的亮侧,开始记录,并点开电刺激按钮。动物进入暗盒 1 s 后可听到电刺激声音,动物迅速逃离暗侧。关闭电刺激按钮。观察动物行为,若不再进入暗侧,则实验结束;若动物有再次进入暗侧的趋势,则再点开电刺激按钮,等动物进入暗盒后再电刺激一次,加强记忆。每次试验后用无水乙醇擦拭智能鼠笼系统,避免动物气味对下一只待测动物产生影响。第 2 天,即 24 h 后,设置软件,选择相关项目,记录动物在暗侧和亮侧的时间和次数。将动物放入智能鼠笼的亮侧,记录 5 min 或 10 min 动物的运动轨迹。实验结束,将动物取出,用无水乙醇擦拭鼠笼。

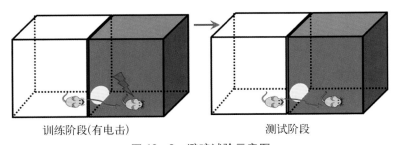

训练阶段(有电击)   测试阶段

图 12-8 避暗试验示意图

12.7.3 计算方法

软件可以分析出动物在 5 min 或 10 min 内进入暗侧和亮侧的时间和次数。统计实验组和对照组的数据,每组取平均值比较。如果动物记忆力好,则记住进入暗侧会受到电刺激,第 2 天就不会进入暗侧;反之,由于动物趋向于进入黑暗的地方,则会进入暗侧。进入暗侧时间和次数少的一组记忆功能好。

12.8 Zero 迷宫试验

12.8.1 简介

Zero 迷宫试验是用于评估鼠的焦虑样行为,由 Shepherd 及其同事最先提出并应用了药理学,验证了动物的焦虑样行为[7]。Zero 迷宫距离地面约 45 cm,由圆形跑道组成,并分为 2 个开放和 2 个封闭的区域(臂)。相机直接安装在设备上,以便录制动物行为并进行后续分析。

12.8.2 测试方法

将动物输送到迷宫的固体容器中,并放置在迷宫面向墙壁的封闭臂,允许动物自由探索 5 min(见图 12 - 9)。行为评估包括在开放臂停留的时间、进入开放臂的次数,以及从封闭臂通过开放臂,再到对侧封闭臂的频率。另外,评估动物头部伸向开放臂的边缘、竖起和拉伸姿势(在闭合臂中后肢竖起,但身体向前延伸使前肢在开放臂中)的频率,也可测量动物明显的"风险评估"或探索行为。另外,也可检测动物在装置中冻结和修饰的时间。将动物放入迷宫后,患有焦虑的小动物往往停留在封闭臂,不敢冒险进入迷宫的开放臂。

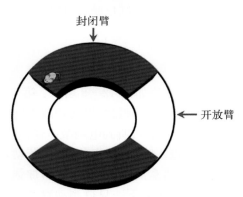

图 12 - 9 Zero 迷宫示意图

封闭臂

开放臂

12.8.3 计算方法

在开放区域停留的时间百分比、风险评估或探索行为的频率、冻结和修饰时间均可作为小动物焦虑的指标。一般而言,焦虑动物通常表现出探索开放臂的倾向性降低,风险评估或探索行为的频率降低,冻结或梳理毛发的时间增加[9]。

12.8.4 注意事项

(1)迷宫的照明至关重要,光线需间接且均匀,照明强度应保持在 40~60 lx。

(2)评估时,应依靠墙壁或窗帘将设备和动物一起与外界活动隔离,保持房间不受干扰,直到测试完成,以获得最好和最可靠的结果。

参考文献

1. Vorhees CV, Williams MT. Morris water maze: procedures for assessing spatial and related forms of learning and memory[J]. Nat Protoc, 2006, 1(2): 848 - 858.
2. Bromley-Brits K, Deng Y, Song W. Morris water maze test for learning and memory deficits in Alzheimer's disease model mice[J]. J Vis Exp, 2011 Jul 20; (53). pii: 2920.
3. Wolf A, Bauer B, Abner EL, et al. A comprehensive behavioral test battery to assess learning and

memory in 129S6/Tg2576 mice[J]. PLoS One, 2016, 11(1)：e0147733.

4. Deacon RM, Rawlins JN. T-maze alternation in the rodent[J]. Nat Protoc, 2006, 1(1)：7 – 12.

5. Penley SC, Gaudet CM, Threlkeld SW. Use of an eight-arm radial water maze to assess working and reference memory following neonatal brain injury[J]. J Vis Exp, 2013, （82）：50940.

6. Rosenfeld CS, Ferguson SA. Barnes maze testing strategies with small and large rodent models[J]. J Vis Exp, 2014, （84）：e51194.

7. Leger M, Quiedeville A, Bouet V, et al. Object recognition test in mice[J]. Nat Protoc, 2013, 8 (12)：2531 – 2537.

8. Seibenhener ML, Wooten MC. Use of the open field maze to measure locomotor and anxiety-like behavior in mice[J]. J Vis Exp, 2015(96)：e52434.

9. Levin ED, Buccafusco JJ. Animal models of cognitive impairment[M]. Boca Raton （FL）：CRC Press/Taylor & Francis, 2006.

13 卒中术后血液及脑脊液标本采集

卒中后死亡风险及预后预测十分重要。利用动物模型,可以寻找更为准确的标志物,为卒中患者的病情及康复评估提供依据。体液是标志物的重要来源,其中从血液及脑脊液中检测标志物是常用的方法。常用的采集方法包括眼眶采血法、尾静脉采血法、心脏采血法、动脉采血法、静脉采血法和脑脊液采集法。在取血过程中,操作人员应当注意尽量避免引起血液中不同成分的变化,以免影响后续的实验结果[1]。

13.1 动物选择

因为采血主要是针对卒中后的大鼠/小鼠及其对照,因此大鼠/小鼠选择标准与大鼠大脑中动脉栓塞模型一致,一般选择体重为 $260 \sim 290$ g 的成年雄性(Sprague Dawley, SD)大鼠和体重为 (25 ± 3) g 的 C57BL/6 及 ICR 成年雄性小鼠。

13.2 标本的采集

13.2.1 眼眶采血法[2-3]

13.2.1.1 材料准备

材料包括: ① 无菌生理盐水或磷酸盐缓冲液;② 无菌毛细管;③ 抗凝 EP 管;④ 纱布或棉签。

13.2.1.2 麻醉与监护

对动物进行眼眶采血时,可以让其处于清醒状态,也可以使用 2% 利多卡因 $0.1 \sim 0.2$ ml 对其眼部进行局部浸润麻醉。对于大鼠还可以选择氯胺酮腹腔注射麻醉。具体麻醉方法及监护参照本书第 9 章。

13.2.1.3 手术操作步骤

(1) 大鼠的手术操作步骤: ① 用左手将大鼠按压在桌子或者笼具上,拇指、示指和中指固定住大鼠头部,使其两眼突出;② 右手持毛细管,从大鼠眼内眦处插入(与鼻子成 30° 角),边插入边缓慢旋转毛细管,直到有血液进入毛细管内(见图 13-1);③ 采血完成后,将毛细管拔出,并用纱布或棉签蘸无菌生理盐水或磷酸盐缓冲液,将眼周的血渍擦干净; ④ 将采集的血液放入 1.5 ml 抗凝 EP 管内。

（2）小鼠的手术操作步骤：固定小鼠的方法与大鼠不同，其他操作步骤均同大鼠。固定方法：小拇指和无名指夹住小鼠尾巴中段略贴近根部（尾尖朝向手心），其余3根手指轻轻抓住小鼠头颈部皮毛，将小鼠抓牢，按在笼具或表面粗糙的操作台上。

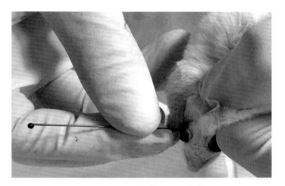

图 13-1 小鼠眼眶采血

13.2.1.4 注意事项

（1）操作者熟练掌握眼眶取血后才可双侧眼眶交替取血，否则只能在同一眼眶进行取血。如果需要对同一眼眶静脉进行重复取血，建议间隔 10～14 d。

（2）无菌毛细管插入眼球的一端应光滑，以免对眼球造成额外的损伤。

13.2.2 尾静脉采血[2,4]

13.2.2.1 材料准备

材料包括：① 热光源或者装有热水的烧杯；② 肝素处理过的 1 ml 注射器和 2 ml 注射器；③ 大鼠/小鼠固定装置；④ 抗凝 EP 管或离心管；⑤ 纱布或者棉签。

13.2.2.2 麻醉与监护

常用的麻醉方法包括气体麻醉和腹腔麻醉。具体麻醉剂用量、方法及监护参照本书第 9 章。

13.2.2.3 手术操作步骤

（1）用固定装置固定大鼠/小鼠。

（2）使用热光源照射尾部或者将尾部浸泡在 60 ℃的热水内 5 min，以扩张尾部血管。

（3）在大鼠/小鼠尾巴侧面的中部进针采血，采集结束后使用纱布或者棉签按压止血（见图 13-2）。

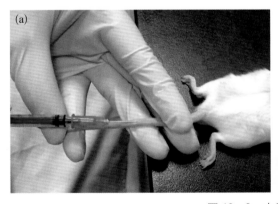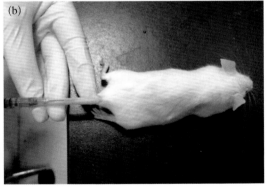

图 13-2 大鼠尾静脉采血

(a) 大鼠尾巴侧面的中部进针采血；(b) 回抽后管内充满血液

（4）将注射器抽出的血液打入抗凝 EP 管或离心管。

13.2.3 心脏采血[5-8]

13.2.3.1 材料准备

材料包括：① 大鼠实验备 3~10 ml 注射器，小鼠实验备 1~3 ml 注射器，注射器用肝素处理；② 抗凝 EP 管或离心管；③ 纱布或者棉签。

13.2.3.2 麻醉与监护

常用的麻醉方法包括气体麻醉和腹腔麻醉。具体麻醉剂用量、方法及监护参照本书第 9 章。

13.2.3.3 手术操作步骤

（1）大鼠的手术操作步骤：① 麻醉大鼠，取仰卧位；② 将注射器以 20°~30°角插入大鼠胸骨剑突下方稍偏左的位置；③ 缓慢进针的同时给注射器一个很小的负压，针头插入左心室后血液会进入针管内；④ 采集结束后使用纱布或者棉签按压止血；⑤ 将血液打入抗凝 EP 管或者离心管内（见图 13-3）。

（2）小鼠的手术操作步骤：采血时注射器以 15°~20°角插入小鼠胸骨剑突下方稍偏左的位置，其他操作步骤同大鼠。

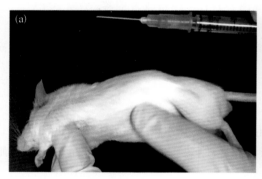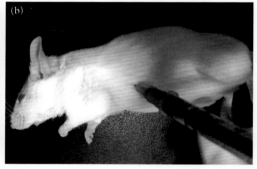

图 13-3 大鼠心脏采血

（a）大鼠胸骨剑突下方稍偏左的位置；（b）回抽后管内迅速充满血液

13.2.3.4 注意事项

（1）心脏取血最好一次穿刺准位置，反复穿刺易导致老鼠死亡。

（2）抽血的过程中禁止反复上下抽动注射器，以免造成溶血。

13.2.4 腹主动脉采血

13.2.4.1 材料准备

材料包括：① 大鼠实验备 5~10 ml 注射器，小鼠实验备 1~3 ml 注射器，注射器用肝素处理；② 消毒棉球；③ 抗凝 EP 管或离心管；④ 纱布或者棉签。

13.2.4.2 麻醉与监护

方法同 13.2.2.2。

13.2.4.3　手术操作步骤

① 麻醉大鼠/小鼠,取仰卧位,四肢固定。② 用剃毛器将腹部皮毛剃干净,皮肤消毒。将腹部皮肤沿腹中线从耻骨联合上剪至胸骨下,且向左右各剪一刀,充分暴露腹腔。寻找腹主动脉,其分叉处为采血点。③ 穿刺针斜面朝下,以 30°角进针的同时给注射器一个很小的负压。穿刺成功,血液会进入针管内。④ 采集结束后使用纱布或者棉签按压止血。⑤ 将血液打入抗凝 EP 管或者离心管内。

13.2.4.4　注意事项

(1) 在采血时应缓慢抽吸,防止动物猝死。

(2) 在抽血的过程中禁止反复上下抽动注射器,以免造成溶血。

13.2.5　腹侧尾动脉采血

13.2.5.1　材料准备

材料包括:① 无菌 23—25 号蝶形注射器;② 血液收集管;③ 纱布或者棉签。

13.2.5.2　麻醉与监护

方法同 13.2.2.2。

13.2.5.3　手术操作步骤

① 麻醉大鼠,取仰卧位,四肢固定。② 剪开蝴蝶输液管只保留 0.5 in(1 in＝2.54 cm)。③ 通过手指从尾巴尖部 1~2 in(1 in＝2.54 cm)处轻轻施压使动脉扩张,轻轻旋转尾部一侧至另一侧观察动脉。④ 插入针头斜面以 20°~30°角进针。如果放置妥当,管内应迅速充满血液;如果血流缓慢或停止,慢慢将针撤回一小段距离以重建血流。⑤ 用一块纱布轻压注射位点,在针头撤出后止血(见图 13 - 4)。

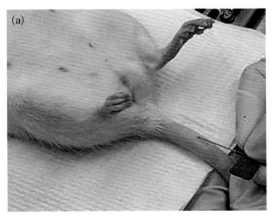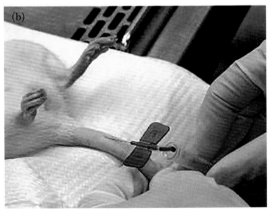

图 13 - 4　大鼠腹侧尾动脉采血

(a) 插入针头斜面以 20°~30°角进针;(b) 管内应迅速充满血液

13.2.5.4　注意事项

(1) 取血后若再次尝试应选择尾巴上更靠上的位置,并且建议使用新的针头。

（2）确保止血后不再出血，避免造成血液流失。

13.2.6　隐静脉采血[9]

13.2.6.1　材料准备

材料包括：① 大鼠备 5～10 ml 注射器，小鼠备 1～3 ml 注射器，注射器用肝素处理；② 消毒棉球；③ 抗凝 EP 管或离心管；④ 纱布或者棉签；⑤ 50 ml 离心管；⑥ 毛巾。

13.2.6.2　麻醉与监护

对动物进行隐静脉采血时，可以让其处于清醒状态。

13.2.6.3　手术操作步骤

（1）大鼠的手术操作步骤：① 一人将大鼠用毛巾包住固定，仅将后肢暴露在外面。② 用中指在腹股沟区域阻断大隐静脉的血流。③ 用剃毛刀或脱毛膏轻轻地将小腿内侧或外侧的毛去掉，以观察腓肠肌远端和肱骨近端的凹陷处的静脉取血部位。④ 注射器的斜面向上，以 45°～90°角刺穿采样部位，直到尖端稍微穿过皮肤。⑤ 采集结束后使用纱布或者棉签按压止血。⑥ 将血液注入抗凝 EP 管或者离心管内。

（2）小鼠的手术操作步骤：将小鼠限制在 50 ml 离心管中，移除离心管盖子以允许空气流动。其他操作同大鼠。

13.2.6.4　注意事项

（1）因动物处于清醒状态，故需要较好的固定技术。

（2）隐静脉位置表浅，穿刺时应小心插入针头，避免插入过深。

（3）一天（24 h）内重复采样不能超过 4 次。

13.2.7　颈静脉采血

13.2.7.1　材料准备

材料包括：① 大鼠备 5～10 ml 注射器，小鼠备 1～3 ml 注射器，注射器用肝素处理；② 消毒棉球；③ 抗凝 EP 管或离心管；④ 纱布或者棉签；⑤ 50 ml 离心管；⑥ 毛巾。

13.2.7.2　麻醉与监护

方法同 13.2.2.2。

13.2.7.3　手术操作步骤

（1）一人将大鼠/小鼠仰卧位固定。

（2）用剃毛刀或脱毛膏轻轻地将颈部的毛去掉，切开颈部皮肤，分离皮下结缔组织，使颈静脉充分暴露。

（3）将针头从尾至头部（从后往前）方向插入颈静脉，缓慢抽血。

（4）采集结束后使用消毒棉球按压止血。

（5）将血液打入抗凝 EP 管或者离心管内。

13.2.7.4　注意事项

（1）针头插入血管部分不能超过 4 mm。

（2）同一部位不能超过 3 次尝试。

13.2.8　后腔静脉采血[2]

13.2.8.1　材料准备

材料包括：① 大鼠备 5～10 ml 注射器，小鼠备 1～3 ml 注射器，注射器用肝素处理；② 消毒棉球；③ 抗凝 EP 管或离心管；④ 50 ml 离心管；⑤ 小玻璃棒。

13.2.8.2　麻醉与监护

同 13.2.2.2。

13.2.8.3　手术操作步骤

（1）麻醉大鼠/小鼠后，在其腹部切出"Y"或"V"形，并轻轻推开肠道。

（2）向前推动肝脏，找出后腔静脉（在肾脏之间）。

（3）插入针头收集后腔静脉的血液。

（4）此过程将重复 3～4 次，以收集更多的血液样本。

13.2.8.4　注意事项

通常在研究的最后阶段才采用此方法。

13.2.9　颌下静脉采血

颌下静脉采血是最简单、快捷、人道的采血方法，创伤小，动物恢复快，采血量大，可反复采血，每天可两侧交替采血。

13.2.9.1　材料准备

材料包括：① 25 号注射针；② 海绵纱布；③ 抗凝 EP 管或离心管；④ 血液收集管。

13.2.9.2　麻醉与监护

对动物进行颌下静脉采血时，可于动物清醒状态下进行操作，只有经过培训的专业人员可进行此操作；也可于麻醉状态下操作。方法同 13.2.2.2。

13.2.9.3　手术操作步骤

（1）麻醉小鼠后，用非惯用手控制小鼠，抓住其肩部及耳后的松弛皮肤，皮肤应在下颌部绷紧。

（2）用 25 号注射针在下颌骨稍后部，耳道前方迅速穿刺静脉。仅针的尖端进入血管 1～2 mm，血液可立即流出。

（3）用血液收集管收集样本。

（4）采血完成，用海绵纱布轻压于采血点直至出血停止。

13.2.9.4　注意事项

本技术采血体积量较大，不适合多次小剂量采血。

13.2.10　剪尾采血[2]

13.2.10.1　材料准备

材料包括：① 消毒棉球；② 抗凝 EP 管或离心管；③ 纱布或者棉签；④ 50 ml 离心

管;⑤ 小剪刀。

13.2.10.2 麻醉与监护

对动物进行剪尾采血时,需要局部麻醉。方法同 13.2.2.2。

13.2.10.3 手术操作步骤

(1) 在小鼠尾部涂上局部麻醉剂,并用小剪刀从尾尖 1 mm 处切割(见图 13 - 5)。

(2) 将血液接入抗凝 EP 管或者离心管内。

(3) 用无菌棉球按压尾部伤口止血。

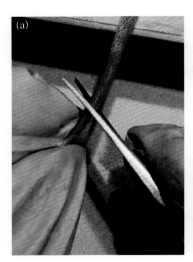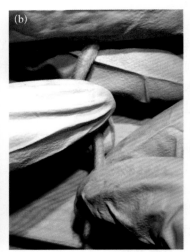

图 13 - 5　小鼠剪尾采血

(a) 小剪刀剪断小鼠尾巴;(b) 收集血液

13.2.10.4 注意事项

(1) 这种方法会对动物造成潜在的永久性伤害,应尽可能避免采用这种方法。

(2) 这种方法只适用于小鼠采血。

13.2.11 脑脊液采集[10]

脑脊液采集部位为枕骨大孔

13.2.11.1 材料准备

材料包括:① 大鼠备 1 ml 注射器和 25G 输液器针头,使用时需将针头修整至 4～6 mm 长,针尖修整圆滑;② 小鼠备毛细管、输液器靠针头处软管、胰岛素针,使用时将软管一端与毛细管连接,一端与去针头的胰岛素注射器相连接;③ 实验用弹簧夹;④ EP 管;⑤ 立体定位仪;⑥ 纱布或者棉签;⑦ PE - 50 管。

13.2.11.2 麻醉与监护

方法同 13.2.2.2。

13.2.11.3 手术操作步骤

(1) 大鼠的手术操作步骤:① 将 1 ml 注射器插入静脉输液针的塑料软管中,用弹簧夹夹闭软管靠近注射器端。将柱塞拉至 0.5 ml 注射器的刻度线,在注射器内腔中产生并保持负压。② 麻醉大鼠并固定在立体定位注射仪上,使其头部尽量向腹侧弯曲。③ 用剃毛器将颈后皮毛剃干净,进行皮肤消毒。④ 枕部隆突与寰椎之间的凹陷(即枕骨大孔)部位为进针点。⑤ 输液针针尖沿鼻尖方向缓慢插入,不要插太深,以免伤及延髓。⑥ 当有突破感时停止入针,表示此时已进入蛛网膜下腔,打开夹子,脑脊液进入软管内。⑦ 当脑脊液停止流动后,拔出注射针,用纱布按压进针部位,将脑脊液打入 EP 管内。

(2)小鼠的手术操作步骤:① 麻醉小鼠并固定在立体定位注射仪上,使其头部与身体成 135°角。② 将颈后毛发剃干净,进行皮肤消毒。③ 颈部皮肤剪开,钝性分离组织和肌肉。④ 立体显微镜下,小脑延髓池显示为明显的倒三角形,延髓和主要血管(脊髓背动脉)以及脑脊液的流动在空间上明显可见。⑤ 用无菌棉签擦干硬脑膜。将毛细管从脊髓背侧动脉的外侧,插入小脑延髓池,当有突破感时停止插入,脑脊液流入毛细管。⑥ 将脑脊液打入 EP 管内。

13.2.11.4　注意事项

(1)麻醉过程中保持体温在 37 ℃。

(2)插入针头或毛细管时应缓慢操作。

(3)使用 PE‐50 管连接到注射器可以减少血液污染,因为可以在污染处切断管子。

13.3　大鼠/小鼠安全采血量及频率

采血的量和频率与动物的循环血容量相关。啮齿类动物循环血容量和体重的关系是 50～70 ml/kg。每 24 小时安全采血量不超过 1% 循环血容量,每周安全采血量不超过 7.5%,每 2～4 周安全采血量不超过 10%。如果采血量超过安全采血量,则应该对动物进行补液或者细胞替换处理。体重、采血频率及采血量的关系详见表 13‐1。

表 13‐1　大鼠/小鼠安全采血量及频率

体重 (g)	循环血容量 (ml)	1%循环 血容量	7.5%循环 血容量	10%循环 血容量
20	1.10～1.40	0.011～0.014	0.082～0.105	0.11～0.14
25	1.37～1.75	0.014～0.018	0.1～0.13	0.14～0.18
30	1.65～2.1	0.017～0.021	0.12～0.16	0.17～0.21
35	1.93～2.45	0.019～0.025	0.14～0.18	0.19～0.25
40	2.20～2.80	0.022～0.028	0.16～0.21	0.22～0.28
125	6.88～8.75	0.069～0.088	0.52～0.66	0.69～0.88
150	8.25～10.5	0.082～0.105	0.62～0.79	0.82～1.0
200	11.00～14.00	0.11～0.14	0.82～1.05	1.1～1.4
250	13.75～17.50	0.14～0.18	1.0～1.3	1.4～1.8
300	16.50～21.00	0.17～0.21	1.2～1.6	1.7～2.1
350	19.25～24.50	0.19～0.25	1.4～1.8	1.9～2.5

13.4　血管插管步骤

（1）准备动物、麻醉剂、棉花、25G 针头、静脉注射套管、手术刀、肝素（或任何抗凝剂）和血液样本采集管。

（2）用于实验动物的连续和多重采样。

（3）需要对动物进行密切和持续的监测。

（4）通常在股动脉、股静脉、颈动脉、颈静脉、腔静脉和背主动脉进行血管插管。

（5）需要进行手术，应采用适当的麻醉和镇痛方法来减轻痛苦。

（6）手术插管后，应将动物单独放在宽敞的笼子里。

（7）每只动物的血样可以在 24 h 内以 0.1～0.2 ml 的量收集。

（8）采血后用抗凝剂冲洗插管，插管应封闭紧密（见图 13-6）。

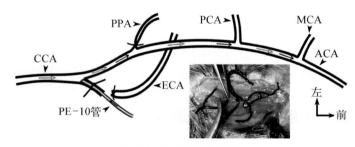

图 13-6　颈动脉插管

13.5　临时插管采血步骤

（1）准备动物、麻醉剂、棉花、25G 针头、动物温室和血样采集管。

（2）通常在尾静脉进行临时插管并持续数小时。

（3）固定动物，在尾部（尾尖以上 1～2 cm）涂上局部麻醉药膏。

（4）在尾部插管或使用 25G 针头。

（5）尾部采血通常需要加温动物以扩张血管（37～39 ℃，5～15 min）。

（6）插管后，动物必须单独饲养在大笼子里。

参考文献

1. Dodds WJ. Animal models for the evolution of thrombotic disease[J]. Ann N Y Acad Sci, 1987, 516：631-635.

2. Parasuraman S, Raveendran R, Kesavan R. Blood sample collection in small laboratory animals[J]. J Pharmacol Pharmacother, 2010, 1(2)：87-93.

3. 梁月琴，杨波.大鼠，小鼠给药及采血的几点体会[J].山西医科大学学报,2000,31(1)：92-93.

4. 施文，孙永强.小鼠尾静脉注射和采血简易固定装置的制作和使用方法[J].免疫学杂志,2011,27(9)：807-808.

5. Paulose CS, Dakshinamurti K. Chronic catheterization using vascular-access-port in rats: blood sampling with minimal stress for plasma catecholamine determination[J]. J Neurosci Methodsods, 1987, 22(2): 141 – 146.

6. Yoburn BC, Morales R, Inturrisi CE. Chronic vascular catheterization in the rat: comparison of three techniques[J]. Physiol Behav, 1984. 33(1): 89 – 94.

7. 吴晓晴,郝晨霞.160 只小鼠心脏采血的操作体会[J]. 实验动物科学与管理,2004,21(1): 50,54.

8. 明盛金,李俊,尹维笛,等.一种改良大鼠心脏采血方法的探讨[J]. 吉林医药学院学报,2012,33(2): 86 – 87.

9. Hem A, Smith AJ, Solberg P. Saphenous vein puncture for blood sampling of the mouse, rat, hamster, gerbil, guinea pig, ferret and mink[J]. Lab Anim, 1998. 32(4): 364 – 368.

10. Liu L, Duff K. A technique for serial collection of cerebrospinal fluid from the cisterna magna in mouse[J]. J Vis Exp, 2008, (21): 960.

$\mathit{14}$ 脑组织单细胞悬液的制备

基于各种原理,现有的细胞分离技术可以分为两组。第一组是基于细胞的物理性质不同,如大小、密度、电变化和变形性等,这样的细胞分离技术主要包括密度梯度离心、膜过滤和基于微芯片的采集系统,其中最广泛应用的是没有标记的单细胞分离。第二组是基于细胞生物学特性,包括亲和性方法,如基于生物蛋白质表达性质的亲和性固体基质(珠、平板、纤维)、荧光激活细胞分选和磁激活细胞分选[1]。由于有限稀释在单克隆细胞培养的生产应用领域众所周知,因此本章不再讨论。

14.1 单细胞分离技术

单细胞分离技术的优点和局限性见表 14 - 1。

表 14 - 1 单细胞分离技术的概括

技　　术	生产力	优　　点	缺　　点
荧光激活细胞分选技术[2]	高	高特异性,多个参数	原材料需求量大,分解的细胞数量多,技能要求高
磁激活细胞分选技术[3]	高	高特异性,性价比高	分解的细胞数量多,非特异性细胞捕获
激光捕获显微切割技术[4-5]	低	完整的固定活细胞	易受邻近细胞污染,技能要求高
手动细胞分离技术[6]	低	完整的活细胞	技能要求高,低生产力
微流控[7-8]	高	样品消耗少,可放大整合	分解的细胞数量多,技能要求高

14.1.1 荧光激活细胞分选技术

荧光激活细胞分选技术(fluorescence-activated cell sorting,FACS)是一种具有分选能力的特殊类型的流式细胞仪。它是一种基于细胞大小、粒度和荧光的在异质细胞群体中用于表征和定义不同细胞类型的最复杂和用户友好的技术。FACS 允许同时进行单细胞定量和定性的多参数分析[2],在分离前,制备细胞悬液并用荧光探针标记靶细胞。荧光标记的单克隆抗体广泛使用荧光探针(mAb)去识别靶细胞上特异性表面标志物。当细胞悬浮液流过细胞计数器时,每个细胞暴露在激光中,荧光检测器会根据所选特征来识别细胞。荧光激活细胞分选是一种具有分选能力的特殊类型的流式细胞仪,它是基于细胞的大小、粒度和荧光的异种细胞群体中用于表征和定义不同细胞类型的最复杂和用户友好的技术。仪器对目标细胞的液滴施加电荷(正或负),并且静电偏转系统便于将带电液滴收集到合适的收集管中供以后分析(见图 14 - 1)。尽管 FACS 已广泛用于高度分离纯化细胞群,但据报道,其也可用于分选单个细胞[9]。例如,BD 细胞分选系统(BD FACS Aria Ⅲ细胞分选仪)能够使用多达 18 个表面标志物从群体中的数千个细胞中分离出单个目标细胞。

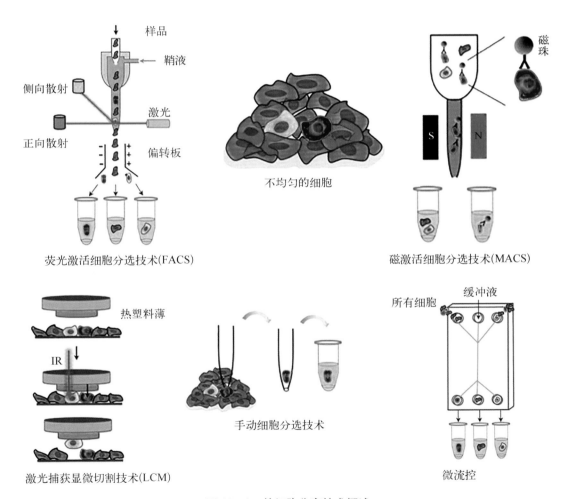

图 14 - 1 单细胞分离技术概述

自 20 世纪 60 年代后期以来,FACS 在仪器的改进、大量高特异性抗体等方面取得了显著进展。此技术的测量能力已经从只限于每个细胞 1～2 个荧光物质显著提高到 10～15 个物种,可同时测量的最大蛋白质数量逐渐增加[10]。由于这一进展,人们对免疫学和干细胞生物学的理解得到了极大的提高,同时发现了许多具有功能多样性的细胞群[11]。也有报道称,使用下一代细胞计量术,被称为质量细胞计量术的"后荧光"单细胞技术在理论上能够测量 70~100 个参数。

尽管 FACS 已被广泛用于基础和临床研究,但存在几个限制性的缺点。首先,FACS需要巨大起始数量并处于悬浮状态的细胞(超过 10 000 个)。因此,它不能从低数量细胞群中分离单个细胞。其次,机器中的快速流动和非特异性荧光分子会破坏细胞的生存能力,导致分离失败。最后,细胞或细胞培养物必须经受刺激实验,并在荧光激活细胞分选分析之前在单独的环境中处理。

14.1.2 磁激活细胞分选技术

磁激活细胞分选技术(magnetic activated cell sorting,MACS)是另一种常用的被动分离技术,根据其分化簇不同来分离不同类型的细胞。据报道,MACS 分离特定细胞群的纯化纯度能达到 90% 以上[12]。它是基于与磁珠偶联的抗体、酶、凝集素或链亲和素去结合靶细胞上的特定蛋白质。当混合的细胞群落置于外部磁场中时磁珠被激活,标记的细胞将极化而其他细胞被洗掉,剩余的细胞可以在磁场关闭后通过洗脱获得。利用这种技术,细胞可以对特定抗原的电荷进行分离。正分离技术使用包被的磁珠和有吸引力的细胞。目标细胞被标记,而未标记的细胞被丢弃。相反,如果没有物种特异性物质,一种好的选择是使用阴性分离技术,采用抗体混合物涂布未处理的细胞。在这种情况下,标记的细胞被丢弃,而未标记的细胞被保留[13]。

在两种最常见的基于亲和力用于特定细胞分离的技术中,磁激活细胞分选技术相对简单并且成本有效。然而,磁激活细胞分选系统的明显缺点在于其在分离磁体中的初始成本,运行成本不仅包括共轭磁珠的价格,而且还包括替换柱。此外,磁激活细胞分选装置中分离细胞的最终纯度取决于用于选择靶细胞的抗体的特异性和亲和力,也取决于非特异性细胞捕获量。非特异性污染可能来自背景细胞吸附到捕获装置或其大量过剩标记稀有细胞所需的大量磁性颗粒中。使用新材料可以消除非特异性吸附或其他血细胞截留造成的污染。另一个缺点是它只能利用细胞表面分子作为分离活细胞的标记。此外,应该指出的是,由于免疫磁性技术只能将细胞分为阳性和阴性,MACS 远比 FACS 使用范围小,不同表达程度的同一种分子不能被分离,而采用 FACS 是可能的。

14.1.3 激光捕获显微切割技术

激光捕获显微切割技术(laser capture microdissection,LCM)是一种先进技术,用于显微镜载玻片上分离纯细胞群或将单个细胞与大部分实体组织样品分离[14]。可以准确有效地定位和捕获目的细胞,充分利用了新兴的分子分析技术,包括聚合酶链反应(polymerase chain reaction,PCR)、微阵列和蛋白质组学[4]。目前,LCM 系统有两大类:红外线(IR LCM)和紫外线(UV LCM)。LCM 系统由倒置显微镜、固态近红外激光二极管、激光控制单元、具有用于滑动固定的真空吸盘的快门控制显微镜台、CCD 照相

机和彩色显示器组成[5]。LCM 的基本原理是
通过倒置显微镜观察目的细胞,目的细胞置于
固定位置,输送持续时间短且聚焦的激光脉冲
熔化目标细胞上方覆盖的透明的热塑性薄膜。
薄膜融化并融合了所选择的底层细胞(见
图 14-2)。当膜被移除时,靶细胞保持与膜
结合,而其余的组织留在后面。最后,将细胞
转移到含有大量下游分析所需的缓冲溶液的
离心管中[15]。

　　LCM 最重要的优势是速度快,同时保持
高精度和多功能性[16]。其提供了一种快速、
可靠的方法,通过显微镜观察,从广泛的细胞

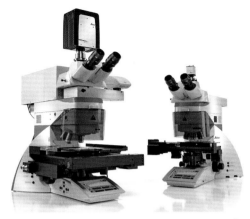

图 14-2　激光捕获显微切割系统(LCM 系统)

和组织制备物中获得纯的靶细胞群[17]。用于分子分析的常规技术需要组织的解离,这
可能会引起固有的污染问题,并降低后续分子分析的特异度和灵敏度。另一方面,它是
一种"不接触"的技术,在最初的显微切割后不会破坏邻近的组织。捕获的细胞以及残
留组织的形态被完好地保存下来,并减少了组织损失的危险[18]。另外,在去除选择的
细胞后,载玻片上的剩余组织可完全用于进一步捕获,从而允许对相邻细胞进行比较分
子分析。

　　有效的 LCM 的主要要求是正确鉴定复杂组织中的细胞亚群或单个细胞。因此,这
项技术的主要限制是需要通过形态特征的视觉显微镜检查来鉴定目的细胞,这又需要经
过细胞鉴定培训的病理学家、细胞学家或技术专家[4]。另一个显著的限制是显微解剖的
组织切片没有盖玻片。盖玻片将阻止各种物质接近组织表面,这对于任何当前的显微切
割方法来说都是至关重要的。没有盖玻片,以及安装介质和组织之间的折射率匹配,干燥
的组织切片具有折射质量,这可能在高放大倍数下模糊细胞的细节。此外,LCM 引入了
许多技术手段,包括在制备组织切片期间对细胞进行切片,以及激光切割能量对 DNA 或
RNA 的都有 UV 损伤[19]。

14.2　脑组织单细胞悬液的制备方法

　　将实验动物于颈椎脱臼处死,用 75% 乙醇浸泡 1~3 min 后置超净工作台,无菌取出
实验动物的大脑。

　　将大脑置于事先消毒好的 200 目细胞筛(下接容器),用玻璃棒或其他棒状东西(事先
消毒)轻轻研磨脑组织,使其变成单个细胞,研碎后用生理盐水或培养液冲洗,细胞筛下容
器内所盛溶液为单细胞悬液。

　　用吸管吹打均匀后离心,1 000 r/min×5 min,倾出上清液,冲洗 1~2 次后加生理盐
水培养液,制成单个脑细胞悬液。

14.3 脑组织炎症细胞的分离

14.3.1 灌注和采样

（1）将动物深度麻醉，例如用氯胺酮氯胺酮盐酸盐（100 mg/kg）＋木糖胺（10 mg/kg），并通过二氧化碳暴露处死。

（2）用 200 ml 磷酸盐缓冲液（phosphate buffer saline，PBS）（4 ℃）进行心脏灌注，断头，解剖脑，并去除脑膜、小脑和嗅球。

（3）用刀片将脑分成左右半球。半球可以在 Hank's 平衡盐溶液（Hank's balanced salt solution，HBSS）中保持短期（<45 min）。

（4）用刀片切割半球组织，进行约 120 次机械分离。同时，组织必须用 1 ml 的消化缓冲液润湿以防止干燥。

14.3.2 酶解分离（37 ℃）

（1）将获得的细胞悬液与剩余的 6.5 ml 消化缓冲液混合并使用聚氯乙烯（PVC）血清移液管转移至 15 ml 管中。

（2）然后将悬浮液在 37 ℃下缓慢连续旋转孵育 45 min。15 min 后，用 PVC 血清移液管缓慢吸取悬浮液（10 次），35 min 后使用移液管较宽的尖端将两个火焰抛光的玻璃移液管各自上下移动 10 次使悬浮液完全解离。然后停止孵育。

注意：机械解离对于获得最佳的最终细胞产量和活力至关重要。需要慢慢吸移以避免形成气泡。玻璃移液管的边缘应该是圆形的。

（3）然后通过 40 μm 细胞过滤器过滤悬浮液，用 15 ml 洗涤缓冲液漂洗，并在室温下以 $300 \times g$ 离心沉淀 8 min。小心吸出上清液，随后重复洗涤和离心步骤。

14.3.3 密度梯度离心（室温）

珀可（Percoll），是聚乙烯吡咯烷酮包被的二氧化硅颗粒的无菌胶体悬液，应该在室温下使用，以防止细胞结块。有关 Percoll 处理和渐变设置的更多详细信息，请参阅相关手册（http：//www.gelifesciences.com）。

（1）将细胞沉淀物重悬于 10 ml 80％的等渗 Percoll（stock isotonic Percoll，SIP）中并转移至 50 ml 管中。使用 10 ml 血清移液管，将 10 ml 的 38％SIP 慢慢地铺在细胞悬浮液的顶部；接着是另外 10 ml 的 21％SIP；最后用 5 ml 含有 3％FBS 的 HBSS 覆盖梯度。

注意：以缓慢、一致的方式进行移液至关重要。移液管的尖端应该位于管子内壁正下方一层，但不要接触它以确保分散层在相间没有旋转。

（2）在 18 ℃下，以最小的加速度在 $480 \times g$ 下离心 35 min，并且使用摆动斗式转子，不进行制动。

（3）轻轻吸气并弃去顶层和第一相（含有髓磷脂和碎片）以及第二层和第二相（主要

含有 CD45 阴性细胞和少量小胶质细胞)。

（4）使用 PVC 血清移液管将在第三相累积的部分收集到新鲜的 50 ml 管中。

（5）通过加入含有 3％FBS 的 HBSS(不含 Ca²⁺/Mg²⁺)，将细胞稀释至 30 ml，轻轻地摇动。

（6）以 300×g 离心 8 min，弃去上清液，将所得细胞沉淀物重新悬浮于少量 HBSS 缓冲液中，转移至新的 15 ml 管中并再次洗涤。

注意：这些洗涤步骤是至关重要的，因为 Percoll 的充分去除显著有助于最终细胞样品的质量。

（7）将所得细胞沉淀重悬于适量的分选式流式细胞仪(FACS)缓冲液(含有 3％FBS 且不含 Ca²⁺/Mg²⁺ 的 PBS)中定量、抗体标记和相邻分析；悬浮液保持在 4 ℃。

14.3.4　流式细胞术的量化和处理(4 ℃)

（1）分离的免疫细胞用锥虫蓝染色，并在血细胞计数器中定量。活力通过锥虫阳性和阴性细胞的比率来计算。

（2）根据细胞产量和流动要求，在 100 μl 冷(4 ℃)FACS-缓冲液中调节多达 1×10⁵ 个细胞的等分试样。

（3）在抗体标记之前，将细胞与 FC-封闭剂(纯化的抗大鼠 CD16)在 4 ℃温育 20 min 以防止非特异性结合。在笔者的实验中使用的用于脑免疫细胞表征的抗体组由最多 8 个荧光缀合的抗体组成，并且基本上含有泛白细胞标记抗 CD45。

14.4　流式细胞术急性分离神经元

该实验是由 Beaudoin 等(2012 年)关于出生后小鼠皮质神经元的培养方法改进而来[20]。

14.4.1　盖玻片的制备

（1）将盖玻片逐个浸入含有硝酸的玻璃器皿烧杯中。

（2）在 milliQ 水中洗 3 次后用水冲洗盖玻片数次，再用 70％乙醇洗涤 3 次，后浸泡于 70％乙醇。

（3）涂层和添加电镀介质：盖玻片(成像用)或盘子/大盘子(生物化学用)；多聚赖氨酸粉末；电镀介质[含有葡萄糖和丙酮酸钠的 DMEM 100 ml、FBS 10 ml、0.2 mol/L 谷氨酰胺(100×)1 ml、青霉素/链霉素(100×)1 ml]。

（4）将盖玻片置于 12 孔板或 60 mm 盘中，等待盖玻片晾干。

（5）用 0.1 mg/ml 多赖氨酸涂覆盖玻片或培养皿，并在培养箱中过夜。

（6）用无菌水冲洗 3 次。

（7）冲洗后加入电镀培养基，并将培养皿放入培养箱中。

14.4.2 解剖

（1）将 HBSS 置于 60 mm 培养皿中。

（2）用钟形瓶中的氟烷牺牲 E18 怀孕的老鼠。

（3）切开腹部皮肤，取出子宫并置于 150 mm 培养皿中。

（4）剪开胎儿的头部，解剖出大脑，放入 60 mm 的 HBSS 中。

（5）在立体显微镜下剥离并取出海马。

14.4.3 胰蛋白酶消化和电镀

（1）将所有海马置于 15 ml 离心管中。待海马稳定后，用 10 ml 移液管小心取出上清液。

（2）加入 10 ml 新鲜的 HBSS，等待并除去上清液 3 次。

（3）加入 4.5 ml HBSS 和 0.5 ml 胰蛋白酶。在 37 ℃水浴中孵育 20 min。

（4）（可选）如果细胞浮动，看起来较紊乱、有黏性，加入 0.5 ml DNA 酶，并迅速混合。

（5）（非常轻柔地）去除上清液，加入 10 ml HBSS，等待并除去上清液 4 次。

（6）用 1.5 ml 的 HBSS 除去海马，置于 60 mm 培养皿中。

（7）用 1 ml 微量移液管轻轻分离细胞，直至没有剩余的组织块；加入 3～5 ml HBSS，用移液器充分混合；然后使用细胞过滤器（BD 40 μm）去除细胞团块。

（8）确定血细胞计数器中细胞的密度。

（9）将所需数量的细胞加入有盖盘子和平板培养基的培养皿中。在第一次培养中尝试不同浓度的细胞。正常情况是每个 12 孔有（6～7.5）×10^4 个细胞。维持培养基的组成：B27 2 ml、0.2 mol/L 谷氨酰胺（100×）1 ml、青霉素/链霉素（100×）1 ml、神经元细胞培养基 100 ml。

（10）电镀 3～4 h 后吸出电镀介质，加入维护介质。

（11）每周 2 次，取出一半的介质，并用新的维护介质替换。

14.5 流式细胞术急性分离星型胶质细胞

14.5.1 准备工作

用 100 μg/ml 的多聚赖氨酸[PLL，Sigma 公司，MV≥300 000 用双蒸馏水（ddH_2O）配置，储存浓度 1 mg/ml，−20 ℃避光保存；可重复利用]溶液彻底覆盖 6 孔板（以 6 孔板为例），置于 37 ℃恒温培养箱中过夜后取出，吸出多聚赖氨酸，用灭菌的 ddH_2O 冲洗 3 遍，超净台上风干备用（可存储 1 个月）。

HBSS 配方：1×无 Ca^{2+}、Mg^{2+}、酚红（1 L），pH 7.2～7.4；NaCl 8 g、KCl 0.4 g、KH_2PO_4 0.06 g、Na_2HPO_4·12H_2O 0.121 g、$NaHCO_3$ 0.35 g、葡萄糖 1 g。过滤备用，勿高压。

胶质细胞完全培养基：DMEM＋10％FBS＋1％P/S。

14.5.2　分离星形胶质细胞

（1）出生 3 天内的新生鼠，用 75% 乙醇浸泡 3～5 s 常规消毒；带入细胞房。

（2）断头处死动物，取出大脑组织并置于预冷的 HBSS 缓冲液中，立体显微镜下去除中脑、小脑后，将脑组织分成左右半球。然后去除嗅球，轻轻剥离脑膜，挖除海马以及核团，最后剔除血管、出血点后，将分离好的大脑皮质置于预冷的 HBSS 中（HBSS 置于 15 ml 离心管中）。

（3）待脑组织分离完毕后，于超净台内将大脑皮质用预冷的 PBS 洗 5 遍，然后用预热的 0.25% 胰蛋白酶溶液在 37 ℃ 恒温水浴箱内消化 15 min，每 2 min 振荡 2～3 次。

（4）消化结束后，用 PBS 洗 3 遍；然后加入适量的完全培养基，轻轻吹打直至形成单细胞悬液。

（5）将细胞悬液经过 70 μm 的滤网过滤后，调整细胞密度，以 1×10^5 个细胞/孔的密度接种；然后置于 37 ℃、体积分数为 5% 二氧化碳 的饱和湿度的培养箱中培养。

（6）24 h 后全量换液一次，以后每隔 3 d 换液一次，约 7 d 混合胶质细胞铺满单层；即可用于实验（注 C57B6 分得的星形胶质细胞可直接用于实验，但是 SD 大鼠的星形胶质细胞需要进行下一步骤）。

（7）将 6 孔板以 220 r/min 于 37 ℃ 恒温摇床中过夜（约 20 h），去除其中混杂的少突胶质细胞和小胶质细胞；贴壁的细胞即可用于实验。

14.6　流式细胞术急性分离血管内皮细胞

血管内皮细胞主要可分为内皮祖细胞、脐静脉内皮细胞和脑血管内皮细胞。

14.6.1　内皮祖细胞

本实验由 Matin-Ramirez 等（2012 年）使用的从外周血中分离内皮细胞的方法改进而来[21]。

14.6.1.1　前期准备

（1）胶原蛋白 I：① 浓度为 5 μg/mm^2；② 使用 0.02 mol/L 的乙酸，将胶原蛋白溶解为 50 μg/μl（包被缓冲液可以在 4 ℃ 最多保存 3 个月）；③ 包被培养皿 5 μg/cm^2，37 ℃ 孵育过夜；吸出培养皿内的胶原蛋白，用 PBS 或者不含血清的培养基清洗培养皿。

（2）红裂液（ACK）的配方：8.29 mg NH$_4$Cl（0.15 mol/L）＋1 mg KHCO$_3$（1 mol/L）＋37.2 mg Na$_2$EDTA（0.1 mmol/L）。

加 800 ml ddH$_2$O 后，用盐酸或氢氧化钠调节 pH 值至 7.2～7.4，加 ddH$_2$O 至 1 L。4 ℃ 可保存 6 个月，当天使用当天过滤，置于室温下，用完的直接处理掉，不可再放回接着使用。

提前将 PBS、EGM - 2、红裂液、淋巴细胞分离液置于室温。准备好空瓶子（PBS 冲洗干净、无菌）、15 ml 离心管、50 ml 离心管、电枪（有电）、吸管、剪刀等。

14.6.1.2　操作

（1）将 6 孔板预先用 5 μg/cm^2 的胶原蛋白 I 包被，室温条件下孵育 1～2 h，然后将其吸出后用 PBS 洗 2 遍,放置在超净台内晾干。

(2) 用内含抗凝剂的采血袋收集好脐带血,每袋约 100 ml,30 min 内拿到实验室进行单核细胞分离。

(3) 将脐血与 PBS 以 1∶1 混合均匀。

(4) 在 50 ml 离心管底部加入 20 ml 淋巴细胞分离液,将 30 ml PBS 稀释的脐带血贴壁缓慢加入 LSM 淋巴细胞分离液上,使之形成明显分界,稀释后的脐血与淋巴细胞分离液体积比为 3∶2。

(5) 20 ℃下,以相对离心力 $400 \times g$ 离心 30 min(Allegra X-15R Beckman 离心机),慢加速、0 减速[设置时加速设为 1,减速设为 0,屏幕显示慢(slow)和关(off)],离心结束后形成 4 层,从上到下依次为 PBS 稀释的血浆与血小板、单核细胞层、淋巴细胞分离液和红细胞。

(6) 用移液器小心吸除上层,液面到离单核细胞层 3~4 mm 处停止,再小心吸出单核细胞层及其下面一层的一半到新的 15 ml 离心管中。

(7) 加入等体积的 PBS 培养液混合均匀(此时一般一根 15 ml 的离心管有 12 ml 液体,即 6 ml 稀释的脐带血+6 ml PBS),20 ℃条件下,$400 \times g$ 转速离心 10 min,快加速、快减速(设置时加速设为 10,减速设为 10,屏幕显示 max 和 max)并丢弃上清液(注意因为 50 ml 管离心后,底部沉淀比较松,容易丢失细胞,所以一定要使用 15 ml 管)。

(8) 离心后弃上清液,每管加 10 ml 红裂液混匀静置 10 min(室温)。加入 5 ml PBS后,于 20 ℃下至离心 $400 \times g$ 10 min max(此处红裂液使用量以及使用时间已经为最大值,可视情况减小用量、缩短时间以免损伤单核细胞)。

(9) 用 EGM-2 培养液重悬细胞,约 10 ml 脐血提取出的单核细胞接种到 6 孔板的一孔,每孔中加入 2.5 ml 细胞重悬液,将细胞放置于 37 ℃、含 5%二氧化碳的培养箱中培养。

14.6.1.3 注意

(1) 前 6 天每 2 天换液一次,采取半换液方式,前 6 天尽量避免移动培养板。6 天后每 3 天全量换液一次,不必保留未贴壁细胞,7 天左右出现晚期 EPC,10 天左右即可传代。

(2) 一般培养 1 个月后没有原代 EPC 出现则扔掉,不继续培养。

14.6.2 脐静脉内皮细胞

14.6.2.1 实验准备

(1) 取脐带时,在盛放脐带的无菌容器中加入一定比例的抗生素。

(2) 灭菌的手术器械:剪刀 1 把、止血钳 2 把、注射器(10 ml 或 20 ml)、小盆 2 个、废液缸 1 个、撬管 1 个,以及酒精灯和超净台。

(3) 灭菌的 PBS。

(4) 0.25%的胰酶(GIBCO 0.25% Trypsin-EDTA 25200,使用前需要预热 20~30 min),ECM 全培养基:500 ml ECM-b+25 ml FBS+ECGS+P/S 溶液。

注:戴口罩、手套,并消毒(尽量不要再细胞房内打喷嚏、说话等,尽量各个步骤都无菌)。

14.6.2.2 操作步骤

（1）在一个盆中，将撬管插入脐静脉中（脐带中有两根脐动脉和一根脐静脉，脐静脉较宽，可以插入撬管；脐动脉则不可），用注射器将 PBS 注入脐带中反复冲洗，直至脐带中流出的液体澄清。

（2）换另一个干净的盆，将胰酶注入脐带中，待脐带另一端有胰酶流出时，用止血钳将其夹紧，至脐带中充满胰酶后，用止血钳夹住脐带的两侧，放置 37 ℃孵育箱，胰酶消化 10 min。

（3）拿开止血钳，用注射器将胰酶反复吹出，收集流出液，加入约 10％的 FBS 终止消化。

（4）将所有胰酶吸入离心管中离心，相对离心力为 1 000×g，5 min。

（5）用 ECM 培养液重悬细胞，放入培养皿中进行培养（约 15 cm 长的脐带消化下来的细胞可以放在一个直径为 10 cm 培养皿），2～3 h 后贴壁。

（6）第 2 天对整盘细胞换液。

14.6.2.3 培养须知

传代、冻存和复苏同一般细胞：冻存液为购买的 CellBanker 细胞冻存液；复苏时，提前将 6 ml ECM 培养液加入直径为 10 cm 培养皿中，在 37 ℃融化细胞冻存液，用 1 ml 移液器将细胞冻存液转移至另一个直径为 10 cm 的培养皿中，37 ℃孵育箱孵育。第 2 天全换液。

14.7　脑血管内皮细胞的分离

本实验由 Ruck 等（2014 年）使用的原代鼠脑微血管内皮细胞的分离方法改进而来[22]。

14.7.1　内皮细胞培养基的制备

（1）制备 500 ml 培养基：将 400 ml DMEM 培养基（约 80％）、100 ml PDS（约 20％）、0.25 ml bFGF（20 μg/ml，约 0.05％）、0.5 ml 肝素（100 μg/ml，约 0.1％）和 0.5 ml 吡鲁霉素（4 mg/ml，约 0.1％）混合，仅在前 2 天使用的细胞培养基添加嘌呤霉素。

（2）在玻璃管中进行无菌过滤（过滤孔直径 0.2 μm），之后将溶液储存在 4 ℃冰箱中。

14.7.2　细胞培养板的涂布

（1）准备 500 μl ddH$_2$O，400 μl 胶原蛋白 Ⅳ（0.4 mg/ml）和 100 μl 纤连蛋白（0.1 mg/ml）的溶液制备 1 ml 涂层溶液。

（2）用涂层溶液覆盖细胞培养板每个孔的整个表面。将板在 4 ℃保存过夜。

14.7.3　分离鼠脑血管内皮细胞

（1）用颈椎脱臼法处死 10 只成年小鼠（8～12 周龄，C57BL/6）。然后分离鼠脑并储存在 5 ml 的 PBS 中(注意:操作保持无菌)。

(2)用镊子取出脑干、小脑和丘脑。在无菌的吸墨纸上仔细滚动大脑,分离去除脑膜。

(3)将大脑转移到装有 13.5 ml DMEM 的 50 ml 离心管中。

(4)用 25 ml 培养液重悬组织。

(5)在 37 ℃下用 0.2 ml 胶原酶 CLS2(DMEM 中 10 mg/ml)和 0.2 ml DNase(PBS 中 1 mg/ml)的混合物在 Dulbecco 改良的 Eagle 培养基(DMEM)中消化组织 1 h;180 r/min 的轨道摇床。

(6)将 10 ml DMEM 加入组织悬浮液中,并在 4 ℃下以 1 000×g 离心细胞 10 min。

(7)弃上清液。

(8)为了去除髓磷脂,将细胞在 25 ml BSA - DMEM(20%w/v)(约 25 倍)中重悬沉淀,并在 1 000×g、4 ℃下保持 20 min。

(9)用破碎的大口径巴斯德吸管弃去上髓鞘层(乳白色),然后用普通的巴斯德吸管丢弃 BSA 层。

(10)在 9 ml DMEM 中重悬沉淀,并加入 1 ml 胶原酶/分散酶(终浓度为 1 mg/ml)和 0.1 ml DNase。在 37 ℃的定轨摇床上以 180 r/min 的速度消化溶液 1 h(注意:不要使用移液管重新悬浮,细胞可能会丢失)。

(11)在消化过程中,使用超速离心机在 4 ℃下离心 Percoll 溶液,使用超速离心机以 3 000×g 离心 1 h。

(12)将 10 ml DMEM 加入消化的细胞悬液中。在 4 ℃下将悬浮液以 1 000×g 离心 10 min。然后丢弃上清液并在 2 ml 的 DMEM 重悬沉淀。

(13)将重新悬浮的细胞小心地放在 Percoll 梯度的顶部,并在 4 ℃下以 700×g 离心 10 min。

(14)拿约 12 ml 的细胞与一个长的无菌针,并将其放入一个新的 50 ml Falcon 与 5 ml 的 DMEM。

(15)再次在 4 ℃下以 1 000×g 离心细胞 10 min。之后在内皮细胞培养基中重悬沉淀(细胞培养板:约 0.2 ml 培养基/cm²)。

(16)从涂布的细胞培养板中取出溶液,并在连续 2 个洗涤步骤中用无菌 PBS 冲洗每个孔。

(17)在 37 ℃和 5% 二氧化碳的无菌培养箱中培养内皮细胞。每 2～3 天更换一次。

参考文献

1. Dainiak MB, Kumar A, Galaev IY, et al. Methods in cell separations[J]. Adv Biochem Eng Biotechnol, 2007, 106:1-18.

2. Gross A, Schoendube J, Zimmermann S, et al. Technologies for single-cell isolation[J]. Int J Mol Sci, 2015, 16(8):16897-16919.

3. Welzel G, Seitz D, Schuster S. Magnetic-activated cell sorting (MACS) can be used as a large-scale method for establishing zebrafish neuronal cell cultures[J]. Sci Rep. 2015, 5:7959.

4. Espina V, Heiby M, Pierobon M, et al. Laser capture microdissection technology[J]. Expert Rev Mol Diagn, 2007, 7(5): 647 - 657.

5. Datta S, Malhotra L, Dickerson R, et al. Laser capture microdissection: big data from small samples [J]. Histol Histopathol, 2015, 30(11): 1255 - 1269.

6. Citri A, Pang ZP, Sudhof TC, et al. Comprehensive qPCR profiling of gene expression in single neuronal cells[J]. Nat Protoc, 2011, 7(1): 118 - 127.

7. Bhagat AA, Bow H, Hou HW, et al. Microfluidics for cell separation[J]. Med Biol Eng Comput, 2010, 48(10): 999 - 1014.

8. Lecault V, White AK, Singhal A, et al. Microfluidic single cell analysis: from promise to practice [J]. Curr Opin Chem Biol, 2012, 16(3 - 4): 381 - 390.

9. Schulz KR, Danna EA, Krutzik PO, et al. Single-cell phospho-protein analysis by flow cytometry[J]. Curr Protoc Immunol, 2012, Chapter 8: Unit 8.17. 1 - 20.

10. Xu X, Hou Y, Yin X, et al. Single-cell exome sequencing reveals single-nucleotide mutation characteristics of a kidney tumor[J]. Cell. 2012, 148(5): 886 - 895.

11. Bendall SC, Nolan GP, Roederer M, et al. A deep profiler's guide to cytometry[J]. Trends Immunol, 2012, 33(7): 323 - 332.

12. Miltenyi S, Muller W, Weichel W, et al. High gradient magnetic cell separation with MACS[J]. Cytometry, 1990, 11(2): 231 - 238.

13. Grutzkau A, Radbruch A. Small but mighty: how the MACS-technology based on nanosized superparamagnetic particles has helped to analyze the immune system within the last 20 years[J]. Cytometry A, 2010, 77(7): 643 - 647.

14. Emmert-Buck MR, Gillespie JW, Chuaqui RF. Dissecting the molecular anatomy of tissue[M]. Berlin: Springer, 2005.

15. Kummari E, Guo-Ross SX, Eells JB. Laser capture microdissection — a demonstration of the isolation of individual dopamine neurons and the entire ventral tegmental area[J]. J Vis Exp, 2015, (96): e52336.

16. Fend F, Raffeld M. Laser capture microdissection in pathology[J]. J Clin Pathol, 2000, 53(9): 666 - 672.

17. Bonner RF, Emmert-Buck M, Cole K, et al. Laser capture microdissection: molecular analysis of tissue[J]. Science, 1997, 278(5342): 1481, 3.

18. Esposito G. Complementary techniques: laser capture microdissection — increasing specificity of gene expression profiling of cancer specimens[J]. Adv Exp Med Biol. 2007, 593: 54 - 65.

19. Allard WJ, Matera J, Miller MC, et al. Tumor cells circulate in the peripheral blood of all major carcinomas but not in healthy subjects or patients with nonmalignant diseases[J]. Clin Cancer Res, 2004, 10(20): 6897 - 6904.

20. Beaudoin GM 3rd, Lee SH, Singh D, et al. Culturing pyramidal neurons from the early postnatal mouse hippocampus and cortex[J]. Nat Protoc, 2012, 7(9): 1741 - 1754.

21. Martin-Ramirez J, Hofman M, van den Biggelaar M, et al. Establishment of outgrowth endothelial cells from peripheral blood[J]. Nat Protoc, 2012, 7(9): 1709 - 1715.

22. Ruck T, Bittner S, Epping L, et al. Isolation of primary murine brain microvascular endothelial cells [J]. J Vis Exp, 2014(93): e52204.

15 卒中术后大脑标本采集和制备

　　哺乳动物的大脑有着明显的解剖结构,大多数有着复杂的控制及行为学功能。神经学家对大脑不同的脑区都十分感兴趣,如嗅球可以感知气味,前额叶皮质可以控制纹状体,而纹状体在整体运动及奖赏信息处理方面也发挥着重要的作用。海马控制着记忆的形成及提取。小脑在运动学习及协调方面发挥作用,也控制着自主运动学习。脑桥包含颅神经的白质部分,可以在大脑和小脑之间传递信号,髓质可以控制自主运动功能,在大脑和脑干之间传递信号。

　　在细胞水平,突触的强弱及神经可塑性在不同的脑区有着明显的特点,就如同在小脑及海马处与学习相关的不同神经可塑机制[1-7]。相应地,横跨这些脑区的突触虽然有明显不同的蛋白成分,但也显示出重叠区[8-9]。目前,绝大多数的神经蛋白定量研究集中在特定的脑区。在本章中,将依据脑图谱结构,讨论不同脑区脑组织的取法[10]。

15.1　新鲜脑组织与冰冻脑组织

　　神经组织的新鲜分离具有以下优点：基于视觉信息(如邻近组织颜色的差异)以及存在于脑中某些区域的天然解剖学边界,可以容易地解剖特定的脑区域。小脑可以很容易地从髓质和脑桥[见图 15-1 和图 15-2(a)]中分离出来,海马与枕叶皮质的颜色不同,松散地位于丘脑上,基本只通过穹隆连接[见图 15-1(b)]。对于其他组织,如内侧前额叶皮质(mPFC)和纹状体,可以在新鲜和冷冻组织中进行解剖,冷冻组织可能产生更精确的

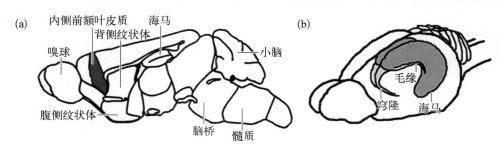

图 15-1　大鼠脑解剖示意图

(a) 小鼠大脑矢状切面示意图,表示是特定的大脑区域,包括小脑、海马、内侧前额叶皮质(mPFC,灰色)和纹状体(背侧和腹侧)的解剖;(b) 脑中海马和穹隆示意图

解剖,因为它可以制造更薄的切片。在新鲜组织中,这些结构的解剖更具挑战性,因为这些区域是高度互相连接,并且从头端到尾端改变形状。然而,应该注意的是,利用目前分离亚细胞结构的生物化学方法,脑切片不应当比 300～400 mm 更薄,以免其漂浮在裂解缓冲液中,因此很难正确地匀化。

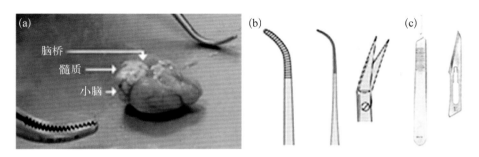

图 15‐2 解剖工具

(a) 解剖小鼠大脑使用的大弯曲锯齿(前)和小弯曲锯齿(后)的钳;(b) 实例(精细科学工具(FST) 11003‐12,FST 11152‐10)与小鼠脑比较显示;(c) 带有支架的手术刀,用于随后解剖 mPFC 和纹状体

15.2 材料和方法

15.2.1 大脑摘除工具

(1) 手术剪:直的尖/钝 12 cm[精细科学工具(FST)14001‐12]。

(2) 窄式钳:弯曲 12 cm,2×1.25 mm[FST 11003‐12;见图 15‐2(a)(b)]。

(3) 虹膜剪刀:大圈,有角度[FST 14107‐09;见图 15‐2(b)]。

15.2.2 大脑解剖

(1) 金属铁板(10 cm×10 cm;5～30 mm 厚)。

(2) 解剖小鼠大脑:一个带锯齿尖的小弯曲钝头钳[Graefe 镊子:0.8 mm 尖端弯曲锯齿,0.8 mm×0.7 mm(FST 11052‐10),或 Graefe 镊子:0.5 mm 尖端弯曲锯齿,0.5 mm×0.4 mm[FST 11152‐10;见图 15‐2(a)(b)]和一个较大的镊子弯曲钝端以保持大脑的完整性,例如窄型镊子(FST 11003‐12)。对于大鼠的大脑,需要更大的镊子,如 Graefe 镊子:1.0 mm 提示弯曲锯齿,1 mm×0.9 mm(FST 11652‐10),Semken 镊子弯曲锯齿:13 cm,1.3 mm×1 mm(FST 11009‐13),或 FST 11003‐12(FST 11003‐14)或标准型镊子:弯曲 12 cm,2.5 mm×1.35 mm(FST 11001‐12)来夹持大脑。

(3) 剃刀片(解剖 mPFC 和纹状体)。

(4) 解剖刀手柄(FST♯10003‐12 手术刀手柄♯3～12 cm)与手术刀(FST♯10011‐00)如图 15‐2(c)所示(解剖 mPFC 和纹状体)。

15.3 标本采集和制备

15.3.1 大脑摘除

（1）颈椎脱位处死动物以防止麻醉对突触前和突触后的影响。手术剪从耳朵后部剪切头部，使用剪刀在皮肤中做一个中线切口。翻转眼睛的皮肤以释放头骨。从头骨顶点处的尾部开始在颅骨顶部做一个小切口（虹膜剪刀），注意不要切开脑部。在颅骨的最前部，眼睛之间切开（额骨），这样更容易去除大脑（见图15-3）。

（2）用弯曲的窄型镊子将顶骨的一侧倾斜并折断［见图15-4(a)～(c)］，对另一侧采用同样的方法［见图15-4(d)］。小心大脑周围脑膜以及大脑和颅骨间的脑膜，它们可能在断裂颅骨的同时破裂大脑［见图15-4(e)箭头所示］。

（3）当大脑解除脑膜［见图15-4(f)］时，将弯曲的窄型钳子（闭合）滑到大脑前部（嗅球），并轻轻向上倾斜大脑［见图15-4(g)］。进一步向下滑动镊子打破视神经和其他颅神经［见图15-4(h)箭头所示］，并轻轻地提出大脑的头骨［见图15-4(i)］。

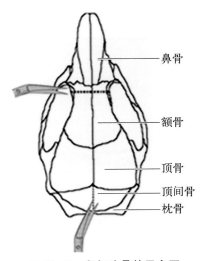

鼻骨
额骨
顶骨
顶间骨
枕骨

图15-3 鼠标头骨的示意图
注：显示不同的骨板标明的是在顶间骨以及额骨前部的切口（深灰色阴影线）

（4）将大脑转移到置于冰面的金属板上，立即冷却大脑。擦掉多余的血液。

请注意，这些步骤应在2～3 min内完成。

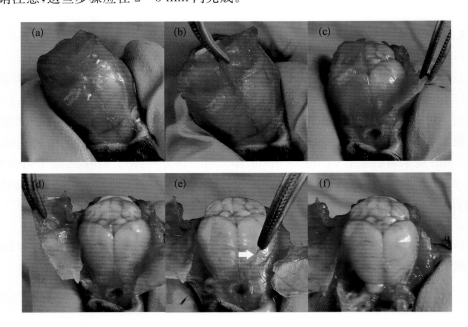

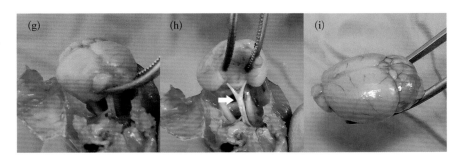

图 15 - 4 从头骨去除大脑

（a）～（i）为大脑摘除的解剖步骤。注意脑膜（e 中箭头所指），因为这些脑膜可能会在取出时破裂。取出大脑时，小心切开颅神经（h 中箭头所指）

15.3.2 脑干摘除

（1）将大脑的背侧朝向金属板放置［见图 15 - 5(a)］。

（2）用弯曲的狭窄图案抬起髓/脑桥向上［见图 15 - 5(b)］。

（3）使用小弯钳（Graefe 镊子：0.5 mm 尖），通过关闭组织钳［见图 15 - 5(b)(c)］穿过脑桥。

（4）当大部分白色组织被移除时［见图 15 - 5(d)］，将腹部朝向金属板转动大脑［见图 15 - 5(e)］。

（5）将小镊子置于皮质小叶和小脑之间，将小脑从下丘扣除［见图 15 - 5(e)］。

（6）最后，移除可能的桥梁部分［见图 15 - 5(f)］。

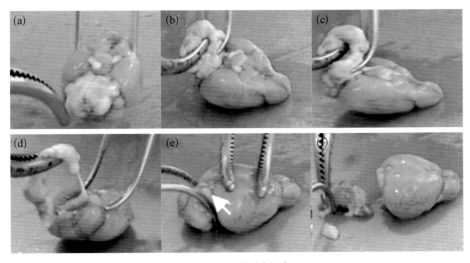

图 15 - 5 解剖小脑

（a）～（f）为脑干摘除解剖步骤。解除延髓和脑桥，箭头指示丘陵劣势

请注意，所有先前的步骤应在 1 min 内完成。

15.3.3 海马摘除与剥离

（1）暴露海马组织：① 将大脑的腹侧朝向金属板［见图 15-6(a)］；② 将两半脑袋之间的小弯钳置于闭合位置，用大弯钳将大脑轻轻放在适当的位置［见图 15-6(a)(b)］；③ 轻轻打开镊子，减缓皮质半开放［见图 15-6(c)］；④ 重复以上过程，将封闭的钳子放在皮质两半之间，打开镊子［见图 15-6(d)(e)］，遇到的最初的白色部分最有可能是胼胝体，其下是海马；⑤ 一旦沿中线获得 60% 的开口，逆时针［见图 15-6(e)］将镊子（闭合位置）指向 30°~40°角，以通过反复打开镊子从海马中打开左侧皮质。其后通过将镊子以30°~40°角的顺时针方向指向右侧皮质，重复相同的操作［见图 15-6(f)］；⑥ 重复这一动作，直到海马的上部可见［见图 15-6(g)~(i)］。

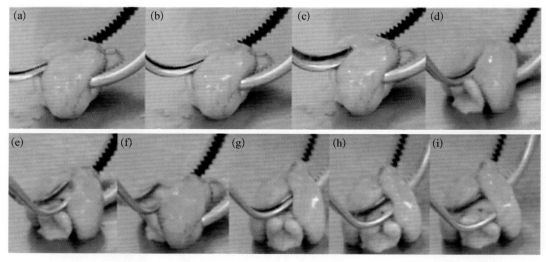

图 15-6　从中线打开皮质，暴露海马组织

(a)~(i)为暴露海马组织的解剖步骤

（2）去除右侧海马皮质：① 用大钳子，轻轻拿起皮质［见图 15-7(a)］；② 转动小钳子［向下指向，见图 15-7(b)］，使皮质中的海马从皮质释放而不损伤皮质（记得总是用闭合的钳子进入组织）；③ 再次重复打开和关闭小镊子的过程，同时移动到海马/皮质边界的尾部［见图 15-7(c)~(e)］；④ 一旦在海马/皮质边界的最尾部，将小钳子移动通过皮质［见图 15-7(e)~(h)］，皮质的剩余部分［见图 15-7(h)箭头所示］为粉红色/黄色，比海马体（灰色，半透明）更清晰可见，可以用小钳子将其取下或者稍后移除。

（3）去除左侧海马皮质：① 与去除右侧海马皮质步骤相同，去除髋关节皮质的左侧皮质［见图 15-8(a)~(h)］，图 15-8(h)显示了海马皮质切片的去除；② 将皮质半皮质从皮质向前移动以显示穹隆［见图 15-1(b)］，用小镊子将海马与穹隆分开［见图 15-8(i)］。

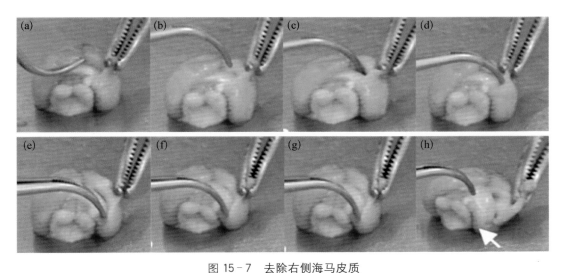

图 15-7　去除右侧海马皮质

（a）～（h）为去除右侧海马皮质的解剖步骤。箭头表示在海马上留下的一片皮质，注意两个结构之间的颜色差异

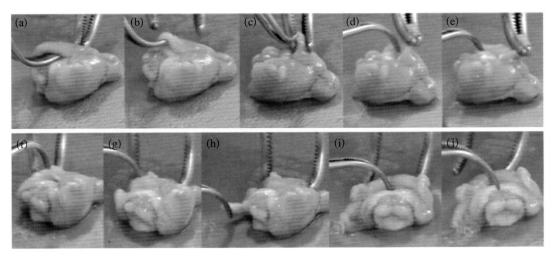

图 15-8　去除左侧海马皮质

（a）～（j）为去除左侧海马皮质的解剖步骤

（4）解剖海马的步骤：① 分离海马的两半［见图 15-8（j）和图 15-9（a）（b）］；② 用闭合的镊子轻轻推动海马一半［见图 15-9（c）］，同时用大镊子保持大脑的位置［见图 15-9（d）］；③ 继续步骤②，直到海马躺在大脑的旁边［见图 15-9（e）（f）］；④ 用小钳子将海马从大脑中滚出［见图 15-9（g）～（j）箭头方向］，将其从仍黏附的皮质上移开［见图 15-9（h）箭头所示］。

（5）去除海马上留下的皮质：检查海马的皮质（黄色/粉红色）［见图 15-10（a）（b）箭头所示］，并将其取出［见图 15-10（c）］。

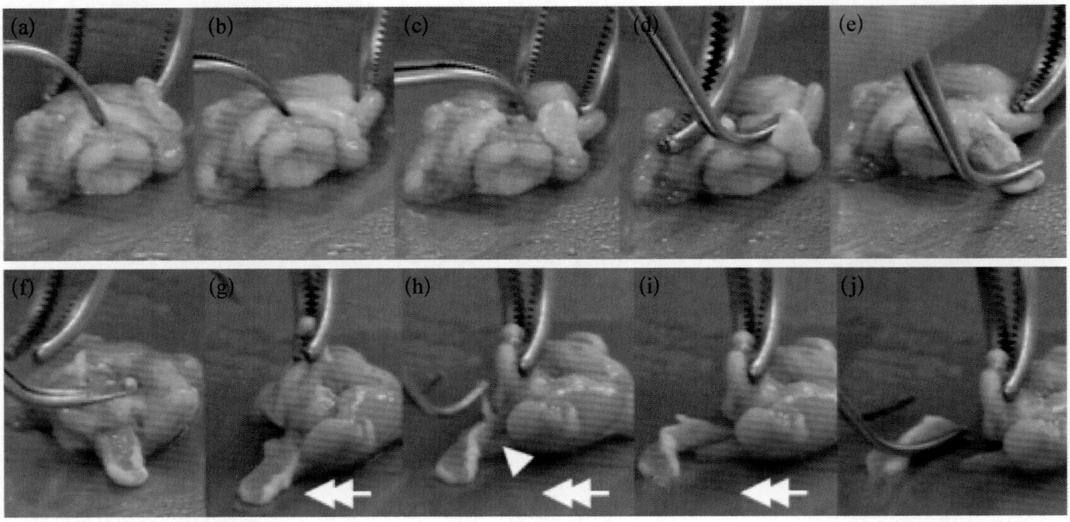

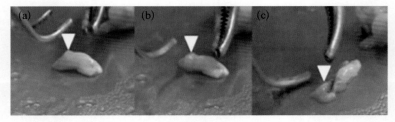

图 15 - 9　解剖正确的海马

(a)~(j)为解剖海马的步骤。箭头表示一块皮质,双箭头表示海马从皮质中滚动的方向

图 15 - 10　去除海马上留下的一块皮质(箭头)

(a)~(c)为去除海马上留下的皮质的解剖步骤,注意两个结构之间的颜色差异

(6)解剖左侧海马:对海马左半部分重复(4)的步骤[见图 15 - 11(a)~(f)],最后获得两半[见图 15 - 11(g)]。

请注意,这些步骤应在 2~3 min 内完成。

15.3.4　前额叶皮质及纹状体摘除(新鲜组织)

(1)观察皮质和纹状体:① 去除海马后,用大镊子将皮质翻转至原始位置[见图 15 - 12(a)~(g)];② 将大脑背侧对着金属板[见图 15 - 12(h)(i)]即可取冠状面,并可从不同的角度观察前额叶皮质及纹状体。

(2)解剖获得 mPFC:① 用一把锋利的剃须刀,从嗅球处切取第一刀[见图 15 - 13(a)~(c)];② 在此处,前联合即可见[见图 15 - 13(d)箭头所示];③ 第一片包含主要的运动皮质[见图 15 - 13(e)(f)],注意剩下的部分包含胼胝体前区(AFCC)[见图 15 - 13(f)和

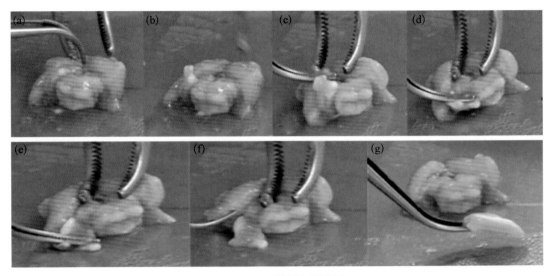

图 15-11 解剖左侧海马

(a)～(g)为左侧海马的解剖步骤

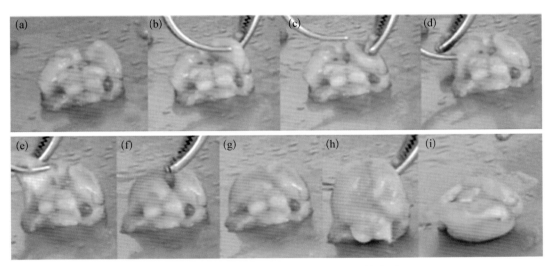

图 15-12 准备解剖后放回海马解剖后的皮质

(a)～(g)为解剖步骤

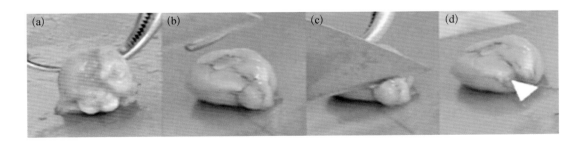

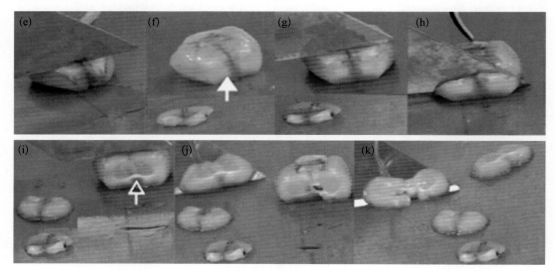

图 15-13 制备冠状切片以准备随后的解剖(如 mPFC 和纹状体的解剖)

(a)~(k)为解剖步骤;(d)(f)中箭头表示前连合,(i)中的开放箭头显示胼胝体(GCC)

图 15-14(1b)箭头所指],中间部分的黑色区域是指 mPFC;④ 切取包含 mPFC 的部分[见图 15-13(g)~(i)]。

(3) 解剖获得纹状体:① 在剩下的大脑中,(GCC;空心箭头,图 15-13(1)和 15-14(2b))可以清楚地看到胼胝体[见图 15-13(i)和图 15-14(2b)箭头所示],背侧和腹侧纹状体通过囊外膜从邻近皮质分离[见图 15-14(2a)箭头所示和图 15-15];② 切割完这部分后[见图 15-13(j)],大脑现在应该显示图 15-14(3a)中最清晰可见的前连合,标志着本节没有腹侧纹状体;③ 最后一片包含背侧纹状体[图 15-13(k)]。

(4) 解剖 mPFC 和纹状体。每个脑最后 3 个部分用于 mPFC 和纹状体的解剖(见图 15-14)。对于 mPFC,参阅 15.1。包含前缘和下肢皮质的 mPFC 在 AFCC 之间可见较暗的区域[见图 15-14(1a)(1b)左侧部分]。请注意,当 GCC 存在时,下极皮质终止[见图 15-14(1a)(1b)右侧部分]。① 切开 GCC,将 mPFC 切割成菱形[见图 15-14(1b)(1c)](小心不要从 AFCC 拿走任何材料)。② 对于纹状体,参阅图 15-14♯1~3 部分。从♯1 部分可以看到,腹侧纹状体是一个较暗的结构,由较轻微的、不太透明的皮质以及 AFCC[见图 15-14(1b)]所包围。③ 从第 2 节开始,背侧和腹侧纹状体的外观比周围皮质更暗[见图 15-14(2a)];在中线附近,与皮质颜色类似的结构隔膜将两个纹状体分开。④ 根据自然边界所示,从 GCC 和邻近的外膜(尾侧和外侧)以及从心室和隔膜(内侧)和皮质(腹侧)解剖纹状体[见图 15-14(2b)(2c)]。⑤ 在第 3 节中,只有背侧纹状体存在,因为前副联合体现在连接两个半球。⑥ 根据天然边界所示,从胼胝体和相邻的颞骨外侧(尾侧和外侧)以及从心室和隔膜(内侧)以及皮质(腹侧)解剖背侧纹状体[见图 15-14(3b)(3c)]。大脑切片示意图如图 15-15 所示。

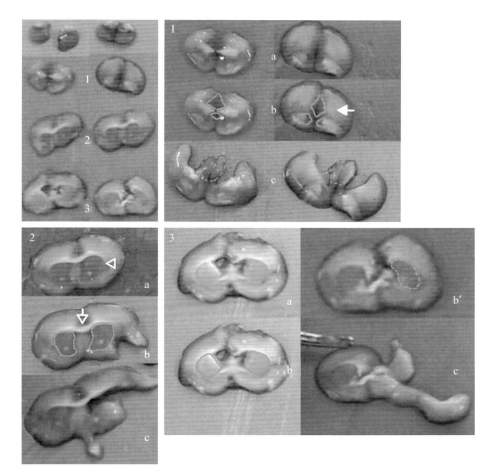

图 15 - 14 从冠状切面♯1～3 切片(左)解剖 mPFC(♯1 切片)和纹状体(♯2～3 切片)

注：2b 和 3b 及 3b′表示解剖轮廓(橙线)；c 显示了解剖的部分。胼胝体前区(AFCC)如箭头 1b 所示，通过 mPFC 将被采取的部分照亮；2b 中的打开箭头显示胼胝体(GCC)；2a 中的开放箭头表示纹状体和皮质通过囊外部的边界

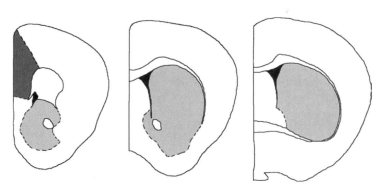

图 15 - 15 大脑切片示意图

注：纹状体(浅灰色)和 mPFC(深灰色)，脑室用黑色表示

15.3.5 前额叶皮质及纹状体摘除(冰冻组织)

(1) 将皮质半部分更换到原始位置后[见图 15 - 12(a)~(g)],立即快速冻结大脑,可以在液氮或在干冰冷却的异戊烷中完成。注意后一种方法,由于异戊烷有毒,应该妥善处理。

(2) -80 ℃冻存,并用锡箔纸包裹防止冷冻干燥。

(3) 在切片之前,先置于-20 ℃ 1 h,推荐放置于金属恒温器中。

(4) 在组织恒温后,用刀片切冠状面,用此方法得到的脑片可以比新鲜组织切片更薄、更精确。新鲜组织切片需要更高的视觉信息,需要不同脑区明显的边界,然而冰冻之后这些边界往往变得模糊不清。

(5) 按照上述方法,用手术刀切取感兴趣部分组织,并用 EP 管盛装,冻存于-80 ℃。

注意将塑料 EP 管放置在切片的手术刀旁边,防止在转运过程中手的热量扩散到组织中;此外,佩戴双层手套可以更好地防止手的热量扩散到组织中。

参考文献

1. Zhuo M, Hawkins RD. Long-term depression：a learning-related type of synaptic plasticity in the mammalian central nervous system[J]. Rev Neurosci, 1995, 6(3)：259 - 277.
2. Teyler TJ, Discenna P. Long-term potentiation as a candidate mnemonic device[J]. Brain Res Rev, 1984, 7(1)：15 - 28.
3. Jörntell H, Hansel C. Synaptic memories upside down：bidirectional plasticity at cerebellar parallel fiber-Purkinje cell synapses[J]. Neuron, 2006, 52(2)：227 - 238.
4. Bell CC, Han VZ, Sugawara Y, et al. Synaptic plasticity in a cerebellum-like structure depends on temporal order[J]. Nature, 1997, 387(6630)：278 - 281.
5. Hansel C, Linden DJ, D'Angelo E. Beyond parallel fiber LTD：the diversity of synaptic and non-synaptic plasticity in the cerebellum[J]. Nat Neurosci, 2001, 4(5)：467 - 475.
6. Kim JJ, Diamond DM. The stressed hippocampus, synaptic plasticity and lost memories[J]. Nat Rev Neurosci, 2002, 3(6)：453 - 462.
7. McEwen BS. Plasticity of the hippocampus：adaptation to chronic stress and allostatic load[J]. Ann N Y Acad Sci, 2006, 933(1)：265 - 277.
8. Olsen JV, Nielsen PA, Andersen JR, et al. Quantitative proteomic profiling of membrane proteins from the mouse brain cortex, hippocampus, and cerebellum using the HysTag reagent：Mapping of neurotransmitter receptors and ion channels[J]. Brain Res, 2007, 1134：95 - 106.
9. Trinidad JC, Thalhammer A, Specht CG, et al. Quantitative analysis of synaptic phosphorylation and protein expression[J]. Mol Cell Proteomics, 2008, 7(4)：684 - 696.
10. Paxinos G FK. The mouse brain in stereotaxic coordinates[M]. San Diego：Academic Press, 1997.

16 卒中术后脑组织的常规组织和病理学评估

　　动物卒中术后,脑组织病理学评估在缺血损伤的诊断、疗效检测中的作用非常重要,需要将影像学变化、功能改变、病理大体观察、组织形态学观察有机结合起来,有利于了解病变的全貌并综合分析。本章总结了常用的卒中术后脑组织标本染色方法、制备技术、注意事项和应用等。

　　目前,制作脑组织切片主要有石蜡切片、冰冻切片和振动切片。石蜡切片是形态学实验的重要组成部分,在制作过程中,由取材、固定至染色、封固,每一步都环环相扣。不同的组织器官石蜡切片制作的实验条件不尽相同,由于脑组织因脂质含量较丰富、细胞排列较紧密等特点,若实验影响因素处理不佳,易出现切片时标本碎裂、展片时组织溶解或免疫组织化学染色过程中脱片严重等情况,导致镜下形态结构观察的偏差或失败。石蜡切片的制作需要组织脱水、透明、包埋等步骤,对抗原的损害较大,制作过程较繁琐,且切片厚度较薄,染色质量佳。冰冻切片因操作简便、快捷、环境污染小(无须用二甲苯处理),组织抗原损伤小而被许多临床和科研工作者所应用。冰冻切片制作也存在诸多问题,如易形成冰晶,易脱片,裱片时极易出现气泡、褶皱等,严重影响后续免疫组织化学染色过程以及图像采集质量。而振动切片技术方法简单、快速,能使组织比较完整保留,多用于新鲜组织切片和组织电生理学等研究。由于该方法只能制作厚切片,在普通的免疫组织化学实验中并不常用。

16.1　氯化三苯基四氮唑染色

　　氯化三苯基四氮唑染色(2,3,5 - triphenyltetrazolium chloride staining, TTC 染色)是一种定量检测脑梗死体积的迅速、方便、便宜、可靠的方法,也是一种用于评价组织内脱氢酶活性的标准染色方法。大脑切成 2 mm 切片后,放入 2% TTC 溶液中,TTC 能与正常线粒体氧化酶系统发生反应而降解成深红色,而梗死部位受损以致线粒体缺乏降解 TTC 酶的能力而不会被 TTC 染色,呈现白色,使得受损组织与正常组织极易区分开来(见图 16 - 1)。

　　目前,很多学者采用 TTC 染色标记脑组织缺血性损伤,计算脑梗死灶的体积。该方法能清楚地区分正常脑组织和梗死脑组织的界线,但要求实验者在取材时速度要快,在极短时间内将组织投入 TTC 溶液中。组织离体时间过长，会造成新的损伤区域，出现较大误差，甚至组织完全不能染色。剥离和切片时应十分注意，因为脑组织柔软，容易出现碎裂，给测量带来不便。

16.1.1 材料

材料包括：① TTC 溶液；② 磷酸盐缓冲液（PBS）；③ 刀片；④ 大脑模具；⑤ 培养皿；⑥ 载玻片；⑦ 4%多聚甲醛。

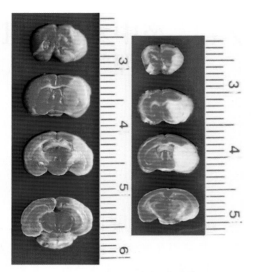

图 16 - 1　MCAO 术后 TTC 染色
注：白色：梗死部位；红色：正常部位

16.1.2 方法

动物处死，取脑后将脑组织小心地浸入低温 PBS 中，使其更加坚硬，方便切片。用刀片把大脑切成厚 2 mm 的切片。切片时要小心，因为脑组织容易黏在刀片上，为了防止损伤，刀片先浸入 2% TTC 溶液中。TTC 溶液对光和热敏感，在不使用的时候应避光保存。切好的脑片迅速放入 TTC 溶液中进行染色，脑片压上盖玻片使脑组织平整，持续观察颜色的改变。可以加热使这个过程变快，如放入 37 ℃的培养箱。

当脑片表面开始变成粉红色，反转脑片。染上色的表明具有活性脑组织；梗死的部分由于线粒体失活不能被染色，仍然为白色。当脑片表面颜色由浅红变为深红色，结束反应，用 PBS 洗去 TTC 溶液。

将脑片进行拍照，后期用软件测量来确定梗死面积；也可以把脑片放入多聚甲醛中过夜进行固定。注意避光，否则染色还会褪色。

16.1.3 注意事项

（1）组织离体时间尽量缩短，减少误差。

（2）TTC 溶液对光敏感，要避光保存。

（3）染色前是否进行 PBS 灌注不影响实验的结果。

16.2 苏木精-伊红染色

16.2.1 冰冻切片的苏木精-伊红染色（hematoxylin-eosin staining, H - E 染色）

① 将苏木精滴在准备好的冰冻脑片上，染色 20～25 min。整个过程在肉眼或显微镜观察，保证细胞核变蓝；② 蒸馏水洗 2 次；③ 0.25%的氨水溶液轻轻冲洗 10 s；④ 蒸馏水洗 2 次；⑤ 伊红染色 10 s；⑥ 蒸馏水洗 2 次；⑦ 70%、80%、90%、95%、100%的乙醇各脱水 1 次，每次 3 min；⑧ 100%乙醇与二甲苯混合液脱水一次，每次 3 min；⑨ 二甲苯处理

5 min。滴 2～3 滴封片剂,用盖玻片封片,显微镜下观察。

16.2.2 石蜡切片的 H-E 染色

准备好的石蜡切片可以采用自动或手动染色。

(1) 自动染色在染色机中进行,以此用以下溶液处理:① 3 次二甲苯;② 2 次 100% 乙醇;③ 2 次 95% 乙醇;④ 苏木精染色;⑤ 2 次 95% 乙醇;⑥ 70% 乙醇;⑦ 伊红染色;⑧ 70% 乙醇;⑨ 3 次二甲苯;⑩ 封片剂封片。

(2) 手动染色每一步骤 1～2 min,整个过程需要 20～30 min,流程如下:① 3 次二甲苯,每次 2 min,脱去脂肪和蜡;② 100% 乙醇,每片 10 滴;③ 95% 乙醇,2 次,每片 10 滴;④ 蒸馏水水洗;⑤ 苏木精染色 15 min;⑥ 蒸馏水洗 2 次;⑦ 0.25% 氨水洗,直至组织变蓝;⑧ 蒸馏水洗 2 次;⑨ 0.5% 的伊红染色,每片 10～20 滴;⑩ 95% 乙醇,洗 2 次,每片 10～15 滴;⑪ 100% 乙醇,每片 10 滴;⑫ 3 次二甲苯,每片 10 滴。

16.2.3 注意事项

(1) 封片前片子不要干燥,封片剂将永久地封住脑片。

(2) 在完全干燥之前保证片子平整。

(3) 显微镜下观察片子的染色效果,H-E 染色后细胞核呈蓝色,细胞质呈粉红色或红色。

(4) 固定是组织制备的关键环节,固定的质量直接关系到最后的形态学效果。脑组织质地柔软,解剖取材较困难且对缺氧敏感,采用全身灌注固定可将生活状态的细胞迅速固定在原位,减少血液循环停止后脑组织因缺氧而引发的细胞自溶。

(5) 脱水透明的时间长短与组织的种类、标本的大小和厚度、试剂的新旧和温度等条件密切相关。

16.3 尼氏染色

尼氏染色(Nissl staining)可以用来计算实验标本的梗死体积,了解贯穿全脑的各个部分的损伤程度,方法比较简单,操作快速,相对 TTC 染色简便快速,能提供的数据相对较多。步骤如下:① 甲酚紫(cresyl violet)1 g 溶于 90 ml 去离子水和 10 ml 乙酸中,过滤备用;② 将准备好的脑切片放在二甲苯中 3～10 min,除去会干扰染色的脂肪;③ 在梯度乙醇中脱水:100% 乙醇 3 min,90% 乙醇 3 min,70% 乙醇 3 min,蒸馏水 3 min;④ 脑片放入预热过(50 ℃)的尼氏染料中孵育 5～10 min;⑤ 脑片浸入蒸馏水中;⑥ 脑片在 70% 乙醇中孵育 2～5 min(根据切片的厚度和染色力度决定孵育时间。如果染色不够充分,将切片浸在蒸馏水中,再浸入尼氏溶液中;如果染色过强,则先后将脑片浸入含 2% 乙酸的 70% 和 90% 的乙醇中);⑦ 切片再次通过梯度乙醇脱水:90% 乙醇 3 min,100% 乙醇 3 min;⑧ 将切片在二甲苯中孵育 5 min;⑨ 除去切片上的二甲苯和残留液体,用封片剂封片过夜。

如图 16-2 所示为小鼠脑冰冻切片的尼氏染色过程。

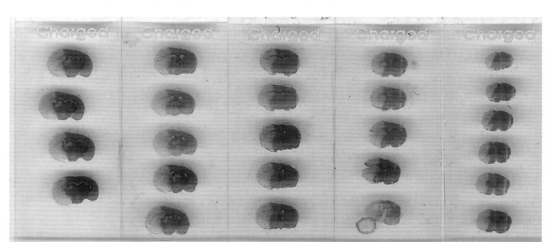

图 16-2　小鼠脑冰冻切片的尼氏染色

注：整套小鼠脑冰冻切片，切片厚度 20 μm，切片时从前到后每隔 200 μm 留取一片，尼氏染色后可用于统计梗死体积等

16.4　神经髓鞘染色

少突胶质细胞形成的髓鞘包裹神经元的轴突，是脑白质的重要组成。白质损伤的组织学改变包括脱髓鞘、轴突丢失、少突胶质细胞死亡和组织水肿。髓鞘纤维的数目可通过勒克斯坚牢蓝(Luxol fast blue)染色来测定。勒克斯坚牢蓝是一种油溶性染料，可将髓磷脂染成蓝色，计数染色阳性纤维的深浅和多少，并定量分析脱髓鞘的严重程度。此外，白质损伤可通过免疫荧光染色并定量测定。髓鞘碱性蛋白(myelin basic protein，MBP)是构成髓鞘特有的膜蛋白，可通过脑白质区域髓鞘碱性蛋白表达的荧光强度和密度变化来定量评估脱髓鞘的严重程度。

16.4.1　勒克斯坚牢蓝染色

染色过程：① 将处理好的冰冻切片(石蜡切片在染色前需先用 95％的乙醇脱蜡处理)使用勒克斯(Luxol)染色液进行染色，室温过夜；② 95％的乙醇洗去多余的染色液；③ 蒸馏水冲洗；④ 勒克斯分化液分色 15 s；⑤ 70％乙醇分色 30 s；⑥ 蒸馏水冲洗，显微镜下观察染色情况；⑦ 焦油紫染色液复染 30～40 s 后，蒸馏水冲洗；⑧ 95％、100％的乙醇脱水；⑨ 二甲苯透明后用中性树胶封片。

16.4.2　MBP 免疫荧光染色

MBP 免疫荧光染色过程：① 将脑组织漂片从－20 ℃取出，用 PBS 清洗 3 次，每次 5 min；② 将漂片转移至含有 0.3％ Triton-X-100 的溶液中进行破膜 10 min；③ 用 PBS 清洗 3 遍,每遍 5 min;④ 将漂片转移至含有 10%胎牛血清白蛋白(BSA)的 PBS 中,室温下孵育 1 h;⑤ 将漂片转移至 1∶300 稀释的髓鞘基础蛋白(MBP)一抗中,4 ℃孵育过夜;⑥ 用 PBS 清洗 3 遍,每遍 5 min;⑦ 将漂片转移至 1∶500 稀释的二抗中,室温避光孵育 1 h;⑧ 用 PBS 清洗 3 遍,每遍 5 min;⑨ 将漂片转移至 1∶1 000 稀释的 DAPI 溶液中进行核染,室温避光孵育 10 min;⑩ 用 PBS 清洗 3 遍,每遍 5 min;⑪ 将漂片贴于载玻片上,在避光条件下晾干,用防荧光淬灭封片剂进行封片;⑫ 荧光显微镜下观察及图像采集(见图 16 - 3)。

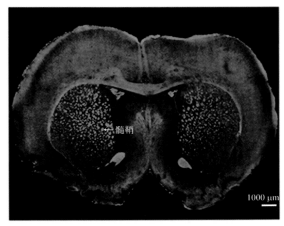

图 16 - 3 大鼠脑片髓鞘基础蛋白(MBP) 免疫荧光染色

16.5 TUNEL 染色

细胞凋亡后 DNA 双链断裂出现缺口而产生的一系列 DNA 的 3′- OH 末端可在脱氧核糖核苷酸末端转移酶的作用下,将脱氧核糖核苷酸和荧光素、过氧化物酶、碱性磷酸化酶或生物素形成的衍生物标记到 DNA 的 3′-末端,从而可进行凋亡细胞的检测,这类方法一般称为脱氧核糖核苷酸末端转移酶介导的缺口末端标记法(TUNEL)。可用于石蜡包埋脑组织切片、冰冻脑组织切片的细胞凋亡测定,灵敏度比一般的组织化学和生物化学测定法高,因而在细胞凋亡的研究中已被广泛采用。

目前,商品试剂盒较多,可参考具体操作说明。基本操作步骤原理如下:

① 石蜡包埋的组织切片按常规方法脱蜡复水;二甲苯脱蜡 2×10 min,梯度乙醇水合(100%、95%、90%、80%、70%)。冰冻切片浸入固定液,室温固定 10 min。② PBS 漂洗 5 min×3。③ 加入蛋白酶 K 工作液,37 ℃反应 15～30 min;PBS 漂洗 5 min×3。④(选择进行)室温固定 15～30 min;PBS 漂洗 5 min×3。⑤ 浸入封闭液中,室温封闭 10 min,PBS 漂洗 5 min×3。⑥ 进行标记反应,DAB 显色法或荧光标记法。

16.6 Brdu 染色

Brdu(5 -溴脱氧尿嘧啶核苷)是胸腺嘧啶的衍生物,常用于标记活细胞中新合成的 DNA,可代替胸腺嘧啶选择性整合到复制细胞中新合成的 DNA(细胞周期 S 期)。Brdu 特异性抗体可以用于检测 Brdu 的存在,从而判断细胞的增殖能力。活体注射 Brdu 后,脑切片利用 Brdu 单克隆抗体进行免疫组织化学染色,可以判断注射 Brdu 后大脑内增殖的细胞数量,简要染色步骤如下:① 将冰冻切片从－80 ℃冰箱取出,室温下风干 10 min;② 4%多聚甲醛固定 10 min;③ 用 PBS 洗 3 次,每次 5 min;④ 0.3% Trition - X 100 孵育

10 min；⑤ PBS 洗 3 次，每次 5 min；⑥ 1 mol/L HCl 室温孵育 10 min；⑦ 2 mol/L HCl 室温孵育 10 min，然后用 2 mol/L HCl 37 ℃孵育 20 min；⑧ PBS 洗 3 次，每次 5 min；⑨ 用 0.1 mol/L 硼酸(pH 值 8.5)室温孵育 12 min；⑩ PBS 洗 3 次，每次 5 min；⑪ 10%BSA 封闭 1 h；⑫ 加入 Brdu 一抗，4 ℃下过夜；⑬ 第 2 天从 4 ℃下取出湿盒，等恢复到室温后用 PBS 洗 3 遍，每次 5 min；⑭ 加入二抗在室温避光孵育 1 h；⑮ 用防荧光淬灭剂封片，在荧光正置显微镜下观察并采集图像和分析。

16.7 透明脑技术

CLARITY 技术是 Karl Deisseroth 等于 2013 年提出的一项全新的组织透明技术。该技术在保留脑组织结构完整性的同时，通过荧光标记探索细胞的微细结构和功能，为明确细胞与细胞间的空间位置关系以及神经环路的构成提供了有效的方法。CLARITY 技术可以通过多次染色—褪色—再染色，实现对同一组织样品进行多次染色标记。

CLARITY 染色方法：① 动物过量麻醉和心脏灌注取脑：用 10%水合氯醛注射液至大鼠过量麻醉，心脏先后灌注 PBS 和 4%多聚甲醛固定后断头取脑。将脑组织放入水凝胶中 4 ℃下孵育 2 d。② 去除水凝胶溶液中的氧气，充入氮气。③ 水凝胶聚合：把浸泡有脑组织的水凝胶放入 37 ℃恒温孵育箱中 4~5 h，促水凝胶完全聚合。④ 去除脂质：待水凝胶凝固变硬后，把脑组织放入 8%十二烷基硫酸钠(SDS)溶液中，55 ℃水浴振荡条件下，去除脂质使脑组织透明；每 1~2 d 更换 8%SDS 溶液。⑤ 用 PBS/0.1%TritonX - 100 室温清洗残留在脑组织标本中的 SDS。每 3~4 h 更换 PBST；PBST 清洗标本的时间视标本厚度而定，1 mm 厚度的标本洗 1 d。⑥ 一抗染色：二抗的稀释比例在 1∶200~1∶400。一抗原液稀释在 PBST/3%驴血清/0.3%叠氮化钠溶液中。将样品浸泡在一抗稀释液中 37 ℃孵育，孵育时间视标本厚度而定，1 mm 厚度的标本孵育 3~5 d，全脑标本孵育 7~10 d。⑦ 用 PBS/0.1%TritonX - 100 室温清洗。每 3~4 h 更换 PBST。PBST 清洗标本的时间视标本厚度而定，1 mm 厚度的标本洗 1~2 d，全脑标本洗 3 d。⑧ 二抗染色：二抗的稀释比例为 1∶400。二抗原液稀释在 PBST/3%驴血清/0.3%叠氮化钠溶液中。将样品浸泡在二抗稀释液中 37 ℃孵育，孵育时间视标本厚度而定。1 mm 厚度的标本孵育 3~5 d，全脑标本孵育 7~10 d。⑨ 用 PBS/0.1%TritonX - 100 室温清洗。每 3~4 h 更换 PBST。PBST 清洗标本的时间视标本厚度而定，1 mm 厚度的标本洗 1~2 d，全脑标本洗 3 d。⑩ 折光指数均一化：把透明脑组织放入 FocusClear 或 88% Histodenz (折光指数为 1.48)，室温避光浸泡。浸泡时间视标本厚度而定，1 mm 厚度的标本孵育 30~60 min，全脑标本约 1 d。⑪ 成像和图像分析：将透明脑组织浸泡在 FocusClear 或 88% Histodenz 中，采用激光共聚焦显微镜成像，使用同时具备高数值孔径(N.A.)和长工作距离(WD)的物镜采集图像。⑫ 采集到的图像运用 Amira 软件进行 3D 重建和数据分析(见图 16 - 4)。

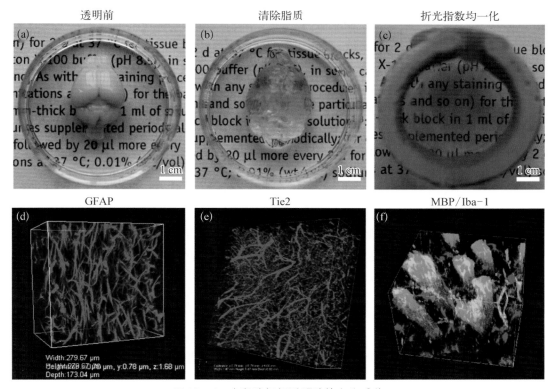

图 16 - 4　小鼠脑组织透明脑染色和成像

（a）小鼠脑组织透明前；（b）小鼠脑组织清除脂质；（c）小鼠脑组织折光指数均一化；（d）小鼠透明脑内星形胶质细胞（GFAP）3D 成像；（e）小鼠透明脑内血管（Tie2）3D 成像；（f）小鼠透明脑组织少突胶质细胞（MBP）和小胶质细胞（Iba - 1）3D 成像

16.8　脑含水量测定

脑组织含水量可反映大脑炎症水肿的水平，采用干湿重法可做简单评估。将造模后的鼠进行过量麻醉，直接断头后取脑，去除嗅球、小脑和低位脑干，分离左右大脑半球，立即称湿重，然后放入 110 ℃ 电烤箱中 24 h 烤干至恒重，或者用真空干燥机干燥至恒重，再迅速称脑组织干重。计算脑含水量（%）＝（湿重－干重）/湿重×100%。

此方法操作简单，但要求操作速度快，组织离体后需要立即称重，以减少在空气中因水分挥发造成的误差。

16.9　血脑屏障通透性测定

伊文思蓝（Evens blue，EB）属于一种常用的偶氮染料制剂，其相对分子质量为 961，大小与血浆白蛋白相近，与血浆白蛋白有很高的亲和力，可持续数小时存在于血液中。在正常状态下血浆白蛋白无法透过血脑屏障,当血脑屏障破坏时,与血浆白蛋白结合的 EB 可进入开放的血脑屏障,使脑组织染色,其渗出量与血脑屏障的开放程度成正相关。具体测量渗出 EB 的方法如下: ① 动物麻醉处死前 2 h 尾静脉注入 2% EB(溶于生理盐水),注射剂量 4 ml/kg 体重。② 常规麻醉动物,心脏灌注生理盐水,去除循环中的血液。③ 断头取脑,将需要测量的脑组织放入三氯乙酸中匀浆(1 ml/100 mg)。④ 21 000×g 离心 20 min,取上清液。⑤ 分光光度计检测 610 nm 波长处的吸收值。⑥ 数据分析,计算 EB 含量。

注意:灌注需要彻底去除血液循环中的 EB,以减少误差。

16.10　中枢各种细胞的染色及病理特征

中枢神经系统的细胞通常分为以下两大类:一类是神经外胚层来源的细胞、神经元、星形胶质细胞、少突胶质细胞和室管膜;另一类是间充质来源的细胞、脑膜、血管、脂肪组织和小胶质细胞。下文中的图像和讨论仅限于神经元、星形胶质细胞、少突胶质细胞、小胶质细胞及室周器官的图像。

16.10.1　神经元

人脑中有大约 1 000 亿个神经元及更多的神经胶质细胞。神经元的大小和形态各异,特别是当使用特殊的染色来显示它们的细胞质过程时。神经元可以广泛地分类为“小神经元”或“大神经元”,还可以根据它们释放的神经递质(如胆碱能、谷氨酸能和 GABA 能)进行分类。大多数神经元有多个由它们的细胞体产生的树突。然而,除少数例外,每个神经元只有一个轴突。轴突专门用于运输,去极化波的传导和突触传递。尼氏染色染的是粗面内质网(rough endoplasmic reticulum,RER)(见图 16-5),在大型神经元中明显,但在光学显微镜下的小型神经元中不明显。RER 主要局限于神经元体细胞,但可能轻微穿入轴突小丘。轴突含有大量的神经丝和微管,这些结构元件对维持细胞完整性以及轴突运输是重要的。影响轴突运输的化学物质可能会导致在光学显微镜下轴突肿胀和变性。

用光学显微镜观察时,大的神经元的特征是相对较大的细胞体,细胞核具有单一突出的核仁,以及尼氏物质(见图 16-5)。然而,在小的中间神经元和神经元中,如小脑皮质中丰富的颗粒细胞以及嗅球和耳蜗核等其他大脑区域,这些特征可能并不明显[见图 16-5(b)(c)]。中间神经元通常小于与其他脑区域连接的投射神经元。纹状体(尾状核和豆状核)是一个例外,胆碱能中间神经元大于中等刺状投射神经元[见图 16-5(f)]。虽然神经元的大小和外观的多样性比较复杂,但正是这种广泛的神经元形态有助于众多神经解剖学区域的微观识别。

神经元存在多种免疫组织化学标记物,包括突触素、NeuN、神经丝蛋白、神经元特异性烯醇化酶(NSE)(其不完全特异于神经元)和微管相关蛋白 2(MAP2)。钙结合蛋白(如钙结合蛋白、小白蛋白和钙神经素)的染色可用于鉴定一些神经元亚型。中枢神经系统部

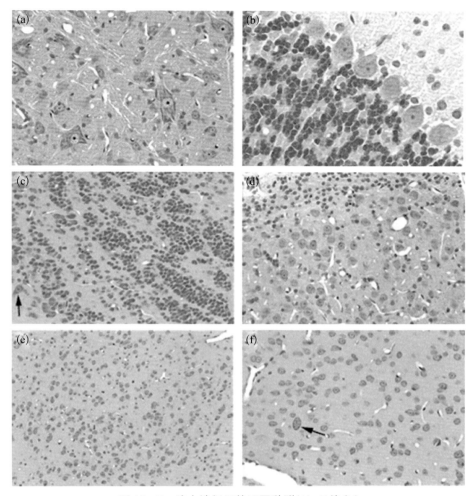

图 16 - 5　脑内神经元的不同种群(H - E 染色)

　　(a) 在网状结构中,存在具有显著尼氏物质的中等至大尺寸神经元的混合物。相反,小脑(b)和嗅球(c)由单层大尺寸投射神经元[小脑浦肯野神经元和嗅球二尖瓣细胞(箭头)]和大量小尺寸中间神经元被广泛地分类为"颗粒细胞"。耳蜗核(d)主要包含中等至大型的神经元以及颗粒细胞的"帽"。一些脑区如扁桃体(e)由相对单形的中等大小的神经元组成,而(f)所示的纹状体(尾状核)主要由中等大小的神经元组成,箭头所示为胆碱能中间神经元(箭头)。最终放大倍数:(a)、(c)和(d)为 277×;(b)为 554×;(e)为 138×

　　分特别容易出现组织学伪像,可能被误解为病变或可能掩盖潜在的神经病理过程。在神经病理学方面经验不足的研究者发表的文章中,有些显微照片显示被称为死亡或甚至"凋亡"神经元的实际为黑色神经元。黑色神经元是中枢神经系统组织中遇到的最常见的伪影,并且经常在未固定处理过的脑中发现(包括灌注后不久固定)。有时黑色神经元也称为"嗜碱性神经元"。大神经元最常表现出黑暗的神经元改变,虽然任何神经元群体都有这种现象[见图 16 - 6(a)(b)]。某些神经元更倾向于显示这种改变,例如海马的锥体层[见图 16 - 6(a)(c)]以及一些主要的脑干核[见图 16 - 6(b)]。黑色神经元似乎处于缩小

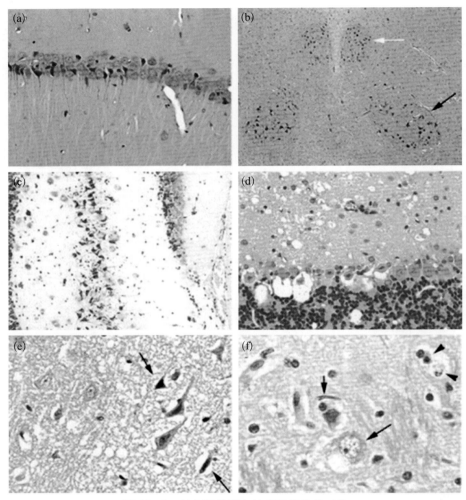

图 16-6　神经元伪影与神经元退化的对比

（a）显示了海马体锥体层内黑色神经元的典型单态模式；（b）显示大鼠脑中两个主要中脑核内双侧黑色神经元（白色箭头为动眼神经核，黑色箭头为红色核）；（c）是海马的甲酚紫染色切片，显示 3 个相邻神经元层中的黑色神经元；（d）显示具有浓缩核和明亮嗜酸性细胞质的嗜酸性（退化）浦肯野神经元的经典外观。此外，上覆分子层内存在空泡形成，表明浦肯野神经元树突同时肿胀/变性；（e）显示神经元空泡化特征；两箭头之间是 4 个退化的神经元，2 个中央神经元有显著的嗜酸性细胞质，而另外 2 个主要特征是核固缩；（f）类似地以异质模式为特征，包括萎缩的嗜酸性或中性粒细胞核（箭头）的神经元，神经元肿胀和空泡化（长箭头）以及活动性出现的小神经胶质细胞（短箭头）；除（c）以外均为 H-E 染色切片，最终放大倍数：（a）和（c）为 277×；（b）为 55×；（c）为 138×；（e）和（f）为 554×

或收缩状态，这可能是由于细胞骨架蛋白如肌动蛋白的收缩所致。最近的研究已经显示，通过阻断谷氨酸受体可以防止黑暗的神经元形成（在大脑皮质活组织检查中）[1]。在甲酚紫染色的切片中也会遇到黑色神经元[见图 16-6(c)]。然而，由于甲酚紫是尼氏小体（基本上是 RER）的染色剂，RER 中核糖体的解离发生在细胞退化的早期阶段，退化的神经元实际上用甲酚紫染得很差（而不是较暗）。

　　神经元变性的典型表现是急性嗜酸性神经元变性。退化的神经元（有时称为"红色死亡神经元")在光学显微水平上表现为细胞体收缩、尼氏染色缺失、强染色的嗜酸性细胞质和可能最终碎裂的小或皱缩的黑色染色(固缩)核[见图 16 - 6(d)～(f)]。由于神经元突起的膨胀[见图 16 - 6(d)(e)],邻近退化神经元的神经细胞可能会被空泡化,或者在神经元的细胞质内可能出现空泡改变[见图 16 - 6(f)]。退化的神经元通常会发生在不同的退化阶段(例如,一些具有正常的细胞核但是嗜酸性的细胞质,而另一些细胞核具有固缩或碎裂)[见图 16 - 6(d)～(f)]。除非性质上严格,否则通常还会出现次级小胶质细胞反应[见图 16 - 6(f)]。

退化神经元的特殊染色剂分为两个基本类别:银变性染色,如氨基铜银技术[2]和Fluoro-Jade 染色[3]。这些染色对于检测和计数退化的神经元非常有帮助,强烈推荐用于急性退化过程,特别是如果这些切片是来自灌注固定的脑(见图 16 - 7)。但用这些染色在非灌注脑部分的切片可能存在问题,因为使用这两种技术都会突出显示红细胞。变性染色可帮助病理学家检测大中型退化神经元,而且还在 H - E 染色的切片细胞质少的情况下显示嗜酸性细胞质改变。在嗜酸性细胞质改变还未发展到急性变性过程中,这些染色有助于区分黑色神经元与退化神经元[见图 16 - 7(e)(f)]。

Fluoro-Jade 染色的主要优点是易于操作,可用于石蜡包埋组织切片染色。一方面,银变性染色相对难以操作,并且限于从未经处理的组织到石蜡的切片(通常为冷冻切片材料)。在一些安全性评估研究中,这可能意味着需要两组大脑,一组用于石蜡包埋,另一组用于冷冻切片。另一方面,银变性染色可能仅用于急性期研究,石蜡包埋的组织将用于非急性期评估。银变性染色的优点是可以用明视野显微镜观察切片,切片更容易归档,并且退化的细胞过程更容易被识别。作为退行性神经元突起染色与这两种技术的差异的直观比较,在图 16 - 7(c)和(d)中代表相同大鼠脑的两侧,左侧加工成石蜡(并用 Fluoro-Jade染色)和右侧的冷冻切片(并用氨基铜银染色)。值得注意的是,即使在构成图 16 - 7(c)的相对较低倍数的图像中没有很好地说明,Fluoro-Jade 染色也会揭示一些树突和轴突末端退化的程度。

16.10.2　星形胶质细胞

星形胶质细胞具有多种作用,包括维持血脑屏障的完整性、谷氨酸和 GABA 的摄取和再循环、细胞外离子环境的维持(通过摄取神经元活动期间释放的 K^+ 离子)和神经元代谢支持。

星形胶质细胞膜内有多种神经递质受体参与信息处理。神经递质对星形胶质细胞的刺激通过相对较长的距离诱导细胞信号转导(经由间隙连接并涉及细胞内钙的升高)到其他星形胶质细胞[4]。大脑中存在大量的星形胶质细胞强调了其在支持神经元功能中的重要作用。星形胶质细胞是主要的胶质细胞类型,约占成年哺乳动物脑体积的一半[4]。在大多数大脑区域,星形胶质细胞数量和神经元数量之间的比率约为 1∶1。

为了实现它们的各种重要功能,星形胶质细胞与神经元的解剖结构(即细胞体、轴突、树突和突触)表面接触,并且延伸到脑的软脑膜表面以形成胶质限制膜(glial limit membrane)。星形胶质细胞封闭了大脑表面,也沿着血管周围(Virchow-Robin)空间浸入脑组织。星形胶质细胞足突还围绕着大脑毛细血管,并在发育过程中诱导内皮细胞形成

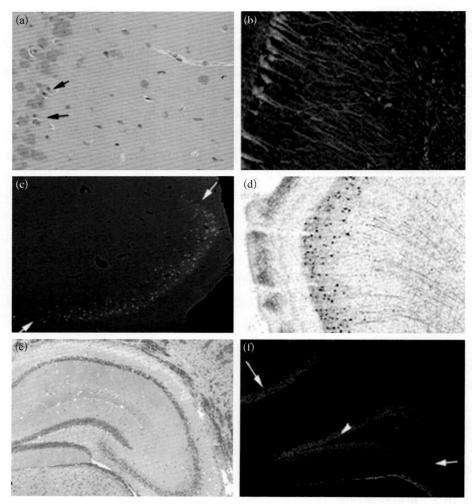

图 16-7　使用特殊染色来增强对退化神经元的检测

（a）显示大鼠海马锥体层内嗜酸性（退化）神经元的 H-E 染色切片，箭头指向两个退化的神经元；（b）用 Fluoro-Jade 染色，明显有更多退化神经元，并且辐射层内的神经元过程也被染色；（c）（d）用 MK-801 处理的大鼠的经后皮质的显微照片。将脑的左半部分加工成石蜡，切片用 Fluoro-Jade（c）染色，而脑的右侧用冰冻切片并用氨基铜银（d）染色；在（c）中，箭头之间出现黄色（死亡）神经元的带。由 Fluoro-Jade 染色显示死细胞，退化的神经元过程的染色在氨基铜银染的低放大倍数下更容易被检测到。（e）在癫痫持续状态发作 3 h 后进行尸体解剖的小鼠海马的低倍显微照片（注意：右上角顶叶皮质出血是轻度震荡性损伤的结果）。许多黑色的神经元明显是在较高放大倍率下难以从神经元伪影中分辨出来的。然而，Fluoro-Jade 染色（f）证实了这些黑暗神经元的退行性质（箭头分别指向齿状回中的退行性颗粒神经元，以及 CA1 和 CA3 区域中的锥体神经元的退化）。注意，沿着海马和下丘脑之间的界面存在的荧光信号代表红细胞的自体荧光，在 3e 区域可以看出该处的充血和出血。放大倍数：（a）和（b）为 277×；（c）为 70×；（d）为 138×；（e）为 55×；（f）为 69×

紧密连接。

　　星形胶质细胞指形状如同"星形细胞"需要特殊的染色才能显示。然而，虽然星形胶质细胞的细胞质可以从神经元延伸到达软脑膜表面和（或）毛细血管，但在 H-E 染色的切片中没有看到这些过程。实际上，未激活的星形胶质细胞在 H-E 染色的切片中只有

"裸核"表征并且几乎看不到细胞质[见图 16-8(a)]。星形胶质细胞通常大致分为纤维和原生质类型，前者在白质区域内发现，后者在灰质内。显然，这种分类过于简单化，更新的证据表明星形胶质细胞在不同大脑区域并不相同[5-6]。

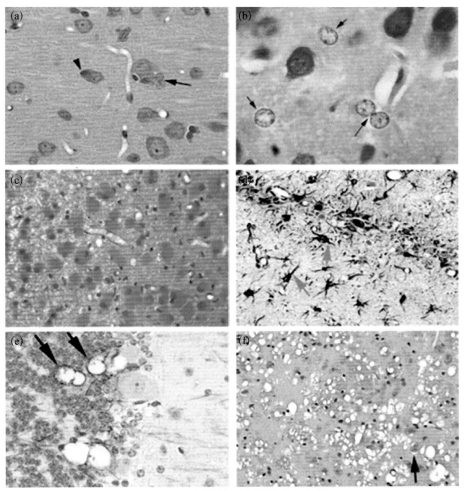

图 16-8　星形胶质细胞形态变化图

　　(a) 大鼠大脑皮质，小箭头指向旁边神经元少突胶质细胞(通常被称为"卫星细胞")，而完整的箭头指向两个正常出现的星形胶质细胞(星形胶质细胞有时成对出现)。与少突胶质细胞相比，星形胶质细胞核较大，具有淡水泡状染色质模式，但核仁相当小或者不突出；(b) 实验诱导的高氨血症犬的大脑皮质，星形胶质细胞(箭头)增大，可见相对"清晰"的核，这些细胞被称为阿尔茨海默型 II 型星形胶质细胞，通常见于肝性脑病；(c) 星形胶质细胞肥大的一个极端例子(来自有慢性甲基汞中毒的猕猴的初级视觉皮质)，富含大量细胞质的细胞代表"祖细胞星形胶质细胞"；(d) 代表 CA1 锥体层内大量神经元丢失后大鼠海马的胶质纤维酸性蛋白(GFAP)-免疫标记切片。这些星形胶质细胞可以基于它们厚的细胞骨架过程被识别为反应性/肥大(箭头)；(e) H-E 染色切片中空泡明显的短尾猴小脑皮质的显微照片。在这个 GFAP-免疫标记的切片中，许多液泡的周边可以识别胶质纤维酸性蛋白的薄边缘，提供这些空泡在星形胶质细胞内的推定证据；(f) 以广泛的空泡化为特征的大鼠的苍白球的显微照片。虽然这些液泡的特定位置不能在光学微观水平上确定，但是液泡有与血管(红色箭头)和神经元(黑色箭头)相邻的趋势，但不在神经元内。这种模式表明液泡在星形胶质细胞的形成过程中。除(d)和(e)以外均为 H-E 染色的切片，(b)代表 Norenberg 博士借出的柯达色素的扫描结果，最终放大倍数：(a)为 554×；(b)不确定[来自扫描的柯达色素]；(c)(d)和(f)为 277×；(e)为 554×

在中枢神经系统灰质区域,星形细胞核常与神经元紧密接近[见图 16-8(a)]。星形胶质细胞核通常具有苍白的细微染色质和相对较小或不明显的核仁。星形胶质细胞的许多作用之一是除去和解毒氨;在高氨血症状态下,浸润固定(但不是灌流固定)脑的部分可见"阿尔茨海默型Ⅱ型星形胶质细胞",肿胀的"水清晰"核[7][见图 16-8(b)]。

在激活的星形胶质细胞中,细胞质更加明显。激活的星形胶质细胞也具有较大的(即更活跃的)核,其位置通常是偏心的,并且这些细胞有时是双核的。这种反应性星形胶质细胞通常被称为"祖细胞星形胶质细胞"或"祖细胞"[见图 16-8(c)]。最常见的用于证明星形胶质细胞的免疫染色检测细胞骨架蛋白胶质纤维酸性蛋白(GFAP)。GFAP 染色程度将根据物种、神经解剖学区域、固定方法以及使用的抗体和染色程序而变化。在正常脑组织的GFAP 染色切片中,白质纤维性星形胶质细胞通常比原生质星形胶质细胞更显著地染色。在一些神经解剖学区域(特别是在 4%甲醛固定的与冷冻的组织中),GFAP 染色的缺乏表明一些星形胶质细胞可能具有较低的浓度,或不同的 GFAP 表位和(或)固定过程已经改变了GFAP 表达的程度。尽管如此,GFAP 染色对鉴定激活的星形胶质细胞非常有用。在 GFAP染色切片中,激活的星形胶质细胞通过它们增稠的细胞骨架过程来鉴定[见图 16-8(d)]。"胶质增生"是指星形胶质细胞在中枢神经系统受损区域内的增殖。

16.10.3　少突胶质细胞

少突胶质细胞负责中枢神经系统髓鞘的形成和维持。尽管施万细胞(Schwann cell)在外周神经系统中起作用,但少突神经胶质细胞存在于从脑延伸出进入颅神经的近侧段(以及沿着整个视神经)。在这些颅神经内,中央和外周髓鞘区域之间会出现尖锐的分界[见图 16-9(a)]。少突胶质细胞与施万细胞相比,鞘层多个轴突,而单个施万细胞仅形成一个轴突节间的髓鞘。在白质的区域内,少突神经胶质细胞通常排列成神经纤维之间的线性排列。

非灌注神经系统组织中的少突胶质细胞的经典"煎蛋"外观代表细胞质伪像[见图 16-9(b)],并且在来自灌注固定的脑切片中看不到[见图 16-9(c)]。在灰质内,少突神经胶质细胞经常被发现紧邻神经元细胞体,在那里它们通常被称为"卫星细胞"[见图 16-9(c)]。术语"卫星病"是指神经元周围的细胞数目增加。然而,就像"胶质细胞增生"一样,这个术语应该谨慎使用,因为神经元相关的卫星细胞数量会随着大脑的一个区域而变化。

16.10.4　小胶质细胞

小胶质细胞是中枢神经系统中的网状内皮组织,占全脑胶质细胞群数量的 5%～20%。与神经元类似,小胶质细胞的功能是多种多样的。如果要更深入简明地了解小胶质细胞相关的生物学特性,读者可以参考关于这方面的综述文献[8-9]。

在正常脑片的 H-E 染色中,只能观察到数量较少的小胶质细胞。静息态小胶质细胞的细胞核呈细长形或"雪茄样"形态,主要由异染色质组成[即在染色上呈深黑色,形态上整体表现为不活跃,见图 16-10(a)]。需要注意的是在辨别灌注固定后染色脑片的小胶质细胞时,有时会将其胞核误认为是内皮细胞的细胞核,或者将毛细血管纵向方向上的内皮细胞核误认为小胶质细胞,例如在图 16-10(a)中,可以仔细比较图中箭头指示的小

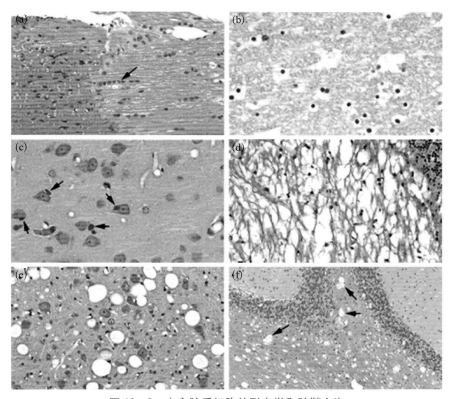

图 16 - 9　少突胶质细胞的形态学和髓鞘空泡

　　(a) 三叉神经,显示了 CNS(右侧)和 PNS(左侧)的正常髓鞘形态之间的差异,中枢神经系统白质束中的少突胶质细胞往往排队(箭头);(b) 显示具有突出的核周晕的正常少突胶质细胞,在浸入固定的材料(沉浸式固定犬脑的显微照片中)产生这些细胞的典型的"煎蛋"外观。在灌注固定材料中没有看到这种晕圈;(c) 在大鼠的大脑皮质中,箭头指向 5 个少突胶质细胞,这些细胞具有小而圆、相对较暗的细胞核,并且在脑的灰质区域内通常靠近神经元(因此被称为"卫星细胞");(d) 显示了大鼠小脑白质内髓鞘空泡的形成(由于三乙基锡毒性);然而,少突胶质细胞核在显微镜下是正常的。这些空泡裂隙通常是空的,并代表"髓鞘分裂"的典型模式。尽管(e)(存在于大鼠深小脑核之一内)中的空泡与(d)中显示的髓磷脂裂隙形态不同,但揭示了超微结构,评价这些空泡也代表了髓鞘分裂。请注意,其中一些空泡含有少量染色不良的物质。(e)中的空泡必须与(f)中所示类型的髓鞘伪影区分开来。这些"空泡"也含有一些染色不良的物质,并且在用偏振光观察时经常表现出部分双折射。均为 H - E 染色的切片,最终放大倍数:(a)~(c)为 554×;(d)(e)为 277×;(f)为 138×

　　胶质细胞与同视野下邻近血管的内皮细胞的形态区别。常规染色时很难观察到未激活状态的小胶质细胞的胞质。然而,通过特殊的染色,如钙离子结合接头分子 1(ionized calcium-binding adapter molecule 1, Iba1),可以观察到小胶质细胞大量的细胞突起[见图 16 - 10(a)]。常用于小胶质细胞免疫组织化学染色的特异性标志分子包括 Iba1 和 lectin(*Griffonia simplicifolia*; GS - IB$_4$),而 CD68(ED1)染色能够显示巨噬细胞。此外,也有一些其他的免疫染色可用于小胶质细胞的鉴定,这里就不再赘述。

　　在神经元变性损伤区,可观察到典型的单个小胶质细胞与变性的神经元挨得很紧,中枢神经系统更大的损伤可能会引起更致密的小胶质细胞浸润,其中部分会类似组织细胞样形态[见图 16 - 10(c)],甚至是形成肉芽肿样炎症反应[见图 16 - 10(d)]。在适当的条

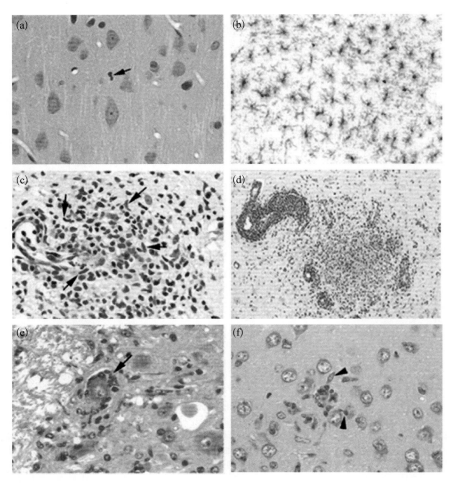

图 16 - 10 小胶质细胞形态

(a) 在普通染色中,可见小胶质细胞散在分布在正常的神经细胞周围,小胶质细胞的胞核数量相对较少(箭头所示),形态呈棒状、胞核轮廓不规则;(b) 在 Iba1 染色的脑片中,可以观察到更多的小胶质细胞,并能较清楚地显出其从胞质延伸的细胞突起;(c) 在中枢神经系统炎性区域,可见典型的杆状小胶质细胞(箭头所示),常与其他单核细胞如组织细胞(可能是活化或转换状态的小胶质细胞)聚在一起;(d) 局灶性单核炎性细胞与淋巴细胞的浸润可能表现为"肉芽肿"形态。小胶质细胞可能与嗜酸性神经元有所关联,可在其周围被发现;(e) 在中枢神经系统病毒感染中,在相对正常的神经元周围可能会发现小胶质细胞(箭头所示);(f) 随着神经元的变性,残余的"小胶质细胞结节"可能是变性的细胞突起的残留物(箭头所指为 2 个小胶质细胞)除(b)外,其余照片均为 H - E 染色,最终放大倍数:(a)(c)(e)(f)为 554×;(b)和(d)为 277×

件下,小胶质细胞可能会转变为巨噬细胞,在这种情况下有时称这种细胞为"格子细胞"。在绝大多数"神经毒性"损伤区,随着小胶质细胞聚集到该区域神经元变性会变得明显,但这也不是经常的情况。图 16 - 10(e)显示的是小胶质细胞围绕着一个相对正常的神经元。虽然这张图片来自基础的病毒感染实验,该作者也在其他毒性损伤(例如,甲基汞中毒的某些阶段)中观察到类似的情况(即正常的神经元出现小胶质细胞)。这样看起来小胶质细胞貌似比病理学家更了解神经元的健康状况。在活化的小胶质细胞清除受损后神经元,剩余的小胶质细胞可能会残留在损伤区[见图 16 - 10(f)]。除了小胶质细胞,其他间充质来源的细胞种类(包括脑膜硬脑膜、软脑膜和蛛网膜内的细胞)也可能参与这种过程。

16.10.5 脑室旁器官

沿着大脑脑室系统中线有着许多的特殊组织结构,这些被统称为"脑室旁器官(circumventricular organs,CVOs)"。在哺乳动物中人们发现了6种脑室旁器官,虽然其中的一个(联合下器官,the subcommissural organ)在成年人大脑中有残留。对于病理学家来说很有必要了解这些脑室旁器官的位置和形态,因为这些器官在标准的脑冠状面并不经常出现,常被误认为脑瘤或其他的组织病变。在图16-11中相应的脑室旁组织的术名和位置如表16-1所

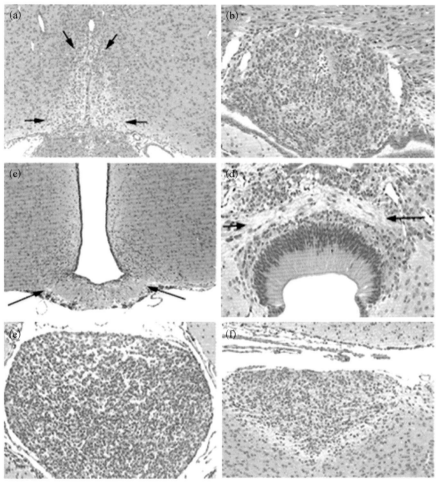

图 16 - 11 脑室旁组织

注:这6个脑区有着共同的特点即脑屏障不完整,在大鼠脑中有着不同的形态。脑室旁器官包括终板血管器(a)、穹隆下器官(b)、正中隆起(c)、联合下器官(d)、松果体(e)以及脑极后区(f)。只在(a)(b)和(f)的脑室旁含有神经元,穹隆下器官(b)偶尔被误认为是病灶,如误认为室管膜下肉芽肿。联合下器官[(d)箭头所示]似乎存在着髓鞘化,因这张图片来自新生第21天大鼠的大脑(这时髓鞘化还未完成)。均为H-E染色,(a)(c)(d)放大倍数为55×,(b)(e)(f)放大倍数为138×。

示。这些脑室旁组织都位于大脑中线上,但部分神经科学家认为脉络丛是第 7 个脑室旁组织。此外,具有分泌催产素和精氨酸加压素功能的神经垂体有时也被认为属于脑室旁组织。

表 16 - 1　脑室旁器官(CVOs)的名称与位置

图示	名称	位置
(a)	终板血管器	位于视交叉之上第 3 脑室腹侧面前部
(b)	穹隆下器官	正位于海马穹隆下(向下从腹侧到背侧延伸到第三脑室)
(c)	正中隆起	位于第 3 脑室腹侧板下
(d)	联合下器官	位于后联合下方,接近于中脑导水管开口附近
(e)	松果体	位于第 3 脑室背侧(上方)和尾侧(后方),正位于后丘脑或中脑的上方
(f)	脑极后区	位于第 4 脑室尾侧(后方),邻近椎管的开口

(a)～(f)与图 16 - 11 相对应

虽然表 16 - 1 列出了 CVOs 的位置,但读者可以查阅相关的神经解剖学图集更直观地对其特定的神经解剖位置进行辨认[10],以便更多了解 CVOs 的比较解剖学和血管结构。

只有终板血管器、穹隆下器官和脑极后区这 3 个 CVOs 内含有神经元。松果体由神经胶质和松果体细胞组成,但不含真正的神经元。松果体细胞从 5 -羟色胺合成褪黑激素,也含有去甲肾上腺素和促甲状腺激素释放激素。联合下器官完全由特殊的室管膜细胞组成。正中隆起中细胞数量少,是下丘脑-垂体血管系统中下丘脑核团释放各种神经激素的部位。CVOs 的功能是调节生物节律(松果体)、血压和水平衡(终板血管器、穹隆下器官和脑极后区)、食物反射(脑极后区)和内稳态的维持(正中隆起和松果体)。目前对于室周器官的功能知之甚少,但已知这种器官可分泌各种糖蛋白到脑脊液中,其中一些聚集形成 Reissner 纤维[11]。CVOs 之所以能够发挥其功能,部分原因是它们的毛细血管内皮是有孔的(即缺乏中枢神经系统内大部分毛细血管间具有的“紧密连接”),因此缺乏血脑屏障,从而可能是某些生物活性物质进入大脑的重要部位。此外,其他一些大脑区域也缺乏血脑屏障,如弓形核(正好与正中隆起相对,并与之紧密相连)和孤束核(紧邻脑极后期)。

参考文献

1. Garman RH. Histology of the central nervous system[J]. Toxicol Pathol, 2011, 39(1): 22 - 35.
2. de Olmos JS, Beltramino CA, de Olmos de Lorenzo S. Use of an amino-cupric-silver technique for the detection of early and semiacute neuronal degeneration caused by neurotoxicants, hypoxia, and physical trauma[J]. Neurotoxicol Teratol, 1994, 16(6): 545 - 561.
3. Schmued LC, Hopkins KJ. Fluoro-Jade B: a high affinity fluorescent marker for the localization of neuronal degeneration[J]. Brain Res, 2000, 874(2): 123 - 130.
4. Agulhon C, Petravicz J, McMullen AB, et al. What is the role of astrocyte calcium in neurophysiology[J]. Neuron, 2008, 59(6): 932 - 946.
5. Yeh TH, Lee DY, Gianino SM, and Gutmann DH. Microarray analyses reveal regional astrocyte heterogeneity with implications for neurofibromatosis type 1 (NF1)-regulated glial proliferation[J]. Glia, 2009, 57(11): 1239 - 1249.

6. Hewett JA. Determinants of regional and local diversity within the astroglial lineage of the normal central nervous system[J]. J Neurochem, 2009, 110(6): 1717 - 1736.

7. Norenberg MD, Jayakumar AR, Rama Rao KV, et al. New concepts in the mechanism of ammonia-induced astrocyte swelling[J]. Metab Brain Dis, 2007, 22(3 - 4): 219 - 234.

8. Graeber MB, Streit WJ. Microglia: biology and pathology[J]. Acta Neuropathol, 2010, 119(1): 89 - 105.

9. Kofler J, Wiley CA. Microglia: key innate immune cells of the brain[J]. Toxicol Pathol, 2011;39 (1): 103 - 114.

10. Duvernoy HM, Risold PY. The circumventricular organs: an atlas of comparative anatomy and vascularization[J]. Brain Res Rev, 2007;56(1): 119 - 147.

11. Vio K, Rodriguez S, Yulis CR, et al. The subcommissural organ of the rat secretes Reissner's fiber glycoproteins and CSF - soluble proteins reaching the internal and external CSF compartments[J]. Cerebrospinal Fluid Res, 2008, 5: 3.

17 大脑中动脉阻塞线栓模型

　　卒中后脑缺血的病理生理反应极为复杂且受多种因素调控,细胞模型难以模拟这种复杂的过程,故实验中需要采用良好的卒中动物模型。所以,制作一种稳定可信、具有可重复性、能模拟临床缺血性卒中的动物模型,对于系统研究其病理生理及治疗具有重要意义。在众多卒中动物模型中(如灵长类、猫、犬、啮齿类等),啮齿类动物模型以其解剖及生理种属特异性明显、饲养及实验成本较低、体积较小适于造模、脑组织较小便于后续实验操作、从伦理学上更易被接受等优势,而被广泛采用。

　　缺血性卒中在人群中最常见的病因是由于血栓形成或者栓塞导致大脑中动脉阻塞。大脑中动脉梗死模型中最初的技术是开颅后电凝大脑中动脉,这种永久性大脑中动脉梗死模型创伤大,并且难以再灌注。由 Koizumi 首创后经 Longa 改良的大脑中动脉阻塞(middle cerebral artery occlusion,MCAO)线栓模型逐渐被广泛接受和应用。MCAO 线栓模型应用线栓经颈部动脉切口进入并阻塞大脑中动脉血流,导致基底节及潜在的额叶、顶叶、颞叶及枕叶部分皮质的损伤,同时也可能造成不固定的丘脑、下丘脑及黑质的损伤,这些损伤能够导致运动、感觉、自主神经及认知的缺损,在卒中康复时可对这些具体的环路进行研究[1-2]。这种模型无须开颅,而且能够通过移除线栓实现血液复流,从而模拟临床中缺血性卒中的局部缺血再灌注,应用硅胶等包裹线栓改良后可减少蛛网膜下腔出血以及过早发生的再灌注现象[3-4]。随着啮齿类动物遗传学、特异的抗体和分子探针以及转基因技术的进步,对于啮齿类动物的脑缺血及再灌注研究也不断发展。

17.1　动物的选择

17.1.1　大鼠的选择

　　由于 MCAO 线栓模型是通过尼龙线制作的线栓插入血管造成 MCAO,因此大鼠颅内血管直径大小对实验结果的影响较大。不同品系、性别、年龄、体重的大鼠颅内动脉直径、颈静脉孔直径是有差异的,所以实验大鼠的选择就应该严格限制。从品系来看:Sprague-Dawley(SD)大鼠遗传稳定,体重为 $260 \sim 290$ g 的成年雄性 SD 大鼠是大脑中动脉梗死模型的最佳选择。Fisher‑344 大鼠血管颈内动脉入颅段有较大弯曲度,而且蛛网膜下腔出血比例高达 $50\% \sim 100\%$,不适合做大脑中动脉缺血模型。Wistar 大鼠的血管变异较大,模型稳定性会受到一些影响。从年龄来看,老年大鼠由于动脉扭曲或管腔狭窄造成线栓难以推进,即使线栓顶端正好位于大脑中动脉起始端,也因大脑中动脉管腔增大而有可能不能完全阻断血流,故选用老年大鼠制备该模型有一定的难度。从性别来看,Alkayed 等将雄性、雌性和去势雌性 Wistar 大鼠进行了 2 h 的短暂性大脑中动脉阻塞[5]。24 h 后,测量梗死体积发现雌性大鼠的梗死灶比雄性的小,然而去势雌鼠和雄鼠的梗死面积相等。并且,血管阻塞后雌性大鼠在纹状体区的血流量比雄鼠高,以上说明内源性的雌激素能够改善卒中预后,所以研究中通常统一应用雄鼠避免雌激素的干扰,可以减少实验误差。

17.1.2　小鼠的选择

从品系来看,近交系的 C57BL/6 和 BALB/c 小鼠是较为常用的品系,具有品系稳定和易于繁殖的特点,最适合体重为(25±3)g。其他也有用血管变异较小的 CD-1 小鼠,适合体重为 30～35 g。近年来,转基因小鼠发展很快,大多数转基因小鼠来源于 C57BL/6 以保证遗传背景上的高度稳定性,此种转基因小鼠解剖与 C57BL/6 小鼠十分相似,同样适合于大脑中动脉模型的制作。

17.2　材料准备

器械准备

理想的小动物手术室需要一个安静,相对无菌的环境,室温需保持在(25±3)℃。以下是推荐的小动物手术器械：① 手术显微镜；② 显微光学光源；③ 多普勒激光血流仪；④ 温度控制系统；⑤ 多通道记录系统；⑥ pH/血气分析仪；⑦ 血糖分析仪；⑧ 立体定位仪；⑨ 动物专用麻醉机；⑩ 双极电凝；⑪ 干燥灭菌器；⑫ 手术器械灭菌盒；⑬ 常用手术器械,包括 VANNAS 弹簧剪(8 cm)、显微解剖镊(14.5 cm)、显微持针钳、微型血管夹、持针器、止血钳、RIS 眼科镊(10 cm)、IRIS 精细剪(11.5 cm)、外科真丝编织缝线(4-0)、外科缝线、USP/EP 有锥形针(10-0)、外科刀片(10 号)、医用缝针(1 号)、大鼠/小鼠脑模具。

17.3　线栓的制备

大鼠线栓法 MCAO 模型的线栓通常用单股的尼龙手术线(monofilament nylon suture)制成。常用的线栓型号：3-0 尼龙线、3-0 尼龙线+多聚赖氨酸、4-0 尼龙线+多聚赖氨酸以及 4-0 尼龙线+硅胶包裹。线栓头端通常需要制成圆钝、棒槌状,目的是在线栓进入颅腔内避免戳破血管造成蛛网膜下腔出血。小鼠 MCAO 模型制作时,常用型号为 6-0 尼龙线和 6-0 尼龙线+硅胶包裹,有的实验室习惯用 5-0 和 8-0 的尼龙线加上硅胶包裹,也能取得较好的效果。

尼龙线的粗细和是否用多聚赖氨酸或硅胶包裹应根据动物的大小和实验要求决定(见图 17-1)。一般而言,大鼠的 3-0 和 4-0 的线栓各有优点,3-0 线栓多用于体重为 290～350 g 的大鼠。

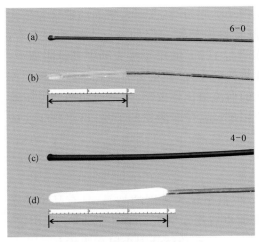

图 17-1　硅胶包裹线栓示意

（a）6-0 未包裹线栓；（b）6-0 硅胶包裹线栓；
（c）4-0 未包裹线栓；（d）4-0 硅胶包裹线栓

在制备方面,具有代表性的是 Koizumi 和 Longa 等的方法。Koizumi 的方法是将 4-0尼龙线前端5 mm 长的部分涂上一层硅树脂,使其变粗,使前端直径达 0.25 ～ 0.3 mm;Longa 的方法是将 4-0尼龙线头端烧成小的圆头,圆头直径稍大于尼龙线本身直径。Laing 等比较研究了这两种方法的优缺点,发现 Koizumi 的制备方法对模型制备更有效,然而一些研究者并不认为如此,他们认为给尼龙线均匀涂上硅树脂比较困难。近来,一些学者对 Longa 的方法进行改进,将 4-0 的尼龙线烧成小的圆头,浸入 0.1％多聚赖氨酸溶液中,然后取出并放在 60 ℃烤箱中干燥备用,结果成功率较高。使用包裹了多聚赖氨酸的 3-0 线的卒中模型成功率大大增加,应当注意的是 3-0 的尼龙手术线造成蛛网膜下腔出血比例较高。4-0尼龙线＋硅橡胶优点是适用大鼠体重范围广,手术成功率高,但是制作缺血再灌注时硅橡胶容易脱落于血管腔内,造成血管腔阻塞。

小鼠线栓硅胶的长度尤其重要,大部分小鼠后交通动脉天生发育不良,因此太长的硅胶会导致大脑中动脉及后动脉均堵住,引起动物死亡。对于 C57/BL6 小鼠,线栓长度应尽量控制在 1.5 mm 左右;对于 CD-1 小鼠,线栓长度应尽量控制在 2 mm 左右。线栓包裹硅胶的厚度也十分重要,将尼龙线均匀地涂上厚度一定的硅树脂需要反复练习,线栓头直径在 0.22 mm 左右较为适中,可通过是否能恰好插入 PE-10 导管(内径 0.23 mm)或者显微镜下测量来判断。过细的线栓导致血流阻断不充分,过粗的线栓不易插入到大脑中动脉并易引起血管损伤(见图 17-2)。

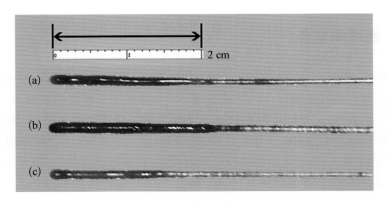

图 17-2　硅胶包裹线栓粗细示意

（a）适中的 6-0 硅胶包裹线栓；（b）硅胶厚度较大,较粗的 6-0 硅胶包裹线栓；（c）硅胶厚度较小,较细的 6-0 硅胶包裹线栓

17.4　麻醉与监护

17.4.1　麻醉

常用的麻醉方法主要包括气体麻醉和腹腔麻醉。麻醉成功指标：呼吸、心跳平稳，肌肉松弛，对于疼痛刺激无反应。

大鼠常用的是吸入性麻醉剂异氟醚，麻醉深浅易于调控，停止麻醉气体吸入后动物即可清醒，且对心血管功能影响较小，因此相对安全。其他的气体麻醉剂包括七氟烷、氟烷（1%～3%的氟烷与70%二氧化氮和30%氧气混合）和甲氧氟醚等。常用的腹腔麻醉剂包括氯胺酮和甲苯噻嗪、氯胺酮和美托咪叮、氯胺酮和咪达唑仑等。

17.4.2　生理参数监测

手术过程中通过一根 PE - 50 管插入股动脉持续监测大鼠的血压、血气和 pH。小鼠血压、血气和 pH 值的测定方法与大鼠相同，不同的是用 PE - 10 插入股动脉。实验过程中，小鼠血压需维持在 100 mmHg（1 mmHg＝0.133 kPa）以上，这主要通过麻醉的深度来控制。维持小鼠体温非常重要，颞肌（头部温度）和直肠温度用热电偶测温仪测量，要注意过低的体温可能导致术中及术后死亡，最好用电热毯将体温维持在 37 ℃ 左右。

大鼠小鼠的生理指标变化见表 17 - 1 和表 17 - 2。

表 17 - 1　大鼠 MCAO 后的生理指标变化($x \pm s, n = 6$)

生理指标	短暂性 MCAO(30 min)		短暂性 MCAO(1 h)		短暂性 MCAO(2 h)		短暂性 MCAO(3 h)	
	前 15 min	后 15 min	前 15 min	后 15 min	前 15 min	后 15 min	前 15 min	后 15 min
头部温度(℃)	36.8±0.17	36.6±0.15	36.9±0.05	36.5±0.08	36.9±0.06	36.8±013	37±0.19	36.7±0.24
直肠温度(℃)	37.0±0.16	36.8±0.14	37.1±0.07	36.7±0.08	37.1±0.07	37.1±0.13	37.2±0.16	37.0±0.22
pH 值	—	—	7.34±0.02	—	7.34±0.01	—	7.31±0.01	—
氧分压(mmHg)	—	—	133±8	—	141±1	—	128±3	—
二氧化碳分压(mmHg)	—	—	45.2±2.0	—	43.0±1.9	—	41.4±1.1	—
平均动脉压(mmHg)	—	—	90±3	87±2	87±4	85±3	85±5	83±3

表 17 - 2　小鼠 MCAO 后的生理指标变化($\bar{x} \pm s, n = 6$)

生理指标	永久性 MCAO		短暂性 MCAO(1 h)		短暂性 MCAO(2 h)	
	前 15 min	后 15 min	前 15 min	后 15 min	前 15 min	后 15 min
平均动脉压(mmHg)	101±2	107±3	100±2	102±2	102±2	98±1
血糖浓度(mmol/L)	—					

续　表

生理指标	永久性 MCAO		短暂性 MCAO(1 h)		短暂性 MCAO(2 h)	
	前 15 min	后 15 min	前 15 min	后 15 min	前 15 min	后 15 min
pH	7.4±0.01	7.3±0.02	7.4±0.02	7.3±0.02	7.3±0.02	7.3±0.03
氧分压(mmHg)	162±9.7	163±5.6	177±5.8	182±6.1	160±10.6	163±9.6
二氧化碳分压 (mmHg)	32.3±1.0	34.5±1.6	28.9±1.1	34.1±2.1	31.4±2.0	33.4±2.0

17.5　大脑中动脉缺血模型的操作步骤

17.5.1　大鼠

（1）麻醉成功后以仰卧位固定于手术台,常规备皮、消毒,取颈部正中切口,颈正中切口,钝性分离颈部腺体组织、筋膜,暴露并分离颈总动脉(common carotid artery,CCA)、颈外动脉(external carotid arter,ECA)和颈内动脉(internal carotid artery,ICA)。

（2）分离 ICA 及其颅外分支翼颚动脉,结扎翼颚动脉,保持 CCA 的唯一分支 ICA 的开放。

（3）游离 ECA 主干,电凝闭塞 ECA 的分支,结扎远心端并将其离断。在 ECA 残端用眼科剪剪开一"V"型小口,剪口之前用微动脉夹夹闭 CCA 和 ICA。将预处理过(浸泡肝素)的长 2 cm 的 4 - 0(参照本章线栓的制备)尼龙线栓小心地从 ECA 插入。

（4）去除 ICA 的微动脉夹后,插入尼龙线栓直至大脑中动脉的起始处,线栓插入17～18 mm(见图 17 - 3)。根据笔者的经验,线栓插入的长度应根据动物体重,如 260～280 g 大鼠,插入深度约 17 mm,280 g 以上的大鼠,插入深度约 18 mm,总之,以遇到轻微的阻力为准,此时线栓正好进入颅内的大脑前动脉,阻塞大脑中动脉的开口。

（5）若要恢复大脑中动脉的血流,只需把线栓拔出,使头端退到颈外动脉,颈总动脉的血流就可以再灌注到大脑中动脉。

（6）结扎消毒后逐层缝合皮下组织和皮肤,等动物麻醉苏醒后放回笼中即可。

（7）手术过程中应用经颅多普勒超声监测大脑中动脉血流,当血流下降至术前的70%～80%,说明模型制备成功。

（8）假手术模型的制作步骤同前,但血管分离后不插入线栓,结扎消毒后缝合皮下组织及皮肤即可。

17.5.2　小鼠

小鼠 MCAO 模型的制作与大鼠的基本相同,可不结扎翼颚动脉,而是在进线栓时调整角度小心避开。其他不同之处在于,线栓为 5 - 0 到 8 - 0(除 5 - 0 外,通常都需要包裹硅胶),长度为 15 mm。根据动物体重的具体情况,线栓插入颈内动脉(10±0.5)mm 即可,保证线栓正好进入颅内的大脑前动脉,阻塞大脑中动脉的开口。

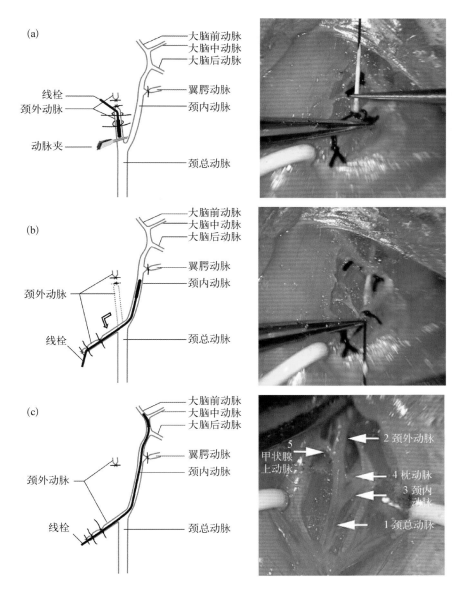

图 17 - 3 MCAO 线栓法模型操作主要步骤示意图

（a）在左颈外动脉远端做一切口，将线栓向颈总动脉方向插入，直至分叉口；（b）剪断颈外动脉后，将线栓以颈总外/颈内分叉口为圆心逆时针旋转 180°角，同时结扎翼腭动脉；（c）沿着颈内动脉方向进线，当达到 15 mm 时要非常小心，缓慢进线，直至感觉到有轻微阻力为止

17.6 评估模型成功的指标

17.6.1 术中评估模型成功与否

MCAO 模型手术中通常用激光多普勒血流仪或者激光散斑（见图 17 - 4）等测定局部

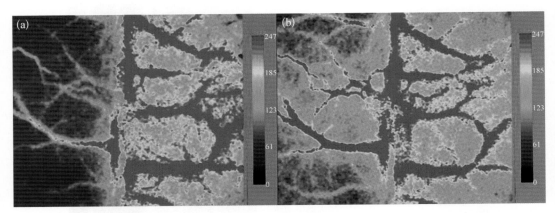

图 17 - 4 　激光散斑示意图

（a）线栓栓塞导致左侧半球缺血；（b）大脑中动脉梗死 1 h 后拔除线栓再灌注时。可见左侧半球血流较前增加

脑血流来评估模型是否成功。

　　激光多普勒血流仪可用于检测 MCAO 模型后脑血流的变化，可以判断是否发生脑梗死。激光多普勒脑血流仪带有一根直径为 0.7 mm 的探针。将小鼠头部固定后，沿颅顶中线剪开，暴露冠状缝和矢状缝上的骨膜，并滴以生理盐水以保持颅骨表面的湿润。使用一显微操作器夹住探针，对准将要测量的部位，逐渐下降直至探针头部轻轻碰到硬脑膜，固定探针。测量过程中不断地向探针与硬脑膜接触周围滴温生理盐水，以保持接触处的洁净与湿润。在做 MCAO 模型前 20 min，用激光多普勒血流仪测得的脑血流可作为稳定的基础脑血流。MCAO 模型术后用激光多普勒血流仪测量局部脑血流，每 5 s 取一个脑血流平均值，梗死后及早期再灌注后每 20 min 记录一次。所测得的脑血流数据经计算处理用百分比形式表示。

17.6.2　术后评估模型成功与否

17.6.2.1　行为学检测

　　脑缺血会引起神经系统功能障碍，主要包括感觉和运动功能的障碍，有时也会造成认知和记忆功能障碍。一般而言，神经功能障碍与脑解剖部位的损伤有密切联系，局灶性大脑中动脉缺血大多造成感觉和运动功能障碍，而全脑缺血可造成明显的认知和记忆功能障碍。在实验中应根据实验目的有选择性地进行行为学检查。

　　行为学检测方法包括运动神经功能和学习记忆功能，具体检测方法参考第 11 章。

17.6.2.2　组织学检测

　　研究认为，小鼠 MCAO 模型后大脑缺血的分布与大鼠不同。在小鼠中，梗死主要分布在大脑半球的后部，主要是皮质下而不是皮质，横向间隔，丘脑和海马持续受到影响。TTC 染色简单又快速，石蜡包埋和切片的优点在于随时经得起复杂图像分析软件的详细分析。还有很多其他组织学染色方法，包括 H - E 染色和结晶紫染色。

　　（1）TTC 染色：此方法简便快速，但不如结晶紫染色法精确。MCAO 模型术后，迅速将取出的脑放入相应的脑切片模具中。大鼠脑放入大鼠脑切片模具中,分别在 1、3、5、7、9、11 条缝中插入刀片,冠状切成 6 片,每片厚度 2 mm;小鼠脑放入小鼠脑切片模具中只需在 1、3、5、7 条缝中插入刀片,冠状切成 4 片,每片厚度 2 mm。将切好的脑片放入用 PBS 配置的 2%TTC(pH=7.4)溶液中,37 ℃下染色 20 min。根据染出的梗死区颜色区别可计算梗死体积的大小(见图 17-5)。

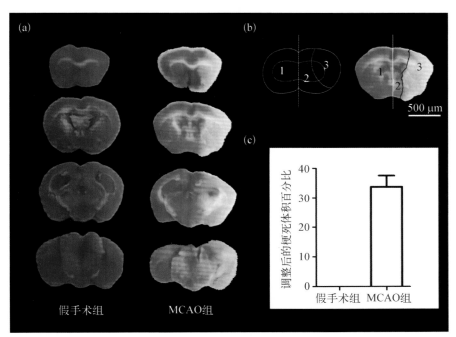

图 17-5 TTC 染色

(a) TTC 染色示意图,左侧为假手术组的小鼠脑组织切片,TTC 染色未梗死组织呈现红色。右侧为 MCAO 模型术后 24 h 小鼠的脑组织切片,可见梗死区域呈现白色。切片厚度 2 mm;(b) 计算梗死面积以及体积的分区示意图;(c) 脑缺血实际梗死体积百分比计算统计图

(2) 焦油紫染色:MCAO 模型手术后,处死动物并取脑,迅速将脑组织用干冰冷冻,并在−42 ℃的 2-甲基丁烷中冷冻 5 min。冰冻切片,每片 20 μm,去除头 20 片,从第 21 片起,每隔 200 μm 取一片贴在载玻片上,干燥后用于焦油紫染色。未被染色的部分是梗死区域。应用 NIH Image J 软件,可计算缺血侧损伤区、非损伤区和正常侧的面积,体积计算可乘以相应区域的厚度。

计算梗死面积、体积和水肿面积方法如下(见图 17-5 和图 17-6):① 脑缺血实际梗死区面积计算方法:第 3 部分−(第 2 部分+第 3 部分−第 1 部分);② 实际水肿面积计算方法:(第 2 部分+第 3 部分)−第 1 部分;③ 脑缺血实际梗死体积计算方法:$\sum$[1/2×(前片实际梗死面积+后片实际梗死面积)×前后切片间隔距离];④ 脑缺血实际梗死体积百分比计算方法:$\sum$[1/2×(前片实际梗死面积+后片实际梗死面积)×前后切片间隔距离]/$\sum$[1/2×(前片第 1 部分+后片第 1 部分)×前后切片间隔距离]。

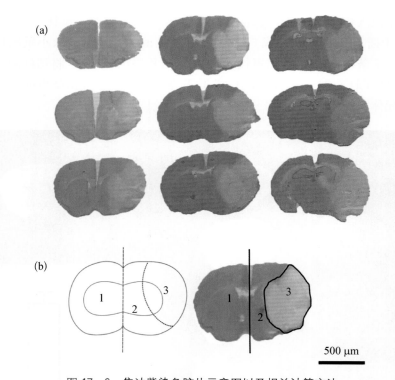

图 17-6 焦油紫染色脑片示意图以及相关计算方法

(a) 焦油紫染色结果示意,切片厚 20 μm,每隔 2 张切片选取 1 张展示梗
死区域在不同层面的变化;(b) 计算梗死面积以及体积的分区示意图

需要注意的是,每次切脑时要固定在某一脑结构部位,这样才能保持脑标本的可
比性。

17.7 优势与局限性

17.7.1 优势

MCAO 模型由于操作相对简单,不需开颅,因此其他诸如开颅、水肿、面部肌肉损伤
等不良反应可以排除,并且能够通过移除线栓实现血液复流,从而模拟临床中缺血性卒中
的局部缺血再灌注。

大脑中动脉梗死会引起大脑中动脉支配区域脑缺血,并可导致脑水肿、选择性神经元
坏死等。大脑中动脉远端梗死模型产生的皮质损伤仅限于同侧大脑皮质半球,而 MCAO
模型可在皮质和纹状体造成损伤,进而导致感觉障碍,并可通过感觉障碍评估仪评估。缺
血造成的损伤仅限于同侧半球,因而对侧半球上的皮质区域可用于对照观察。

17.7.2 局限性

即使是手法熟练的实验者进行手术,大约 10% 的小鼠仍在缺血或再灌注后死亡,最常见的死因为蛛网膜下腔出血。即使包裹了线栓，MCAO 模型仍然有 12％蛛网膜下腔出血的可能，会导致双侧脑血流量下降[4]。改进线栓的头端以及勤加练习手术手法可降低术后死亡率。颈外动脉的离断会导致咀嚼和吞咽肌肉的缺血，且随着 MCAO 模型术后损伤的进展，导致动物术后进食困难以及体重减低。尽管并不能影响梗死面积的大小，但是会影响卒中后行为学测定的结果[6]。因动物进食饮水受到影响，死亡率逐渐增加，尤其是在手术 5 天以后，注射盐水可以降低死亡率。

17.7.3 变异性

尽管可重复性高，但大鼠短暂性 MCAO 模型的梗死面积有相对较高的变异性。原因是大鼠解剖结构的变异性，如 MCA 的起源。据报道有 36％的大鼠存在两个从 ICA 分出的分支汇合成一条血管；44％的大鼠除 MCA 外，还会从 ICA 分出一个小分支为这一区域供血[7]。Longa 报道梗死区域的成功率仅为 56％。另据报道，30％的实验动物在实验中不得不被排除。为了减少梗死面积的变异率，进行初步研究并优化实验(如选择合适的线栓来适应动物颈内动脉的直径)是必要的。另外，在 MCAO 造模及造模后要注意控制大脑的温度、血压、脑部血流以及梗阻的时间，这一点极其重要。

17.8 注意事项

17.8.1 血压

稳定的血压对的 MCAO 模型的成功与否起着重要的作用。过高的血压会造成部分血流到达梗死部位，而过低的血压会使缺血中心区范围明显扩大。模型制作过程中血压的高低可通过调节麻醉的深浅来控制。

17.8.2 温度

研究发现即使是很少的大脑温度降低对缺血损伤的大脑也有影响。Connolly 等阐述 MCAO 模型后，小鼠无法进行体温的自我调节，对 MCAO 模型后的病理结果有显著的影响。大鼠和小鼠中均有下丘脑损伤，不同于大鼠 MCAO 模型，小鼠的 MCAO 模型会引起低温；但是只有大面积/体积的梗死才会引起大鼠术后体温降低。在 60 min 以上的血流阻断情况下，下丘脑损伤出现早且较为严重，会导致小鼠的低体温持续至少术后 1 d(见图 17 - 7)，然而下丘脑的缺血在人类卒中中几乎不会出现[8-9]。术后持续低体温可以恶化脑细胞死亡情况，所以体温波动本身会成为一种干扰 MCAO 后损伤程度的变量[8,10-11]。既往研究表明，NMDA 拮抗剂 MK - 801 在卒中后的主要神经保护作用是通过抗低温作用介导的，而不是通过拮抗兴奋性毒性[12]。

17.8.3 线栓进线深度和线栓包裹

大鼠通常进线深度为 17～18 mm，一般可造成稳定的梗死体积。小鼠进线的深度通常控制在 10 mm 左右。如果大鼠的进线深度≥18 mm，小鼠进线的深度≥11 mm，此时线栓的

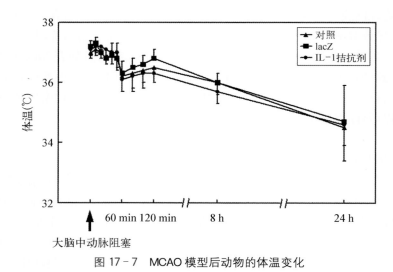

图 17-7 MCAO 模型后动物的体温变化

头部很可能已经进入大脑前动脉较深的位置,容易造成血管破裂而导致模型制作失败。

17.8.4 动物品系和梗死体积

众所周知,许多因素在局灶性脑缺血的预后上有着很重要的作用。小鼠品系和零售商的不同会影响梗死的体积和卒中模型,因此术后并发症也不同。不同品系的小鼠之间线栓法 MCAO 后的梗死体积差异较大,在同样条件下,C57BL/6 小鼠较 Sv129 小鼠有更大的梗死体积[13-14],C57BL/6 小鼠较 BALB/c 和其他品系小鼠对于缺血更加敏感[15]。有趣的是,在远端 MCAO 模型中,BALB/c 小鼠却比 C57BL/6 及 Sv129 小鼠梗死体积更大[16-18]。动脉侧支循环以及对兴奋性细胞毒性敏感度不同可能是导致上述情况的原因。C57BL/6 小鼠后循环交通动脉发育交叉,会导致到达梗死区域远端侧支循环供血的减少,然而 Willis 环发育情况也不是严格与远端血流量或梗死体积有着严格的线性关系[19-20]。在常用的几个小鼠品系中,C57BL/6 和 BALB/c 小鼠较 Sv129 和 FVB/N 小鼠对于对卡因酸引起的海马损伤钾具有更强的耐受,对于线栓法 MCAO 敏感性却正相反[21]。不同品系的小鼠基因系统不同,包括细胞因子、主要组织相容性复合物表达、胶质细胞反应及细胞内蛋白质的加工差异很大[21-22],这些也可能是导致梗死后细胞死亡差异的原因。C57BL/6 和 BALB/c 耐受性比 Sv129 和 FVB/N 要好。然而,这些不同会引起它们对缺血细胞敏感性不同。所以,这些小鼠品系之间的差异仍有待深入研究,也提示了从一种小鼠品系中得出的细胞死亡和神经保护作用必须可以应用到其他品系中之后,才可以被认为是事实。

1996 年,Oliff 等研究了 MK-801(一种谷氨酸受体刺激剂)在局灶性脑缺血中的神经保护效用[23]。他先用 MK-801 以 0.12 mg/kg 的剂量进行静脉栓塞,然后每小时以 0.108 mg/kg 输注,或者以 0.60 mg/kg 进行静脉栓塞,然后再以每小时 0.54 mg/kg 输注。结果提示每小时输注 0.54 mg/kg 的 MK-801 提供了品系依赖性的神经保护作用,顺序如下:Simonsen 实验室的 SD 大鼠 > Simonsen 实验室的 Wistar 大鼠 > Taconic 实验室的 SD 大鼠。

在以每小时 0.108 mg/kg 的 MK‐801 输注后，Simonsen 实验室的 Wistar 大鼠是唯一明显被保护的。以上结果说明一种实验药物的神经保护作用也许被大鼠的品系和厂家的不同所影响（见表 17‐3）。这种作用不仅影响了梗死面积的大小，也显示了卒中模型的复杂性。

表 17‐3　动物的品系和供应商的在梗死体积上的作用（半球体积，cm³）

手术	Simonsen 实验室 Wistar 大鼠	Simonsen 实验室 SD 大鼠	Taconic 实验室 SD 大鼠	Charles 实验室 SD 大鼠
MCAO	172±72 ($n=19$)	73±22 ($n=12$)	396±69 ($n=15$)	424±90 ($n=17$)
MCAO/颈总动脉阻塞	266±156 ($n=18$)	222±53 ($n=11$)	389±58 ($n=15$)	422±76 ($n=16$)

注：资料总结为全半球（皮质和皮质下），且转化为平均数±标准差

17.8.5　血糖对梗死体积的影响

在临床研究中发现，血糖水平是缺血脑损伤一个主要的决定因素。三血管 MCAO 模型也证实血糖水平对缺血结果有重要影响。高血糖导致梗死体积明显增大，并且高血糖是缺血期间最有害的因素，反之低血糖则能减少梗死体积。在治疗窗内使血糖恢复正常能有效减少梗死体积。然而，血糖对脑缺血作用的分子机制还不清楚。缺血前禁食 24 h 能减少缺血 24 h 后的脑损伤，这一作用持续至再灌注后 28 d。尽管 COX‐1 基因治疗能在缺血 24 h 后减少大脑梗死体积，但是在再灌注后的 28 d 未见其持续的保护作用。这些结果均表明血糖对缺血脑损伤有重要作用，且是评价缺血的远期预后的一个重要因素。

17.8.6　脑水肿对梗死体积的影响

在局灶性脑缺血的动物模型中，通过特殊组织染色观察每一个脑片的梗死部位，通常通过测量这些梗死面积来确定梗死体积。形态学测定分析梗死体积是一个客观并且定量的评估缺血脑损伤程度的方法，同时这种方法在临床前的研究中常被用于判断神经保护剂的有效性。然而，肿胀的缺血组织可能导致测得的梗死区域增大，因此高估了实际的梗死体积。把脑水肿包括在梗死体积内计算可使实际的梗死体积增加多达 22%。因此，因脑水肿引起的梗死体积失真可能使得干预治疗的有效与否难以解释。可通过测量皮质的水含量和 MRI 确定在这一模型缺血损伤后的 1～3 d 脑水肿的严重程度来减少因脑水肿导致的误差，Swanson 等提出了一种基于正常存活的灰质体积来计算梗死体积的方法，这一方法进一步被林等证实。显然，以前直接测量梗死体积的方法在缺血后前 3 d 脑水肿进展期间所测得的数据要高于实际梗死体积，这一误差能通过基于对非梗死皮质体积的间接测量得以减少。

17.8.7　恶性梗死模型

线栓阻塞大脑中动脉常引起相当部分同侧大脑半球的组织损伤，梗死比例从 5%～50%，其中大部分在 21%～45% 大脑半球之间。这个范围与再灌注时间无关。在人类，

大于 39% 的梗死被认为是恶性梗死,继发表现为严重水肿、梗死体积扩大,结果往往是脑疝或大脑半球广泛破坏,并且神经功能恢复很差。在人类,恶性梗死并不是最常见的,常见的往往是比较小的梗死,并且有一定程度的功能恢复。把人类的卒中和鼠类相比,可以发现很多 MCAO 模型,特别是小鼠,并不能模拟最常见的人类卒中情况,而是模拟恶性梗死。在人类中,恶性梗死伴随着局部侧支血流的消失和半影区的减少。同样,在大鼠中,用激光多普勒血流仪可以检测到局部侧支血流的下降。因此,鼠类的 MCAO 模型能更好模拟的是人类的恶性缺血脑水肿,而并不是小的局灶性卒中。

17.8.8 动脉闭塞时间对梗死体积的影响

动脉闭塞时间和缺血性细胞死亡的程度有非常重要的关系。采用 C57BL/6 小鼠行 30 min 线栓法 MCAO 引起的梗死体积是 15 min 的 5 倍[19]。同样的,在 C57BL/6 小鼠双侧颈总动脉结扎模型中,6 min 的血流阻断无法引起缺血损伤,但是 8 min 的阻断就对基底节和海马产生缺血损伤[24]。这种梗死体积随梗死时间在分钟级别的快速进展可能是一些实验中差异的原因。当梗死体积扩大到较大时,损伤包括绝大部分大脑半球和各种不同的大脑结构,包括大部分同侧皮质、纹状体、丘脑、海马、梨状皮质、伏隔核和室管膜下区[14,19,25]。当线栓法 MCAO 短暂缺血 30 min,急性梗死区域位于基底节,在上覆盖的皮质会有继发损伤,可于皮质观察到热休克蛋白和急性期基因诱导表达[26]。当梗死时间更长时,如 1 h 或者永久性梗死,在同侧大部分皮质和基底节均有急性梗死,半暗带较小(见图 17 - 8)[26-27]。大鼠与小鼠缺血时梗死进展一致,只是大鼠产生梗死的时间更长,小鼠

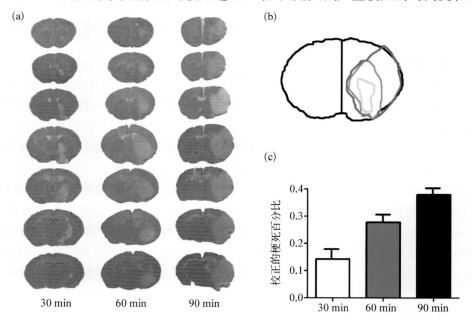

图 17 - 8　梗死时间和梗死体积的关系

(a) 焦油紫染色示不同梗死时间的梗死体积;(b) 梗死面积随梗死时间增加扩展情况示意图,黄色为 30 min 梗死区域示意,橙色为 60 min,红色为 90 min;(c) 不同梗死时间点的脑缺血实际梗死体积百分比计算统计结果

30 min 短暂脑缺血与大鼠 60～120 min 脑缺血的梗死体积百分比接近,但是小鼠 60～120 min 脑缺血在大脑半球的大部分区域产生急性梗死[27]。同时,再灌注时间也与梗死体积有直接关系(见表 17 - 4)。

表 17 - 4　MCAO 模型梗死体积与再灌注时间的关系

卒 中 模 型	品 系	测量时间	体积(cm³)	大脑半球(%)
大鼠				
MCAO 模型 60 min	SD	1～3 d	48～400	5.95～49.57
MCAO 模型 60 min	Wistar	14 d	82	10.16
MCAO 模型 90 min	SD	1～7 d	65～180	8.05～22.30
MCAO 模型 120 min	SD	1～3 d	122～243	15.12～30.11
MCAO 模型 120 min	Wistar	1～4 d	261～379	32.34～46.96
永久性 MCAO	SD	1～3 d	240～273	29.74～33.83
永久性 MCAO	Wistar	1 d	305～317	37.79～39.2
三血管阻塞模型 60 min	SD	2 d	213	26.39
三血管阻塞模型 9 min	SD	2 d	116	14.37
三血管阻塞模型 120 min	SD	2 d	164	20.32
三血管阻塞模型 120 min	Wistar	1 d	150	18.59
三血管阻塞模型 180 min	Wistar	1 d	211	26.15
永久性三血管阻塞模型	Wistar	1 d	214	26.52
小鼠				
MCAO 模型 15 min	C57	1 d	9	5.00
MCAO 模型 30 min	C57	1 d	20～100	11.11～55.56
MCAO 模型 60 min	C57	1～2 d	22～69	12.22～38.33
MCAO 模型 90 min	C57	3 d	59	32.78
MCAO 模型 120 min	C57	1 d	28	15.56
MCAO 模型 180 min	C57	1 d	37	20.56
永久性 MCAO 模型	C57	18 h～1 d	40	22.22
永久性 MCAO 模型	CD - 1	1 d	46	25.56
三血管阻塞模型 15 min	C57	1 d	25	13.89
三血管阻塞模型 30 min	C57	1 d	33	18.3
三血管阻塞模型 60 min	C57	1 d	37	20.56
远端 MCAO 模型	NMRI	1 d	26	14.44
远端 MCAO 模型	BALB/c	1 d	23	12.78
远端 MCAO 模型	C57	3 d	25.2	14.00
远端 MCAO 模型	BALB/c	3 d	44.1	24.5

17.9　常见问题及原因分析

17.9.1　梗死失败

没有引起梗死的常见原因有如下几点：① 线栓插入翼腭动脉,并未阻塞大脑中动脉的起始端;② 线栓进线长度不够,没有刚好到达大脑中动脉的起始端;③ 线栓粗细与血管内径不符,未能达到完全梗死的目的;④ 部分鼠存在大脑中动脉变异,虽然模型制作过程中操作没有技术性问题,有时仍可能不成功;⑤ 梗死时间太短,未能引起脑组织缺血坏死。

17.9.2 梗死面积差异大的原因

梗死面积差异大(见图17-9)的原因如下:① 硅橡胶包裹长度不一致,导致梗死体积不稳定;② 造成蛛网膜下腔出血,模型制作不成功;③ 小鼠后交通动脉发育异常,大鼠不存在此问题;④ 未结扎大鼠翼腭动脉,影响大脑中动脉血流。

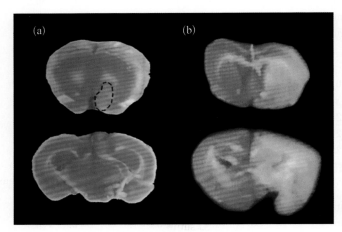

图 17-9 梗死面积差异大

(a) 梗死面积太小;(b) 梗死面积太大

17.9.3 蛛网膜下腔出血

蛛网膜下腔出血是 MCAO 模型最常见的并发症。艾尔萨瑟(Elsaesser)使用3-0尼龙线,大鼠 MCAO 模型后蛛网膜下腔出血发生率达30%;而用4-0尼龙线,蛛网膜下腔出血发生率仅为8%。因此,为了降低蛛网膜下腔出血发生率,应该选用4-0尼龙线,并且包裹硅胶。大鼠选用3-0尼龙线,小鼠选用5-0尼龙线,因为尼龙线的直径稍微大于动物颈内动脉颅内段,尼龙手术线又有一定的刚性,因此容易引起蛛网膜下腔出血,而且还与进线深度和操作者的操作过程有关。因此,大鼠通常用4-0的尼龙手术线并且包裹硅橡胶,小鼠通常用6-0尼龙手术线包裹硅橡胶可显著降低蛛网膜下腔出血。实验操作应轻柔,进线勿用力过度。

17.9.4 再灌注后血流不恢复或者恢复不完全

(1) 可能的原因有两个:① 线栓损伤血管内皮,暴露了血管胶原层,形成血栓堵塞血管,再灌注后血流无法恢复;② 线栓进入大脑前动脉太深或线栓直径太粗导致蛛网膜下腔出血。

　　(2) 解决的方法是：① 线栓先用肝素浸泡处理；② 用激光多普勒血流仪检测脑血流；③ 有条件的话，选择体重相近的鼠，先做预实验，确定线栓包裹的大小直径和进线深度。

　　决定线栓法制作 MCAO 模型成功与否的关键因素是线栓的粗细以及线栓插入颈内动脉的深度，这两者决定了线栓能否到达并且完全阻塞大脑中动脉。但线栓粗细和插入深度需要实验者在实验中摸索，根据不同实验动物的血管管径和长度来确定。

参考文献

1. Kanemitsu H, Nakagomi T, Tamura A, et al. Differences in the extent of primary ischemic damage between middle cerebral artery coagulation and intraluminal occlusion models[J]. J Cereb Blood Flow Metab, 2002, 22(10): 1196 – 1204.

2. Williams AJ, Berti R, Dave JR, et al. Delayed treatment of ischemia/reperfusion brain injury: extended therapeutic window with the proteosome inhibitor MLN519[J]. Stroke, 2004, 35(5): 1186 – 1191.

3. Belayev L, Alonso OF, Busto R, et al. Middle cerebral artery occlusion in the rat by intraluminal suture. Neurological and pathological evaluation of an improved model[J]. Stroke, 1996, 27(9): 1616 –1622, discussion 23.

4. Schmid-Elsaesser R, Zausinger S, Hungerhuber E, et al. A critical reevaluation of the intraluminal thread model of focal cerebral ischemia: evidence of inadvertent premature reperfusion and subarachnoid hemorrhage in rats by laser-Doppler flowmetry[J]. Stroke, 1998, 29(10): 2162 – 2170.

5. Liu M, Dziennis S, Hurn PD, et al. Mechanisms of gender-linked ischemic brain injury[J]. Restor Neurol Neurosci, 2009, 27(3): 163 – 179.

6. Dittmar M, Spruss T, Schuierer G, et al. External carotid artery territory ischemia impairs outcome in the endovascular filament model of middle cerebral artery occlusion in rats[J]. Stroke, 2003, 34 (9): 2252 – 2257.

7. Zhao H, Mayhan WG, Sun H. A modified suture technique produces consistent cerebral infarction in rats[J]. Brain Res, 2008, 1246: 158 – 166.

8. Li F, Omae T, Fisher M. Spontaneous hyperthermia and its mechanism in the intraluminal suture middle cerebral artery occlusion model of rats[J]. Stroke, 1999, 30(11): 2464 – 70, discussion 70 – 71.

9. Garcia JH, Liu KF, Ho KL. Neuronal necrosis after middle cerebral artery occlusion in Wistar rats progresses at different time intervals in the caudoputamen and the cortex[J]. Stroke, 1995, 26(4): 636 – 642, discussion 43.

10. Yamashita K, Busch E, Wiessner C, et al. Thread occlusion but not electrocoagulation of the middle cerebral artery causes hypothalamic damage with subsequent hyperthermia[J]. Neurol Med Chir, 1997, 37(10): 723 – 727, discussion 7 – 9.

11. Reglodi D, Somogyvari-Vigh A, Maderdrut JL, et al. Postischemic spontaneous hyperthermia and its effects in middle cerebral artery occlusion in the rat[J]. Exp Neurol, 2000, 163(2): 399 – 407.

12. Gerriets T, Stolz E, Walberer M, et al. Neuroprotective effects of MK – 801 in different rat stroke models for permanent middle cerebral artery occlusion: adverse effects of hypothalamic damage and strategies for its avoidance[J]. Stroke, 2003, 34(9): 2234 – 2239.

13. Connolly ES Jr, Winfree CJ, Stern DM, et al. Procedural and strain-related variables significantly affect outcome in a murine model of focal cerebral ischemia[J]. Neurosurgery, 1996, 38(3): 523 – 531, discussion 32.

14. Maeda K, Hata R, Hossmann KA. Regional metabolic disturbances and cerebrovascular anatomy after permanent middle cerebral artery occlusion in C57black/6 and SV129 mice[J]. Neurobiol Dis, 1999, 6(2): 101 – 108.

15. Yang G, Kitagawa K, Matsushita K, et al. C57BL/6 strain is most susceptible to cerebral ischemia

following bilateral common carotid occlusion among seven mouse strains: selective neuronal death in the murine transient forebrain ischemia[J]. Brain Res, 1997, 752(1-2): 209-218.

16. Majid A, He YY, Gidday JM, et al. Differences in vulnerability to permanent focal cerebral ischemia among 3 common mouse strains[J]. Stroke, 2000, 31(11): 2707-2714.

17. Lambertsen KL, Gregersen R, Finsen B. Microglial-macrophage synthesis of tumor necrosis factor after focal cerebral ischemia in mice is strain dependent[J]. J Cereb Blood Flow Metab, 2002, 22(7): 785-797.

18. Sugimori H, Yao H, Ooboshi H, et al. Krypton laser-induced photothrombotic distal middle cerebral artery occlusion without craniectomy in mice[J]. Brain Res Brain Res Protoc, 2004, 13(3): 189-196.

19. McColl BW, Carswell HV, McCulloch J, et al. Extension of cerebral hypoperfusion and ischaemic pathology beyond MCA territory after intraluminal filament occlusion in C57Bl/6J mice[J]. Brain Res, 2004, 997(1): 15-23.

20. Beckmann N. High resolution magnetic resonance angiography non-invasively reveals mouse strain differences in the cerebrovascular anatomy *in vivo*[J]. Magn Reson Med, 2000, 44(2): 252-258.

21. Schauwecker PE, Steward O. Genetic determinants of susceptibility to excitotoxic cell death: implications for gene targeting approaches[J]. Proc Natl Acad Sci U S A, 1997, 94(8): 4103-4108.

22. Fernandes C, Paya-Cano JL, Sluyter F, et al. Hippocampal gene expression profiling across eight mouse inbred strains: towards understanding the molecular basis for behaviour[J]. Eur J Neurosci, 2004, 19(9): 2576-2582.

23. Oliff HS, Marek P, Miyazaki B, et al. The neuroprotective efficacy of MK-801 in focal cerebral ischemia varies with rat strain and vendor[J]. Brain Res, 1996, 731(1-2): 208-212.

24. Wu C, Zhan RZ, Qi S, et al. A forebrain ischemic preconditioning model established in C57Black/Crj6 mice[J]. J Neurosci Methodsods, 2001, 107(1-2): 101-106.

25. Belayev L, Busto R, Zhao W, et al. Middle cerebral artery occlusion in the mouse by intraluminal suture coated with poly-L-lysine: neurological and histological validation[J]. Brain Res, 1999, 833(2): 181-190.

26. Hermann DM, Kilic E, Hata R, et al. Relationship between metabolic dysfunctions, gene responses and delayed cell death after mild focal cerebral ischemia in mice[J]. Neuroscience, 2001, 104(4): 947-955.

27. Hata R, Maeda K, Hermann D, et al. Evolution of brain infarction after transient focal cerebral ischemia in mice[J]. J Cereb Blood Flow Metab, 2000, 20(6): 937-946.

18 三血管阻塞模型

急性脑缺血动物模型是研究脑血管病病理机制和防治措施不可缺少的重要工具。由于临床上缺血性卒中大多是由于大脑中动脉区域梗死造成[1]，因此实验研究中人们普遍采用经由大脑中动脉血管外或血管内闭塞制作局灶脑缺血模型。血管内线栓法模型目前最为常用，但是由于该模型制作变异性大，而且动物长期存活率低，致使实验重复性差[2-3]。1981年，Tamura等建立了开颅电凝阻塞法，也称Tamura模型[4]，即在麻醉大鼠耳眼连线的中点垂直切开皮肤，钻孔，于大脑上下动脉间电凝闭塞大脑中动脉，造成大脑中动脉支配区局灶性脑缺血模型。此法效果确实，但损伤很大，且动物死亡率高[5]。后来，发现可以通过相对简单的开颅结扎术闭塞位于浅表大脑皮质的大脑中动脉远端主干制备模型(distal MCAO)，然而此方法在Wistar大鼠中产生的缺血梗死损伤并不稳定[6]。再后来，为了减少侧支循环的影响，学者们发明了开颅后夹闭大脑中动脉(而非电凝)联合双侧颈总动脉夹闭的大鼠三血管阻塞模型(3 - vessel occlusion，3 - VO)[7-8]，即闭塞一条颈总动脉及两侧椎动脉或者两条颈总动脉及一条椎动脉。由于该方法可同时导致大鼠皮质和基底节缺血，被认为是最接近人类卒中的标准动物模型，适用于脑缺血后长期神经功能缺失的康复及介入治疗研究中[9]。三血管结扎法术后即表现出脑缺血，血流量会减少85%左右，和急性短暂性全脑更加相似，术后9周脑缺血将会被完全代偿。而且三血管法也是众多模型中再灌注流量恢复最快者。三血管阻塞模型因其缺血较为迅速、缺血效果好、再灌注血流恢复迅速而更加适用于急性缺血性疾病的研究。

18.1 动物的选择

由于三血管结扎的造模方法与其他造模方法相比对血管造成的损伤较少，造模成功率较高及稳定。该造模方法适合于用Sprague-Dawley(SD)、Wistar等多种大鼠和C57BL/6J、CD-1等小鼠。常用雄性大鼠体重250～350 g，雄性小鼠体重25～35 g。

18.2 材料准备

材料包括：① 术显微镜；② 多普勒激光血流仪；③ pH/血气分析仪；④ 高速微型钻；⑤ 皮肤消毒剂，如聚维酮碘或氯己定；⑥ 75%乙醇及医用棉球；⑦ PE - 50 导管；⑧ 剃毛器;⑨ 恒温垫系统;⑩ 常用手术器械:显微解剖镊(14 cm)、虹膜钳状骨针(10 cm)、钳状骨针(12 cm)、微型夹(5～8 cm)、解剖镊(12 cm)、注射器、外科丝缝合线(4－0 号丝线)、外科丝缝合线(10－0 号缝合线)、锥形尖端针(1 号)、大鼠/小鼠脑模具、科剪、拉钩。

18.3 麻醉与代谢和生理参数的测定

18.3.1 麻醉

实验动物称重后置于一个小笼盒内,用 3％～4％的异氟醚诱导麻醉,并用面罩吸入 1％～2％异氟醚于 70％二氧化氮和 30％ 氧气的混合气体中维持麻醉。或者用 10％水合氯醛 400 mg/kg 体重,腹腔注射麻醉。麻醉成功的标志为呼吸均匀,心跳血压平稳,肌肉松弛,对于疼痛刺激无反应。

18.3.2 生理参数监测

动物麻醉后,分离左侧股动脉并插入 PE－50 导管,抽取血液标本检测血糖、血气和 pH;同时检测血压,血压控制在 100 mmHg 以上。通过控制麻醉深度,可使动脉血压维持在 100～120 mmHg;将大鼠仰卧于手术台上,直肠温度探测仪的探针插入直肠内 4 cm 左右;使用电热垫将大鼠体温维持在 37 ℃左右。

18.4 手术操作步骤

18.4.1 大鼠三血管 MCAO 模型

(1) 将大鼠置于手术台上,取仰卧位,用 10 ml 注射器大小的管子放置在大鼠颈后,以加强双侧颈总动脉的显露。

(2) 剃掉颈部和腹侧的毛,用 75％的乙醇棉球或聚维酮碘进行局部皮肤消毒,颈部中线做一个切口,分离双侧颈总动脉,双动脉下穿线;分离颈总动脉时小心分离伴行的迷走神经纤维,以免受损伤。

(3) 将大鼠体位改为左侧卧位。

(4) 在大鼠右眼滴加 1～2 滴人工泪液,闭上眼睑,避免手术中对眼睛造成损伤;剃掉右侧外耳道和右眼外之间的皮毛,使用聚维酮碘局部皮肤消毒,75％乙醇脱碘,在两个位置连线中点做一切口,长度约 2 cm。

(5) 用止血钳拉开切口,切断颞肌,分离肌肉,暴露颧弓。操作工程中要注意保护腮腺和面神经。

(6) 用咬骨钳移除颧弓,用牵张器撑开下颌骨与颧弓,暴露前庭窗;用 1.4 mm 钻头的骨钻在前庭窗的前 3 mm、下 1 mm 处钻孔,钻头浸在室温的盐水中,以免在钻洞过程中造成皮质热或物理损伤。在显微镜下透过硬脑膜即可看见大脑中动脉,垂直于嗅束向上走行。

(7) 用针头挑破硬脑膜,分离大脑中动脉周围的蛛网膜,暴露大脑中动脉。

　　用显微镊在接近嗅束处将大脑中动脉挑起,用无创微动脉夹夹闭或尼龙线结扎大脑中动脉,夹闭结扎位置在其分支豆纹动脉之前或靠近颈内动脉处。将颞肌和表面皮肤覆盖回位,用浸透人造脑脊液的纱布覆盖。

　　(8)在阻断大脑中动脉同时,通过尼龙线套扣阻断双侧颈总动脉的血流(见图 18-1和图 18-2)。

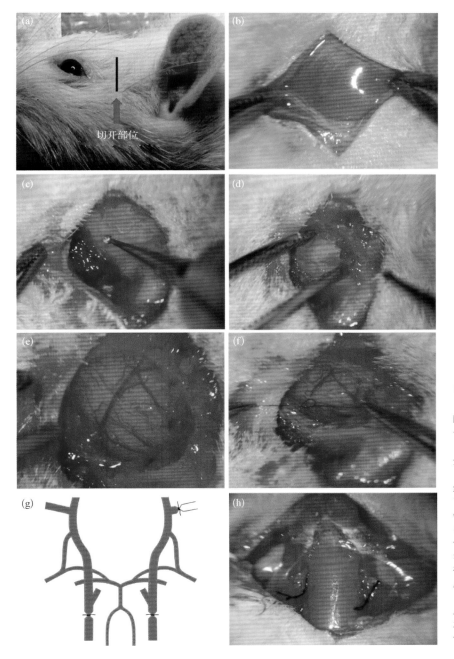

图 18 - 1　三血管阻塞模型操作步骤

　　(a)在左侧眼外眦至外耳道之间做一长约 2 cm 的切口;(b)暴露颞肌,纯性分离并牵开颞肌;(c)以卵圆窝或者下颌神经前方 3 cm、侧方 1 cm 的鳞骨为中心,钻一直径为 2～4 mm 的小孔;(d)移去颅骨;(e)暴露大脑中动脉区域;(f)剪开需扎闭区域周围硬脑膜,用 10 - 0 或 11 - 0 的带针缝合线结扎大脑中动脉;(g)手术示意图;(h)结扎双侧颈总动脉

（9）缺血 1～2 h 后颈总动脉的动脉瘤夹/缝线和大脑中动脉的缝线都被松开，在显微镜下直接观察 3 个动脉血流的恢复。

（10）再灌注 20 min 后，用牙科胶泥封闭颅骨手术，再分别缝合切口。允许大鼠麻醉苏醒后自由进食水。所有大鼠在能通风换气的（24±0.5）℃孵箱中直到实验结束。

18.4.2 小鼠三血管 MCAO 模型

小鼠的手术操作流程与大鼠基本相同。不同之处是用更小的动静脉畸形血管夹。

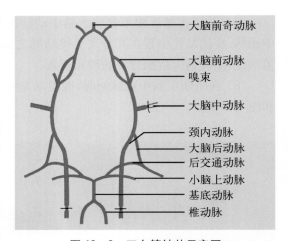

图 18-2 三血管结扎示意图

注：双侧颈总动脉、右侧大脑中动脉结扎造成大脑中动脉区域持续、稳定的缺血

18.5 评估模型成功的指标

18.5.1 术中评估模型是否成功

造模型前、血管阻塞后和再灌注后分别用多普勒激光血流仪检测局部脑血流变化，以造模前血流为基础水平计算百分率，阻断 80%（三血管阻塞后即刻）和恢复 75% 以上（再灌注后）的脑血流指示模型建立成功。

18.5.2 术后评估模型是否成功

18.5.2.1 行为学检测

三血管 MCAO 模型主要引起动物的运动功能障碍，可通过肢体对称性试验、转子杆

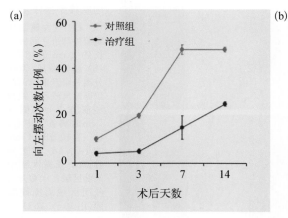

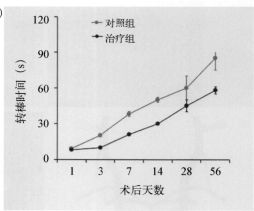

图 18-3 肢体对称性试验和转棒测试

（a）肢体对称性试验结果；（b）转棒测试结果。均提示实验动物手术后有运动功能障碍，再灌注后运动功能障碍有所恢复，治疗组恢复情况好于对照组

测试(见图 18-3)等检测,Morris 水迷宫试验、旷场试验和神经行为学评分具体操作参见本书前面章节。

18.5.2.2　组织学监测

在再灌注期后,将动物用水合氯醛深度麻醉,再用 200 ml 4 ℃的生理盐水从心脏进行灌注。小心取下脑组织后用 4 ℃的盐水冷冻 5 min,再用刀片从冠状位将脑子切成 2 mm 厚度的脑片,并将其放入含 2% TTC 的等渗 PBS 中(pH 7.4),37 ℃ 孵育 30 min,然后储存在 10% 的中性甲醛溶液中,可观察到梗死面积(见图 18-4)。

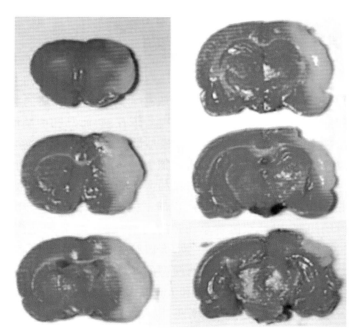

图 18-4　三血管 MCAO 模型的大脑 TTC 染色

注:TTC 染色显示大脑中动脉区域明显未染上红色,提示大脑中动脉区域的脑组织死亡

18.6　优势与局限性

18.6.1　三血管阻塞模型的优势

(1)该模型优于电凝法主要表现在可以选择性地制造永久性缺血或短暂性缺血;永久性 MCAO 模型在夹闭颈总动脉 2 h 后松开,大脑中动脉继续结扎;短暂性 MCAO 模型,颈总动脉和大脑中动脉在夹闭 2 h 后都松开,可用于缺血后再灌注的研究。

(2)可以非常确切地结扎大脑中动脉,制作重复性好的梗死灶。

(3)对于需要反复缺血—再灌注的动物模型,线栓法不太容易进行,因反复地从颈外动脉插入大脑中动脉,容易导致血管损伤,发生血管痉挛或栓塞。而该模型通过释放双侧颈总动脉的动脉夹或结扎线,可实现反复缺血—再灌注模型。

（4）夹闭阻断血流的局部创伤远小于电凝法，有利于后续神经功能方面的研究。

（5）结扎双侧颈总动脉引起脑血流降低至初始值的 60%，主要造成的影响只是颅内低血压，并非缺血，不会引起神经元死亡；而单独结扎远端大脑中动脉也不会引起很严重的缺血性损伤。但这两种方法结合起来就可以在皮质区引起很清晰的梗死灶。

（6）松开双侧颈总动脉后引起的是部分再灌注，临床上卒中患者得到救治后，脑血管内不会完全地再灌注，而是逐渐地部分再通，此模型在一定程度上可以模拟此临床现象，与患者的病理过程表现更为相似。

18.6.2　三血管阻塞模型的局限性

三血管法的缺点是需要直接暴露基底动脉，手术创伤大，在手术中对周围组织和神经牵拉比较严重。

远端 MCAO 模型主要有两种。两者均对大脑半球产生更有限的损伤，避免线栓法 MCAO 模型阻塞时间长于 60 min 时出现的丘脑、下丘脑、海马和中脑的损伤。因此，在这些模型中不会出现高温反应。远端 MCAO 模型最初是由 Tamura 等发明的，即在大脑半球外侧表面分离豆状纹状动脉分支，切断大脑中动脉。大多数研究者并不像原来所描述的那样分裂颞弓，但手术方法仍然涉及腮腺和颞肌的熟练分离和大脑中动脉的狭窄开颅手术。缺血性损伤包括纹状体的大部分、皮质下白质和同侧皮质。第 2 种技术涉及大脑表面大脑中动脉的闭塞，以及双侧颈总动脉的闭塞——三血管闭塞模型。为了血压正常动物（即不是自发性高血压大鼠）梗死一致，大鼠脑表面大脑中动脉和两个颈总动脉需要至少闭塞 60 min。在大鼠中，三血管闭塞模型的变异性与大脑中动脉和同侧颈动脉是否永久性闭塞有关。其包括同侧颈总动脉和大脑中动脉的永久性闭塞、同侧颈总动脉的单独永久性堵塞、仅大脑中动脉的永久性堵塞，以及 3 个静脉的暂时闭塞等。缺血性损伤包括大部分额叶、顶叶、颞叶和延髓枕叶皮质，及下面的白质和背外侧纹状体的一小部分。重要的是，Tamura 和三血管闭塞模型都涉及再灌注。在 Tamura 模型中来自大脑前动脉的局部脉络提供了内侧额叶和顶叶皮质的回流区，在三血管闭塞模型中通过解除颈总动脉或大脑中动脉的短暂性堵塞来实现再灌注。在小鼠，永久性远端大脑中动脉和双侧颈总动脉堵塞限制在 15 min 内就产生局限于皮质的梗死，而颈总动脉阻塞 30 min 或更长时间才能产生双边全脑性纹状体和苍白球梗死（C57BL/6 品系，Ohab 和 Carmichel 观察得到）。同样，小鼠的大脑中动脉和同侧颈总动脉（双血管模型）的永久闭塞提供了与大鼠三血管阻塞模型相似程度的皮质梗死。

这些远端大脑中动脉闭塞模型在额叶和顶叶皮质中产生梗死核心，并且在 3～4 d 内进一步发展到邻近的颞叶、额叶和扣带皮质以及背外侧纹状体中，其特征为白细胞浸润、细胞因子产生、半胱天冬裂酶活化和凋亡。与线栓法 MCAO 模型相比，这些模型的优点是产生较小的梗死，缺点是需要开颅手术，要求一定程度的神经外科技术以及更长的准备时间。最近一项改进是在小鼠中通过使用 Rose-Bengal 透过颅骨光凝大脑中动脉，进一步改善了小鼠的远端 MCAO 模型。

18.7 注意事项

18.7.1 麻醉剂对梗死体积的作用

在麻醉和手术过程中对大脑缺血模型都是有影响的。麻醉剂在大脑缺血的病理生理中有重要作用。因此,笔者比较了不同麻醉剂对缺血梗死体积的影响,发现水合氯醛是这一模型的理想麻醉剂。水合氯醛是镇静剂,用于治疗失眠的短效药物,可缓解焦虑,在手术前诱导睡眠或治疗乙醇戒断症状,也可用于术后缓解疼痛。用水合氯醛比用其他的麻醉药(如氯胺酮、赛拉嗪、乙醚和异氟醚)模型的梗死体积和结扎时间有更好的相关性。水合氯醛的另一优点在于不是管制药品,在购买和存放时减少了很多限制要求。

18.7.2 血糖对梗死体积的影响

见 17.8.5。

18.7.3 脑水肿对梗死体积的影响

见 17.8.6。

18.7.4 性别对梗死体积的影响

流行病学研究发现,女性(直至绝经后,即 55 岁后)心血管病的患病率低于男性,卒中的发病率也是如此。有短暂性缺血发作或小卒中的女性发病率低于男性。动物研究也表明性别不同,卒中的结果不同。在三血管 MCAO 模型中,雄性比雌性大鼠的梗死体积更大。当在三血管 MCAO 模型中混有雄性和雌性大鼠时,应该考虑性别的影响。

18.7.5 温度对梗死体积的影响

研究发现,即使是轻微的大脑温度降低,也能对缺血损伤的大脑起到保护作用。Connolly 等的研究显示,MCAO 模型后,小鼠无法自我调节体温,在保护期出现严重的低温,而这种体温变化对 MCAO 模型后病理结果有显著的影响,是损伤了下丘脑体温调节中枢所致。

18.8 常见问题与解决方法

18.8.1 梗死面积太小

在该模型中,选择截断大脑中动脉主干血流的部分十分重要。实践经验认为只有在鼻裂间隙正上段部位的血流阻断才能得到相对合适的梗死范围。

18.8.2 损伤脑组织或出血

在手术阻断大脑中动脉主干时,电凝或结扎该血管都很容易造成邻近此血管的脑组织损伤,如果电凝不到位或结扎过于用力,或手术操作粗暴,都极易损伤大脑中动脉主干,从而导致大出血,使手术失败。

参考文献

1. Tanizaki Y, Kiyohara Y, Kato I, et al. Incidence and risk factors for subtypes of cerebral infarction in a general population: the Hisayama study[J]. Stroke, 2000, 31(11): 2616 - 2622.
2. Bouley J, Fisher M, Henninger N. Comparison between coated vs. uncoated suture middle cerebral artery occlusion in the rat as assessed by perfusion/diffusion weighted imaging[J]. Neurosci Lett, 2007, 412(3): 185 - 190.
3. Fluri F, Schuhmann MK, Kleinschnitz C. Animal models of ischemic stroke and their application in clinical research[J]. Drug Des Devel Ther, 2015, 9: 3445.
4. Tamura A, Graham D, McCulloch J, et al. Focal cerebral ischaemia in the rat: 1. Description of technique and early neuropathological consequences following middle cerebral artery occlusion[J]. J Cereb Blood Flow Metab, 1981, 1(1): 53 - 60.
5. 王柳清,邵蓓,林真珍,等.大鼠大脑中动脉近端及远端阻塞脑缺血模型的脑梗死体积和行为学差异比较[J].中国临床神经科学,2013,21(3): 259 - 263.
6. Coyle P. Middle cerebral artery occlusion in the young rat[J]. Stroke, 1982, 13(6): 855 - 859.
7. Buchan AM, Xue D, Slivka A. A new model of temporary focal neocortical ischemia in the rat[J]. Stroke, 1992, 23(2): 273 - 279.
8. Yanamoto H, Nagata I, Hashimoto N, et al. Three-vessel occlusion using a micro-clip for the proximal left middle cerebral artery produces a reliable neocortical infarct in rats[J]. Brain Res Brain Res Protoc, 1998, 3(2): 209 - 220.
9. 罗玉敏,闫连秋.脑血管病实验方法学[M].北京:中国医药科技出版社,2014.

19 老龄鼠脑缺血模型

年龄对缺血性卒中来说是一个十分重要的危险因素,老年人缺血性卒中的普遍原因是动脉粥样硬化,而其发生的基本机制可能是随着年龄的增加而出现血管壁肌层收缩力降低。临床上,缺血性脑血管疾病的发病率随着年龄增加而明显上升,而且病死率更高,预后也更差。因此,研究老年缺血性脑血管病的治疗成为目前关注的热点。近年来,缺血性卒中的病理生理实验多以年轻动物为研究对象,忽视了老年因素在缺血性卒中中的重要性,致使研究结论与缺血性卒中多发于老龄人群的临床实际相距甚远。老年人存在机体衰老、潜在多重危险因素、应激调节减退、多器官受损、治疗预后差等原因限制了临床研究的开展,因此动物研究尤为重要[1]。由此可见,建立一个稳定的、与人类年龄相关的老年大鼠脑缺血模型是研究人类卒中的基础。

19.1　小鼠的生命周期

小鼠的生命周期如图19-1所示。

19.1.1　成熟期: 3～6月龄
成熟的小鼠应该至少3月龄大。虽然小鼠35 d已经性成熟,但是大多数生物合成、代谢过程及生物结构的形成可相对发生,直至3月龄。成熟期小鼠的年龄范围上限通常为6月龄。超过6月龄,小鼠可能会出现一些与年龄相关的变化(例如,因为繁殖能力降低,雌性小鼠在8月龄后一般没有繁殖功能)。即便如此,如果一个特定的生物学标志物是稳定的并持续12个月,12月龄的小鼠仍可能被认为是成熟期。

19.1.2　中年期: 10～15月龄
中年期指的是一个阶段,在此期间,衰老的变化可以通过一些,但并不是所有的老化生物学标志物检测到。老化研究经常包含中年群体的动物,以此来确定与年龄相关的变化是渐进的,还是只在年老时才会开始出现。对于中年小鼠应至少10月龄大,因为从那时起,可以检测到从年轻个体开始的衰老过程(例如,胶原蛋白的交连及活化/记忆、T细胞的增多)。中年期鼠龄上限通常是14～15月龄,因为在这个年龄,大多数生物学标志物还没有完全改变,有些还没有开始变化。

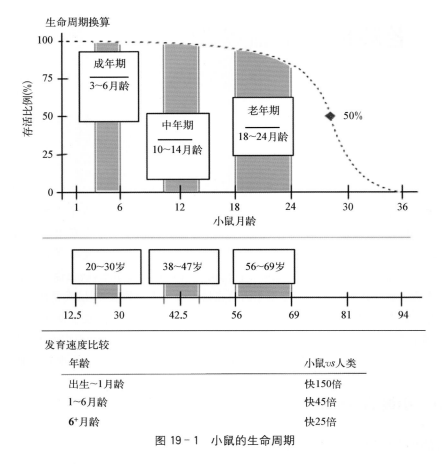

图 19 - 1 小鼠的生命周期

19.1.3 老龄期：18～24个月龄（或更老，取决于基因型）

老龄期指的是几乎所有与衰老相关的生物标志物都可在所有动物中检测到。老龄期小鼠应该至少18月龄。对于 C57BL/6J 小鼠和许多其他基因型的老龄期上限是24月龄，但这仍取决于特定基因型动物开始出现疾病的时间。

19.2 大鼠与人类生命周期的关系

实验室大鼠寿命约2～3.5年（平均3年），而人类的全球预期寿命为80岁，各国根据其社会经济条件而有所不同。因此，把他们的寿命放在一起，可以计算为（80×365）÷（3×365）＝26.7人类天数＝1大鼠天数；365÷26.7＝13.8大鼠天数＝1人年。因此，人的1年几乎等于大鼠的2周龄（13.8 d）[2]（见表19-1）。

19.2.1 大鼠童年到青春期

与人类相比，大鼠有一个短暂、加速的童年。大鼠在婴儿期发育迅速，在6周龄时就达到性成熟。而人类发展相对缓慢，直到12～13岁才开始青春期（8～16岁）。

表 19 - 1 大鼠和人类年龄的换算

大 鼠 月 龄	大 鼠 年 龄	大鼠相对人类的年龄
1.5 月龄(青春期)	0.125 岁	12.5 岁(青春期)
6 月龄(成熟期)	0.5 岁	18 岁(成熟期)
12 月龄	1 岁	30 岁
18 月龄	1.5 岁	45 岁
24 月龄	2 岁	60 岁
30 月龄	2.5 岁	75 岁
36 月龄	3 岁	90 岁
42 月龄	3.5 岁	105 岁
45 月龄	3.75 岁	113 岁
48 月龄	4 岁	120 岁

19.2.2　大鼠青春期和成年

大鼠在 6 周龄达到性成熟,但在 5~6 月龄后才达到成年期。在成年期,1 月鼠龄大约相当于人类的 2.5 岁。雌性大鼠进入更年期的年龄在 15~18 月龄之间,而人类进入更年期是在 48~55 岁。

19.2.3　老龄期: 24 月龄(或更老)

19.3　动物的选择

使用 22 月龄体重 350~450 g 的雄性 Fisher 344 大鼠。

19.4　手术操作步骤

(1) 将大鼠放置在手术台上,取仰卧,用 10 ml 注射器大小的管子放置在大鼠颈后,以加强双侧颈总动脉的显露。

(2) 剃掉颈部和腹侧的毛,用 75% 的乙醇棉球或聚维酮碘进行局部皮肤消毒,颈部中线做一切口,分离双侧颈总动脉,双动脉下穿线;分离颈总动脉时小心分离伴行的迷走神经纤维免受损伤。

(3) 将大鼠体位改为左侧卧位。

(4) 在大鼠右眼滴加 1~2 滴人工泪液,闭上眼睑,避免手术中对眼睛造成损伤;剃掉右侧外耳道和右眼外之间的皮毛,使用聚维酮碘局部皮肤消毒,75% 乙醇脱碘,在两个位置连线中点做一切口,长度约 2 cm。

(5) 用止血钳拉开切口,切断颞肌,分离肌肉,暴露颧弓。操作工程中要注意保护腮腺和面神经。

（6）用咬骨钳移除颧弓，用牵张器撑开下颌骨与颧弓，暴露前庭窗；用 1.4 mm 钻头的骨钻在卵圆窗的前 3 mm、下 1 mm 处钻孔，钻头浸在室温的盐水中，以免在钻洞的过程中造成皮质热或物理的损伤。在显微镜下透过硬脑膜即可看见大脑中动脉，垂直于嗅束向上走行。

（7）用针头挑破硬脑膜，分离大脑中动脉周围的蛛网膜，暴露大脑中动脉。

（8）用显微镊在接近嗅束处将大脑中动脉挑起，用无创微动脉夹夹闭或尼龙线结扎大脑中动脉，夹闭结扎位置在其分支豆纹动脉之前或靠近颈内动脉处。将颞肌和表面皮肤覆盖回位，用浸透人造脑脊液的纱布覆盖。

（9）在阻断大脑中动脉的同时，通过尼龙线套扣阻断双侧颈总动脉的血流。

（10）缺血 1～2 h 后颈总动脉的动脉瘤夹/缝线和大脑中动脉的缝线都被松开，在显微镜下直接观察 3 根动脉血流的恢复。

（11）再灌注 20 min 后，用牙科胶泥封闭颅骨手术，再分别缝合切口。允许大鼠从麻醉中苏醒后自由进食水。所有大鼠都在能通风换气的（24±0.5）℃孵箱中直到实验结束[3]。

19.5　注意事项

研究者们为了模拟人类脑血管疾病的发病过程，往往期望选用老龄大鼠作为研究对象，但由于老龄大鼠的大脑中动脉发生了不同程度的迂曲、粥样硬化、管腔狭窄等解剖及病理上的改变，难以充分阻断大脑中动脉血流，而且大脑中动脉管腔的粗细与常规栓线的规格不相匹配，因此不宜盲目选用老龄大鼠制作线栓法卒中模型。

19.5.1　年轻和老龄动物的差异

不同的实验因素对鼠类模型数据的质量有重要影响，这些因素根据实验的要求而有所不同。与中年动物相比，年轻或年老动物中与疾病相关的生理系统存在显著差异，这些差异可能影响基本疾病的生物学、药物作用机制和疗效的研究结果。在实验室啮齿类动物模型中，年龄不一致的选择有可能影响数据的质量，并可能增加变异性及降低与所研究人类疾病的相关性。在机制研究中，生物途径或作用机制可能会被老龄引起的动物间的差异所遮蔽。在药物开发中，由于啮齿类动物模型对人类疾病缺乏可预测性，一些药物的转化虽然已经从非临床研究到达了第 2 阶段临床试验，但是它们在许多领域的治疗效果仍然很差，而动物的质量和年龄变化可能是导致这一现象的原因。

通常动物模型所使用的动物年龄是 8～12 周龄，在这个年龄范围内，许多发育过程仍在进行。生理上的变化可能对实验有很大的影响[4]，例如：① 在啮齿类动物中，骨密度直到 26 周龄才达到峰值。② 免疫系统的发育是由胸腺大小、早期细胞含量的变化以及关键的免疫学指标来定义的。不成熟的 B 细胞表型会持续到 4 周龄，约 8 周龄时 T 细胞反应才成熟，而 T 细胞和 B 细胞的增多发生在生命的前 26 周。③ 大鼠大脑的显著发育通常会持续到 9 周龄，中枢神经系统边缘结构的髓鞘在 6 周龄时才完整地形成，而小鼠脊髓、海马和嗅觉结构的发育会一直持续到 11 周龄。

此外，老龄动物的生理反应可能与年轻老鼠不同，例如：① 绝经和老龄等因素是人类骨骼疾病的危险因素，而较年幼的啮齿类动物不能很好地模拟出来，因此，选择老龄啮齿类动物可以很好地确保跨物种的可比性。② 随着年龄的增长，血液流动和脑生化的改变对人类有很大的影响，但这些病理特征在年轻动物模型中并没有被反映出来。老龄大鼠对损伤表现出不同的易感性，并且从缺血损伤中需要较长的时间来恢复。③ 年龄相关的基因表型在常用的自交系中被发现。④ 微生物在维持正常的免疫系统功能和对疾病的反应方面发挥重要作用。老化会影响小鼠微生物群落的组成，从而对小鼠的过敏性气道疾病模型有所影响，进而可能会降低获得的数据的质量。⑤ 肝的药物代谢对系统管理化合物有重要影响，因此在新药开发过程中具有重要作用。在年轻和老龄群体中，关键的肝脏酶的基因表达有显著的不同，这可能导致药物候选或发展出现差异或错误。

19.5.2　老化对远端 MCAO 模型的影响

虽然年龄是临床疾病预后的重要指标，但实际上对老龄动物的研究很少，特别是超过 15 月龄的动物。老化过程中，许多神经化学和生理也发生着变化。而在老龄动物的研究中，需要考虑以下一些问题[5-6]。

（1）较高的感染率以及肿瘤的发病率。

（2）较高的死亡率。

（3）血管结构和形态：不同月龄的动物血管结构和形态均有不同程度的改变，这对实验的操作有很大影响。研究发现，Wistar 大鼠衰老后大脑中动脉管腔增大、厚度减小，内膜的变化主要表现为基膜增厚、内弹性膜厚薄不一、断裂或分层等。尽管脑梗死多发于老年人群，但由于老龄动物的颈总动脉、大脑中动脉等发生了不同程度的迂曲、粥样硬化、管腔狭窄等解剖及病理上的改变，致使造模效果很差，因此在老龄啮齿类动物中施行远端 MCAO 模型要比年轻动物困难得多。虽然年轻大鼠制备模型的成功率较高，但其检验临床有效药物的实验结果并不理想，这也可能是由于动物年龄不同而导致的[7]。

（4）水肿：卒中后，相对年轻动物，老龄动物有较少的水肿形成。临床研究也证实了年轻卒中大脑更容易出现水肿，这也在一定程度上解释了骨瓣减压术的上限年龄为 60 岁。

（5）研究结果产生分歧：由于老龄卒中模型建立的复杂性以及更高的动物饲养费用，研究人员经常避免使用老龄动物进行研究。而使用动物的年龄和种系的不同，也可能会导致研究结果不同。Kharlamov 等对 3 个年龄组的 Fisher 大鼠（4、20 和 27 月龄）进行研究，发现 3 组动物在卒中 24 h 后的梗死体积没有明显区别。而在另一项研究中，Wistar 老龄雄性大鼠的大脑皮质和纹状体的梗死面积从 9% 增加到 12%。相反地，也有研究表明，相对于老龄（26 月龄）雄性大鼠，年轻大鼠（3 月龄）的组织学梗死损伤更高。

（6）性别和激素：许多研究表明，雌性动物的卒中梗死体积会随着年龄增加而增加，这可能与老化的卵巢激素水平下降有关。

19.5.3　老龄大鼠远端 MCAO 模型后的死亡率

由于术后身体虚弱、外周免疫功能下降以及其他并发症,老龄动物在远端 MCAO 模型后有较高的死亡率以及更加严重的神经行为学损伤。研究发现,3~4 月龄的雄性大鼠卒中后死亡率为 9％,而 22~24 月龄的大鼠死亡率为 43.5％。尽管老龄小鼠的缺血性损伤造成的死亡风险更大,但在大多数简单的行为学测试中,老龄小鼠最终的恢复程度(卒中后 4 周)与年轻老鼠没有什么不同,尽管恢复的速度很慢[8]。

19.5.4　老龄大鼠远端 MCAO 模型后的功能恢复

研究表明,老龄大鼠缺血后较年轻大鼠损伤更严重,神经功能恢复更差。老龄大鼠在皮质梗死后具有恢复的能力,尽管比年轻对照组差。对于老龄大鼠卒中后的预后,应该考虑到以下几个方面[9]。

(1) 所有的大鼠在手术后的前 3 d 行为学表现减少,其中一部分原因是手术本身对大鼠所造成的损害。

(2) 老龄鼠开始恢复的时间推迟 3~4 d。

(3) 恢复的程度也取决于测试方法的复杂性和难度。例如,老龄大鼠难以掌握复杂的任务,如神经状态评估[综合测量运动、感觉、反射和平衡功能、旋转杆或粘签去除测试(这是躯体感觉功能障碍的测量)]和 Morris 水迷宫。而简单的任务对老龄大鼠是没有困难的,如足错误(foot-fault)测试和转角试验。

(4) 老龄大鼠的功能表现水平依赖于梗死面积的大小。梗死面积为 20％的老龄组大鼠比 4％老龄组大鼠的功能损伤更严重。梗死面积的 MRI 测量结果与神经功能结果如改良的神经学严重程度评分(mNSS)、粘签去除试验和 foot-fault 测试结果相一致。缺血性老年动物的脑电图的研究很少。

另外,有研究表明,相对于 24 h,大鼠在经过 28 d 的恢复后,年轻和老龄大鼠的梗死体积均显著降低。而无论在远端 MCAO 模型后 24 h 或 28 d,年轻和老龄大鼠的梗死体积均无统计学差异。因此,即便老龄大鼠缺血性损伤的死亡风险较大,但如果老龄大鼠在远端 MCAO 模型手术后的很短的时间内存活,那么其恢复将于年轻大鼠没有什么差异[8]。

19.5.5　老龄对大鼠脑静脉循环紊乱的影响

有研究表明,老龄大鼠静脉阻塞后造成的梗死面积比年轻大鼠明显增大,这也表明年龄与静脉阻塞后静脉梗死率和大小的增加相关。老龄大鼠中血栓形成更大,这也可能与机体内血栓形成或血栓溶解体系失衡相关[10]。

19.5.6　MRI 在梗死面积测量中的应用

老龄大鼠缺血发病率更高,病变更严重以及病变速度也更快,然而,很少有研究应用 MRI 方法来检测老龄动物缺血性病变的动态变化[11]。

(1) MRI 研究显示,在卒中早期,老龄大鼠的大脑对缺氧的敏感性更高。

(2) 在 MRI 上,由于水肿组织的含水量较高,缺血性病变在 T2 加权像上表现为高信号区。因此,考虑到卒中模型后动物水肿的出现,MRI 对梗死体积的测量非常可靠。

(3) MRI 也是一种有用的成像工具,可用在动物模型中检测卒中重构、轴突重塑和干细胞治疗效果。

(4) MRI 监测大脑脑室体积可以作为缺血性损伤严重程度的指标,脑室扩张的减少可能与组织结构的改善有关,并可通过受损区域中血管和突触密度增加来证实。

19.5.7　模型制备中动物影响因素

(1) 种类不同:动物由于解剖结构、生物学特性不同,不同模型选择的动物也不同,因此需要根据研究目的选择合适的动物种类及规范的模型制备方法。

(2) 动物品系:同种动物,品系不同,即使采用同种模型制备方法,梗死结果也可能迥然不同,因此,应根据研究目的选择合适品系的动物。脑缺血的基础病变和危险因素日益受到重视,可有目的地选用老龄动物、自发性高血压动物、肾血管性高血压动物、糖尿病动物以及特定性别或特定遗传背景的动物进行脑缺血研究,从而有针对性地探讨遗传特性、基础病变以及危险因素等方面的影响[12]。

(3) 性别:因雌激素对脑损伤有保护作用,雄性动物梗死体积较雌性较大,因此不可雌雄动物混用。目前多选择雄性动物。

(4) 体重:体重不同,所采取的麻醉措施、麻醉剂量及模型制备方法也不尽相同。为了避免偏倚应选择适当体重的动物制备模型。线栓法制备的远端 MCAO 模型,动物体重与所采用线栓长度、直径密切相关。

(5) 月龄:参见 19.5.2。

(6) 新陈代谢速率:老龄动物机体可改变多种药物的反应和新陈代谢。所有药物的剂量,包括麻醉剂和潜在的治疗剂,都需要重新计算老龄动物所需的剂量。

参考文献

1. Shapira S, Sapir M, Wengier A, et al. Aging has a complex effect on a rat model of ischemic stroke [J]. Brain Res, 2002, 925(2):148-158.
2. Sengupta P. The laboratory rat:relating its age with human's[J]. Int J Prev Med. 2013, 4(6):624-630.
3. Futrell N, Garcia JH, Peterson E, et al. Embolic stroke in aged rats[J]. Stroke, 1991, 22(12):1582-1591.
4. Jackson SJ, Andrews N, Ball D, et al. Does age matter? The impact of rodent age on study outcomes [J]. Lab Anim. 2017, 51(2):160-169.
5. Liu F, McCullough LD. Middle cerebral artery occlusion model in rodents:methods and potential pitfalls[J]. J Biomed Biotechnol, 2011, 2011:464701.
6. Zhang L, Zhang RL, Wang Y, et al. Functional recovery in aged and young rats after embolic stroke:treatment with a phosphodiesterase type 5 inhibitor[J]. Stroke, 2005, 36(4):847-852.
7. Ding G, Jiang Q, Li L, et al. Longitudinal magnetic resonance imaging of sildenafil treatment of embolic stroke in aged rats[J]. Stroke, 2011, 42(12):3537-3541.
8. Wang RY, Wang PS, Yang YR. Effect of age in rats following middle cerebral artery occlusion[J]. Gerontology, 2003, 49(1):27-32.
9. Buga AM, Di Napoli M, Popa-Wagner A. Preclinical models of stroke in aged animals with or

without comorbidities; role of neuroinflammation[J]. Biogerontology, 2013, 14(6): 651 - 662.

10. Otsuka H, Nakase H, Nagata K, et al. Effect of age on cerebral venous circulation disturbances in the rat[J]. J Neurosurg, 2000, 93(2): 298 - 304.

11. Joseph C, Buga AM, Vintilescu R, et al. Prolonged gaseous hypothermia prevents the upregulation of phagocytosis-specific protein annexin 1 and causes low-amplitude EEG activity in the aged rat brain after cerebral ischemia[J]. J Cereb Blood Flow Metab, 2012, 32(8): 1632 - 1642.

12. 刘盼功,杜洋,赵晓峰,等.脑缺血动物模型动物选择研究[J].时珍国医国药.2010,21(9): 2372 - 2373.

20 血栓型诱导的局灶性脑缺血模型

在局灶性脑缺血模型中,目前最常用的是大脑中动脉阻塞(MCAO)模型[1]。有 3 种模型是使用栓塞大脑中动脉卒中:微球、大球注射或血栓栓塞。宏观技术涉及将直径 $300\sim400~\mu m$ 球体安装到颈内动脉中。这使小鼠在大脑中动脉中产生与永久性 MCAO 线栓法模型相似的梗死体积和梗死位置,而没有下丘脑损伤和随后的高温。微球模型利用直径 $50~\mu m$ 的球体,灌注到大脑中动脉或颈内动脉,在整个大脑产生较小的多灶性梗死,远端造模和弥漫性栓塞。血栓栓塞使用自体血液中自发形成的凝块置入大脑中动脉,或使用凝血酶诱导的大脑中动脉凝块,直接模拟血凝块引起的人类卒中。该模型中的梗死比线栓诱导的 MCAO 模型有更小的梗死体积稳定性。纹状体和皮质的微血管在 1 h 时被闭塞,然后皮质血管 3 h 内被清除,纹状体微血管中的 24 h 被清除,这表明连续的内源性溶栓过程。凝血形成的机制:凝血酶的自发体外凝块形成与血管内凝块的诱导。该模型模拟人类卒中,但会产生更多不同大小和位置的梗死,这将使得难以分析神经保护治疗。但是,它为评估新的溶栓疗法提供了一个很好的系统,尤其是在结合实时 MRI 评估时。

20.1 动物的选择

20.1.1 大鼠

在动物卒中相关研究中,自发性高血压大鼠(spontaneously hypertensive rat,SHR)、Wistar 大鼠、Sprague-Dawley(SD)大鼠都是常用的品种。由于不同品系大鼠的梗死体积、死亡率及自发血管再通率均有差异,因此对于血栓模型,不同的动物的品种选择尚有争议。在这些品系中,SD 大鼠梗死体积的变异性最高,自发血管再通率也最高,这可能与 SD 大鼠侧支血管的高变异性有关。与 Wistar 大鼠相比,SHR 大鼠的死亡率最高,脑梗死体积更大,自发血管再通率也更低。此外,老龄大鼠也较年轻大鼠有更高的死亡率和更大的梗死体积。

20.1.2 小鼠

一般可选雄性 C57BL/6J 或 ICR 小鼠,月龄为 2~3 个月。

20.2 材料准备

20.2.1 器械准备

器械包括：① 手术显微镜；② 双极电凝器；③ 颅钻；④ 温度控制系统；⑤ 多普勒激光血流仪；⑥ pH/血气分析仪；⑦ 血糖分析仪；⑧ 纤维光学光源。

其他常用手术器械包括：维纳斯镊子(11 cm)、维纳斯剪、微型夹(5～8 mm)、注射针、注射器、外科丝缝线(4-0号丝线)、外科刀片(10号)、大鼠/小鼠脑模具。

20.2.2 栓子的制备

手术造模前一天准备自体白色血栓：① 准备2支2.5 ml注射器，一支抽取60 IU/ml的凝血酶(Sigma，美国)生理盐水溶液；另一支从股动脉插管处取血(见图20-1)；② 将长10 cm的PE-50导管快速连接好2个注射器，并让血栓不断来回运动约70次，可形成白色血栓(见图20-2)。

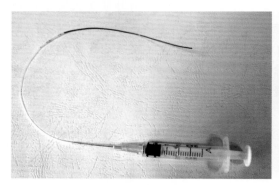

图20-1 栓子的制备

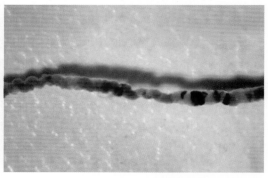

图20-2 血栓

20.2.3 改良 PE-50 导管的制备

改良PE-50导管用于注射血块，其制备过程如下：① 先将PE-50导管截至40～50 cm，用钳子夹住导管两端；② 然后用加热灯加热导管中部，将加热管子拉伸回火(制作0.3 mm外圈直径的导管尖头)；③ 最后在导管中部剪开，制成两个改良的PE-50导管片段。

20.2.4 规定标准局部脑血流减少量

用多普勒血流仪检测局部脑血流量，对评价MCAO后局部脑血流量的减少，以及用rt-PA或其他溶栓制剂后对血管再灌情况进行监测是非常必要的。由于血凝块可能会自溶(自发性血管再通)，所以事先规定标准脑血流减少量(以缺血前基础水平计算的百分率)是必要的。一般来说，阻断30%(血块注射后即刻)或40%(溶栓前)脑血流量的模型实验结果较好。但是,每个实验室必须建立其独立的阻断范围标准。

20.3　麻醉与监护

动物可采用气体吸入和腹腔注射两种不同的麻醉方式。首选 1%~2% 的异氟醚气体麻醉。在整个过程中必须监测各项生理学指标,包括直肠温度、平均动脉压、二氧化碳分压及氧分压等。

20.4　手术操作步骤

20.4.1　大鼠的手术操作步骤

(1)头皮中间做一切口,用钳子、剪刀、解剖器从头骨分离颞部肌肉(此时肌肉出血必须用双极电凝进行止血);用钻孔器在前囟 2 mm,旁开 6 mm 处磨薄直,至肉眼能看到大脑皮质,注意不可磨破硬脑膜,以免造成大出血及脑损伤;若发现钻开的颅孔下有大血管(肉眼可见),则需将颅孔磨大,以确保测量脑血流时避开大血管。粘住激光多普勒血流仪的探针并开始记录局部脑血流量。

(2)生理监测与静脉注射途径:用电热毯控制直肠温度在(37±0.5)℃;进行股动脉插管,并在实验过程中监测动脉血压、pH 值、二氧化碳分压和氧分压;股静脉插管用于注射药物 rt - PA。

(3)准备注射血栓:将盛有血栓的 PE - 50 导管切成长 3~5 cm,并与带 23G 针头的充满 3 ml 生理盐水的注射器相连接,转移血栓到充满生理盐水的盘中;将血栓吸入到 30 cm 的 PE - 10 导管中,将其与带有 30G 针头的 3 ml 注射器相连,将血栓向后和向前移动 5 次;连接 PE - 10 导管到改良过的 PE - 50 导管管腔末端,转移血栓到改良过的 PE - 50 导管中;将带有 23G 针头的 1 ml 注射器连接到 PE - 50 导管末端。

(4)血栓栓塞模型:① 大鼠取仰卧位,在颈部中央作一切口,长约 20 mm;在显微镜下暴露颈总动脉,沿着颈总动脉轻轻解剖颈动脉鞘(不要伤害位于颈动脉鞘内的迷走神经),直至暴露颈内动脉、颈外动脉、枕动脉和甲状腺上动脉。② 用 4 - 0 号丝线结扎翼腭动脉的起始端和颈外动脉的远端;用微血管钳短暂夹闭颈总动脉和颈内动脉的近端;用 4 - 0 号丝线在颈外动脉起始处结扎,打活结(便于控制出血和改良 PE - 50 导管的插入)。③ 用在颈外动脉远端靠近结扎处做一切口;将 PE - 50 导管从切口向颈外动脉和颈内动脉分叉处插入,插入深度约为 15 mm,将颈外动脉上的活扣系紧固定导管,从切口处剪断颈外动脉,然后向颈内动脉推进导管,松开颈内动脉处的钳夹后继续推进至感受到阻力(此时,导管尖端可置于大脑中动脉起始端 2~3 mm 处)。④ 轻缓地注入血栓,同时给予小量生理盐水(局部脑血流量将会较缺血前下降 30%);5 min 后从颈外动脉撤出导管,结扎颈外动脉,松开颈总动脉钳夹;用 4 - 0 号丝线缝合伤口。

(5)tPA 注入:用注射泵静脉注射 tPA,起始剂量为总量的 10%,剩余剂量持续注射 30 min。已有实验证实 tPA 在大鼠栓塞性卒中模型中能有效溶解血栓,并引起再灌注。

10 mg/kg 的 tPA 剂量被认为在啮齿类动物 3 h 时间窗内能有效引起再灌注，并改善预后。人与啮齿类动物的纤维蛋白活性不同，tPA 的剂量相差约 10 倍。不同实验室应根据不同的模型个体确定其确切的 tPA 剂量以保证再灌注。

20.4.2　小鼠的手术操作步骤

小鼠的栓塞方法与大鼠基本相同，主要区别在于制备血栓的大小和长度，可选用改良的头端外圈直径为 0.15～0.18 mm 的 PE - 50 导管，制备血栓长度为 8 mm，采用同样的方法将导管经颈外动脉插至大脑中动脉，并注入血栓。

20.5　评估模型成功的指标

20.5.1　术中评估

在手术过程中可借助多普勒血流仪测定局部脑血流，以缺血前血流为基准，阻断 30%（血栓注射即刻）或 40%（溶栓前）的脑血流量显示阻塞成功。

20.5.2　术后评估

20.5.2.1　行为学检测

参考卒中后神经功能评分（neurological severity score test）。

20.5.2.2　组织学检测

（1）早期脑梗死体积的检测：大量文献表明，脑梗死体积与栓子大小以及动物品系、年龄、体重均密切相关[2-11]。缺血后 24 h 用 TTC 染色。每个大脑准备 6 个冠状切面（厚度为 2 mm）（假如要进行颅内血肿的分光光度计检测，则需要用生理盐水经心脏再灌注）；将切片放在 2% 的 TTC 溶液中；约 15 min 后拍摄图片进行图像分析（存活组织能被染成红色）；用 NIH Image J 进行图像分析，梗死体积用 mm^3 或全脑的百分率表达（见图 20 - 3）。

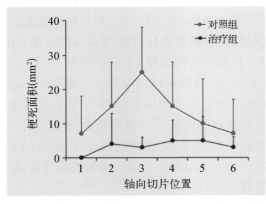
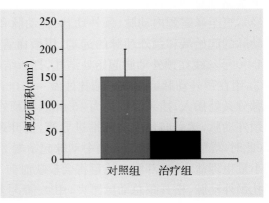

图 20 - 3　血栓型局灶性脑缺血梗死面积和体积

注：rt - PA 治疗组的脑损伤面积和体积均明显小于对照组，提示血栓型局灶性脑缺血手术成功

（2）亚急性期脑梗死体积的检测：缺血后 3 d 用尼氏染色（焦油子）或苏木精-伊红（HE）染色。

20.5.2.3 颅内出血的分光光谱检测

tPA 治疗的主要不良反应是颅内出血，甚至没有溶栓，用 tPA 治疗缺血性卒中造成出血转化很常见，因此，对大鼠栓塞性缺血模型的出血观察很重要，尤其是涉及评价溶栓治疗的安全性。

颅内出血量可以通过血红蛋白分光光度计测定，大脑标本可以低温保存以备后用。TTC 染色后，大脑切片仍能进行血红蛋白分光光度计测定，TTC 染色并不影响实验值。分光光度计测定颅内出血量方法如下。

（1）制作血红蛋白标准曲线：① 在正常大鼠中，用生理盐水经心脏进行灌注，然后取出脑组织；② 在每个大脑半球中加入自体血，并逐渐增加体积（0、0.5、1、2、4、8、16、32、50、100、200 μl），用生理盐水补充至 3 ml；③ 室温下放置 30 s；④ 在冰上采用超声细胞粉碎1 min；⑤ 室温 13 000 r/min 离心 30 min；⑥ 取 0.4 ml 样本上清液加入 1.6 ml Drabin's 试剂中，然后涡旋振荡；⑦ 室温静置 15 min，血红蛋白转化成氰化正铁血红蛋白，在 540 nm波长处有吸收峰，通过分光光度计检测此波长下各溶液的吸光度；⑧ 绘制标准曲线。

（2）测定卒中大脑样本出血量：① 用生理盐水经心脏灌注后取脑；② 按制作血红蛋白标准曲线部分，步骤如上文所述。③ 对照标准曲线得出脑出血量以每克大脑组织半球的出血量（μl）表示。

血栓型局灶性脑缺血梗死面积和体积如图 20 - 3 所示。

20.6 优势与局限性

（1）优势：血栓型局灶性脑缺血模型很好地模拟了临床缺血性卒中，并在治疗时间窗内进行 tPA 溶栓治疗，有利于开展溶栓治疗的疗效及安全性观察，对于评价再灌注治疗的实验研究也非常有用。此外，这种栓塞模型能很好地应用于体内影像研究。

（2）局限性：血栓型局灶性脑缺血模型的主要局限在于自发性血管再通所引起的变异或失败。在自发性高血压大鼠中，自发性血管再通的发生率最低。但另一方面，SHR的死亡率高于 Wistar 和 SD 大鼠。最终实验老鼠品系的选择需要根据实验特定选择。本模型的可重复性很大程度上与不同实验室的手术细微差别及手术者经验有关。

20.7 注意事项

（1）温度：温度与脑损伤严重程度密切相关。一般而言，正常直肠体温应维持在37 ℃，低温（31～33 ℃）有利于保护脑组织。当插入的栓子损伤到下丘脑时往往会导致体温升高。据文献报道，体温升高上调基质金属蛋白酶（MMP）- 9 的表达，可导致基底膜降解，进一步引起脑水肿、出血转化等不良后果。动物实验及临床实验都表明，体温增加可扩大脑梗死体积，使症状恶化，增加病死率，从而影响药物的疗效。术后也应当密切关注动物体温,并保持合适的环境温度。

(2) 血栓的直径和深度:对于体重 250～300 g 的大鼠,一般推荐血栓的长度为 25 mm。实验结果显示如果长度<25 mm,大脑中动脉的阻塞率为 40%左右,而 25 mm 的血栓阻塞率可达 90%,>25 mm 的血栓会阻塞大脑中动脉的旁支或前动脉,>30 mm 的血栓会阻塞大脑前动脉、中动脉及后动脉,造成大面积脑梗死。因此,最适宜的血栓长度为 25 mm(0.8 ml)。导管长度选用 15 mm,插入大脑中动脉开口处 2～3 mm。对于小鼠而言,一般采用 8 mm 长的血栓,可以很好地诱导堵塞大脑中动脉。

(3) 血压:大鼠的正常血压应控制在 100 mmHg。血压在手术过程中不仅可以用来作为监控的一项重要生命体征,而且也可用来监测手术过程中对迷走神经的触碰,同时对麻醉的掌控也有一定的帮助。

(4) 行为学及组织学评估:行为学及组织学的评估对缺血性损伤的程度及范围是一种较为客观的评定。根据实验要求及客观条件,对动物的运动及认知等各方面进行定量或半定量的检测有利于观察药物的治疗效果。

(5) 缺血的可复制性:不同老鼠个体之间梗死体积差异较大且不稳定是所有血栓模型的共同特点,一般有如下几个解决办法:① 为了确定注射后血栓的位置,可将血栓栓子浸在 2%的 Evans blue 溶液 10 min,再用生理盐水冲洗 2 次后使用,使栓子染成蓝色而便于观察;② 在每个动物手术之前进行个体差异评估;③ 增加动物的数量,寻求最合适的血栓栓子个数及大小。

20.8 常见问题与解决方法

(1) 梗死失败:梗死失败的一个主要原因可能是血栓制备的大小以及置入导管的长度不合适。血栓过大,不能进入大脑中动脉;血栓过小,则会进入大脑前动脉或前交通动脉。导管插入过深或过浅均不能造成大脑中动脉梗死后缺血。

(2) 梗死体积差异过大:这与多方面因素有关,如栓子制备,导管插入位置,动物品系、体重、性别,手术过程的损伤程度及术后护理。操作人员大量的手术练习是手术结果稳定的关键因素。

(3) 是否需要结扎翼腭动脉:结扎翼腭动脉,一方面便于导管直接导入大脑中动脉处;另一方面在大脑中动脉堵塞后,减少翼腭动脉侧支循环对其供血的恢复。

(4) 手术导致蛛网膜下腔出血:蛛网膜下腔出血的一个主要原因可能是因为手术操作人员的手感不强,导管置入时的力量及长度掌握不够,导致血管壁破裂,从而引起蛛网膜下腔出血。应及时监测脑血流的变化,以明确栓塞的情况。

(5) 再灌注后血流无法恢复:根据实验设计对血栓的大小、位置,特别是溶栓制剂的剂量、给药方式进行严格测评,同时,也应对一般生理指标如血压、体温等情况进行监测,尽量减少再灌注后血液无法恢复的情况发生。

(6) 手术死亡率高。① 动物麻醉后,容易发生呼吸道不通畅、分泌物阻塞气管等,从而加重脑缺氧损伤;术后应吸取痰液,尽快复苏,使动物保持清醒。② 术后尽量保持每笼

2 只小鼠或大鼠,不要把术后鼠和正常鼠放在一起,以免动物打斗死亡。③ 梗死体积过大以及缺血后营养支持欠缺均会造成动物存活率低。

参考文献

1. Fluri F, Schuhmann MK, Kleinschnitz C. Animal models of ischemic stroke and their application in clinical research[J]. Drug Des Devel Ther, 2015, 9: 3445 – 3454.
2. Strom JO, Ingberg E, Theodorsson A, et al. Method parameters' impact on mortality and variability in rat stroke experiments: a meta-analysis[J]. BMC Neurosci, 2013, 14: 41.
3. Duverger D, MacKenzie ET. The quantification of cerebral infarction following focal ischemia in the rat: influence of strain, arterial pressure, blood glucose concentration, and age[J]. J Cereb Blood Flow Metab, 1988, 8(4): 449 – 461.
4. Bardutzky J, Shen Q, Henninger N, et al. Differences in ischemic lesion evolution in different rat strains using diffusion and perfusion imaging[J]. Stroke, 2005, 36(9): 2000 – 2005.
5. Walberer M, Stolz E, Muller C, et al. Experimental stroke: ischaemic lesion volume and oedema formation differ among rat strains (a comparison between Wistar and Sprague-Dawley rats using MRI)[J]. Lab Anim, 2006, 40(1): 1 – 8.
6. Barone FC, Knudsen DJ, Nelson AH, et al. Mouse strain differences in susceptibility to cerebral ischemia are related to cerebral vascular anatomy[J]. J Cereb Blood Flow Metab, 1993, 13(4): 683 – 692.
7. Majid A, He YY, Gidday JM, et al. Differences in vulnerability to permanent focal cerebral ischemia among 3 common mouse strains[J]. Stroke, 2000, 31(11): 2707 – 2714.
8. Cheng MH, Lin LL, Liu JY, et al. The outcomes of stroke induced by middle cerebral artery occlusion in different strains of mice[J]. CNS Neurosci Ther, 2012, 18(9): 794 – 795.
9. Tureyen K, Vemuganti R, Sailor KA, et al. Ideal suture diameter is critical for consistent middle cerebral artery occlusion in mice[J]. Neurosurgery, 2005, 56(1 Suppl): 196 – 200, discussion 196 – 200.
10. Spratt NJ, Fernandez J, Chen M, et al. Modification of the method of thread manufacture improves stroke induction rate and reduces mortality after thread-occlusion of the middle cerebral artery in young or aged rats[J]. J Neurosci Methodsods, 2006, 155(2): 285 – 290.
11. Hata R, Mies G, Wiessner C, et al. A reproducible model of middle cerebral artery occlusion in mice: hemodynamic, biochemical, and magnetic resonance imaging[J]. J Cereb Blood Flow Metab, 1998, 18(4): 367 – 375.

21 大脑中动脉远端阻塞模型

　　建立具有简便、可靠、重复性好、稳定性高的大脑中动脉远端阻塞模型,有利于脑缺血病理生理学的研究,也可以利用该模型对各种预防、治疗脑缺血的方法和药物进行评价。本章介绍的大脑中动脉远端阻塞模型是利用双极电凝或者手术缝线将大鼠(或小鼠)的大脑中动脉主干进行电灼或结扎以阻断其供血。该模型具有脑梗死面积及部位重复性好、动物存活率高、梗死体积相对较小等优点,能较好地模拟临床卒中特点[1]。

21.1　动物选择

21.1.1　大鼠的选择
　　可选择封闭群大鼠,如 SD、Wistar 等;也可选择近交系大鼠,如 ACI、BN、F344、WKY及 SHR 等。实验常用 SD、Wistar 和 SHR 大鼠。

21.1.2　小鼠的选择
　　可选择封闭群小鼠,如 ICR、NIH、LACA、KM(昆明)小鼠等;也可选择近交系小鼠,如 C57BL/6J、DBA/2、BALB/c、中国 1 号(C-1)、津白 1 号(TA1)等。

21.2　材料准备

21.2.1　可充电无线显微钻
　　在制作永久性大脑中动脉远端阻塞模型过程中,去除颅骨骨瓣通常是一项必不可少的步骤,一些实验室采用了便携式牙科钻来完成此步骤,这里介绍两款专门为实验研究设计的显微钻。Stoelting 无线显微钻利用轻便的铝合金制造有利于操作过程中的平衡和掌控,具有配套的刺钻和环钻钻头,用可反复充电的 6 V 镍镉电池作为动力,在正常工作状态下可运行 8 h,平均转速可达 14 400 r/min(VWR, cat. No. 100230 - 730),碳化物钻头及杆的直径为 2.3 mm,长度为 4.4 cm。另外一款是 Fine Science Tools 的显微钻,其利用7 V 镍镉电池作为动力,具有便携、可反复充电、高速等特点,转速可达 11 000 r/min,而且运行安静、操作过程无震动感。充电需要利用其专门的充电装置进行彻夜充电,但是充电不能过度,操作过程可利用手指触碰其敏感度极高的开关精确地控制钻子的运行。这套显微钻具有整套标准的配件和扩孔钻(Cat. No. 18000 - 17，www. Finescience.com)，除了钻头外，其配件均可进行高压消毒。

21.2.2 配有双极电凝镊的外科专用电发生器

其中 Medical Resource USA 的发生器具有电切、电凝、电灼及双极电凝等模式，可在实验室和医院进行卒中手术，有单极和双极的特点，可满足外科手术对于稳定性、可靠性及便利性的要求。另外，Bovie 1250 发生器既具有 120 W 的电切功率，也具有 90 W 的电切电凝混合功率，可同时拥有双水平的电凝功率：镊子尖端(最大功率 80 W)和电灼(最大功率 40 W)加上双极(最大功率 30 W)。进行永久性大脑中动脉远端阻塞模型制作，双极电凝镊子是一个必不可少的设备，其不但有利于彻底止血，还可明显提高血管闭塞的速度和手术的效率。双极电凝镊子有 1.0、2.0 mm 等几种型号，长度 11～20 cm，均可进行高压消毒。如果没有外科专用的电发生器，可以用一把简单的电烙器替代，其尖端比较精细，而且温度相对较低(用 1～2 节电池进行控制)，术者可利用尖端进行止血。所有一次性电烙器均须无菌及独立包装。

21.2.3 其他常用手术器械参见第 8 章。

21.3 麻醉和监护

21.3.1 麻醉

可选用吸入麻醉和腹腔注射麻醉。吸入麻醉需要用小动物麻醉机，麻醉气体为医用氧气或者含有 1%～2% 异氟醚的 30% 氧气和 70% 氧化亚氮的混合气体等。腹腔注射麻醉可注射氯胺酮＋塞拉嗪等。

21.3.2 监护

手术过程中，需要用电热毯对动物进行保温，以防止低体温造成的死亡及术后并发症，并全程监护动物的体温、呼吸、脉搏、血压等生命体征(监测脉搏和血压，可利用鼠尾测量法进行无创监测，也可利用股动脉或者尾动脉穿刺进行有创监测，有创穿刺的准确度较高，但本模型制作推荐无创监测)，大脑中动脉主干远端电灼后，需要用多普勒脑血流仪了解阻塞侧和对侧半球脑血流变化情况。

21.4 大脑中动脉远端阻塞模型的制作步骤

21.4.1 大鼠的手术操作步骤

(1) 大鼠称重后放置在一个小笼内，在医用级氧气或者含有 1%～2% 异氟醚的 30% 氧气和 70% 二氧化氮的混合气体中进行诱导麻醉。

(2) 将左边头部毛发剃除，局部皮肤用 0.5% 聚烯吡酮磺和 75% 乙醇或者是 2% 氯己定(蓝色溶液)消毒。

（3）将大鼠移至手术台或者手术垫，利用面罩，用医用级氧气或者含有 1％～2％ 异氟醚的 30％ 氧气和 70％ 二氧化氮的混合气体进行吸入麻醉。然后将大鼠放置呈右侧卧位，在左侧眼外眦至外耳道之间做一长约 2 cm 切口（见图 21-1）。

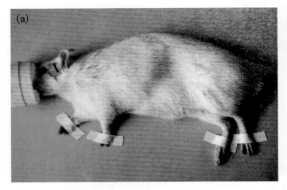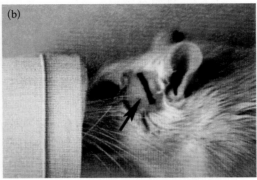

图 21-1 大鼠手术体位
(a) 大鼠右侧卧位，四肢固定于手术台；(b) 箭头示手术切口部位，直径为 2 cm

（4）显露颞肌，可见颞神经、颞浅动脉、颞浅静脉覆盖在颞肌上；钝性分离并牵开颞肌，注意避免损伤颞神经、颞浅动脉及颞浅静脉，暴露颞骨；显露颧弓，并用咬骨钳去除大部分颧弓；显露颞下窝，将下颌支及周围肌肉牵开，以增加显露的颅骨；可见下颌神经跨过颞下颌关节进入卵圆窝[2]。

（5）以卵圆窝或者下颌神经前方 3 cm、侧方 1 cm 的鳞骨上的点为中心，钻一直径为 4～6 mm 的小孔，使该孔接近弓状缘，细心将该孔钻至深度 0.5～1.0 mm，钻孔过程中感受颅骨的弹性和柔软性，并经常用盐水浇注，以试探是否将颅骨钻透。在该小孔可见一浅沟斜线穿过并垂直向下进入颅骨基底部。

（6）用 23G 针头呈"十"字形划开硬脑膜，可见大脑中动脉从颅底发出进入脑的顶部。大脑中动脉一般发出几条分支，但这些分支的数目及位置存在个体差异。一条主要引流静脉（大脑下静脉）跨过大脑中动脉向前方走行。用 Dumont 弯镊钩住大脑中动脉并将其向上或向下牵离大脑下静脉，然后用丝线（短暂性大脑中动脉阻塞）或者电凝器（永久性大脑中动脉阻塞）的方法将其阻断（见图 21-2）。大脑中动脉的分支存在个体的解剖学变异，为了减少该卒中模型的差异，仅要求将其主干阻塞，未能分辨大脑中动脉主干的大鼠不能用于该模型的制作。如果在进行此区域手术操作过程中止血困难，可用 1∶1 000 肾上腺素浇注以辅助止血。

（7）将 0.25％ 丁哌卡因（利多卡因、肾上腺素、丁卡因混合液）洒在切口上，以减少术后疼痛，缝合头部伤口。

（8）对于用丝线结扎大脑中动脉远端制作的短暂性脑缺血模型，可以用小血管夹阻断左侧颈总动脉，60 min 后拿掉血管夹，造成再灌注。

（9）在切口处喷洒 0.1 ml 0.25％ 丁哌卡因，缝合颈部伤口。

（10）在各个伤口处喷呋喃唑酮气溶胶颗粒或其他抗生素防止伤口感染。

（11）大鼠将在停止异氟醚吸入后 10～20 min 内苏醒。

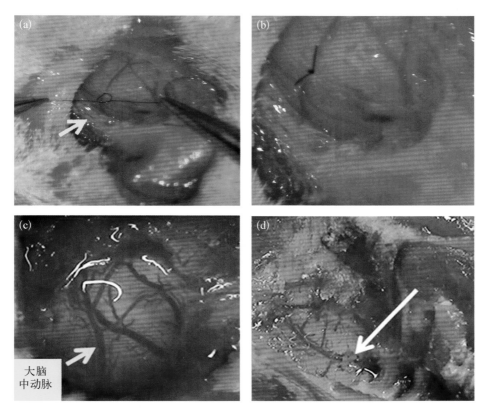

图 21-2　阻塞大脑中动脉

（a）丝线从大脑中动脉下端穿过并打结，黄色箭头示大脑中动脉；（b）丝线结扎大脑中动脉；（c）清晰暴露大脑中动脉远端（黄色箭头所示血管）；（d）电凝器电凝血管，白色箭头示电凝后血管状态

21.4.2　小鼠的手术操作步骤

操作步骤与大鼠模型相同，小鼠切口直径为 1 cm（见图 21-3）。手术操作过程中注意颅骨骨瓣与大脑中动脉远端主干的关系[3-4]。

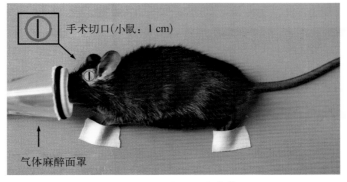

图 21-3　小鼠手术体位

21.5 评估模型成功的指标

21.5.1 术中评估模型

可利用多普勒脑血流仪对双侧大脑半球血流情况进行监测,若大脑中动脉远端阻断侧血流量下降至对侧或者术前血流的 $1/4 \sim 1/5$,证明手术成功[3]。否则,则大脑中动脉远端主干结扎不完全或者结扎线不牢固。

21.5.2 术后评估模型

21.5.2.1 行为学评估

(1) Longa 4 分制评分法:不出现神经功能症状(0 分),拎起尾巴时,左前爪不能伸直(1 分),向左侧转圈(2 分),向左侧倾倒(3 分),没有自主活动(4 分)[5-6]。

(2) 转角试验:可同时评估运动和感觉功能。检测装置由连个垂直的木板组成,每块木板长 30 cm,宽 20 cm,厚 1 cm,两块木板之间的夹角为 30°。将实验动物从两块木板形成夹角的开口处放入,动物进入夹角后会向左侧或右侧偏转,身体站立,头和身体最终转向夹角开口方向。记录实物动物向左侧或右侧偏转,并完全依靠后肢站立并最终成功转向夹角开口方向的次数。每只实验动物共进行 12 次试验。偏转指数(LI)=(左侧偏转次数-右侧偏转次数)/总偏转次数[7-8]。

21.5.2.2 组织学评估

术后 3 d 内,可进行 TTC 或 H-E 染色,观察梗死区域是否位于大脑中动脉支配区域,梗死体积是否一致,有无过大或过小梗死。大脑中动脉远端阻塞模型梗死部位一般局限于大脑皮质[9-11](见图 21-4)。

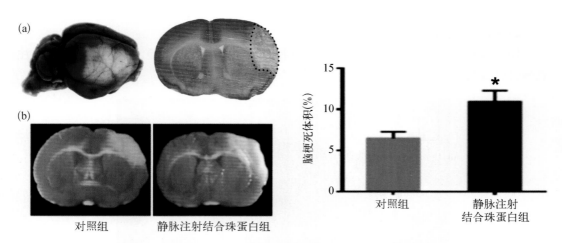

图 21-4　大脑中动脉远端阻塞后梗死部位检测

(a) 左侧为 TTC 染色,白色区域为梗死部位;右侧为 H-E 染色,黑色虚线部位为梗死部位。(b) 大脑中动脉远端阻塞后 3 d TTC 染色,* $P < 0.05$

21.6 优势与局限性

21.6.1 优势

理想的大脑中动脉远端阻塞模型应该具有制作简单、梗死部位及体积与临床卒中患者接近、可重复性强等优点。利用本章实验方法制作的模型,具有梗死体积较为均一、神经功能缺失较为稳定的优点,同时具有与人的脑缺血发病模式较为近似的临床特点。

21.6.2 局限性

大脑中动脉远端阻塞模型的制作方法较为繁复,需要的特殊设备较多,进行本模型制作的人员需要有一定的外科及显微外科基础。该模型不适于脑血管解剖变异较大、较多的动物种群。

21.7 注意事项

(1) 麻醉深度:术中大鼠需保持一定的麻醉深度,否则将影响手术操作,甚至导致不必要的手术损伤,另外可能影响模型的均一性。

(2) 温度:术中将动物体温控制在(37±0.5)℃,否则容易影响梗死面积的大小。

(3) 心率和血压:术中监测心率和血压,以了解动物的机体代谢状况及术中失血情况,并可及时预防和处理急性呼吸窘迫的发生。

(4) 术中需要用胶带固定大鼠或小鼠的四肢及头,避免在手术过程中大鼠或小鼠身体移动,特别是在钻孔和电凝前后。

(5) 在钻颅骨的时候,尽量将颅骨钻斜着放置进行钻孔,而不要垂直放置进行钻孔,以防突然钻破颅骨而对大脑皮质造成损伤。在钻孔过程中,可用生理盐水不断冲洗钻孔部位,减少钻孔过程中产生的热量。

(6) 打开颅骨后,操作需轻柔,避免手术器械损伤血管或对脑组织造成机械性损伤。用小的棉球吸收脑脊液和渗出的血液,保证大脑中动脉清晰可见,提高电凝率。

(7) 大脑中动脉暴露以后,用生理盐水冲洗大脑中动脉,减少血管表面多余的血液及其他物质,以防影响血管与电凝器的直接接触。

(8) 用电凝器电凝血管之前,可将电凝器在生理盐水中浸泡几下,然后擦拭掉多余的血渍或组织,保证电凝器的电极头清洁。

(9) 在电凝过程中也会产生额外的热量,可在电凝部位周围反复用生理盐水冲洗。电凝大脑中动脉时,当血管有收缩后,仍然要继续电凝血管,保证血管完全阻断。

(10) 术后行为学评估的意义:通过对术后神经功能缺失的了解及判断,可以间接评估模型制作的成功与否,有利下一步实验的进行,也有利对干预因素是否起效进行判断。

(11) 术后组织学评估的意义:利用 TTC 染色,可以大致评估大脑中动脉远端阻塞后造成的大脑半球的梗死体积,根据梗死体积的均一性和稳定性,可以判断该模型是否成功。

（12）模型的可复制性：大多数大鼠/小鼠的大脑中动脉远端主干的解剖结构相对固定，利用本章介绍的方法可以在大多数品系及品种的大鼠/小鼠中重复该模型。

（13）有文献报道，开颅后，可以采用电凝的方式取代结扎，有5处不同位置电凝血管的方法。第1种：将大脑中动脉开口处至大脑下静脉交汇处全部电凝；第2种：距离嗅束近端2 mm处至大脑下静脉全部电凝；第3种：电凝嗅束近端；第4种：电凝大脑中动脉开口处；第5种：电凝大脑下静脉远端1 mm处。其中第1种缺血损伤最严重，其他方法依次递减，第5种电凝位置甚至没有造成明显梗死。

21.8　常见问题及解决方法

（1）并发症：在制作该模型过程中，最主要、最常见的并发症是急性呼吸窘迫。如果实验动物出现这种并发症一般会表现出刻板印象综合征，包括心率增快、哮喘发作样呼吸困难、鼻腔及口腔流出粉红样泡沫液体、哮鸣音、发绀等症状。根据不同批次及不同动物品种、品系的实验结果，各种动物出现该并发症的概率差别较大，考虑出现该并发症的情况取决于动物的个体易感性，而非术者的手术技巧。急性呼吸窘迫容易由双侧颈总动脉阻塞引起，因为阻塞双侧颈总动脉将会增加心脏后负荷，从而刺激颈动脉窦及副交感神经的反射弧。局部使用丁哌卡因阻滞该反射弧，能够有效防止出现心力衰竭，进而降低呼吸窘迫的发生率，可使动物的死亡率降至原来的1/6。

（2）梗死体积不稳定：主要是由于动物的大脑中动脉远端解剖结构变异引起，部分品系、品种的大鼠/小鼠出现大脑中动脉双干、多干的比例明显增加（见图21-5）。

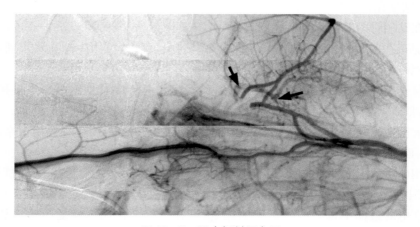

图21-5　同步辐射示意图

注：同步辐射血管造影显示大脑中动脉在Willis环上有两个开口（如箭头所指），两个开口之间的距离不等，通常在1.42～1.52 mm

（3）术后存活率：若术后动物出现大批死亡，需要警惕是由于急性呼吸窘迫引起，或由于术后颅内、伤口感染等原因引起。若术中注意无菌操作，术后注意营养支持处理，一般出现感染的概率很低。另外,脑血管解剖变异,或被结扎侧大脑中动脉主干供血区域代偿情况比较差,也可导致死亡。

参考文献

1. Carmichael ST. Rodent models of focal stroke:size, mechanism, and purpose[J]. NeuroRx, 2005, 2(3):396 - 409.

2. Tamura A, Graham DI, McCulloch J, et al. Focal cerebral ischaemia in the rat:1. Description of technique and early neuropathological consequences following middle cerebral artery occlusion[J]. J Cereb Blood Flow Metab, 1981, 1(1):53 - 60.

3. Morancho A, Garcia-Bonilla L, Barcelo V, et al. A new method for focal transient cerebral ischaemia by distal compression of the middle cerebral artery[J]. Neuropathol Appl Neurobiol, 2012, 38(6):617 - 627.

4. Caballero-Garrido E, Pena-Philippides JC, Galochkina Z, et al. Characterization of long-term gait deficits in mouse dMCAO, using the CatWalk system[J]. Behav Brain Res, 2017, 331:282 - 296.

5. Longa EZ, Weinstein PR, Carlson S, et al. Reversible middle cerebral artery occlusion without craniectomy in rats[J]. Stroke, 1989, 20(1):84 - 91.

6. Bachour SP, Hevesi M, Bachour O, et al. Comparisons between Garcia, Modo, and Longa rodent stroke scales:Optimizing resource allocation in rat models of focal middle cerebral artery occlusion[J]. J Neurol Sci, 2016, 364:136 - 140.

7. Schallert T, Upchurch M, Lobaugh N, et al. Tactile extinction:distinguishing between sensorimotor and motor asymmetries in rats with unilateral nigrostriatal damage[J]. Pharmacol Biochem Behav, 1982, 16(3):455 - 462.

8. Zhang L, Schallert T, Zhang ZG, et al. A test for detecting long-term sensorimotor dysfunction in the mouse after focal cerebral ischemia[J]. J Neurosci Methodsods, 2002, 117(2):207 - 214.

9. Lubjuhn J, Gastens A, von Wilpert G, et al. Functional testing in a mouse stroke model induced by occlusion of the distal middle cerebral artery[J]. J Neurosci Methodsods, 2009, 184(1):95 - 103.

10. Maguire S, Strittmatter R, Chandra S, et al. Stroke-prone rats exhibit prolonged behavioral deficits without increased brain injury:an indication of disrupted post-stroke brain recovery of function[J]. Neurosci Lett, 2004, 354(3):229 - 233.

11. Pan MX, Wang P, Zheng CC, et al. Aging systemic milieu impairs outcome after ischemic stroke in rats[J]. Aging Dis, 2017, 8(5):519 - 530.

22 化学光栓塞型局灶性脑缺血模型

　　1985 年，Rosenblum 和 el－Sabban 第一次利用光化学方法制造血栓阻塞大脑中动脉微血管来模拟人类卒中中主动凝血块的形成[1]。其原理是将热传递到内皮细胞导致内皮细胞损伤而造成血小板聚合反应。他们使用的染料是孟加拉玫瑰红或者藻红 B(四碘荧光素二钠)。Watson 等发现 514.5 nm 的氩激光能够和孟加拉玫瑰红(四氯四碘荧光素二钠)共同用于仅有血小板血栓阻塞大鼠大脑中动脉的模型中，这是第一个动脉血栓卒中模型[1]。虽然所有的染料都能结合内皮细胞，但是孟加拉玫瑰红所吸收的光能会转变为相对半衰期长和能量低的三体状态，这归功于染料分子结构内碘原子的重原子效应。具体过程为：静脉注射染料后，在特定波长光的照射下，氧能与染料的三体状态相互作用，并吸收其电子态能量，从而转变为激活态单体氧。单体氧直接与内皮细胞的磷脂和蛋白作用并且将其过氧化。所造成的内皮细胞损伤特异性吸引并激发血小板聚合，从而形成血栓，使血管堵塞。

22.1　概述

　　化学光栓塞型局灶性脑缺血模型利用局部血管内的感光氧化作用产生高度局限的缺血性皮质损伤。玫瑰红或其他的光敏性染料经过静脉注射，并通过数分钟内经颅照射而产生单体氧，造成局部内皮损伤、血小板激活，同时导致通过辐照区域的微血管阻塞，形成二次缺血[2-3]。辐照的区域可由立体定位来确定，以确定梗死发生在特定的皮质功能区域，如后肢的躯体感觉皮质桶状区域[4]。受到辐照的皮质区域迅速发生细胞死亡，可由非选择性的细胞死亡指示剂，例如末端脱氧核苷酰转移酶介导的生物素化 UTP 缺口末端标记(terminal deoxynucleotidyl transferase-mediated biotinylated uridine triphosphate nick end labeling，TUNEL)方法检测，或者由凋亡过程中的指示剂，例如细胞色素 C 检测[5-6]。随着小胶质细胞/巨噬细胞在缺血皮质局部激活和较远部位细胞因子的释放，T 细胞浸润至损伤边缘[7-8]。该模型的优势在于梗死体积小，可将梗死区域限定在明确的皮质功能部位，并且对动物的手术损伤最小。这一模型最近被改善为可以通过腹腔注射玫瑰红制作模型。化学光栓塞型局灶性脑缺血模型的缺点来自微血管阻塞。与 Tamura 和三血管阻塞模型中观察到的相同，它造成的梗死半暗带较小，局部的侧支循环及再灌也更小[9-10]。有文献报道支持这一观点，氧化应激损伤在这一模型中只局限于梗死中心区，这不同于其他的脑缺血模型会向缺血边缘逐渐扩散[11-13]。并且同时发生内皮完整性破坏,及快速逐渐增大的梗死,导致了严重的局部血管性水肿。MRI 检查结果显示,该模型展现出更早的 T2 信号,同时伴有减少水的表面弥散,这意味着在缺血梗死的同时伴有严重的血管性水肿[14-15]。在急性脑损伤中,T2 信号反映了细胞外的水分。这说明光栓同时包含了血管性(胞外的)和细胞性(胞内的)的水肿,如同时发生血管渗漏和细胞肿胀。这与在卒中患者中观察到的极为不同,患者的梗死伴随着水扩散的减少,这是一种只有细胞性水肿的形式。事实上,同时发生的血管性和细胞性水肿更接近于脑外伤模型而不是局灶性卒中[16-17]。带有环形滤器的光栓模型的引入,使其成为皮质损伤的主要方法[18]。这一方法可能会提供一个半暗带区域,但是这种可能的半暗带只有在有血管性水肿时才存在,目前还不清楚这对于模拟人类的半暗带是否准确。

尽管存在这些对于水肿和半暗带的局限性,利用光栓法卒中进行的实验仍然为缺血-梗死区和缺血对侧皮质的神经生理及神经传递提供了大量的数据。有文献研究结果显示,在体内及脑片电生理实验中,利用精确的梗死区域定位,发现卒中后减少了周期性神经抑制并增强了长时程作用[19-20]。这些关于皮质梗死边缘的细胞及神经网络特性的数据,为缺血早期细胞死亡与后期树突及轴突分枝、环路重组、功能重构介导的恢复之前存在的机械性联系提供了基础。这种针对皮质梗死边缘区域细致的生理分析对于在缺血半脑有着多变梗死位置的模型是十分困难的。缺少局部的侧支循环及再灌注,严重的水肿是否会限制化学光栓塞型局灶性脑缺血模型在卒中后神经修复研究中的应用仍然有待于研究。

22.2 动物的选择

22.2.1 大鼠的选择
成年 SD 大鼠、Wistar 大鼠和 Fisher-344 大鼠等。

22.2.2 小鼠的选择
成年 C57/B6、CD-1 和 BALB/c 小鼠。

22.3 材料准备

22.3.1 激光器
双频率钕(YAG 激光器)的 532 nm 波长和结合有蛋白的藻红 B 的吸收峰 537 nm 十分接近。这类二极管泵固态激光器现今十分普遍,能够适用于任何大鼠脑动脉中低消耗、高效率的光化学成栓反应。相对低能量的 532 nm 激光器能够轻易地产生光化学成栓的皮质点状和环形模型,并且能堵塞比大脑中动脉更大直径的大鼠动脉。然而,要栓塞或堵塞大鼠 1 mm 直径的颈总动脉需要更多的聚焦能量。一种调制在 514.5 nm 波长的氩离子激光器经常和孟加拉玫瑰红或者藻红 B 结合,一同用于产生大鼠颈总动脉的光栓塞,但是利用藻红 B 并不能产生完全堵塞。

22.3.2 常用手术器械

常用的手术器械包括：① 维纳斯镊子(11 cm)；② 虹膜钳状骨针(10 cm)；③ 钳状骨针(12 cm)；④ 微型夹(5～8 mm)；⑤ 维纳斯镊子(12 cm)；⑥ 注射针；⑦ 注射器；⑧ 外科丝缝线(4-0)；⑨ 外科缝线(10-0)；⑩ 骨蜡；⑪ 外科刀片(10 号)；⑫ 锥形尖端针(1 号)；⑬ 大鼠小鼠脑模具；⑭ 棉签、棉纱、浸在异丙醇中的棉签、聚维酮碘棉签、医用胶带等；⑮ 人造眼胶；⑯ 水溶性润滑剂。

22.4 麻醉与监护

为了从脑缺血或卒中模型中取得稳定的数据，建议动物尽量通过气管插管和人工通气来获得稳定、正常的血气值。人工通气的关键是要保持血气值在正常范围内，并且保持各组动物之间的一致。否则，二氧化碳会积聚，引起大脑动脉的扩张，当氧气含量下降，动物的代谢也会下降。非正常范围内的血气对实验动物的生理动态平衡的影响很大，在某种程度上来说会改善或者恶化实验结果。同时使用股静脉和尾动脉插管来监测生理数据。

对于一个给定的激光，准备相容的光敏染料(见表 22-1)。如果溶液是 X mg/ml，并且注入大鼠的量为 1 μl/g，那么剂量就是 X mg/kg。这些染料高度溶于双蒸水，但是由于制备过程中的盐沉积而不溶于盐溶液。之后还必须加入盐。孟加拉玫瑰红和藻红 B 可以放置数月，但是最好储存在棕色瓶子或铝箔中。为了防止由于血液停滞倒退引起输液管内血栓形成，要密切观察输液管并适时用生理盐水冲洗。染料最好通过股静脉导管输入，另外，在血压没有下降之前，不能输入孟加拉玫瑰红。孟加拉玫瑰红和藻红 B 的血浆半衰期为几分钟，因此放射时间往往不超过 10 min。根据被阻塞血管的直径，剂量分别为孟加拉玫瑰红 10～40 mg/ml，藻红 B 12.5～35 mg/ml，单黄素核苷 37 mg/ml。这些剂量的选择依据是能够产生足够有效的照射强度，但是不至于过量。单黄素核苷能够迅速从尿液排出，荧光染料则通过肝脏代谢从粪便排出。

表 22-1 激光照射参数

血管直径 （μm）	激光波长 （nm）	激光强度 （W/cm²）	染料 （mg/kg 体重）
10～40	458～488	0.2	黄素单核苷酸(37)
180～240	458	15	黄素单核苷酸(>37)
10～40	514.5	1	藻红 B(35)
180～240	514.5	16	孟加拉玫瑰红(20)
700～1400	514.5	160	孟加拉玫瑰红(40)
700～1400	514.5	50	藻红 B(35)
10～40	532	0.2～0.25	孟加拉玫瑰红(10) 藻红 B(12.5)
50～150	532	0.5～5.0	孟加拉玫瑰红(10) 藻红 B(12.5)

续　表

血管直径 （μm）	激光波长 （nm）	激光强度 （W/cm²）	染料 （mg/kg 体重）
180～240	532	10～20	孟加拉玫瑰红（20） 藻红 B（25）
700～1400	532	130～180	孟加拉玫瑰红（40） 藻红 B
10～40	562	0.25	孟加拉玫瑰红（10）
180～240	562	13	孟加拉玫瑰红（20）
700～1400	562	22	孟加拉玫瑰红（40）

最后，必须佩戴护目镜。如果激光能量达到瓦级，并且可以从手术显微镜观察到，那么这个激光会通过形成的血小板栓塞散播。另外，通过金属和水表面反射的激光也很危险，在使用前都必须检查。

22.5　操作步骤

22.5.1　大鼠

22.5.1.1　光栓阻塞微血管引起的大鼠皮质卒中形成

在早期准备后，固定动物，掀开头皮，暴露颅骨，放置激光放射，并且直射在头骨上。在选择破坏的脑皮质上方区域的颅骨，用黄铜片围出一个区域，滴一滴甘油润滑表面，并降低表面分散度。颅骨是半透明的，光化学有效强度可以传输到皮质表面，因此不需要开颅。

10 mg/ml 孟加拉玫瑰红（藻红 B）溶液通过股静脉，以 1 μl/g 剂量间隔 1.5 min 注入大鼠体内。注射后 30 s，选择适当的激光进行照射，初始强度为 200 mW/cm²。此时，最有效的激光操作是在 532 nm，30 或 100 mW MiniGreen。532 nm 的激光可以用任何染料；556 或 561 nm 黄色激光可以共振激发孟加拉玫瑰红，但是比较昂贵。照射产生一个完整的皮质损伤至少需要 3 min。假设动物已经充分准备好，建立合适的激光条件以产生可重复的损伤，至少在 5～7 只动物上可以被复制。选择接近染料最大吸收量的激光波长的优点在于不需要对颅骨进行制冷。相反的，即使是光照射过滤弧灯也需要对颅骨进行制冷，因为它产生的平均光照度是不能达到光化学有效程度，因此需要更多的光照。虽然血小板阻塞微血管在这个模型中很明显，但其实只是个偶然现象。损伤其实是血脑屏障破坏，引起血管内皮漏，继而引起血管源性脑水肿和微血管压缩。如果将大脑降温至 34 ℃，在没有血小板阻塞的情况下损伤就会产生。另外，当激光照射角度为水平夹角 13°的时候，脑水肿可以被降到最轻。

另外一个较成功的是指环模型。在这个模型中，一束环形光化学激光产生环形皮质损伤，环形内部区域发生卒中。环形激光由 514.5 nm 的氩气激光产生，聚焦到已注射藻红 B 的大鼠颅骨上，并以 0.9 W/cm² 的强度放射。缺血性位点径向传播产生的血管源性水肿对皮质造成损伤。后来 Weste 发现,较小的环形光束同样可以产生低灌注皮质损伤,产生形态学上的缺血死亡改变,并于 2 d 再灌注后显著恢复。

22.5.1.2　原位血管内光化学引起的大脑中动脉光栓塞模型

在显微镜下,暴露动物远端大脑中动脉区域。在外侧眼角和耳朵之间做一垂直切口,用丝线固定皮肤,切开颞肌并固定。在正面,腹鳞骨的冠状缝和颧弓上方,暴露远端大脑中动脉区域。在激光照射前 30 min～1 h,对动物生理指标进行监测,所有手术切口用 1% 利多卡因局部麻醉。在这个模型中,不需要氩气激光或者氩气泵染料激光,因为一个 15 mW MicroGreen 或者 Laserglow model LCS - 532 已经足够以 25 或 20 mg/kg 的剂量注射藻红 B 或者孟加拉玫瑰红 B。光首先以非常低的能量,通过一个焦距为 25 cm 的 BK7 抗反射球面玻璃镜进行聚焦,然后反射到选定的大脑中动脉远端区域。这个低能量的光束刚好覆盖直径(可以移除激光护目镜,直接看到激光照射在血管上)。通过公式 $I(W/cm^2) = 12.73P(mW)/D(100~\mu m)^2$,给定强度 I 约为 13 W/cm^2,D(直径)为 100 μm,测定能量 P,当直径为 200 μm 时($D=2$),则 $P=4$ mW。

当激光强度增大到预设值,循环藻红 B 激发引起的强烈的橘色荧光可以通过激光护目镜观察到。这个荧光提示光束照在动脉的具体位置上。必须调整千分尺控制的偏转镜以保证对称发出荧光以覆盖动脉的直径。血管收缩预示着血栓形成的开始。照射过程中,循环染料荧光的减弱是由于来自照射动脉段的白色血小板特异性血栓伴同染料排斥、约束等离子体的形成。稳定的阻塞表现为染料荧光消失和被激光散射取代,这发生在 4 min 内,虽然阻塞往往在 2 min 内开始。阻塞形成后照射要持续 30 s 以保证阻塞的稳定性。最后的栓塞包括两个部分:在照射时产生的原发性栓塞是在一个高度收缩段聚集的非常紧密的血小板。继发性血栓是由原发性血小板栓塞诱导产生的,持续 10 min,并且在一个收缩相对较轻的血管段里。

大脑中动脉可以被不同成分的东西阻塞,黄素单核苷酸介导的光化学反应能产生 rt - PA 易感栓塞。黄素单核苷酸注射剂量为 37 mg/kg,并且被一个蓝色 473 nm 的 YAG 激光在聚焦强度为 15 W/cm^2 的情况下被激活。在照射过程中,形成红色的不稳定血栓,这通常是由血流产生的,除非血压低至 70 mmHg。最后,形成含纤维蛋白的红色血栓。当栓塞还在形成的时候,如果荧光开始消失,则要再次注射染料。大脑中动脉区域皮质血流灌注量通常需要监测。另外,还需用连接股动脉导管血压计监测动脉血压。

22.5.1.3　颈总动脉光栓栓塞和阻塞

实验选择 300～380 g 的雄性 SD 大鼠,麻醉,插管,平放,在左侧颈部腹侧做一切口,分离下面的软组织,暴露颈总动脉。小心地分离颈总动脉和迷走神经。拉开周围的肌肉,建立一个防水空间。在颈总动脉远端照射区放一个超声探针持续监测血流速度。上述防水空间填充温热的生理盐水。激光首先通过一个 61 cm f.l. 球镜,以很低的能量聚焦,并通过一个 90° 角棱镜或镜子,在锁骨胸骨切迹外 1.5 cm 反射到大鼠上。由于高能量的持续照射,空腔中的生理盐水可以帮助散热。理论上来说,弱光覆盖动脉的最佳直径是 6%,但是因为在照射过程中动脉会收缩,这个因素可以被忽略。通过股静脉导管注射染料,然后开始照射。与上述装置相比,相对经济的选择是采用一个 532 nm DPSS Nd：YAG,可调范围到 8 W。大鼠颈总动脉形成栓子,强度为 200～300 mW,因为 532 nm 的光与藻红 B 的共振吸收一致。

可以通过一个纯血小板栓塞阻塞大鼠颈总动脉。这个血小板栓塞是 II 型光化学反应诱导的过氧化内皮损伤引起的。已有的实验证明,这种血小板栓塞可以由孟加拉玫瑰红染料和罗丹明 560 高氯酸盐染料在孟加拉玫瑰红最大组织吸收峰 562 nm 的时候在血管内发生反应。首先,实验选择 400～750 g 的雄性 SD 大鼠,麻醉,插管,拍摄 X 线血管造影,通过左侧股动脉和股静脉进行生理监测,右侧股动脉作为血管内插管用。然后,通过左侧股静脉导管注射孟加拉玫瑰红染料(20 mg/ml 在 0.9％盐水中),时间间隔 1 min,体内浓度 20 mg/kg。然后进行染料激光照射,能量 1.5 W(相当于 130 W/cm² 强度),持续照射直至阻塞形成。在栓塞形成过程中可以看到血管收缩并伴有橘黄色的荧光,与循环血浆蛋白相连。当血流速度下降时,荧光也会下降,因为照射的血管段形成白色血小板血栓,以及肝脏对孟加拉玫瑰红的吸收。有时候,由于血管收缩太厉害,需要重新调整激光的焦距和位置。在通气动物颈总动脉上形成阻塞大约需要 13 min。由于外周收缩,中央扩张引起的血压反应性上升,阻塞是暂时的,并且之后可以进行 6 次再灌注。实验发现在不通气的大鼠中,阻塞形成得比较快(20 s),后来发现这与孟加拉玫瑰红引起的低血压有关,因此保证呼吸对于这个实验很重要,但在实验和临床上还未受到足够重视。

血管内栓塞和再通需要影像学支持。在右侧腹股沟做一切口,分离腹股沟筋膜和腹壁浅动脉之间的筋膜,暴露股动脉、静脉和神经,并分离这三者。右侧股动脉用 3 - 0 丝线阻塞,并用小剪刀在动脉壁上做一个横切口。在一根 360 μm 的导引钢丝的引导下插入插管(930 μm 外直径,690 μm 内直径),导管涂有润滑油,插入过程中不断用肝素生理盐水(100 IU/kg)冲洗,冲洗速率为 15 ml/(kg·h),把导管插入降主动脉,在 X 线透视下放置到左侧颈总动脉。导管头插入至 C2～C3 等级,拍摄导引钢丝的放射图像作为校准用。然后插入导管到 C5 等级,移除导引钢丝,注射造影剂[碘克沙醇(威视派克,含碘 320 mg/ml)],速度为颈总动脉血流速度[15％心脏输出量,假设心排血指数(cardiac index, CI)是 250 ml/(min·kg)],时间为 5 s,来获取颈总动脉 C2～C3 等级的基线血管造影图像。通过超声心动图确定 CI 值。血管造影用一个连接个人电脑和监测记录仪的 CCD 摄像头记录。这个设备还用来记录整个实验的光学图片(连接一个 Zeiss 手术显微镜)。然后对保存的图像进行分析,用边缘检测系统(Image Pro - plus)检测颈总动脉的内径和外径,一次建立一个基线,用于之后观察血管直径的变化。每秒取 30 张图片,并减去背景。

最近,有人通过藻红 B/氩 514 nm 反应来模拟小鼠的颈总动脉光栓模型,但是并没有观察到栓塞的自发分裂,而是栓塞自行机械脱落。阻塞一根直径 400 μm 的小鼠颈总动脉需要 165 mW 的氩 514 nm 激光能量,聚焦强度约为 130 W/cm²,相当于阻塞大鼠颈总动脉的强度。另外,豚鼠对于光栓的敏感度远超过大鼠和小鼠,只需要 50 mW 氩 514 nm 激光照射 1 min,就能够产生 2 mm 颈总动脉阻塞(约相当于强度为 1.7 W/cm²)。

22.5.2 小鼠

虽然大多数化学光栓塞模型使用的都是大鼠,但是小鼠也可以用来制造光栓塞模型。小鼠模型操作过程基本与大鼠相同。

22.6 评估模型成功的指标

22.6.1 术中评估指标

通过激光多普勒血流仪监测血流灌注的量，以及动脉插管监测动脉血压来间接了解栓塞是否成功。血流和血压下降提示模型成功，还可以通过血管造影来直接了解模型是否成功。用边缘检测系统（Image Pro - plus）检测血管内径和外径的变化，每秒取30张图片，并减去背景。血管直径缩小，提示栓塞成功。

22.6.2 术后评估指标

22.6.2.1 行为学检测

该模型主要引起动物的运动功能障碍，可通过如肢体对称性试验、转子杆测试等进行检测。

22.6.2.2 组织学检测

（1）MRI检测：此方法简便快速（见图22-1），但不如结晶紫染色法精确。

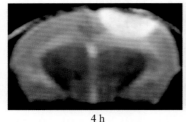 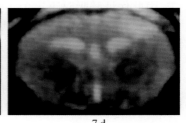

| 4 h | 24 h | 7 d |

图22-1 MRI检测化学光栓塞型局灶性脑缺血后的脑组织

（2）H-E染色和结晶紫染色：术后处死动物并取脑，迅速将脑组织，然后进行H-E染色和结晶紫染色（见图22-2）。

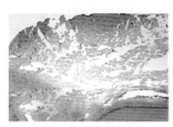 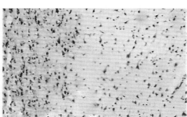 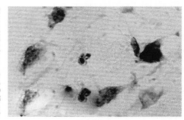

| H-E染色 | CFV染色 | CFV染色 |

图22-2 组织学方法检测化学光栓塞型局灶性脑缺血后的脑组织的梗死情况

22.7 优势与局限性

22.7.1 优势

能够在任何待研究的皮质区域制造缺血损伤，因为只有被照射的那段血管壁接收到辐射,而相邻的非辐射区的血栓中血小板并没有被激光照射,不会引起损伤。

22.7.2　局限性

(1) 过早的血管源性水肿不符合人缺血性卒中的特点。

(2) 由于血脑屏障破坏,继而引起血小板阻塞微血管,会引起血管源性水肿和压迫微血管,破坏局部微循环。

(3) 化学光栓塞模型的缺血区域缺少缺血半暗带,因为血脑屏障的破坏发生在短短的几分钟内,所以该模型不适用于针对缺血半暗带的研究[1]。但是化学光栓塞环状模型,由于对辐照的密度和时间进行了修饰,所以能够制造含有缺血半暗带的缺血损伤[21]。

(4) 化学光栓塞模型引起的堵塞为动脉末端堵塞,基于增强侧支循环的治疗方法对其不产生作用。

22.8　注意事项

保证呼吸对于保护反应很重要,然而在实验和临床中这个问题通常未受到重视,直至产生严重的后果。

22.9　常见问题及解决方法

(1) 没有引起梗死的原因:梗死失败的原因主要与光栓的制备、光的波长和强度,以及照射位置密切相关。这需要根据不同的实验要求,摸索出特定的光的波长和强度等参数。

(2) 梗死面积差异大的原因:与手术者对光栓的制备、光的波长和强度,手术过程的损伤程度以及术后的护理均有关。必须严格控制术中每一个具体步骤,减少手术损伤,加强术后护理。

(3) 再灌注后血流无法恢复:根据实验设计对光栓的制备,以及光的波长、强度、照射位置以及溶栓的条件等进行评测,并及时调整。

参考文献

1. Watson BD, Dietrich WD, Prado R, et al. Argon laser-induced arterial photothrombosis. Characterization and possible application to therapy of arteriovenous malformations[J]. J Neurosurg, 1987, 66(5): 748 – 754.

2. Watson BD, Dietrich WD, Busto R, et al. Induction of reproducible brain infarction by photochemically initiated thrombosis[J]. Ann Neurol, 1985, 17(5): 497 – 504.

3. Dietrich WD, Ginsberg MD, Busto R, et al. Photochemically induced cortical infarction in the rat. 2. Acute and subacute alterations in local glucose utilization[J]. J Cereb Blood Flow Metab, 1986, 6(2): 195 – 202.

4. Que M, Schiene K, Witte OW, et al. Widespread up-regulation of N-methyl-D-aspartate receptors after focal photothrombotic lesion in rat brain[J]. Neurosci Lett, 1999, 273(2): 77 – 80.

5. Braun JS, Jander S, Schroeter M, et al. Spatiotemporal relationship of apoptotic cell death to lymphomonocytic infiltration in photochemically induced focal ischemia of the rat cerebral cortex[J]. Acta Neuropathol, 1996, 92(3): 255 - 263.

6. Kim GW, Sugawara T, Chan PH. Involvement of oxidative stress and caspase - 3 in cortical infarction after photothrombotic ischemia in mice[J]. J Cereb Blood Flow Metab, 2000, 20(12): 1690 - 1701.

7. Schroeter M, Jander S, Huitinga I, et al. Phagocytic response in photochemically induced infarction of rat cerebral cortex. The role of resident microglia[J]. Stroke, 1997, 28(2): 382 - 386.

8. Jander S, Schroeter M, Stoll G. Role of NMDA receptor signaling in the regulation of inflammatory gene expression after focal brain ischemia[J]. J Neuroimmunol, 2000, 109(2): 181 - 187.

9. Herz RC, Kasbergen CM, Hillen B, et al. Rat middle cerebral artery occlusion by an intraluminal thread compromises collateral blood flow[J]. Brain Res, 1998, 791(1 - 2): 223 - 228.

10. Brint S, Jacewicz M, Kiessling M, et al. Focal brain ischemia in the rat: methods for reproducible neocortical infarction using tandem occlusion of the distal middle cerebral and ipsilateral common carotid arteries[J]. J Cereb Blood Flow Metab, 1988, 8(4): 474 - 485.

11. Nagayama T, Lan J, Henshall DC, et al. Induction of oxidative DNA damage in the peri-infarct region after permanent focal cerebral ischemia[J]. J Neurochem, 2000, 75(4): 1716 - 1728.

12. Hayashi T, Sakurai M, Itoyama Y, et al. Oxidative damage and breakage of DNA in rat brain after transient MCA occlusion[J]. Brain Res, 1999, 832(1 - 2): 159 - 163.

13. Katsman D, Zheng J, Spinelli K, et al. Tissue microenvironments within functional cortical subdivisions adjacent to focal stroke[J]. J Cereb Blood Flow Metab, 2003, 23(9): 997 - 1009.

14. van Bruggen N, Cullen BM, King MD, et al. T2 - and diffusion-weighted magnetic resonance imaging of a focal ischemic lesion in rat brain[J]. Stroke, 1992, 23(4): 576 - 582.

15. Lee VM, Burdett NG, Carpenter A, et al. Evolution of photochemically induced focal cerebral ischemia in the rat. Magnetic resonance imaging and histology[J]. Stroke, 1996, 27(11): 2110 - 8, discussion 8 - 9.

16. Albensi BC, Knoblach SM, Chew BG, et al. Diffusion and high resolution MRI of traumatic brain injury in rats: time course and correlation with histology[J]. Exp Neurol, 2000, 162(1): 61 - 72.

17. Schneider G, Fries P, Wagner-Jochem D, et al. Pathophysiological changes after traumatic brain injury: comparison of two experimental animal models by means of MRI[J]. MAGMA, 2002, 14(3): 233 - 241.

18. Hu X, Wester P, Brannstrom T, et al. Progressive and reproducible focal cortical ischemia with or without late spontaneous reperfusion generated by a ring-shaped, laser-driven photothrombotic lesion in rats[J]. Brain Res Brain Res Protoc, 2001, 7(1): 76 - 85.

19. Witte OW, Stoll G. Delayed and remote effects of focal cortical infarctions: secondary damage and reactive plasticity[J]. Adv Neurol, 1997, 73: 207 - 227.

20. Hagemann G, Redecker C, Neumann-Haefelin T, et al. Increased long-term potentiation in the surround of experimentally induced focal cortical infarction[J]. Ann Neurol, 1998, 44(2): 255 - 258.

21. Wester P, Watson BD, Prado R, et al. A photothrombotic 'ring' model of rat stroke-in-evolution displaying putative penumbral inversion[J]. Stroke, 1995, 26(3): 444 - 450.

23 氯化铁诱导的远端大脑中动脉梗死模型

活体显微镜或多光子显微镜和激光散斑成像已开始广泛引用于脑血管的相关研究,因为这些技术可以在脑缺血期间进行实时监测。然而,很多现有的动物模型在这些技术的应用上还有很明显的局限性。例如,大脑中动脉近端的细丝闭塞很难在显微镜下进行,同时存在损伤大脑中动脉血管壁、动脉周围脑皮质的风险,严重情况下甚至可导致脑出血[1-4]。为了避免这些风险,寻求新策略来建立可重复性高且安全的动物模型,本章将介绍由氯化铁溶液浸泡的滤纸条诱导的远端大脑中动脉梗死(MCAO)模型,通过局部应用氯化铁溶液可在短时间内诱导动脉内血栓,且不损伤该动脉周边的脑皮质,并不构成严重的脑半球肿胀、出血或死亡[5-8]。该模型操作相对简单、无创,同时很容易在显微镜下进行活体监测血块溶解,该模型在血管内实时成像和溶栓的相关研究中占绝对优势[9]。

23.1 动物的选择

23.1.1 大鼠

在动物卒中相关研究中,自发性高血压大鼠(SHR)、Wistar 大鼠、Sprague-Dawley(SD)大鼠都是常用的品种。由于不同品系大鼠的梗死体积、死亡率及自发血管再通率均有差异,因此对于血栓模型,不同动物的品种选择尚有争议。在这些品系中,SD 大鼠梗死体积的变异性最高,自发血管再通率也最高,这可能与 SD 大鼠的侧支血管的高变异性有关。与 Wistar 大鼠相比,SHR 的死亡率更高,脑梗死体积更大,自发血管再通率也更低。此外,老年大鼠也较年轻大鼠有更高的死亡率和更大的梗死体积。

23.1.2 小鼠

一般较多选用 C57BL/6 或 CD-1 品系的小鼠,2~3 月龄。推荐使用 CD-1 系的小鼠,因其在该年龄段体重为 35~40 g,略大于 C57/B6(25~30 g),较大的小鼠更易于模型的制作。更重要的是,CD-1 小鼠的远端大脑中动脉变异度比 C57/B6 小,更适用于氯化铁诱导的远端 MCAO 模型构建。

23.2 材料准备

23.2.1 器械准备

器械包括：① 手术显微镜；② 滤纸；③ 培养皿或小型容器；④ 颅钻；⑤ 单极或双极电凝器；⑥ 温度控制系统；⑦ 多普勒激光血流仪；⑧ 纤维光学光源；⑨ 常用手术器械包括显微镊、显微剪、外科手术剪、外科手术镊、外科手术拉钩、微型夹（5～8 mm）；外科手术缝线（4-0号及6-0丝线）、外科手术刀片（10号）、手术缝针、持针器、注射针、注射器、棉签、棉球、医用胶带以及大鼠/小鼠脑模具等。

23.2.2 含10%氯化铁溶液的滤纸片制备

在手术开始前准备新鲜10%氯化铁溶液，将氯化铁粉末（Sigma 157740）溶解于生理盐水中。将制备好的10%氯化铁溶液转移至小型容器内（见图23-1），用显微剪将滤纸片剪成1 mm×1 mm的滤纸条，并将其浸润于氯化铁溶液中备用。

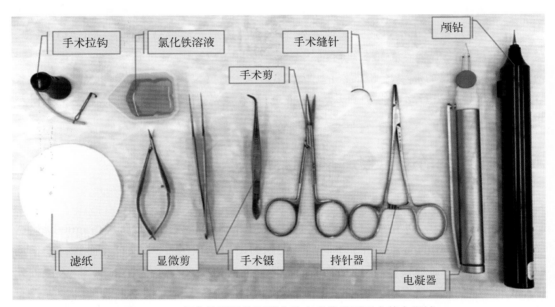

图23-1 氯化铁诱导的远端大脑中动脉模型手术基本器械

23.2.3 规定标准局部脑血流减少量

用多普勒血流仪检测局部脑血流量，对评价MCAO后局部脑血流量的减少，以及用rt-PA或其他溶栓制剂后对血管再灌情况进行监测是非常必要的。由于血凝块可能会自溶（自发性血管再通），因此，事先规定标准脑血流减少量（以缺血前基础水平计算的百分率）是必要的。一般来说，阻断30%（血块注射后即刻）或40%（溶栓前）脑血流量的模型实验结果较好。但是，每个实验室必须建立独立的阻断范围标准。

23.3 麻醉与监护

23.3.1 麻醉

动物可采用气体吸入和腹腔注射两种不同的麻醉方式。首选含有 1%～2% 异氟醚的 30% 氧气和 70% 氧化氮的混合气体麻醉。麻醉成功指标：呼吸心跳血压平稳，肌肉松弛，对于疼痛刺激无反应。

23.3.2 术中监测

手术过程中，需要用电热毯对动物进行保温，并监测各项生理学指标，包括直肠温度、脉搏、血压、呼吸深浅及频率等。在大脑中动脉主干远端阻断前后，需用多普勒脑血流仪了解其脑血流的变化情况。

23.4 手术操作步骤

23.4.1 小鼠的手术操作步骤

（1）将小鼠称重后放置于感应室内，含 2% 异氟醚气体的 30% 氧气和 70% 氧化氮混合气体进行诱导麻醉，麻醉成功后将异氟醚调至维持剂量（1%～1.5%）。

（2）将小鼠左侧头部及颈部腹侧的毛发剃除，随后进行局部皮肤消毒，先用乙醇棉签，然后用碘酒擦拭，再用乙醇擦拭，慢慢地从手术切口的部位以绕圈的方式擦向周边。

（3）备皮结束后，将小鼠移至手术台，取仰卧位[见图 23 - 2(a)]，将颈垫（10 μl 微量注射器大小的垫圈）放置合适位置，用小手术镊固定颈部皮肤，同时用小手术剪在颈部剪

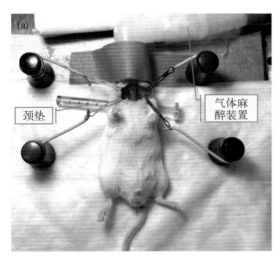
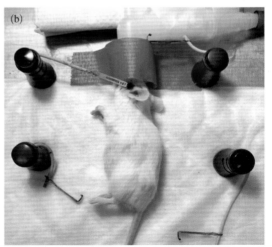

图 23 - 2　CD - 1 小鼠模型手术体位

（a）左侧卧位；（b）右侧卧位

开一个 0.5 cm 的垂直切口,切开皮肤和黏附的肌膜,暴露表皮下的甲状软骨。

(4)用小手术镊轻轻地拉开甲状软骨,可见位于甲状腺左右叶之间的中线,迎着中线钝性分离此处的肌膜和组织并暴露出地下方的结构。

(5)在气管下方内侧和胸锁乳突肌外侧之间找到颈总动脉,如果需要,可以将胸锁乳突肌来至一边,颈总动脉位于颈部动脉三角区的下方,颈外和颈内动脉分叉前方。

(6)如果颈动脉暴露合适、充分,可以清晰地看见沿着迷走神经和颈静脉外侧行走的颈总动脉的搏动。使用小手术颤小心地在双侧颈总动脉的肌膜上自中间往两侧开一个小口,打开颈动脉鞘。当颈总动脉充分游离后,通过小显微镊将 5-0 丝线穿过颈总动脉下方。以同样的方式,小心地分离颈总动脉并放置丝线备用。

(7)然后将小鼠换至右侧卧位放置[见图 23-2(b)],在左侧眼外眦至外耳道之间做一长约 1 cm 的横向切口。

(8)暴露颞肌,可见颞神经、颞浅动脉、颞浅静脉覆盖在颞肌上。钝性分离并牵开颞肌,注意避免损伤颞神经、颞浅动脉及颞浅静脉,暴露颞骨,显露颧弓,经钝性分离肌肉、筋膜及周边软组织,显露颞下窝,此时可见下颌神经跨过颞下颌关节进入卵圆窝。

(9)因小鼠颅骨较薄,用干棉球擦拭组织液后可透过颅骨大致见大脑中动脉主干远端动脉的走行,此时以鳞骨为中心,用颅钻开一直径为 2～3 mm 的圆形小孔,钻孔过程中注意控制电钻力度,打开骨窗并不能损伤脑组织。钻孔过程中可以随时清理骨屑以便保持视野清晰,同时感受颅骨的弹性和柔软性以试探是否将颅骨钻透。

(10)因小鼠硬脑膜较薄且与脑组织距离较近(<40 μm),所以在氯化铁诱导的小鼠远端大脑中动脉模型构建过程中,不需要分离硬脑膜。

(11)充分暴露远端大脑中动脉后,用多普勒血流仪监测其血流情况并做记录。

(12)随后,将小鼠换至仰卧位,用活结结扎双侧颈总动脉。阻断双侧颈总动脉血流后,恢复至右侧卧位,通过显微镜镜下观察大脑中动脉血流情况,大约双侧颈总结扎 3～5 min 后,可见远端大脑中动脉血流明显减慢,此时可将预先准备好的含有 10% 氯化铁溶液的滤纸条(1 mm×1 mm)小心地放置于大脑中动脉的上方,并确保滤纸条底部与硬脑膜充分接触。静置 1～2 min 后,移开滤纸条,即可观察到原位血栓的形成(见图 23-3)。在此过程中,注意滤纸条中吸附的氯化铁溶液量要适中,过多则容易溢出并灼伤周边脑组织,过少则不宜有效形成原位血栓。

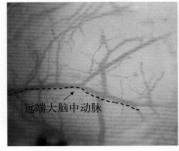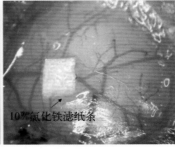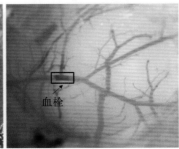

图 23-3　氯化铁诱导的远端 MCAO 模型构建

（13）血栓形成后,迅速移除滤纸条并用生理盐水反复冲洗手术窗口,同时在尽可能短的时间内松开双侧的颈总动脉活结,恢复血流灌注。

（14）造模完成后,再次利用多普勒脑血流仪对大脑中动脉远端阻断后的血流量进行监测并做记录。

（15）缝合颈部及头颞部皮肤切口,若切口创面较大,可在切口处喷洒 0.1 ml 0.25% 丁哌卡因。

（16）为预防伤口感染,可在各伤口处喷呋喃唑酮气溶胶颗粒或者腹腔注射其他抗生素。

（17）小鼠停止吸入异氟醚 10～20 min 后苏醒,然后可将其放回笼内,术后注意观察其生命体征。

23.4.2　大鼠的手术操作步骤

大鼠的栓塞方法与小鼠基本相同,主要区别在于氯化铁滤纸片大小及放置时间的长度。对于大鼠氯化铁诱导的血栓模型,建议使用 2 mm×3 mm 的滤纸,并将氯化铁溶液吸附的滤纸片放置时间延长至 3～5 min。初次操作者,在诱导血栓形成的过程中,可移开滤纸片观察,若血栓尚未形成,可适度延长放置时间。

23.5　模型成功的指标

23.5.1　术中评估

手术过程中可借助多普勒血流仪测定局部脑血流,以缺血前血流为基准,阻断 30% （血栓注射即刻）或 40%（溶栓前）的脑血流量显示阻塞成功（见图 23-4）。

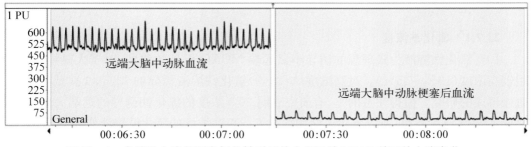

图 23-4　多普勒血流仪测定氯化铁诱导的小鼠远端 MCAO 前后的血流变化

23.5.2　术后评估

23.5.2.1　组织学检测

早期脑梗死体积的检测：缺血后 24 h 用 TTC 染色（见图 23-5）；亚急性期脑梗死体积的检测：缺血后 3 d 用尼氏染色（焦油子）或 H-E 染色。

23.5.2.2　行为学检测

参考卒中后神经功能评分（neurological severity score test）。

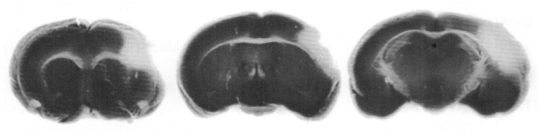

图 23 - 5　10%氯化铁诱导的远端 MCAO 后 24 h 脑组织 TTC 染色

23.6　优势与局限性

23.6.1　优势

该模型很好地模拟了临床缺血性卒中,并在治疗时间窗内进行 rt - PA 溶栓治疗,有利于开展溶栓治疗的疗效及安全性观察,对于评价再灌注治疗的实验研究也非常有用。该模型死亡率低,模型建立较为稳定[9-10]。同时,该模型的构建不需要重型的仪器设备,耗材少,较为经济。更重要的是,该实验方法不会造成额外的脑损伤及危及周边的血管床,在小型缺血性卒中的研究中占有优势。

23.6.2　局限性

与实验室的手术材料和环境差别有关。

23.7　注意事项

23.7.1　氯化铁浓度

10%氯化铁溶液为最理想的诱导小鼠远端 MCAO 模型的浓度,对于大鼠模型,可使用较高浓度(10%～15%)。过高浓度(>20%)氯化铁溶液诱导的 MCAO 模型不适用于血栓再通的研究。值得注意的是,有研究表明 30%浓度的氯化铁诱导的远端大脑中动脉血栓不能被 tPA 溶解,所以不建议使用该浓度或更高浓度的氯化铁溶液作为诱导剂。

23.7.2　滤纸片放置环境

在小鼠的造模过程中,通常在移除骨瓣后,手术窗口会有微量的渗血或渗液,若在此时放置含有氯化铁的滤纸片,氯化铁浓度会被组织液稀释,同时不能较好地贴敷于硬脑膜上,将不利于其稳定地局限性地作用于远端大脑中动脉,从而导致造模失败。所以要强调的是,确保在放置滤纸片之前,使靶向位置的硬脑膜区域尽量保持干燥,这样能有效地提高稳定血栓形成的概率。如果使用大鼠进行造模,由于其硬脑膜较厚,且在硬脑膜和远端大脑中动脉直接存在一定的距离,不利于氯化铁的渗透;在这种情况下可用 23G 针头在硬脑膜上做一"十"字形切口,暴露远端大脑中动脉靶向位置以后,将滤纸条直接放置于血管壁上,可有效地诱导原位血栓的形成。

23.7.3 温度

温度与脑损伤的严重程度密切相关。一般而言,正常直肠体温应维持在 37 ℃,低温(31～33 ℃)有利于脑的保护作用。动物实验及临床实验都表明,体温增加可扩大脑梗死体积,使症状恶化,增加死亡率从而影响药物的疗效。同时,温度过高可引起小鼠基础代谢率增高,增加心率和心脏泵血,影响远端大脑中动脉的血流速度,不利于氯化铁诱导的原位血栓的形成。术后也应当密切关注动物的体温,并保持合适的环境温度。

23.8 常见问题及解决方法

（1）梗死失败:梗死失败的一个主要原因可能是双侧颈总动脉血流阻断不充分,或者动物体温控制不良（详见注意事项）。另外,尽量配置新鲜的氯化铁溶液,避免多次反复或长期使用。

（2）诱导血栓大小不稳定:该模型构建最困难的就是诱导稳定大小的血栓,主要影响因素有滤纸条的大小、放置的时间以及放置的环境（详见注意事项）。在放置滤纸条以后,注意随时观察血栓的动态形成过程,若血栓已经大体形成,可迅速移走滤纸条并恢复双侧颈总动脉的血流,用生理盐水冲洗手术窗口,这些操作也可有效阻止血栓的进一步生成。操作人员大量的手术练习是手术结果稳定的关键因素。

（3）再灌注后血流无法恢复:避免使用高浓度的氯化铁溶液（＞20％）作为血栓诱导剂,同时根据实验设计对血栓的大小、位置,特别是溶栓制剂的剂量、给药方式进行严格的评测,同时,也应对一般生理指标如血压、体温等情况进行监测,尽量减少发生再灌注后血液无法恢复的情况。

（4）手术死亡率高:动物麻醉后,容易发生呼吸道不通畅,分泌物阻塞气管等,从而加重脑缺氧损伤。术后应注意及时清理口咽部的渗液,将动物放置电热毯上维持体温,尽量缩短手术时长,尽快复苏;术后尽量保持每笼 2 只小鼠或大鼠,并不要把术后鼠和正常鼠放在一起,以免动物打斗死亡;梗死体积过大以及缺血后的营养支持欠缺均会造成其存活率低。

参考文献

1. Green AR. Pharmacological approaches to acute ischaemic stroke: reperfusion certainly, neuroprotection possibly[J]. Br J Pharmacol, 2008, 153(Suppl 1): S325 - S338.
2. Xu X, Wang B, Ren C, et al. Age-related impairment of vascular structure and functions[J]. Aging Dis, 2017, 8(5): 590 - 610.
3. Kleinschnitz C, Braeuninger S, Pham M, et al. Blocking of platelets or intrinsic coagulation pathway-driven thrombosis does not prevent cerebral infarctions induced by photothrombosis[J]. Stroke, 2008, 39(4): 1262 - 1268.

4. Brint S, Jacewicz M, Kiessling M, et al. Focal brain ischemia in the rat: methods for reproducible neocortical infarction using tandem occlusion of the distal middle cerebral and ipsilateral common carotid arteries[J]. J Cereb Blood Flow Metab, 1988, 8(4): 474 - 485.

5. Karatas H, Erdener SE, Gursoy-Ozdemir Y, et al. Thrombotic distal middle cerebral artery occlusion produced by topical FeCl(3) application: a novel model suitable for intravital microscopy and thrombolysis studies[J]. J Cereb Blood Flow Metab, 2011, 31(6): 1452 - 1460.

6. Kilic E, Hermann DM, Hossmann KA. Recombinant tissue-plasminogen activator-induced thrombolysis after cerebral thromboembolism in miceP[J]. Acta Neuropathol, 2000, 99(3): 219 - 222.

7. Kurz KD, Main BW, Sandusky GE. Rat model of arterial thrombosis induced by ferric chloride[J]. Thromb Res, 1990, 60(4): 269 - 280.

8. Wang X, Cheng Q, Xu L, et al. Effects of factor IX or factor XI deficiency on ferric chloride-induced carotid artery occlusion in mice[J]. J Thromb Haemost, 2005, 3(4): 695 - 702.

9. Wang X, Xu L. An optimized murine model of ferric chloride-induced arterial thrombosis for thrombosis research[J]. Thromb Res, 2005, 115(1 - 2): 95 - 100.

10. Lockyer S, Kambayashi J. Demonstration of flow and platelet dependency in a ferric chloride-induced model of thrombosis[J]. J Cardiovasc Pharmacol, 1999, 33(5): 718 - 725.

24 二血管阻塞慢性脑缺血模型

痴呆是一类造成认知功能进行性下降的不可逆疾病,是造成老年人致残致死的重要因素[1]。其中,血管性痴呆是仅次于阿尔茨海默病的第二大痴呆类型[2]。既往大量的临床研究表明血管性痴呆与脑血流低灌注以及脑白质损伤密切相关[3]。同时,越来越多的基础研究表明,在生理和病理状态下,神经元、胶质细胞以及血管之间均存在的协同作用[4],这为评估脑血管改变引起神经元异常进而导致认知功能障碍提供了重要的理论依据。为了研究脑慢性脑血流低灌注所致的病理生理学改变及其与血管性痴呆之间的关系及其机制,建立病理生理特性可控、可重复的动物模型是非常必要的。啮齿类动物体型小、费用低、手术过程简单以及物种内的同源性相对较高,因此在模型的建立中得到了广泛应用。

本章将介绍模拟慢性脑血流低灌注所致病理生理改变及认知障碍的啮齿类动物模型,包括大鼠双侧颈总动脉结扎和小鼠双侧颈总动脉狭窄模型[5-6]。其中,大鼠双侧颈总动脉结扎模型通过结扎大鼠双侧颈总动脉实现,小鼠双侧颈总动脉狭窄通过在小鼠的双侧颈总动脉植入钢制线圈实现。结扎大鼠双侧颈总动脉造成脑血流的下降并能较好模拟慢性缺血所致的病理改变,操作简单、重复性好、死亡率低,被广泛用于慢性脑缺血的研究。该模型可造成脱髓鞘改变、轴突丢失、胶质细胞增生等白质损伤的病理改变。

此外,将结扎大鼠双侧颈总动脉与降低平均动脉压(降至 50 mmHg)结合,并在缺血 $10\sim30$ min 后重新恢复血供,可用于模拟前脑缺血[7]。该模型可引起脑内易感脑区神经元的选择性、延迟性死亡,包括新皮质、海马 CA1 区的锥体神经元以及尾侧壳核。其中,海马神经元损伤与记忆受损及认知障碍密切相关[8]。该模型所致的神经元选择性损伤可通过组织学和行为学检测方法进行评估。二血管结扎模型手术步骤简单、再灌注操作容易,故较四血管结扎模型更具优势。

24.1 动物的选择

24.1.1 大鼠的选择

在建立大鼠二血管结扎的动物模型时,必须考虑动物的品系、性别以及年龄。由于雌激素对缺血结果有影响,通常选用雄性大鼠。在二血管结扎的动物模型中,最常用的动物是 $250\sim300$ g 的雄性 Wistar 大鼠。Sprague-Dawley(SD)大鼠和其他品系的大鼠亦可用于本模型的制作。

24.1.2 小鼠的选择

常采用雄性 C57Bl/6 小鼠,体重为 24～30 g。此外,沙鼠是较为常用的品系。由于转基因和基因敲除小鼠大多来源于 C57Bl/6 品系,为了研究基因在慢性脑缺血病理生理机制中发挥的作用,故目前多用 C57Bl/6 小鼠制作该动物模型。

24.2 材料准备

材料包括:① 钢制微线圈(内径 0.18～0.22 mm,全长 2.5 mm);② 手术显微镜;③ 双极电凝;④ 温度控制系统;⑤ 多普勒激光血流仪;⑥ 干燥灭菌器;⑦ pH/血气分析仪;⑧ 血糖分析仪;⑨ 多通道记录系统;⑩ 常用手术器械包括维纳斯镊子(11 cm)、微型夹(5～8 mm)、维纳斯镊子(12 cm)、注射针、注射器、外科丝缝线(4-0 和 5-0)、外科刀片(10 号)、大鼠/小鼠脑模具、用于插管的细管、聚乙烯管。

24.3 麻醉与监护

24.3.1 麻醉

在构建二血管结扎的慢性脑缺血模型中,可选用吸入麻醉和腹腔注射麻醉。吸入麻醉需要用小动物麻醉机,最常用的麻醉剂是异氟醚和氟烷;腹腔注射麻醉可注射氯胺酮联合塞拉嗪。

24.3.2 监护

手术过程中,需要用电热毯对动物进行保温,以防止低体温造成动物死亡及术后并发症,并全程监护动物的体温、呼吸、脉搏、血压等生命体征(监测脉搏和血压,可利用鼠尾测量法进行无创监测,也可利用股动脉或者尾动脉穿刺进行有创监测)。

24.4 手术操作步骤

24.4.1 大鼠手术操作步骤

所有操作均在无菌条件下进行。手术人员应戴口罩和无菌手套,穿无菌隔离衣。术前所有手术器械均应灭菌且在手术过程中存放在无菌溶液中,如恶霉灵溶液。操作步骤如图 24-1 所示。

(1) 将大鼠放入麻醉箱中,用含 2%异氟醚的 70%氧化亚氮和 30%氧气的混合气体以 5 L/min 的氧气流速进行麻醉诱导,3～5 min 后,大鼠进入麻醉状态,之后以 1 L/min 的氧气流速进行维持。

(2) 术前褪毛,聚维酮碘常规消毒手术区域。

(3) 为了控制平均动脉压、动脉血气量和血糖含量,应同时行尾动脉插管。把 2 根电极通过小的皮肤切口插入双侧颞肌,以获取脑电图。在整个实验中,平均动脉血压和脑电

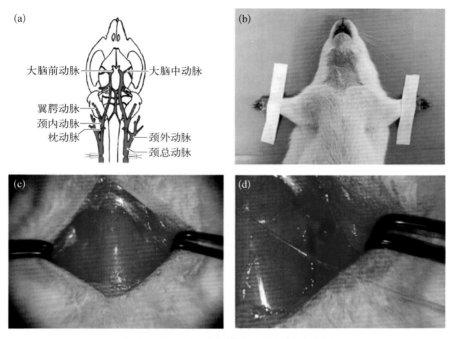

图 24 - 1 大鼠二血管结扎模型操作步骤

（a）大鼠头颈部血管及结扎部位示意图；（b）动物呈仰卧位；（c）颈部正中切口，暴露气管和双侧
颈总动脉，用眼科镊分离并挑起颈总动脉；（d）暴露一侧颈总动脉，将一根外科丝缝线结扎颈总动脉，
用同样的方法分离并结扎另一侧颈总动脉

图的获取依赖动力实验系统。

（4）通过尾动脉抽取动脉血，运用动脉血气体分析仪和血浆葡萄糖测定仪，对血气和血糖含量进行测定。

（5）在缺血前 15 min 和缺血后 15 min 对动脉血气和血糖含量进行测定，在整个实验过程中血液气体含量都保持在正常的生理范围内。

（6）在大鼠腹侧颈部皮肤正中线处做一个切口，小心分离两侧的颈总动脉和周围组织以及迷走神经。

（7）把直肠温度探测器插入到直肠中监测体温。热电耦 33G 温度探测器植入颞肌，监测头部温度。在动物身体和头部上方的热光源的帮助下，身体和头部温度在整个手术过程中保持在（37±0.2）℃。

（8）当所有的准备工作已经完成时，异氟醚的浓度保持在 1%。

（9）在缺血前 15 min，监测血压中的气体含量，平均动脉血压、脑电图、直肠和头部温度，并且保持在正常的生理范围内。

（10）将两侧颈总动脉通过外科丝缝线 5-0 结扎以诱导脑血流低灌注。

（11）缝合皮肤，结束麻醉过程。大鼠仍然需要进行 70%氧化亚氮和 30%氧气的混合气体辅助呼吸，并且保持颞肌和直肠的温度在 37 ℃，直到它从麻醉状态清醒过来，此过程通常需要 30～60 min。移除头部和直肠温度探测器后，把大鼠放回到其原来的笼子。

（12）密切监控大鼠呼吸，直到呼吸恢复平稳。1～2 h后，大鼠可以转移至动物房，常规供应食物和水。

（13）颈总动脉闭塞分步法：为避免脑血流量突然出现相对严重的下降，可按以下步骤逐步闭塞颈总动脉。大鼠用异氟醚麻醉，颈腹正中切口。暴露左侧颈总动脉，与迷走神经轻轻分离，用三条结扎线（2-0）闭塞。1周后，做一个新的切口，右颈动脉同样被阻塞[9]。

24.4.2　小鼠的手术操作步骤

由于小鼠不能结扎双侧颈总动脉，在小鼠腹侧颈部皮肤正中线处作一个切口，手术显微镜下小心分离两侧的颈总动脉和周围组织以及迷走神经。用内径0.18～0.22 mm、长度2.5 mm的特制钢制微线圈分别缠绕在双侧颈总动脉分叉部的近心端以诱导脑血流低灌注（见图24-2）。缝合皮肤，结束麻醉过程。小鼠仍然需要进行70%/30%的氧化亚氮/氧气辅助呼吸，并且保持颞肌和直肠温度在37 ℃，直到它从麻醉状态清醒过来，此过程通常需要30～60 min。密切监控小鼠呼吸，直到呼吸恢复平稳。30～60 min后，小鼠可以放回笼中，常规供应食物和水。因小鼠的Wills环后交通动脉常缺如，同时结扎双侧颈总动脉，因椎基底动脉系统血流不能代偿颈动脉系统脑血流的剧烈下降，至脑组织缺血缺氧，极易造成动物的迅速死亡[10-11]。

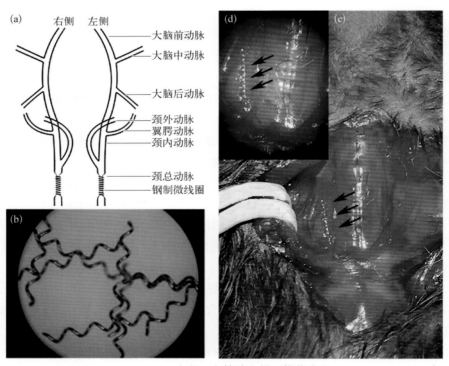

图24-2　小鼠二血管狭窄模型操作步骤

（a）小鼠头颈部血管及钢制微线圈置入部位示意图；（b）钢制微线圈实物图；（c）颈部正中切口，暴露气管和右侧颈总动脉，用眼科镊分离并挑起右侧颈总动脉，将钢制微线圈缠绕在颈总动脉分叉部的近心端；（d）显微镜下（c）图的放大图，箭头所指即钢制微线圈

24.5 评估模型成功的指标

24.5.1 影像学评估

24.5.1.1 MRI 检查

三维动脉自旋标记成像(3D arterial spin labeling，3D ASL)是以体内水分子作为内源型示踪剂的磁共振灌注成像[12]。该技术无须外源性造影剂,可无创测量脑血流。相比常用的基于血氧水平的功能磁共振成像技术而言,ASL 不受信号基漂的影响。3D ASL 显示大鼠双侧颈总动脉结扎后 1 周,脑内不同区域脑血流量下降至结扎前约 40%～70%,可持续至术后 2 周(见图 24-3)。

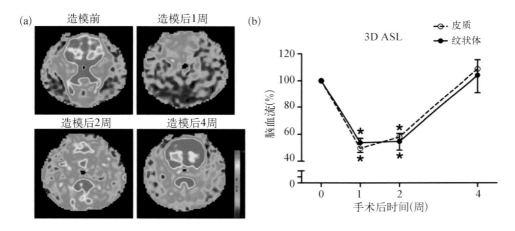

图 24-3 三维动脉自旋标记成像(3D ASL)监测大鼠二血管结扎术后脑血流动态改变

(a) 大鼠二血管结扎术前和术后 1、2、4 周 3D ASL；(b) 大鼠二血管结扎术前和术后 1、2、4 周皮质和纹状体脑血流动态改变的统计结果, *P<0.05 与对照组相比较

24.5.1.2 同步辐射脑血管造影

活体同步辐射脑血管造影因能在活体水平上直接对血管结构和病变进行成像,为定量评估啮齿类动物的脑血管病变提供新方法[13]。造模后 1 周,造影剂显影的脑血管的密度较结扎前减少超过 50%,并可持续至术后 4 周(见图 24-4)。

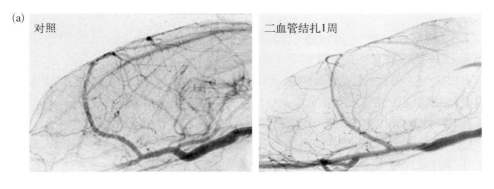

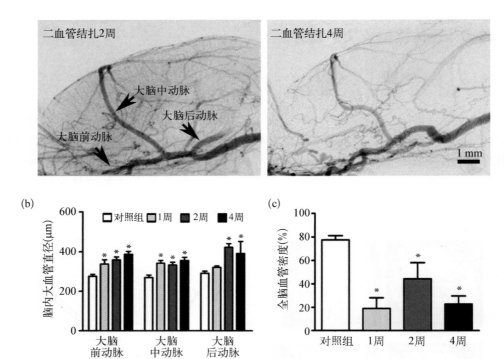

图 24-4　同步辐射脑血管成像显示大鼠二血管结扎术后脑血管结构改变

（a）对照组和大鼠二血管结扎术后 1、2、4 周同步辐射脑血管造影图；（b）对照组和大鼠二血管结扎术后 1、2、4 周大脑前动脉、大脑中动脉、大脑后动脉直径的统计结果；（c）对照组和大鼠二血管结扎术后 1、2、4 周脑血管密度的统计结果，* $P<0.05$ 与对照组比较

24.5.1.3　激光多普勒血流监测

可利用多普勒脑血流仪对小鼠双侧大脑半球血流情况进行监测。小鼠造模后 2 h 脑血流降至术前的 50％～80％，并可持续术后 2 周[5]。

24.5.2　行为学检测

二血管结扎的缺血模型缺血后，动物认知功能受损，但运动功能不受影响。Morris 水迷宫试验和新物体识别试验检测到大鼠造模后 4 周存在学习、记忆功能障碍（见图 24-5）。T 型迷宫可发现造模后动物表现得更焦虑[14]。

24.5.3　组织学检测

24.5.3.1　脑白质损伤的定量测定

脑白质区域主要包括胼胝体、内囊、纹状体纤维束、视束等结构。白质是由少突胶质细胞形成的髓鞘包裹神经元的轴突构成。白质损伤的组织学改变包括组织水肿、脱髓鞘、轴突丢失和少突胶质细胞的死亡。二血管结扎的慢性脑缺血模型引起的白质损伤可通过勒克斯坚牢蓝染色来测定。此外，白质损伤也可通过免疫荧光染色定量测定。白质损伤的程度通过白质区域髓鞘碱性蛋白表达的荧光强度变化来表示。二血管结扎造模后

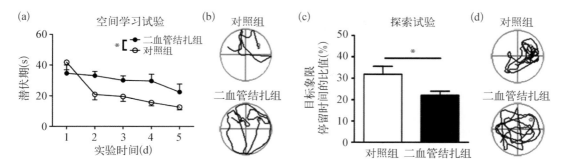

图 24 - 5 Morris 水迷宫试验显示大鼠二血管结扎术后 4 周空间学习记忆障碍

（a）大鼠二血管结扎术后 4 周和对照组空间学习试验的统计结果；（b）空间学习试验中造模 4 周组和对照组代表性轨迹图；（c）大鼠二血管结扎术后 4 周和对照组探索试验中，平台撤除后动物在原平台所在象限停留的时间占总时间的百分比；（d）探索试验中造模 4 周组和对照组代表性轨迹图；* $P < 0.05$

1 周，胼胝体、纹状体、视束的勒克斯坚牢蓝染色变浅，髓鞘碱性蛋白荧光表达量下降（见图 24 - 6）。

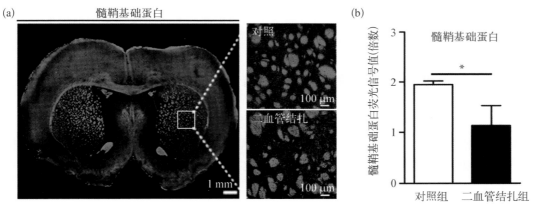

图 24 - 6 大鼠二血管结扎术后髓鞘损伤

（a）大鼠二血管结扎 1 周和对照组脑片髓鞘基础蛋白的免疫荧光染色图；（b）图（a）中纹状体部位髓鞘基础蛋白荧光信号的定量统计图，* $P < 0.05$ 与对照组比较

24.5.3.2 神经元损伤检测

大鼠二血管结扎的慢性脑缺血模型可引起海马 CA1 区、纹状体以及新皮质处的神经元损伤，大脑缺血后引起的神经元延迟性死亡会发生下列变化：细胞浓缩至正常神经元的一半或 1/3；核浓缩、深染且呈现多边形的核；嗜酸性或嗜酸性胞质[6]。

24.6 优势与局限性

24.6.1 优势

（1）一步手术法，技术操作较简单。

（2）可造成重复性高的慢性脑缺血损伤。

（3）若手术操作熟练，动物的存活率高。

（4）适合慢性脑缺血后分子生理学、行为学以及神经保护剂的研究。

24.6.2　局限性

（1）术后 4 周，由于椎基底动脉代偿性增粗以及颅内外侧支循环的形成，脑血流恢复至基线水平，对研究结果的解释造成潜在的影响。

（2）由于 C57Bl/6 小鼠的后交通动脉的解剖变异大，导致结果变异较大。

24.7　注意事项

以下要点对于二血管结扎的慢性脑缺血模型组织损伤的重复性非常重要。

（1）在手术过程中，直肠和大脑的温度必须控制在(37±0.2)℃。大脑的温度尤其重要，因为没有血供会引起大脑温度的下降；而大脑温度的微小变化对于缺血引起的组织学损伤会产生显著的影响。

（2）手术前夜对小鼠禁食以维持血糖水平的稳定同样非常重要。卒中前高水平血糖通常会引起更加严重的神经元损伤。

24.8　常见问题及解决方法

死亡大部分是由于术后并发症所导致。颈总动脉和迷走神经分离不清，误伤迷走神经导致动物呼吸困难。手术时间过长和手术过程中的不仔细同样会引起功能修复困难。此外，过度麻醉会引起动物在手术时死亡。因此，熟练操作，仔细分离颈总动脉是提高生存率的重要因素。

参考文献

1. Livingston G, Sommerlad A, Orgeta V, et al. Dementia prevention, intervention, and care[J]. Lancet, 2017, 390(10113)：2673 - 2734.

2. Gorelick PB, Scuteri A, Black SE, et al. Vascular contributions to cognitive impairment and dementia：a statement for healthcare professionals from the american heart association/american stroke association[J]. Stroke, 2011, 42(9)：2672 - 2713.

3. Iadecola C. The pathobiology of vascular dementia[J]. Neuron, 2013, 80(4)：844 - 866.

4. Iadecola C. Neurovascular regulation in the normal brain and in Alzheimer's disease[J]. Nat Rev Neurosci, 2004, 5(5)：347 - 360.

5. Shibata M, Ohtani R, Ihara M, et al. White matter lesions and glial activation in a novel mouse model of chronic cerebral hypoperfusion[J]. Stroke, 2004, 35(11)：2598 - 2603.

6. Farkas E, Luiten PG, Bari F. Permanent, bilateral common carotid artery occlusion in the rat：a model for chronic cerebral hypoperfusion-related neurodegenerative diseases[J]. Brain Res Rev, 2007, 54(1)：162 - 180.

7. Smith ML, Auer RN, Siesjo BK. The density and distribution of ischemic brain injury in the rat

following 2 – 10 min of forebrain ischemia［J］. Acta Neuropathol, 1984, 64(4)：319 – 332.

8. Yabuki Y, Shinoda Y, Izumi H, et al. Dehydroepiandrosterone administration improves memory deficits following transient brain ischemia through sigma – 1 receptor stimulation［J］. Brain Res, 2015, 1622：102 – 113.

9. Nyitrai G, Spisák T, Spisák Z, et al. Stepwise occlusion of the carotid arteries of the rat：MRI assessment of the effect of donepezil and hypoperfusion-induced brain atrophy and white matter microstructural changes［J］. PLoS One, 2018 , 13(5)：e0198265.

10. Beckmann N. High resolution magnetic resonance angiography non-invasively reveals mouse strain differences in the cerebrovascular anatomy *in vivo*［J］. Magn Reson Med, 2000, 44(2)：252 – 258.

11. Yuan F, Tang Y, Lin X, et al. Optimizing suture middle cerebral artery occlusion model in C57BL/6 mice circumvents posterior communicating artery dysplasia［J］. J Neurotrauma, 2012, 29(7)：1499 – 1505.

12. Williams DS, Detre JA, Leigh JS, et al. Magnetic resonance imaging of perfusion using spin inversion of arterial water［J］. Proc Natl Acad Sci U S A, 1992, 89(1)：212 – 216.

13. Guan Y, Wang Y, Yuan F, et al. Effect of suture properties on stability of middle cerebral artery occlusion evaluated by synchrotron radiation angiography［J］. Stroke, 2012, 43(3)：888 – 891.

14. de Bortoli VC, Zangrossi Junior H, de Aguiar Correa FM, et al. Inhibitory avoidance memory retention in the elevated T-maze is impaired after perivascular manipulation of the common carotid arteries［J］. Life Sci, 2005, 76(18)：2103 – 2114.

25 四血管阻塞全脑缺血模型

　　缺血性脑损伤是目前中枢神经系统损伤性疾病研究的热点,建立稳定和易操作的动物模型是缺血性血管病研究的基础。目前研究最多的是 Pulsinelli 大鼠全脑缺血四血管模型,是最经典的脑缺血动物模型之一,近年来被许多学者所使用。此方法能够有效地模拟临床中出现的因低血压休克及心肺脑复苏而导致的大脑缺血性损伤,且该模型具有较好可重复性,因此大批量用于基础实验。

　　自 1979 年 Pulsinelli 和 Brierley 首先介绍了大鼠四血管阻塞模型后[1],该模型被广泛用于短暂性全脑缺血损伤的机制研究。该模型主要原理是电凝阻塞两条椎动脉,并暂时性结扎两侧颈总动脉,术后造成短暂性全脑缺血,因此可以模拟心脏骤停后的病理状态[1-2]。该模型造成的缺血损伤严重,但是缺血后可以进行再灌注,神经元损伤程度较稳定,并且适用于可进行生理监测和维护神经损伤的较小且价格低廉的动物[3]。

　　在过去数十年间逐渐发展了若干改进后的四血管阻塞模型。例如,用磨钻扩大第一颈椎上翼孔,暴露其中的椎动脉,在显微镜下电凝阻断[2];夹闭双侧颈总动脉以出现静息脑电波为判定大鼠已达全脑缺血的标准对四血管阻塞法建立大鼠全脑缺血模型进行改良[4]。但是目前由于该模型手术操作较为复杂以及复苏后动物存活率受限,该模型逐渐被二血管阻塞模型所替代[5]。

25.1　动物的选择

25.1.1　大鼠的选择

　　对于四血管阻塞模型,比较理想的动物为 Wistar 大鼠[3,6]。品系好坏、是否为同一供应商和动物的周龄是影响实验成功率的几个重要因素。体重在 250～300 g 的年轻大鼠成功率较高,而且四血管阻塞模型稳定性更好。由表 25-1 可知,一般选择 Wistar 大鼠作为实验动物。

表 25-1　四血管阻塞模型对不同实验动物的结果影响

动　　物	四血管阻塞后实验特征	动　　物	四血管阻塞后实验特征
Wistar 大鼠	可造成约 80% 的严重缺血	新生大鼠	神经元对缺血损伤不敏感
Sprague-Dawley 大鼠	只能导致 50%～60% 的严重缺血	老年大鼠	侧支循环比较丰富,成功率较低

25.1.2　小鼠的选择

小鼠体型小,椎动脉分离阻塞困难,因此常采用蒙古沙土鼠[7-8]。沙土鼠也是最早用于全脑缺血研究的动物。沙土鼠的优点是天生缺少两条后交通动脉,因此后循环不会代偿前循环,只需结扎两侧颈总动脉即可实现全脑缺血[7]。但是,因为 Willis 环存在变异,只有 30%～40% 的小鼠能成功实现全脑缺血,而 75% 的沙土鼠在结扎一侧颈总动脉后就会造成心脏骤停。但沙土鼠比较难购买到。

25.2　材料准备

材料包括:① 手术显微镜;② 双极电凝;③ 温度控制系统;④ 多普勒激光血流仪;⑤ 干燥灭菌器;⑥ pH/血气分析仪;⑦ 血糖分析仪;⑧ 多通道记录系统;⑨ 纤维光学光源;⑩ 电极(外径 2.0 mm,内径 1.5 mm);⑪ 实验用管(外径 1.19 mm,内径 0.64 mm);⑫ 阻塞用钩子;⑬ 放大器;⑭ 异氟醚空气混合器;⑮ 鼻罩(nasal mask);⑯ 二孔普通纽扣;⑰ 塑料管(1 ml 注射器制成);⑱ 常用手术器械有维纳斯镊子(11 cm)、虹膜钳状骨针(10 cm)、Semken 钳状骨针(12 cm)、微型夹(5～8 mm)、维纳斯镊子(12 cm)、注射针、注射器、外科缝线(4-0)、USP/EP 有锥形针(10-0)、骨蜡、外科刀片(10 号)、锥形尖端针(1号)、大鼠/小鼠脑模具(brain matrix)。

25.3　麻醉与监护

可用于四血管阻塞模型的麻醉剂包括二甲醚、巴比妥、异氟醚等,每种都有不良反应,如降低体温,呼吸频率下降 50%,致使动物出现明显的酸中毒和二氧化碳潴留,并阻止某些谷氨酸受体或离子通道,可能复杂化缺血的病理生理状况以及相关数据的诠释。推荐使用不良反应相对较小且术后可使动物快速苏醒的异氟醚。在国际上通用的麻醉方案是使用肌松弛药及人工辅助通气状态下的氟烷吸入麻醉,且术中连续监测心电图、血压及血气,整个过程接近临床手术麻醉过程。

25.4　手术操作步骤

25.4.1　基本的四血管阻塞模型

用异氟醚麻醉后,使大鼠平躺在手术台上,用呼吸麻醉维持动物的麻醉状态。

25.4.1.1　颈动脉周围放置阻塞设备

(1)颈部腹侧正中划开一伤口,使其皮肤分开。

(2)双手操作小弯镊将覆盖在颈部腹侧的肌肉及其他组织分开,暴露实验动物的颈总动脉。

(3)将迷走神经和颈交感神经链轻轻拨开,分离出颈总动脉,操作期间防止破坏神经(见图 25-1)。

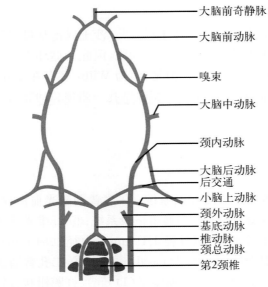

大脑前奇静脉
大脑前动脉
嗅束
大脑中动脉
颈内动脉
大脑后动脉
后交通
小脑上动脉
颈外动脉
基底动脉
椎动脉
颈总动脉
第2颈椎

图 25 - 1　脑血管结构示意图

（4）将阻断装置一根硅管（外径 15 mm，内径 8 mm，长 10～15 cm）分别松散地扣在颈总动脉上，并穿过纽扣的两个小洞。

（5）硅胶管两次穿过塑料管两端，将管子打结，系紧形成一个环。环的长度应该比塑料管的长度要小，这样就可以用来做阻塞装置了。因此，当硅管通过塑料管拉紧后，将和按钮共同阻断颈动脉血流。

（6）用 1～2 根手术线缝合伤口。

脑血管结构示意图如图 25 - 1 所示。

25.4.1.2　电凝椎动脉

（1）将大鼠固定在立体定位架上，从颈背枕骨到第 2 颈椎（长约 1 cm）做一切口。剥离椎旁肌肉，暴露第 1 颈椎的翼孔。目的是充分暴露翼孔，可以在大鼠尾部系一根橡皮筋适当拉长颈椎。

（2）把双极电凝器镶嵌进入翼孔，永久烧灼椎动脉。电凝这一步是缺血成功的关键。如果加热过久会损伤下颈椎脑桥，增加死亡率；反之，若时间过短，不能完全电凝阻断椎动脉，导致缺血不完整。目前，没有十分完美的方法来检测椎动脉是否永久闭塞。笔者的经验是，利用像注射器针头那样带有尖头的小探头，插入阿拉尔孔，稍微弯曲，如果出血，则需要再电凝一次。也可以用结扎的方式阻断椎动脉（见图 25 - 2）。

（3）缝合伤口，将实验动物放入舒适的笼内休息。

25.4.1.3　双侧颈总动脉阻塞

（1）第 2 天继续手术（禁食过夜，同时血糖水平一致），首先使其露出腹侧颈部。

（2）去除腹侧颈部的手术缝线，牵拉塑料管中的硅管，然后系紧硅管，完全阻止颈总动脉的血流。

（3）验证缺血成功。如果缺血成功，1 min 后大鼠将失去翻正反射。在整个手术过程中，大鼠体温由一个连有直肠温控探头的加热垫维持在 37 ℃。

（4）阻塞一定时间后，松开系紧的结并恢复血流，这里说的一定时间取决于所要研究的大脑区域，动物将在短时间内恢复血流。

25.4.2　四血管阻塞 1 天模型（记录缺血去极化状况）

大脑温度是影响缺血后细胞死亡严重程度的关键因素。另一个潜在的因素是头部和颈部肌肉产生的侧支血管。这种改进后的四血管阻塞模型将脑部温度维持在 37 ℃，以缺血去极化为是否完全缺血的指标[6,9]。

25.4.2.1　手术准备

（1）除在管子打结处绑手术缝线外，阻断颈总动脉和电凝椎动脉的步骤与前面所述相同。

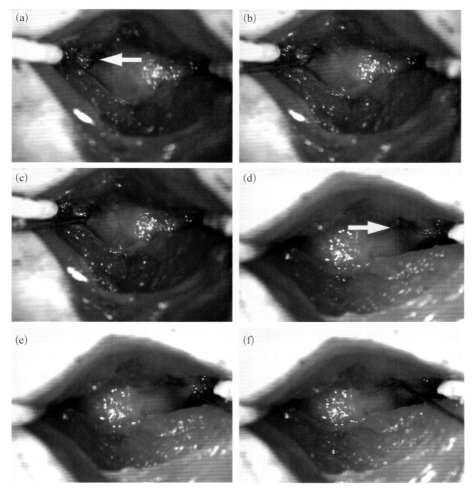

图 25 - 2　椎动脉结扎

（a）暴露第一颈椎，显露左侧翼孔（箭头处）；（b）（c）插入电凝器，凝闭左侧椎动脉；（d）显露右侧翼
孔（箭头处）；（e）（f）插入电凝器，凝闭右侧椎动脉

（2）在头骨的一侧钻一个洞，目的是放入一个温控探头。

（3）将直径为 8 mm 温控探头轻轻地放入头骨下硬脑膜上，将体温维持在 37 ℃。

（4）在所需要研究的脑部另一侧再打一个洞。海马定位的坐标是前囟前（AP）5.0 mm，旁开（ML）2.5 mm；纹状体定位的坐标是前囟前（AP）9.5 mm，旁开（ML）3.0 mm（耳间）。

（5）用尖头镊子剥掉硬脑膜，通过滴加生理盐水维持脑部湿润。

（6）在腹侧颈部的开口处皮肤下放置一个参比电极（银线）。

25.4.2.2　缺血去极化

（1）准备一个玻璃微电极，并使该尖端为 5～10 μm。用 2 mol 氯化钠溶液灌注电极。

（2）缓缓将微电极伸到该区域（海马 DV 2.5 mm，纹状体 DV 3.0 mm）。

（3）将记录电极和参比电极连接到放大器上，调整直流电源（direct current，DC）电势到 0 mV。

（4）基础测定 1～2 min，拉线阻塞双侧颈总，将线结固定在塑料管的凹痕中。如果缺血成功，0～20 mV 的 DC 电势将在 2～3 min 后瞬间下降。

（5）研究海马时，ID 测定 10 min 后应放松阻塞的线；研究纹状体时，ID 需测定 20 min。1～2 min 后 DC 电势应该回复到 0 mV。

（6）移去电极，用手术夹子闭合伤口。

25.5 评估模型成功的指标

主要参数包括行为、生理和病理特点，可用于评估和验证脑损伤动物模型是否成功。这些参数的检测中，易缺血区域组织学变化是最为可信的。其中石蜡切片的 H－E 染色，已经被广泛用于检测短暂性全脑缺血后的细胞死亡情况。

25.5.1 缺血后大鼠生理特征减弱

缺血后的生理变化是判定模型是否成功的基本要素，只有存在生理状况的改变才能说明实验动物的病理模型成功产生。四血管阻塞后出现的生理指征：① 大鼠意识模糊；② 眼球鲜红消失，苍白渐起，双侧瞳孔对光反射消失；③ 翻正反射基本消失，躯干死沉；④ 呼吸加快，出现深大呼吸。

25.5.2 缺血后海马细胞死亡

海马 CA1 的锥体神经元是对缺血最敏感的神经元。背侧海马神经元比腹侧对缺血更敏感，因此只检测来自海马背侧的切片。CA1 神经元开始出现细胞死亡的形态学征兆，也就是缺血后 2～3 d，细胞膨胀或萎缩以及核浓缩[10-11]。细胞死亡先从 CA1 区的中部开始，然后蔓延至 CA1 的两侧，最后停止在与海马 CA3 的连接处。如果缺血比较轻微，细胞死亡停止在 CA1 中部的某个地方。相反，CA3 的锥体神经元、锯齿状颗粒细胞和 CA1 的中间神经元缺血后仍存活。海马中另一个令人感兴趣的现象是缺血后细胞死亡是延迟的。全脑缺血 10～15 min 后约 2 d，CA1 的神经元才开始死亡，7 d 后死亡达最大（见图 25-3）。

许多方法可以定量测定缺血后细胞死亡。评分的方法相对简单，评分结果也与缺血损伤较吻合。① 缺血 7 d 后 4% 多聚甲醛灌注动物；② 将含有海马的大脑浸入石蜡中；③ 海马处作 8 μm 的冠状切片，采用 H－E 染色；④ 选择海马背侧的切片，用以下标准评定损伤：无损伤（对照）＝0，少量神经元损伤＝1，许多神经元损伤＝2，大部分神经元损伤＝3。根据 CA1 细胞层的冠状面自然曲线，细胞死亡只局限在中部（脑下脚）定义为等级 1；细胞死亡到达 CA1 中部的定义为等级 2；到达与 CA3 的连接处定义为等级 3。处于中间的定义为 1.5 或 2.5。可以通过此方法获得可靠地损伤数据。每个大脑半球至少要检测 4 片以上切片。每只动物两个半球的平均得分作为该动物的得分。组间的数据用非参数 *Mann-Whitney U* 检验比较。

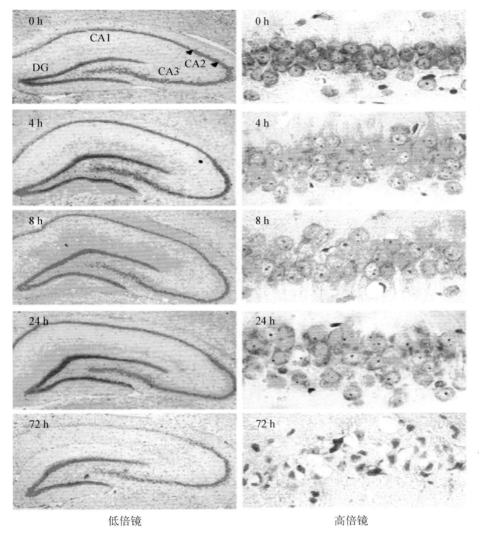

低倍镜   高倍镜

图 25 - 3 全脑缺血后海马处细胞死亡

注：全脑缺血 72 h 后海马处细胞死亡明显

25.5.3 缺血后纹状体细胞死亡

在纹状体中，小到中型棘神经元对短暂性脑缺血高度敏感，大约需要 25 min 缺血才能引起纹状体背侧细胞死亡[8,12]。细胞死亡开始于再灌注 6～8 h 后，大部分细胞 24 h 内死亡。在纹状体背侧的神经元比纹状体腹外侧神经元更敏感。纹状体的中间神经元对缺血抵抗力强，通过计算一定区域的存活神经元数目可对纹状体处细胞死亡进行定量分析。① 石蜡切片准备如上所述；② 选择前、中、后脑平面，在纹状体的背内侧和背外侧分别确定一个大小相等位置相似的区域；③ 记录在选定区域的神经元存活的数量；④ 用非参数性 *Mann-Whirney U* 检验比较数据；⑤ 每只动物两个半球的平均得分作为该动物的得分。

25.5.4　缺血后行为学改变

在该模型中,可以用水迷宫检测动物的学习空间记忆能力、悬空旋转和肢体对称性试验检测动物的感觉运动能力等(见图 25 - 4)[13]。

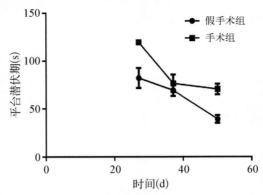

图 25 - 4　全脑缺血后水迷宫检测

注:全脑缺血 30 min 后,在造模后 27、37 以及 50 d 分别检测两组大鼠在水迷宫平台潜伏期,可见大鼠造模后 50 d 仍有空间学习功能障碍

25.6　优势与局限性

25.6.1　优势

(1)四血管阻塞模型成熟,造成大脑,主要是海马区的损伤稳定可重复。
(2)国际通用,模型经过长时间的检验,可行性高。
(3)大鼠易于手术、生理监测和饲养。
(4)购买价格和饲养费用低廉。

25.6.2　局限性

在一些动物中,翼孔可能会变形或消失,因此难以或无法进行电凝,更棘手的是要成功电凝隐藏在翼孔下面的椎动脉,所以整个实验标准化有一定难度。电凝不完全是造成缺血不完全的重要原因,因此,必须确保椎动脉被完全烧灼,血流完全停止。其次,如果由没有电生理相关知识的人来记录缺血过程中 DC 电势变化会有一定困难,但是记录的 ID 只涉及一个很基本的电生理学技术,因此较容易学习和掌握。最后,此方法还需要打开颅骨进行基底动脉烫闭,增加了人为干扰因素,实验误差难以控制。

25.7　注意事项

癫痫是一种脑缺血后常见的并发症[14]。缺血损伤程度和持续时间与癫痫的发病率呈正相关。在 Wistar 大鼠中,20 min 缺血可能诱发 20%～30% 的大鼠癫痫发作。癫痫发作引起的大脑损伤与缺血损伤不同,因此,缺血后癫痫发作的动物必须被找出并剔除实验。判别癫痫的一种方法是观察笼子里的垫料是否被动物溅到笼子外。手术并发症同样值得引起注意,包括脑脊液渗漏等,这将导致减压效应以及额外的组织损伤[6,8]。

全脑缺血对实验动物损伤很大,同时模型的成功并不是很好的量化。实验期间动物的死亡会影响实验的科学分组与实验的进程,所以要求尽量选择身体状况相同、年龄相近的大鼠作为实验对象,同时要求实验者规范模型制作过程,不可出现偏差。

25.8 常见的问题及解决方案

25.8.1 死亡率

大约 10% 的大鼠在缺血过程中死亡,或者于再灌注后不久死亡,即使是操作者技术很熟练也会出现这种情况。2~3 min 阻塞过程中的呼吸衰竭是造成缺血后动物死亡的一个主要原因。立即复苏一般能救活动物。再灌注后大鼠的死亡可能源于严重的脑缺血和脑血栓。此外,脖子和头部的手术创伤会增加死亡率。除 Wistar 外的其他品系死亡率可能更高。

25.8.2 完全控制变量

尽管结果可重复,不同动物的四血管阻塞模型结果可能不同,即使是成功缺血的动物间,两个半球脑损伤程度也不尽相同,实验效果不能完全量化一致。

许多因素影响缺血性结果,包括脑血管侧支循环、脑温、脑葡萄糖水平、麻醉、氧分压和二氧化碳分压等。重要的是要严格控制变量和优化实验条件,有助于获得稳定一致的结果。

参考文献

1. Pulsinelli WA, Brierley JB. A new model of bilateral hemispheric ischemia in the unanesthetized rat [J]. Stroke, 1979, 10(3): 267 - 272.
2. Shirane R, Shimizu H, Kameyama M, et al. A new method for producing temporary complete cerebral ischemia in rats[J]. J Cereb Blood Flow Metab, 1991, 11(6): 949 - 956.
3. Capdeville C, Pruneau D, Allix M, et al. Model of global forebrain ischemia in the unanesthetized rat [J]. J Pharmacol, 1986, 17(4): 553 - 560.
4. Kameyama M, Suzuki J, Shirane R, et al. A new model of bilateral hemispheric ischemia in the rat-three vessel occlusion model[J]. Stroke, 1985, 16(3): 489 - 493.
5. Mcbean DE, Kelly PA. Rodent models of global cerebral ischemia: a comparison of two-vessel occlusion and four-vessel occlusion[J]. General Pharmacology, 1998, 30(4): 431.
6. Ginsberg MD, Busto R. Rodent models of cerebral ischemia[J]. Stroke, 1989, 20(12): 1627 - 1642.
7. Martinez NS, Machado JM, Perez-Saad H, et al. Global brain ischemia in Mongolian gerbils: assessing the level of anastomosis in the cerebral circle of Willis[J]. Acta Neurobiol Exp (Wars), 2012, 72(4): 377 - 384.
8. Kristian T, Hu B. Guidelines for using mouse global cerebral ischemia models[J]. Transl Stroke Res, 2013, 4(3): 343 - 350.
9. Mhairi Macrae I. New models of focal cerebral ischaemia[J]. Br J Clin Pharmacol, 1992, 34(4):

302 - 308.

10. Kirino T. Delayed neuronal death in the gerbil hippocampus following ischemia[J]. Brain Res, 1982, 239(1): 57 - 69.

11. Liang HW, Qiu SF, Shen J, et al. Genistein attenuates oxidative stress and neuronal damage following transient global cerebral ischemia in rat hippocampus[J]. Neurosci Lett, 2008, 438(1): 116 - 120.

12. Jorgensen MB, Diemer NH. Selective neuron loss after cerebral ischemia in the rat: possible role of transmitter glutamate[J]. Acta Neurol Scand, 1982, 66(5): 536 - 546.

13. Ottani A, Vergoni AV, Saltini S, et al. Effect of late treatment with gamma-hydroxybutyrate on the histological and behavioral consequences of transient brain ischemia in the rat[J]. Eur J Pharmacol, 2004, 485(1 - 3): 183 - 191.

14. Pulsinelli WA, Brierley JB, Plum F. Temporal profile of neuronal damage in a model of transient forebrain ischemia[J]. Ann Neurol, 1982, 11(5): 491 - 498.

26 心脏骤停全脑缺血模型

心脏骤停超过 5 min，即可导致脑缺血。心脏骤停伴随脑缺血通常会导致严重的神经损伤[1]。大鼠心脏骤停模型操作可重复性高，提供了一个心脏骤停后神经损伤模型的平台[2]。众所周知，血管阻塞模型主要以前脑缺血为主，损伤时仍有少量血流通过，而心脏骤停模型与之不同，此时大脑和其他器官均处于完全缺血状态。此外，该模型对人类疾病研究已有成效，观察发现患者即使出现严重的神经功能受损，几天后该功能仍可部分或全部恢复。

大部分大鼠心脏骤停模型通过窒息法来造模[3-4]。以化学麻痹、停止机械通气的方法诱导大鼠心脏骤停，与室颤法相比，窒息法更为稳定且可重复性高。提高模型稳定性的方法包括监控复苏后体温、改善神经评分，以及减少长期神经元丢失[5]。

26.1 动物的选择

26.1.1 大鼠的选择
窒息模型选择雄性 Sprague‐Dawley(SD)大鼠，鼠龄可从 17～120 d 不等。SD 大鼠实施心脏骤停后存活率高，可出现相似的行为及神经病理学改变。成年大鼠体重为300～350 g 时，易进行外科手术操作；如果体重超过 350 g，会由于麻醉后苏醒困难，导致较高的死亡率。Wistar 大鼠心脏骤停后，神经损伤较小。手术前天晚上开始禁食。

26.1.2 小鼠的选择
选择雄性 C57Bl/6 小鼠，鼠龄为 28～35 d，体重约为 30 g。

26.2 材料准备

26.2.1 手术器械准备
手术器械包括：① 手术显微镜；② 双极电凝；③ 运动与生理监测系统；④ 温度控制系统；⑤ 多普勒激光血流仪；⑥ 干燥灭菌器；⑦ 蒸馏器；⑧ 立体定位仪；⑨ pH/血气分析仪；⑩ 高速微型钻；⑪ 血糖分析仪；⑫ 多通道记录系统，包括心电图电极；⑬ 纤维光学光源；⑭ 常用手术器械有维纳斯镊子（11 cm）、虹膜钳状骨针（10 cm）、Semken 钳状骨针

(12 cm)、微型夹(5～8 mm)、维纳斯镊子(12 cm)、注射针、注射器、外科缝线(2－0)、外科缝线(3－0)和张力缝线、骨蜡、外科刀片(10 号)、锥形尖端针(1 号)、大鼠/小鼠脑模子、牙科黏合剂、不锈钢颅骨板螺钉、不锈钢导管、不锈钢线、Pin Vise 手钻、聚乙烯吡咯酮外科备件、医用 PE－50 聚乙烯管、三通活塞、无菌棉球及纱布。

26.2.2　麻醉及监护器械准备

麻醉及监护器械准备包括：① 氟烷或异氟醚气雾罐；② 氧气罐调节器；③ 连接管；④ 静脉导管；⑤ 小型动物呼吸机；⑥ Miller 1 或 Miller 0 喉管；⑦ 心电图电极；⑧ 数字化多通道生理记录仪；⑨ 红外线加热灯；⑩ 风扇；⑪ 电脑程序化控制加热灯及风扇；⑫ 温度探头。

26.3　麻醉与监护

麻醉方法选用吸入式气体麻醉。窒息法心脏骤停模型，应用含 0.8％氟烷或异氟醚的气体进行麻醉。麻醉诱导在固定密闭罐或通过鼻罩(nasal mask)进行，插管后呼吸机维持机械通气。

26.4　手术操作步骤

26.4.1　大鼠

26.4.1.1　外科准备

(1) 探针温度标准：① 将探头置于流动水浴中，由水银温度计测定水温，变成温水后开始操作；② 记录温度探针多点发射频率，使其跨度适用于正常生理实验范围(33～38 ℃)。

(2) 准备导引管和动静脉导管：① 用砂轮切割 25G 不锈钢导引管，切割长度短于脑温度探针 1 mm。例如，脑探针长 8 mm，导管则切割为 7 mm。切割边缘要光整，并确定导管孔位置。② 将银焊珠置于每根导引管中段，用牙科黏合剂固定。液态助焊剂更易于焊接。③ 切割 18 cm 的 PE－50 管分别作为动脉静脉导管。用不褪色墨水在 2 cm 处标记动脉导管，8 cm 处标记静脉导管，标记插入深度。导管开口处切为斜面。④ 加热或化学消毒导引管及导管。

26.4.1.2　植入温度监测

(1) 氟烷气体麻醉大鼠，置于立体定位装置。将氟烷装置管连接至大鼠鼻子处维持麻醉。开放环路时需真空装置清除氟烷，避免影响手术者。

(2) 将麻醉后大鼠置于立体定位架，剃去头部表面毛发，聚维酮碘消毒准备；用解剖刀沿正中线，从颈部肌肉开始切开头皮及皮下组织，直至双眼连线中点。用棉签钝性分离切口边缘，用止血钳牵拉切口。暴露颅骨表面，使大脑前部 4～5 mm 至前囟区域保持干燥清洁。用棉签蘸取肾上腺素使颅骨表面快速干燥。

（3）置入 3 枚颅骨螺钉，采用手动钻头钻孔，钻孔位置远离导引管置入点。例如，导引管需置入右侧额骨，颅骨螺钉可选择左侧额骨、右侧顶骨或左侧顶骨。如需置入两根导引管，其中一个螺钉需重置。少于 3 枚螺钉固定，容易造成头盖骨移位。

（4）钻孔置入导引管：首先通过立体定位仪测定部位，然后电钻钻孔。于前囟（颅骨水平）前 2 mm，旁开 2 mm 处置入导引管，并插入侧脑室；导引管下压，贴近颅骨表面。导引管插入颅内 1 mm，使导引管尖端接触颅骨内板；牙科黏合剂覆盖颅骨螺钉、颅骨表面。黏合剂高度需超过导引管另一端的焊珠。如有需要，可于导引管螺钉周围放置保护帽，从而保护热敏电阻器及其他植入物。这套设备中有一空置部位，可放置 5 ml 注射器。

（5）黏合剂干燥后，移走立体定位仪。将长度匹配导引管的导线芯，置入导引管，将动物放回保护笼内等待复苏。麻醉后恢复至少需要 3 d，才可进行心脏骤停实验。

26.4.1.3　窒息后心脏骤停

麻醉诱导后，整个实验过程在温度监测平台中进行，通过加热灯及风扇调节温度，维持在 37 ℃左右。手术当日，移除导引管管芯，置入大脑温度探头。探头应较导管长 1 mm，使热敏电阻器尖端位于硬脑膜区域，即大脑外、颅骨内板下。

（1）麻醉：在密闭容器内，用氟烷诱导深度麻醉。麻醉深度要达到呼吸抑制水平，才进行插管，因此需吸入浓度为 4% 氟烷 5 min，达到足量。大鼠仰卧在桌面上，用胶带固定四肢；用橡皮筋拉开大鼠上门齿，并固定于桌面；用镊子将舌头拉出，口中置入喉镜，暴露声带；把 14G 导管（钝性针芯代替针头）插入声门；将导管连接呼吸机，用缝线将导管固定在下巴处。呼吸机设定为氧气 9 ml/kg，吸入氟烷浓度为 1%～2%，呼吸频率为 40 次/min，PEEP 3～5 cmH$_2$O。手术结束后调节氟烷目标浓度至 0.8%。将心电图电极放置在两个前肢及右下肢。

（2）静脉动脉导管放置：① 大鼠取仰卧位，胶带固定四肢。使用加热光源，使大鼠头部和身体的温度维持在 37 ℃左右。② 剪去左侧大腿处毛发，聚维酮碘消毒准备。③ 平行于腹股沟 0.5 cm 处，剪开皮肤，切口为 2 cm；用棉签向上、向下钝性分离腹股沟韧带，暴露股骨鞘解剖结构，包括静脉、动脉、神经；用钝头钳仔细分离股动脉及股静脉。④ 放置 2 根 2-0 丝线，一条位于近端，一条位于远端，分别环绕血管打一个松的结（打结后易于进行血管操作）；清除两个结之间的血管系膜，这时可将远端结打紧。⑤ 用血管钳拉紧两个结，使其中的血流阻断。用眼科剪或类似锐器在动脉上横向剪一小口；为了避免动脉撕裂，切口不宜超过管径的 1/3。⑥ 插入导管至动脉，放松近端结，小心地将导管向前置入 2 cm。远端结扎牵拉，如有阻力则适时停止。动脉切开后管腔内置入钩针或细钳，就更容易放置导管。⑦ 扎紧动脉导管的近端结，导管远端结放松。

重复步骤⑤～⑦，置入静脉导管，固定静脉通路。

如需长期保持通路或监测，动、静脉导管可埋在背部肩胛骨之间的皮下。若仅短期准备，则可将导管留置在切口外。用蘸满生理盐水的无菌纱布覆盖在切口上。

（3）诱导心脏骤停：测定基础时血气分析、生化和血流动力学指标，调整呼吸机参数建立良好的诱导前状态。麻醉气体洗脱 2～5 min，将氟烷浓度关闭至 0。完全洗脱麻醉气体需 5～10 min，因此本次洗脱大鼠未完全恢复意识。麻醉气体会抑制心脏功能，当处于最小浓度时,可使复苏成功率显著提高。洗脱过程中,静脉内缓慢注射 2 mg/kg 维库溴铵,使小鼠麻痹不能活动。窒息前 2 min,断开氧气装置,与屋内空气相通。呼气末关闭呼吸机,窒息开始。血压、心率 30 min 内开始下降。动静脉压测定发现,动脉压下降至 20 mmHg 或动脉搏动消失时,脉压差消失。多于 180 s 时发生。心电图出现缓慢室上性心律、室性逸搏或心脏停搏。室颤比较少见,且复苏困难。

(4) 心肺复苏:当大鼠心脏骤停脱离呼吸机时,呼吸频率增加至 60 次/min,重新建立氧供。准备静脉导管内注射复苏药物(0.005 mg/kg 去甲肾上腺素,1.0 mg/kg 碳酸氢钠,均稀释浓度至 1 ml/kg)。8 min 后(或达到持续窒息的时间)重新连接呼吸机。快速推注复苏药物,剂量参照先前研究中的反应剂量。

用 2 个手指于胸骨中段进行持续胸外按压,频率为 200～300 次/min。按压必须快速有力。其他手指应固定胸廓,防止胸廓回缩。通过动脉导管监测波幅的变化,可确定按压最适当的力度。平均血压在 40～50 mmHg 时可恢复脉搏。持续胸外按压 30～60 s,可出现舒张压。舒张压至 40～50 mmHg 时,重新出现心电活动。当大鼠心电图及动脉波自然恢复时,则可停止胸外按压。

(5) 拔管及切口缝合:大鼠需机械通气支持 60 min;呼吸机频率可逐渐下调,直至恢复正常呼吸频率。于 10 min、30 min、60 min 时监测血气分析,以保证正常的通气和氧供。60 min 后,脱去呼吸机环路,观察大鼠自主呼吸。如果大鼠 30 s 内不能自主呼吸,需重新连接呼吸机进行机械通气支持。当大鼠自主呼吸良好时,可剪断缝合线,拔除气管内导管。拔管后,用 PE50 管连接注射器小心置入口腔,吸出口腔分泌物。若不再需要动静脉导管,可缓慢拔除。动静脉导管尖端穿过近端结时,拉紧打结,并结扎血管。结扎后,大鼠后肢侧支循环可保证肢体血供,不会造成肢体缺血坏死。大腿处切口用 2-0 尼龙丝线缝合或吻合夹固定。

(6) 心脏骤停后护理:心脏骤停后的恢复期,大鼠不能自动调节体温,而体温与神经功能恢复密切相关。因此,复苏后 24～48 h 体温需要靠恒温控制。

大鼠心脏骤停后数天内可能处于昏迷状态,不能正常进食。可进行皮下注射液体[如 5％葡萄糖或 0.9％生理盐水,20～40 ml/(kg·d)]避免脱水。软食可作为辅助喂养,活动力受损的大鼠可手工喂养食物和水。

26.4.2 小鼠
窒息后心脏骤停

(1) 麻醉:用 3％异氟醚诱导麻醉,并在富氧空气中维持 1.5％～2％异氟醚(吸入氧分数(FiO₂)30％)通过面罩。将温度探头放入左耳道和直肠。手术期间用加热灯和加热垫将直肠温度控制在接近 37 ℃。将 22G 导管(钝性针芯代替针头)插入声门,导管连接至小鼠呼吸机,呼吸频率设为 150 次/min。

(2) 静脉导管放置:将 PE-10 导管插入右侧颈内静脉,并用肝素化的 0.9％盐水溶液冲洗。

(3) 诱导心脏骤停:整个过程将针电极置于胸部皮下以进行心电图监测;通过颈内静

脉导管,注射 50 μl 0.5 mol/L 的氯化钾,诱导心脏骤停;确保心电图检查提示心脏停搏,即成一条平坦的直线且无自主呼吸,则将气管导管与呼吸机断开,并停止麻醉。

(4) 心肺复苏:① 心脏骤停后 6 min 或 8 min 开始心肺复苏。② 通过颈内静脉导管,缓慢注射 0.5～1 ml 肾上腺素,以 300 次/min 的频率进行胸外按压,以 200 次/min 的呼吸频率吸入 100% 纯氧气。③ 心肺复苏后出现可见心肌收缩的心电活动即停止心肺复苏;若 2 min 内未出现可见心肌收缩的心电活动,则停止心肺复苏,将动物排除在研究之外。

(5) 心脏骤停后护理:小鼠复苏后 5 min,FiO_2 降至 50%。当自主呼吸频率达到 30 次/min 时,呼吸频率调整至 150 次/min。在自主呼吸不足的情况下,继续机械通气,直至呼吸至少 60 次/min,然后取出气管导管。移除温度探头和导管,关闭皮肤伤口;待完全恢复后将动物放入笼中。

26.5 评估模型成功的指标

26.5.1 生理监测

(1) 心脏骤停后 60 min 测定血生化和血气分析指标,结果处于正常范围。早期存在代谢性酸中毒,补充碳酸氢钠后纠正。心脏骤停后立刻产生高血糖现象,60 min 后下降。

(2) 心脏骤停后第 1 周,大鼠体重下降。即使大鼠恢复进食能力,体重仍出现减轻;第 2 周存活大鼠体重逐渐恢复。

(3) 心脏骤停后,某些大鼠会在一段时间内死亡。大鼠猝死大部分与严重神经功能缺损有关,也可能由气道阻塞、呼吸衰竭造成。恢复后数天内进行大鼠神经评分标准测定,排除不能达标的大鼠,这样可将意外死亡数目控制在最小。如第 3、5、7 天评分需达到 5、10、15 分,那些不能达标的大鼠则被剔除。

26.5.2 行为学监测

心脏骤停后,大鼠昏迷持续的时间不等。神经功能或行为能力可在数天内恢复,与人类恢复时间相似。然而,一段时间内需重复评估行为能力。神经功能评估主要集中于昏迷出现时间、严重肢体活动不能,而不是记忆力或学习能力受损。

(1) 神经功能缺损评分:根据心脏骤停后对犬、猪的评分改编而成。该评分范围从 0 分(脑死亡)到 100 分(正常行为能力)。多元脑区中,神经功能缺损评分与组织损伤总评分成正相关;而在其他特殊脑区中未发现上述相关性。

(2) 神经功能修订评分:经过对心脏骤停模型的多年研究,逐步修正了神经功能评分,减少部分神经异常项目,并增加评分可信度。神经功能修订评分范围从 0 分(无神经功能活动)到 26 分(正常),根据个体行为能力判定评分,按需要可重复进行测定。

(3) 其他行为能力测试:测定大鼠去除爪子上胶带的时间评估心脏骤停后的行为能力。大鼠恢复至正常神经功能(24～26 分)后,可进行记忆力、空间学习能力测试,但这些测试不适合严重功能受损的大鼠。例如,水迷宫试验证实,心脏骤停后大鼠出现神经功能缺损。

26.5.3 组织学检测

大鼠脑组织收集按一般常规流程进行。应用跨心脏灌注交联法注入 100 ml 生理盐水,而后注入 4% 多聚甲醛 100 ml。大脑取出后,在多聚甲醛中固定,进行冰冻切片(20~30 μm)并染色[6]。与石蜡包埋切片结果相似。

(1) H-E 染色:大鼠心脏骤停后,大脑内多个区域出现嗜酸性神经元细胞(见图 26-1);复苏后 1~2 d 开始出现组织学变性,并持续至少 6 周,因此心脏骤停后存活 3 d 以上的大鼠,可观察到大脑组织受损。

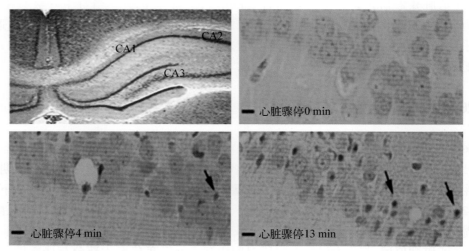

图 26-1 心脏骤停全脑缺血 5 d 后组织学检测

注:心脏骤停 4 min,少量海马 CA1 处细胞死亡;心脏骤停 13 min,海马 CA1 处细胞死亡明显

(2) 神经元染色:大鼠复苏后大脑变性神经元细胞出现持续数周,需对丢失的神经元细胞进行定量测定。对神经元核抗原进行免疫组织化学染色,可观察存活的神经元细胞。8 min 窒息后的大鼠,存活 2 周时其海马 CA1 区域存活的神经元细胞减少了 50%。

26.6 优势与局限性

26.6.1 优点

(1) 依靠经验丰富的操作者,该模型可接近 100% 循环功能恢复,脑受损状态稳定,呼吸机维持时间短。

(2) 心脏骤停模型使整个大脑完全缺血。而动脉阻塞模型中,前脑受损较后脑严重,缺血时存在"盗血"现象。

(3) 心脏骤停模型可产生一过性全身生理性变化,与临床常见全脑缺血症状相似,包括低氧血症、酸中毒、全身炎症、高皮质醇血症和高血糖。

(4) 模型制作及工具成本低,模型制作主要依靠人力操作。

(5) 大脑温度探针需进行颅内置管。热敏电阻器可作为管芯,先被移除,注射针插入导引管中,进行颅内穿刺。穿刺后,热敏电阻器可作为管芯置入。

（6）研究大鼠的神经学方法广泛,并有大量关于神经生物学的文献供查阅。

26.6.2　并发症

（1）气管插管或多次反复插管可造成气道水肿,水肿造成呼吸道受损,拔管后动物死亡率升高。

（2）动脉、静脉插管撕裂血管,或穿破远端血管壁,造成慢性出血,增加动物死亡率。仔细操作则可避免上述情况。

（3）少数大鼠（＜1％）在心脏骤停时发生室颤。如无除颤器,心肺复苏成功率会很低。

（4）心脏骤停后第1周,即使手工喂养或补液支持治疗,所有大鼠体重均减轻。神经功能损伤严重的大鼠,体重显著下降;当体重下降大于20％则可能过早死亡。

26.6.3　局限性

（1）术前工作需要进行多步准备工作。手术者如能制作稳定且重复性好的受损模型,那么外科操作稳定性与实验结果则保持一致。实验操作练习时应固定一位术者。

（2）心脏骤停过程需要3 h特殊照料,术后2～5 d照料。因此,该模型不适合作为高通量研究。

（3）急性死亡较少见,亚急性死亡率与体温控制、损害持续时间直接相关。大部分大鼠死亡时间为心脏骤停后1～5 d,与神经功能受损严重程度有关。严重受损大鼠不能排出气道分泌物,由于正常活动消失引起肺不张。因此,大部分动物死亡原因是呼吸衰竭。

26.7　注意事项

26.7.1　观察评判心脏骤停标准

① 心电图检查示心电静止、心室颤动、心电机械分离;② 心尖区心脏搏动消失;③ 动物皮肤黏膜明显发绀。

26.7.2　自主循环恢复的判断指标

① 心电图出现正常的QRs波群（夹闭气管前的心电图表现）;② 可触摸到明显的心尖搏动;③ 动物皮肤黏膜发绀明显减轻。

26.8　常见问题及解决方法

（1）心脏骤停模型操作性强,需固定术者,制作稳定且重复性好的受损模型,模型制备前需熟练掌握气管插管和动静脉插管技术。多次反复插管易造成气道水肿,插管放置失败,呼吸道水肿造成拔管后死亡率升高。动脉、静脉插管撕裂血管,或穿破远端血管壁,造成慢性出血,增加死亡率。

（2）心脏骤停模型制作过程需特殊护理,术后 2～5 d 至 1 周,均需手工喂养或补液支持治疗。如护理不当,体重下降大于 20％易增加死亡率。

参考文献

1. Hypothermia after Cardiac Arrest Study G. Mild therapeutic hypothermia to improve the neurologic outcome after cardiac arrest[J]. New Engl J Med, 2002, 346(8): 549-556.
2. Albertsmeier M, Teschendorf P, Popp E, et al. Evaluation of a tape removal test to assess neurological deficit after cardiac arrest in rats[J]. Resuscitation, 2007, 74(3): 552-558.
3. Hendrickx HH, Rao GR, Safar P, et al. Asphyxia, cardiac arrest and resuscitation in rats. I. Short term recovery[J]. Resuscitation, 1984, 12(2): 97-116.
4. Hicks SD, DeFranco DB, Callaway CW. Hypothermia during reperfusion after asphyxial cardiac arrest improves functional recovery and selectively alters stress-induced protein expression[J]. J Cereb Blood Flow Metab, 2000, 20(3): 520-530.
5. Logue ES, McMichael MJ, Callaway CW. Comparison of the effects of hypothermia at 33 degrees C or 35 degrees C after cardiac arrest in rats[J]. Acad Emerg Med, 2007, 14(4): 293-300.
6. Tang Y, Zhang C, Wang J, et al. MRI/SPECT/fluorescent tri-modal probe for evaluating the homing and therapeutic efficacy of transplanted mesenchymal stem cells in a rat ischemic stroke model[J]. Adv Funct Mater, 2015, 25(7): 1024-1034.

27 新生鼠心脏骤停全脑缺血模型

　　婴儿及儿童发生心脏骤停的病因不同于成年人,成年人通常是由于心脏问题,如心室颤动等严重心律失常引起的心脏骤停,而婴儿及儿童多是由于呼吸问题引起的窒息性心脏骤停,如呼吸道梗阻、肺部感染和气道疾病等。在病理生理学上,与心室颤动或氯化钾引起的心脏骤停的表现不同,窒息性心脏骤停主要表现为低氧血症、高碳酸血症以及循环衰竭出现的低血压。不论引起心脏骤停的病因各异,心脏骤停均会使得全身血液循环中断造成整个机体处于缺血缺氧状态,可能引起多器官功能障碍,尤其是对缺氧、缺血耐受差的组织器官更易受到损伤,如脑组织损伤。

　　心脏骤停动物模型可再现多器官功能障碍的病理生理过程,能很好地模拟临床实际中心脏骤停发生的状况,而不是孤立的局限性的脑缺血模型。为了模拟儿童窒息性心脏骤停,实验研究者在成年大鼠心脏骤停模型操作方案的基础上进行了适当调整与改良,将之应用于出生仅 17 d 的大鼠上[1-2]。这是因为年龄 17 d 的大鼠幼鼠各项发育指标相当于人类 1~4 岁的儿童。

27.1　动物的选择

　　选用 SD 大鼠的幼鼠,鼠龄 16~18 d(见图 27 - 1)。新生鼠实验前需保持充足的营

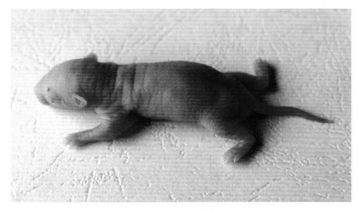

图 27 - 1　幼鼠

养。订购的大鼠一窝通常有 8 只幼崽。根据笔者的经验,30 g 以下的幼鼠复苏后存活率较低。因此,通常使用出生天数为 16~18 d 的大鼠,体重为 30~40 g。17 d 的大鼠幼鼠心率为 350~450 次/min,平均动脉压为 65~80 mmHg[2]。

27.2 材料准备

27.2.1 器械准备

准备的器械包括：① 温度控制系统；② 多普勒激光血流仪；③ 运动与生理监测系统；④ pH/血气分析仪；⑤ 血糖分析仪；⑥ 脑电图与头皮电极记录；⑦ 心电图电极；⑧ 动脉压力传感器；⑨ 双极电凝；⑩ 多通道记录系统；⑪ 手术显微镜；⑫ 立体定位仪；⑬ 高速微型钻；⑭ 干燥灭菌器；⑮ 蒸馏器；⑯ 纤维光学光源；⑰ 常用手术器械包括维纳斯镊子(11 cm)、虹膜钳状骨针(10 cm)、Semken 钳状骨针(12 cm)、微型夹(5~8 mm)、维纳斯镊子(12 cm)、注射针、注射器、外科丝缝线(6-0)、外科缝线(10-0)和 USP/EP 有锥形针、骨蜡、外科刀片(10 号)、锥形尖端针(1 号)、大鼠/小鼠脑模子、股动脉和静脉导管(PE-10 和 PE-50 聚乙烯管)、23G 短钝针、棉签、喉镜与修改 Miller 0 刀片、18G 的聚四氟乙烯管(长 2 inch,在导管中心缠上 0.5 cm 长的胶带并在胶带上打个孔,探针穿过聚四氟乙烯管,伸出顶端 2 mm,这样在进探针时有利于减少损伤)、45°角镊子。

27.2.2 试剂准备

试剂准备包括：① 异氟醚或芬太尼；② 消毒用碘酊；③ 肝素-生理盐水 1 IU/ml；④ 利多卡因溶液；⑤ 组织胶：3M 公司苏格兰焊接瞬间胶水。

27.3 麻醉与监护

在该模型中,用芬太尼或异氟醚麻醉动物。麻醉剂的选择取决于实验研究中着重关注的参数。异氟醚麻醉效果平稳,心率和平均动脉压稳定；更易滴定；麻醉后复苏迅速。与芬太尼麻醉相比,异氟醚能显著增加脑血流。因此,对于那些注重检测脑血流的实验来说,芬太尼比异氟醚更理想。

(1) 麻醉：在一个有机玻璃容器中,用异氟醚麻醉新生鼠(3%异氟醚混合于 50%一氧化二氮/氧气中),然后将大鼠仰卧放置在麻醉台上。麻醉用呼吸鼻罩可用 20 ml 注射器自制而成,也可从公司直接购买。

(2) 固定：幼鼠前肢和尾巴需用胶带固定,以防止气管插管过程中动物从手术台上掉落。用橡皮筋或手术缝线套在大鼠门牙上,以固定大鼠的头部。

(3) 气管插管：操作人员可借助镊子将幼鼠的舌头拽出口腔,并用左手大拇指和示指捏住舌头；右手小心地将喉镜窥视片从口腔中插入直至遇到阻力,根据实验经验,30~40 g 体重的幼鼠喉镜的插入深度约 2 cm；左手松开舌头,手扶喉镜,回退直至看见声门开口。声门开口约为 1 mm,并随着呼吸开闭。右手将 18G 管插入气管,插入深度视胸腔扩张度而定。用手术线将该管固定在大鼠脖子上。

对于这些气道狭小、气道黏膜组织脆弱的幼鼠,多次重复气管插管极易引起气道水肿,拔管后存活率明显降低。因此在实验过程中,如果一次性气管插管失败,不建议进行第二次气管插管的尝试,可将这只幼崽放回哺乳的母鼠身边,更换下一只继续实验,插管失败的这只幼鼠可等第2天恢复后再用于实验。

27.4 心脏骤停脑缺血模型的操作步骤

27.4.1 动静脉插管

(1)插管的制备:插管本身有一定的自然曲率,维持这些管子的自然弯曲度。剪一段25 cm长的PE-50管,管子的一端连接到23G针头;再剪一段4 cm长的PE-10管,将PE-10管套插入PE-50管的另一端中,随后用胶水粘住。将PE-10管的另一头剪成45°角斜面。用1 ml注射器连接PE-50管的23G针头,肝素化该管子。

(2)消毒:用碘酊消毒幼鼠褪毛后的大腿根部周围。

(3)手术切口:用虹膜剪在大腿根部处做一个斜切口。

(4)股动静脉的分离:在手术显微镜下找到股动脉和股静脉,股静脉位于股动脉的内侧,用显微弯镊分离出股动静脉。该手术操作过程中由于血管直接暴露在空气中及人为的牵拉刺激,血管会相应收缩,术者可通过在血管上滴加利多卡因,使血管扩张,以利于之后的操作。

(5)股动静脉的插管:血管分离干净后,在血管上穿两根丝线,一根在该血管远端打个死结,永久性结扎血管以阻断插管时血液的流出,此时血液主要通过侧支血管供应;一根在近端打个松结,在插管插入后扎紧。在近端用止血钳暂时夹闭血管,用虹膜剪在血管靠下部分做一小切口。在该切口处小心插入插管至止血钳处,松开止血钳,继续插入但不可超过5 mm。此时管子的头部已经不可见,如继续向里插的话可能会损伤血管。最后,扎紧近端的手术线。对股静脉也做上述处理。

(6)连接动静脉传感器。

(7)缝合皮肤,再次消毒。

27.4.2 窒息性心脏骤停

呼吸机参数的设置一般为潮气量0.6 ml,呼吸频率35～45次/min。心脏骤停前常规测量动脉血气参数,如有需要可将二氧化碳分压调至35～45 mmHg。在心脏骤停前应将动物的体温用加热垫或保暖灯维持在37 ℃左右[3]。心脏骤停前10 min,为防止动物产生自发呼吸运动,静脉推注1 mg/kg剂量的维库溴铵。窒息前2 min,为了减少异氟醚的保护作用,切断异氟醚供应。当然,麻醉剂也可造成心跳抑制以及低血压。

预实验研究结果表明,窒息前2 min停止吸入异氟醚后,未手术大鼠脑电图波幅开始恢复正常。窒息前1 min,通过气管内注射FiO_2,可以避免氧合过度引起心脏骤停提前[4]。异氟醚被冲刷掉后,暂停呼吸机,一般根据具体实验的要求不同,窒息的时限在8～12 min。心脏停搏过程中,心电图监测显示从正常的窦性心律转变为心动过缓,随后是无脉搏的心电活动,很少直接出现心跳停止或心室颤动。心脏骤停通常发生在呼吸机暂停后的 2～4 min 内,依据是否还有脉搏进行判定。

窒息达到所需的时间后,静脉注射 0.005 mg/kg 肾上腺素和 1 mmol/kg 碳酸氢钠开始复苏[5]。顺序如下:① 复苏前 1 min 应该检查动脉插管是否通畅,动脉压波形的精确度对于监测血液回流非常重要。迅速通过静脉插管连续注射药物,然后静脉注射 10 ml/kg 生理盐水。② 复苏前 30 s,气管插管应该连接上呼吸机,呼吸速率调至 10 次/min,FiO_2 使用量为 1.0。③ 在窒息结束后复苏时间点为 0 时,在胸正中用 1 或 2 个手指按压胸部,速率约为 300 次/min,直至恢复自发的血液循环,通常在 1 min 内就可以恢复。④ 在该模型心脏骤停期间,新生鼠需放置于加热垫上以维持基础体温。一般情况下,心脏骤停发生时,新生鼠体温会自然降低,全身血液循环恢复后体温又会自发上升。

27.4.3 复苏后护理

新生鼠心脏骤停复苏后 15～30 min,常规测量动脉血气,此后可移去动静脉插管,用 6-0 丝线缝合伤口。新生鼠复苏后 1 h 以内,仍需呼吸机辅助维持呼吸,二氧化碳分压维持在 35～45 mmHg,适当调整呼吸频率,FiO_2 使用量维持在 1.0,按需可减少用量。拔除气管插管 5 min 内仍需将新生鼠放置于纯氧中,因为幼鼠在复苏后 12～48 h 以内仍处于昏迷状态,不能主动摄取食物和饮水,故可在腹部皮下补充注射 20 ml/kg 生理盐水,以提高新生鼠的存活率。此外,新生鼠还需在有额外供氧的保育器中放置 1 h,此后才可放回母鼠身边。如果实验损伤时间较长(>10 min),幼鼠还需在保育器中观察过夜,24 h 后重新检测。从理论上来说,长时间的窒息性心脏骤停损伤是可以的,但根据经验,窒息超过 12 min 后,需使用呼吸机辅助呼吸所需的时间更长,后期所需护理的时间也会相应延长[6]。

27.5 评估模型成功的指标

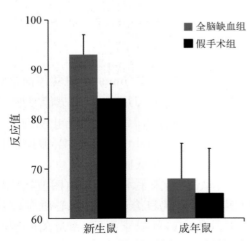

图 27-2 新生鼠和成年鼠脑缺血后反应值评分

评估该模型神经系统功能的方法有多种,包括功能性行为学检测和组织学评估。该模型中动物昏迷和自发活动时间可以作为总的功能评估,一般昏迷持续时间与窒息时间成正比。

27.5.1 行为学检测

幼鼠的行为学检测有一定的特异性,具体行为学检测方法见第 11 章。这里列举常用的惊恐测试(见图 27-2):利用一个巨大的声响来惊吓实验动物,引发刺激(105 dB,50 ms 爆破音),比较"有提示"刺激和"无提示"刺激的区别。记录"有提示"刺激和"无提示"刺激的每个刺激声响的振幅(mV)，"有提示"刺激和"无提示"刺激分别进行 3 次试验。通过"有提示"刺激的振幅除以"无提示"刺激的振幅，然后乘以 100 的公式计算减少反应值进行粗略地定量比较。

27.5.2　组织学检测

27.5.2.1　MRI 检查

磁共振动脉自旋标记灌注成像(arterial spin labeling，ASL)可以无创监测脑血流的变化，是基于对体内动脉血水分子进行磁标记作为内源性对比剂的一种磁共振灌注成像。ASL 显示大鼠心脏骤停窒息(14 min)模型前后，不同时间点大鼠脑血流变化情况的 MRI[7]。在自发血液循环恢复(return of spontaneous circulation，ROSC)后数分钟内伴随着一过性脑血流的高灌注，紧接着是较长时间的低灌注，术后第 2 天脑血流开始逐渐增加(见图 27 - 3)。读者若想进一步了解 MRI 对于新生鼠全脑缺血的不同检测方法，可以参考文献[8]。

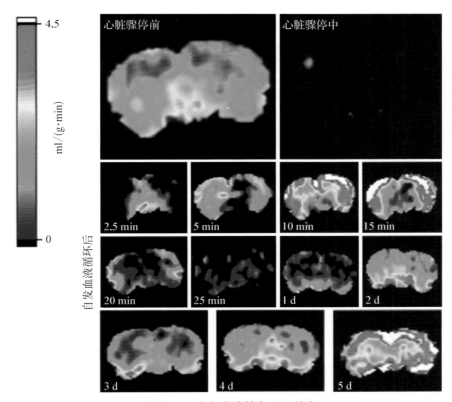

图 27 - 3　大鼠全脑缺血 MRI 检查

27.5.2.2　NeuN 染色

全脑缺血后，大脑损伤主要集中在海马易损伤的 CA1 区，该区域的神经元细胞根据脑损伤时间的变化出现死亡的程度也有所差异[9]，实验中需对丢失的神经元细胞进行定量统计的测量[10-11]。可通过免疫组织化学染色方法对神经元特异性核抗原进行染色定量统计，如对存活的神经元进行 NeuN 染色(见图 27 - 4)。

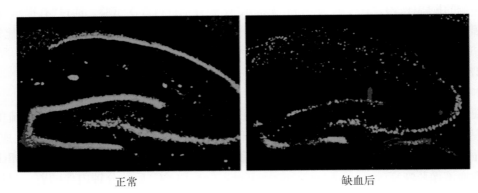

正常   缺血后

图27-4 幼鼠脑缺血后 NeuN 染色

27.5.2.3 尼氏染色

大鼠全脑缺血模型损伤不同时间点后海马区神经元尼氏染色（见图 27-5）。

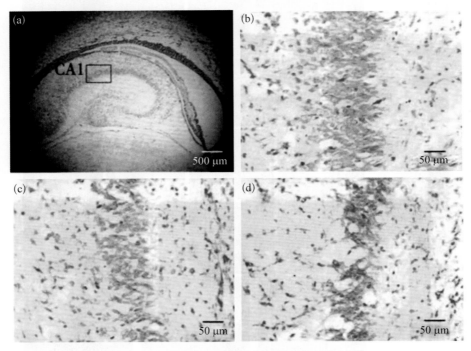

图27-5 新生鼠不同脑缺血时间后尼氏染色[12]

（a）正常海马结构；（b）对照组：细胞 3～4 层、层次清晰，细胞排列紧密整齐，着色均匀，细胞核大而圆、核仁清晰，尼氏小体染色规则浓密；（c）缺血 10 min 组：细胞数量减少，细胞排列混乱，部分细胞肿胀或丢失；（d）缺血 20 min 组：细胞数量明显减少，排列紊乱，形态不规则，细胞肿胀或丢失，尼氏体缺失形成空泡

27.6 优势

新生鼠窒息性心脏骤停全脑缺血模型可以很好地模拟婴儿及儿童心脏骤停引起的脑

血管及神经系统功能障碍[1]，并可以用来研究该疾病背后相关的病理生理及更深层面的分子机制，如由于呼吸系统感染或溺水而濒临死亡的病例。此外，该模型也可以评估婴儿和儿童心脏骤停缺氧缺血后引起的脑病，以不断探索和改进对此疾病的治疗方法，降低疾病带来的危害性。

27.7 注意事项

27.7.1 观察评判心脏窒息标准
（1）心电图监测示心电静止、室颤、心电机械分离。
（2）心尖区心脏搏动消失。
（3）动物皮肤黏膜明显发绀。

27.7.2 自主循环恢复的判断指标
（1）心电图监测出现正常的 QRS 波群（夹闭气管前的心电图表现）。
（2）可触摸到明显的心尖搏动。
（3）动物皮肤黏膜发绀明显减轻，口唇皮肤黏膜转红。

27.8 常见问题及解决方法

常见问题及解决方法参见 **26.8**。

参考文献

1. Taniguchi H, Andreasson K. The hypoxic-ischemic encephalopathy model of perinatal ischemia[J]. J Vis Exp, 2008, (21)：pii：955.
2. Vannucci RC, Vannucci SJ. Perinatal hypoxic-ischemic brain damage：evolution of an animal model [J]. Dev Neurosci, 2005, 27(2 - 4)：81 - 86.
3. Young RS, Olenginski TP, Yagel SK, et al. The effect of graded hypothermia on hypoxic-ischemic brain damage：a neuropathologic study in the neonatal rat[J]. Stroke, 1983, 14(6)：929 - 934.
4. Vannucci RC, Towfighi J, Brucklacher RM, et al. Effect of extreme hypercapnia on hypoxic-ischemic brain damage in the immature rat[J]. Pediatr Res, 2001, 49(6)：799 - 803.
5. Liachenko S, Tang P, Hamilton RL, et al. A reproducible model of circulatory arrest and remote resuscitation in rats for NMR investigation[J]. Stroke, 1998, 29(6)：1238 - 1239.
6. Scafidi J, Fagel DM, Ment LR, et al. Modeling premature brain injury and recovery[J]. Int J Dev Neurosci, 2009, 27(8)：863 - 871.
7. Xu Y, Liachenko SM, Tang P, et al. Faster recovery of cerebral perfusion in SOD1 - overexpressed rats after cardiac arrest and resuscitation[J]. Stroke, 2009, 40(7)：2512 - 2518.
8. Wu D, Zhang J. Recent progress in magnetic resonance imaging of the embryonic and neonatal mouse brain[J]. Front Neuroanat, 2016, 10：18.
9. Towfighi J, Zec N, Yager J, et al. Temporal evolution of neuropathologic changes in an immature rat model of cerebral hypoxia：a light microscopic study[J]. Acta Neuropathol, 1995, 90(4)：375 - 386.
10. Vannucci RC. Pathogenesis of perinatal hypoxic-Ischemic brain damage ［M］. Springer

Netherlands, 1985.

11. Mcquillen PS, Sheldon RA, Shatz CJ, et al. Selective vulnerability of subplate neurons after early neonatal hypoxia-ischemia[J]. J Neurosci, 2003, 23(8): 3308 - 3315.

12. 李玉宇,徐剑文.新生大鼠缺氧性脑损伤模型的建立及评价[J]. 山西医科大学学报,2017,48(8): 795 - 799.

28 新生鼠脑缺血-缺氧局灶性卒中模型

新生儿缺氧缺血性脑损伤(hypoxic-ischemic brain damage, HIBD)是由围生期窒息引起的部分或完全缺氧,造成脑血流减少或暂停从而导致新生儿脑损伤。该病可引起新生儿多方面的损伤,包括意识障碍、注意力缺陷、记忆缺陷、智力发育迟缓等,甚至会造成脑瘫、癫痫等。因此,建立稳定、简便的模拟新生儿 HIBD 的动物模型对深入研究其发病机制及开发有效的治疗方法十分重要。动物模型大多使用大鼠,也有利用转基因小鼠对与新生儿 HIBD 发生发展有关的特定基因进行的研究[1-4]。

在新生鼠脑缺血-缺氧局灶性卒中模型,缺氧缺血区域的持续损伤比海马 CA1 区域更加严重。在改进的模型中,通过直接调控温度以及其他干扰因素,使得实验动物能在麻醉的情况下,造成受损半脑大面积梗死[5]。与短暂性局部缺血再灌的模型不同,这种损伤大部分是由于脑血管的持续栓塞导致的类似无血流现象引起的。由于改进后的新生鼠脑缺血-缺氧局灶性卒中模型操作简单,有标准的手术操作过程和可靠的病理结果改变,模型成功率高,因此非常有用。这种模型与临床疾病的相关性主要体现在代谢方面,氧气灌注被破坏,此时标记组织在缺血性卒中后即刻死亡。因此,这个实验模型适用于研究突发性卒中的机制[1,6]。

28.1 动物的选择

28.1.1 大鼠的选择
一般选择出生后 7～10 d 的新生大鼠,体重 6～8 g,对大鼠的品系无特殊要求,SD 或 Wistar 等大鼠均可。

28.1.2 小鼠的选择
大部分研究使用 C57BL/6 近亲交配的小鼠,出生后 7～10 d,体重 4～5 g,可以得到较一致的结果;也可以使用 CD－1 和 BALB/c 小鼠。

28.2 材料准备

28.2.1 器械
器械包括:① 手术显微镜;② 双极电凝;③ 运动与生理监测系统;④ 温度控制系统;

⑤ 多普勒激光血流仪；⑥ 立体定位仪；⑦ pH/血气分析仪；⑧ 高速微型钻；⑨ 血糖分析仪；⑩ 多通道记录系统；⑪ 纤维光学光源。

28.2.2 手术器械

手术器械包括：① 维纳斯镊子(11 cm)；② 虹膜钳状骨针(10 cm)；③ 钳状骨针(12 cm)；④ 微型夹(5～8 mm)；⑤ 维纳斯镊子(12 cm)；⑥ 注射针；⑦ 注射器；⑧ 外科丝缝线(4-0)；⑨ 外科缝线(10-0)；⑩ 骨蜡；⑪ 外科刀片(10 号)；⑫ 锥形尖端针(1 号)；⑬ 大鼠/小鼠脑模具；⑭ 棉签、棉纱、浸在异丙醇中的棉签、聚维酮碘棉签、医用胶带等；⑮ 人造眼胶；⑯ 水溶性润滑剂。

28.2.3 手术布置

将解剖显微镜、手术器械和其他手术必需品放置在灭菌区；打开光源，调节至合适的亮度以预暖手术区，将 5-0 丝线剪成 1～2 cm；准备好手术床；用无菌纱布或 1 ml 灭菌注射器作为颈垫，并用医用胶带固定。

28.3 麻醉与监护

此过程最好由两人完成，一人做手术(每只鼠 5～10 min 完成)，另一人控制低氧环境，并根据需要调节麻醉和温度。

准备麻醉诱导室，将之连接到呼吸系统中。往诱导室中注入 100％氧气、2.5％～3％异氟醚，用足够的流速充满诱导室；安置好 100％氧气/1.5％～2％异氟醚的呼吸循环器，设定流速为 1～2 L/min。

设置缺氧的热调节系统。用乙醇棉擦拭后在灭菌区的每一边都安置好加热垫，并将每一个加热垫连接于温度调控器上。将系统连接上电源，打开，设置初始温度为 37 ℃。通过直肠温度确保温度的实时监测。将异氟醚蒸发器麻醉系统连接于 7.5％氧气源上。运行呼吸环路，并且设置 2％异氟醚的初始流速为 2 L/min。

28.4 操作步骤

28.4.1 右侧颈总动脉闭塞

(1) 3％异氟醚诱导麻醉小鼠 2～3 min，直到其对指尖拉动没有反应。固定好小鼠颈部，将其腹部朝上，尽可能多地剃去腹部的毛，将人造眼胶涂布眼睛，再次将其放入麻醉器麻醉 1～2 min。

(2) 将小鼠放在手术床上，腹部朝上，用颈垫将颈部垫起。确保上肢沿着颈垫向外伸直，并用医用胶带固定。对手术侧进行消毒，先用乙醇棉签，其次用聚维酮碘擦拭，再用乙醇擦拭，慢慢地从将要切口的部位绕圆圈擦向周边。切口部位靠近中线往右 2～4 mm，锁骨上方 2～4 mm。用小手术钳，手术剪剪开一个 0.5 cm 的垂直开口，切开皮肤和黏附的肌膜,暴露表皮下的甲状软骨。

(3) 用小手术钳轻轻地拉开甲状软骨,可见位于甲状腺左右叶之间的中线。小心地分离中线处的肌膜和组织,暴露出底下的结构,掀开甲状软骨至两侧。

(4) 在气管下方内侧和胸锁乳突肌外侧之间找到颈总动脉,如果需要,可以将胸锁乳突肌拉至一边,颈总位于颈部的前颈动脉三角区的下方,颈外和颈内动脉分叉前方。

(5) 如果颈垫安放位置适当,颈总动脉就会很明显。此时,再次调整颈部位置,直至可清晰地看见顺着迷走神经和颈静脉外侧走形的颈总动脉的搏动。使用小手术钳小心地在右侧颈总动脉的肌膜上自中间往两侧拉开一个开口。从颈总动脉上分离肌膜必须十分小心。当右侧颈总动脉完全暴露后,在颈总动脉下方插入显微手术钳。最初,将颈总动脉从迷走神经上分离出来是很简单的,只要轻轻地往上提拉,将另一手术钳插入它们之间就能分离。颈总动脉相对来说比较坚硬,但是应该避免在用血管钳将之拉起时的突然移动或者颤动。

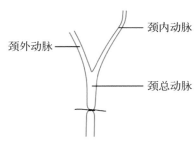

(6) 用 5-0 丝线穿过颈动脉下方。

(7) 放开颈总动脉,用丝线将之打双结。确保每一个结的安全性,但是不要通过动脉拉动缝合线。结扎颈总动脉后,将多余的线剪断,然后将结之间的动脉剪断(见图 28-1)。

图 28-1 颈总动脉结扎

(8) 使用 3-0 缝合线缝合伤口,可以沿着伤口连续缝合以确保速度。

28.4.2 组织缺氧

(1) 确保手术床预热至少 10 min。呼吸循环系统在连接上动物前 5 min 要连接麻醉装置(7.5%氧气,主流为 2%异氟醚 2 L/min,稀释流为 0.5 L/min)。

(2) 将动物直接从手术床转移到缺氧装置(见图 28-2)中,切勿让动物清醒。使用大量水溶性润滑剂润滑温度探针,将其插入小鼠直肠 0.5~1 cm。拔出探针时不应该有出血。

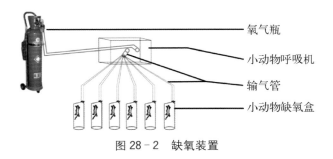

图 28-2 缺氧装置

(3) 记录缺氧的起始时间以及 2~3 min 后读数稳定时的起始温度。一般缺氧 40 min 的效果最好,有 60%的小鼠手术后缺血侧大脑半球有梗死,只有少数小鼠的颈总动脉结扎侧后大脑半球没有阻塞(约占 11%)。24 h 后,小鼠死亡率接近 33%。减少组织缺氧的时间可以增加存活率,但也增加了大脑半球梗死部位的不稳定性(见图 28-3)。

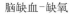

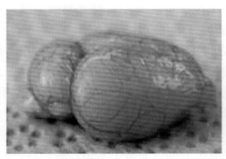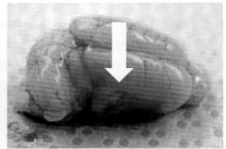

图 28-3　新生大鼠脑缺血-缺氧局灶性卒中 3 周后的脑改变

(a) 正常新生大鼠脑；(b) 新生大鼠脑缺血-缺氧，白色箭头指示的是 3 周后萎缩的脑组织

(4) 在缺氧期间，监测动物的呼吸和体温，调节气体的稀释流，保持呼吸频率为 80～120 次/min。如果呼吸频率降至 40 次/min 以下，或者动物开始气喘，应该恢复动物的正常呼吸环境 1～2 min，关闭或者打开温度调控器，调节动物体温在 36.5～37.5 ℃。通常在缺氧 40 min 后动物体温会升高或者降低，因此严格监视动物体温及热产出很重要。如果体温太高，死亡率会急剧增加；如果体温太低，损伤就会减少。

(5) 组织缺氧结束之后，将动物放回笼子；15 min 后观察动物行为是否异常。

(6) 用乙醇擦拭所有手术器械、显微镜、加热垫、直肠探针、气体面具、吸气室、手术床等，并且要对手术器械再次进行消毒。

28.5　评估模型成功的指标

28.5.1　术中评估指标

可以用激光多普勒血流仪检测脑血流的变化，以判断是否发生缺血。

28.5.2　术后评估指标

有许多方法可以用来评估模型是否成功，如行为学评分、尼氏染色检测神经元损伤情况、异硫氰酸荧光素(FITC)-右旋糖酐注射等。

28.5.2.1　行为学监测

通常用动物神经功能缺损评分来评估动物的损伤程度，应尽量在缺血 15～20 min 后进行评估。

28.5.2.2　组织学监测

(1) TTC 染色检测脑梗死：此方法简便快速，但不如结晶紫染色法精确(见图 28-4)[7]。

(2) 结晶紫染色：大脑中动脉梗死模型手术后，处死动物并取脑，迅速将脑组织用干冰冷冻，并在 -42 ℃的 2-甲基丁烷中冷冻 5 min。冰冻切片，每片 20 μm，去除头 20 片，从第 21 片起，每隔 200 μm 取一片，贴在载玻片上，干燥后用于结晶紫染色。未被染色的

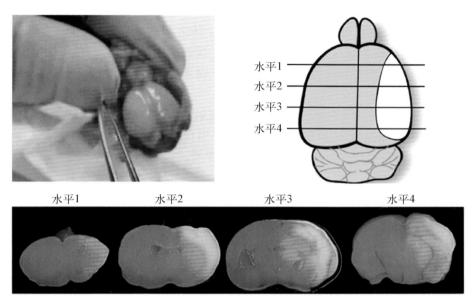

水平1　　　　水平2　　　　水平3　　　　水平4

图 28 - 4　新生大鼠脑缺血-缺氧局灶性脑卒 TTC 染色

注：TTC 染色结果中梗死区域呈白色，正常组织呈红色

部分是梗死区域[8]。

（3）异硫氰酸荧光素标记的葡聚糖（FITC - dextran）灌注：为了确定在缺氧缺血刺激后灌注是否削弱，用 FITC - dextran 作为标记，将切片扫描成可以量化的图像，使用图像 J 软件或者类似软件追踪梗死面积。

具体操作步骤如下：动物暴露在缺氧缺血的过程中，尽早地在清醒之前注射麻醉剂；用小口径针注射 FITC - dextran（5 mg/100 μl PBS）于小鼠左脑室中；2 min 后即刻断头取脑，将脑组织浸入 4% 多聚甲醛中 48 h；脑组织经过处理后切片，一般切成 30 μm 厚的切片；使用图像 J 软件量化、成像、分析。灌注量可以通过量化相关区域的 FITC 阳性像素的数量获得，然后用与对侧相同的衡量尺度来标准化，从而计算出动物 FITC - dextran 注射的变化[9]。

28.6　优势和局限性

28.6.1　优势

（1）此模型的手术过程简单。颈总动脉的结扎手术很容易操作并熟练掌握，整个手术过程一般 5～10 min 就能完成。

（2）手术成功率 90% 以上，脑梗死区域很大，容易量化。

（3）当与多台低氧麻醉系统连接时，手术操作过程效率提高。1 天可以制作 20 只模型。

（4）新生鼠缺血-缺氧模型诱导自体吞噬，病理过程与卒中密切相关。

28.6.2 局限性

（1）尽管这个模型相对可靠，但是由于动物个体之间的差异，仍有很多变数，尤其是暴露于缺氧环境，遗传背景混杂，或者存在其他干扰处理的时候，因此必须从足够数量的模型中得到具有显著性差异的数据。但从另一方面来看，这个模型制作的高效性却能够克服这个缺陷[10]。

（2）手术恢复期间的死亡率很高，这取决于缺氧的程度。缺氧 40 min（7.5％氧气），大约 1/3 的小鼠在 1 d 后死亡。因此，严重缺氧的小鼠很少能够长时间存活下来。建议在功能学和行为学上进行组织学分析，得出脑损伤的程度。

28.7 注意事项

（1）缺氧期间，呼吸频率会加快，必须关注动物的体温、麻醉情况，并且温度调控要灵敏。了解何时进行温度调节，需要一定的实践经验。

（2）缺氧时的麻醉必须使动物处在一个可进行温度调节的状态，但麻醉状态是否有利于增加模型的稳定性仍然存在争议。在实验研究中，如果观察到其中一组对麻醉剂异氟醚的反应异常或者排斥，则必须更换另一种对动物生理状态没有影响的麻醉剂作为研究结果的对照。

参考文献

1. Roohey T, Raju TN, Moustogiannis AN. Animal models for the study of perinatal hypoxic-ischemic encephalopathy: a critical analysis[J]. Early Hum Dev, 1997, 47(2): 115 – 146.
2. Rice JE, 3rd, Vannucci RC, Brierley JB. The influence of immaturity on hypoxic-ischemic brain damage in the rat[J]. Ann Neurol, 1981, 9(2): 131 – 141.
3. Yager JY. Animal models of hypoxic-ischemic brain damage in the newborn[J]. Semin Pediatr Neurol, 2004, 11(1): 31 – 46.
4. Martinez-Biarge M, Blanco D, Garcia-Alix A, et al. Follow-up of newborns with hypoxic-ischaemic encephalopathy[J]. An Pediatr (Barc), 2014, 81(1): 52 e1 – 14.
5. Corbo ET, Bartnik-Olson BL, Machado S, et al. The effect of whole-body cooling on brain metabolism following perinatal hypoxic-ischemic injury[J]. Pediatr Res, 2012, 71(1): 85 – 92.
6. Verhaegen M, Iaizzo PA, Todd MM. A comparison of the effects of hypothermia, pentobarbital, and isoflurane on cerebral energy stores at the time of ischemic depolarization[J]. Anesthesiology, 1995, 82(5): 1209 – 1215.
7. Andine P, Thordstein M, Kjellmer I, et al. Evaluation of brain damage in a rat model of neonatal hypoxic-ischemia[J]. J Neurosci Methodsods, 1990, 35(3): 253 – 260.
8. Chalak LF, Sanchez PJ, Adams-Huet B, et al. Biomarkers for severity of neonatal hypoxic-ischemic encephalopathy and outcomes in newborns receiving hypothermia therapy[J]. J Pediatr, 2014, 164(3): 468 – 474. e1.
9. 俞丹，毛萌，雷明雨.新生鼠缺氧缺血性脑损伤内源性纤维蛋白溶酶原激活剂变化及其意义[J]. 中国当代儿科杂志,2008,10(5): 651 – 655.
10. Leviton A, Nelson KB. Problems with definitions and classifications of newborn encephalopathy[J]. Pediatr Neurol, 1992, 8(2): 85 – 90.

29 血液注射诱导的蛛网膜下腔出血模型

蛛网膜下腔出血(subarachnoid hemorrhage，SAH)是指脑底部或脑表面的病变血管破裂，血液直接流入蛛网膜下腔引起的一种临床综合征，又称为原发性蛛网膜下腔出血，约占急性卒中的10%，是一种非常严重的常见疾病。世界卫生组织调查显示中国每1万人中就有1人出现动脉瘤性蛛网膜下腔出血。在未接受治疗情况下死亡率达12%，另外有40%的患者在入院1个月内死亡，幸存者发病率高达30%[1]。目前，临床上缺乏有效地针对蛛网膜下腔出血并发症的治疗方法，这促进了该类脑损害的实验研究探索。至今仍没有一种能完全反映蛛网膜下腔出血所有临床特征的模型建立方法，但大部分模型在急性期(6~12 h)和持续期(1~3 d)能够观察到脑动脉血管狭窄，这与血管壁增厚和内弹性膜皱状改变相关，故足以用于研究蛛网膜下腔出血的病理机制和治疗方法。

29.1 概述

蛛网膜下腔出血后的病理生理学机制主要是出血后急性期和蛛网膜下腔血肿引起的迟发型损害。急性期的主要特征是颅内压增高，脑灌注和脑血流量减少，导致急性损害，继而引起动脉瘤破裂。而迟发型神经功能减退在蛛网膜下腔出血患者中的发生率大约在30%，预防性治疗相比针对原发性损害的治疗更有效。脑血管痉挛引起脑缺血和脑梗死，是迟发型神经功能减退的典型原因。然而，近期的临床研究表明使用内皮素受体竞争性抑制剂预防血管痉挛并不能改善预后。因此，迟发型神经功能减退的原因仍然不清楚，需要进一步的实验研究。出于需要获得实验数据的角度和伦理以及费用问题的方面考虑，不得不采用小型动物，使得大鼠/小鼠模型变得越来越流行。

用血管破裂法和血液注射法可诱导实验大鼠蛛网膜下腔出血。血液注射模型分为压力依赖型和体积依赖型。在压力依赖型注射模型中主要是用中动脉压力来判断显著的急性损伤，用于模拟迟发性改变发生前的原发性出血。

迟发性的病理改变，例如脑血流的减少，是由于脑血管痉挛或其他病理机制引起，主要取决于蛛网膜下腔的出血量和分布情况；此外，血液分解的时间也是迟发性损害的关键因素之一。体积依赖的注射模型会引起这些迟发性病例改变。根据注射的血量，即使缓慢和细致地蛛网膜下腔注入也会导致急性作用，包括颅内压增高和脑血流降低。所以，单次大鼠的血液注射量最高不能超过300 μl[2]。单次出血模型中，脑血管痉挛呈双相进展，造影中血管直径与对照组相比,减少达到 20%～50%。大鼠与人类相比因为血液降解速度快,因此迟发性损害的时程相对较短,可能会造成原发性损伤和迟发性损害机制的混淆。因此,出现了二次出血模型,其迟发性损害的时程延长,能够良好地反映出临床表现。初次出血的 3～5 d 以后,脑动脉收缩最剧烈。此外,临床表现和血管造影提示,二次出血模型中脑血流降低在第 5 天时达到顶峰。

29.2 动物的选择

29.2.1 大鼠的选择
实验选择成年雄性 Sprague-Dawley(SD)或 Wistar 大鼠,重量在 250～500 g。

29.2.2 小鼠的选择
成年的 C57BL/6 小鼠,体重在 25～30 g 可用于制作该模型,其他品系的小鼠包括 CD-1 等也可使用。

29.3 材料准备

准备的材料包括:① 手术显微镜;② 双极电凝;③ 温度控制系统;④ 多普勒激光血流仪;⑤ 干燥灭菌器;⑥ 立体定位仪;⑦ pH 血气分析仪;⑧ 高速微型钻;⑨ 血糖分析仪;⑩ 多通道记录系统;⑪ 纤维光学光源;⑫ 常用手术器械包括维纳斯镊子(11 cm)、注射针、30G 注射器针头、24G 头皮针、注射器、外科丝缝线(4-0 和 10-0)、PE-10 插管、骨蜡、外科刀片(10 号)、大鼠/小鼠脑模子。

29.4 麻醉与监护

一般使用水合氯醛(250 mg/kg)或氯胺酮(100 mg/kg)混合塞拉嗪(10 mg/kg)或咪达唑仑(1 mg/kg)进行麻醉。据报道,水合氯醛安全可行,给药后动物自主呼吸,足量通气,生命体征平稳,脑血流无明显改变。用加热垫使动物的体温维持在 37 ℃左右。

为了测定血气、控制循环以及采集注射用的血液,需行动脉插管。并另辟一条静脉通路,用于药物和补液(晶体液或羟乙基淀粉)维持循环稳定。因此,在手术前推荐在同一处行双血管内插管(Portex 塑胶管,管径 0.96 mm)。两条导管在动物处死前均可留置在血管内,可在生理盐水灌注冲洗后封管保留在皮下。

29.5 蛛网膜下腔出血模型的操作步骤

29.5.1 大鼠
枕大池注射法手术操作步骤
血管内置管后动物放置在立体定位架上。皮肤消毒后正中切口,肌肉局部麻醉(如

1‰马比佛卡因），切口范围包括枕下区和 C₁ 的椎弓。沿中线切断肩斜方肌可避免出血，夹肌和菱形肌用剥离器推向外侧后拉钩维持，暴露出枕下区，环枕膜以及 C₁ 椎弓。小切口切开环枕膜，用一根导管（Portex®塑胶管，内径 0.28 mm）插入小脑延髓池（见图 29-1）。

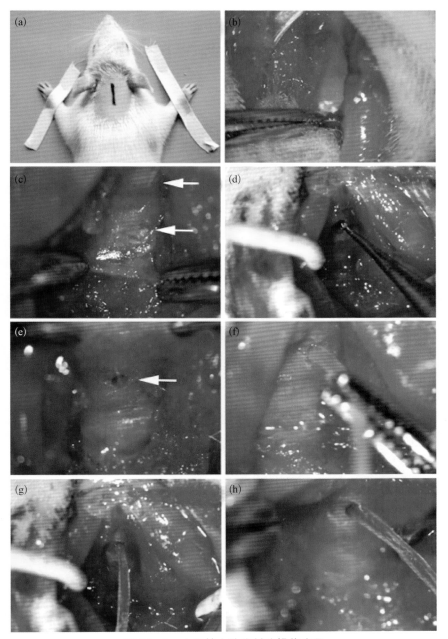

图 29-1 大鼠枕大池注射法操作步骤

（a）小鼠头颅皮肤切口；（b）放大图显示颅骨与颅底部；（c）将颅顶黏膜分离清楚；（d）颅骨钻孔；（e）钻孔位置示意图；（f）将细塑料管插入枕大池；（g）放大图（a）显示细塑料管插入枕大池的具体部位；（h）放大图（a）显示细塑料管插入枕大池的具体部位

从该导管用针筒回抽出 0.1 ml 脑脊液。从股动脉取出的 0.2 ml 自体血从导管缓慢注入小脑延髓池诱导蛛网膜下腔出血。可用止血纱布或棉花防止注入的血液漏出。仔细缝合颈部肌肉防止脑脊液或血液渗漏。动物在注射血液后放置头低位维持 15 min 保证血液分布在蛛网膜下腔。手术关闭伤口后推荐用 5 ml 液体溶解 0.0125 mg 芬太尼皮下注射；24 h 后重复相同的步骤造成第二次蛛网膜下腔出血，或者可以在 48 h 后注射，可降低死亡率，但迟发性缺血损害较不显著。动物每天二次皮下注射溶有 0.0125 mg 芬太尼的晶体液。

29.5.2　视交叉前池注射法

操作步骤如图 29-2 所示。① 大鼠麻醉成功后血管内置管，动物放置在立体定向头架上；② 皮肤消毒后取始于双眼外眦连线长约 10 mm 后正中切口，分层切开头皮和骨膜，

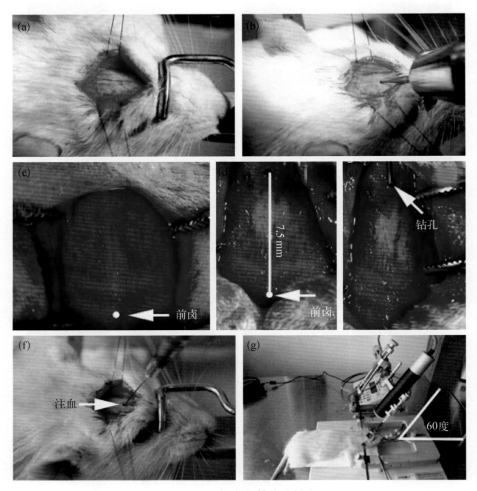

图 29-2　视交叉前池注射法

（a）头颅固定及皮肤切口；（b）颅骨钻孔部位；（c）前囟部位；（d）距离前囟 7.5 mm 处钻孔；（e）钻孔示意图；（f）用显微针头插入至视交叉前池；（g）用微量注射泵注射自体血液至视交叉前池

暴露出前囟,立体定向仪定位于前囟前 7.5 mm,旁开约 0.5 mm,尽量避开上矢状窦(如有出血可用棉花或骨蜡止血);③ 钻直径 1 mm 骨窗,方向稍向后倾斜;④ 1 ml 注射器连接 24G 注射器针头向后 30°角,缓慢进针长度约 10 mm,到达颅底后稍向后退约 2 mm,回抽有脑脊液,表明在蛛网膜下腔;⑤ 45 s 内注入取自股动脉的 0.2 ml 自体血;⑥ 注射结束后迅速退出并用骨蜡封闭骨窗,防止脑脊液或血液渗漏;⑦ 3 - 0 丝线缝合头皮。

29.5.3　小鼠的手术操作步骤

对于小鼠模型,手术操作过程与大鼠相似,注射血量为 60 μl,改用 30G 注射针头,枕大池注射法可用胶水固定防止其移位。该注射量是考虑蛛网膜下血凝块大小,防止注射部位渗漏以及死亡率后得出最合理注射量[3]。

29.6　评估模型成功的指标

29.6.1　术中评估模型成功与否

术中回抽有脑脊液后,一般麻醉可靠的情况下动物位置不变,可确保其在蛛网膜下腔,注射成功率较高。

29.6.2　术后评估模型成功与否

29.6.2.1　脑血流改变

脑血流或脑血容量的检测可能是病理生理学最重要的指标。在单次出血模型中,通过激光多普勒检测仪或氢清除法局部血流仪或微球法发现,原发的脑血流下降达 40%~70%[4]。这些方法很不适合检测迟发性损害。因此,无创的 MR 灌注加权成像的方法首先用于半定量地评估大鼠二次出血模型中脑血流和脑血容量的下降程度。脑血容量和脑血流量均在初次出血后第 5 d 时与对照相比减少 1/3 左右。CT 血管造影和灌注成像也支持类似的结论(见图 29 - 3)。

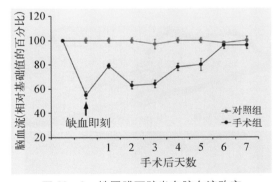

图 29 - 3　蛛网膜下腔出血脑血流改变

注:显示枕大池注血及视交叉上池注血蛛网膜下腔出血模型与对照组大鼠脑血流变化情况(术后 30 min 至术后 7 d)

29.6.2.2　组织学监测

大体标本可以看到视交叉前池和枕大池注血,在解剖时颅底有血肿的存在(见图 29 - 4),血肿的大小和部位对血管痉挛起着至关重要的作用。评估脑血管痉挛的另一方法是脑动脉的组织形态学分析。通常使用的指标是组织切片中的血管内径、管腔面积或管壁厚度。与血管造影结果一致的是,在组织学研究中与对照相比,动脉直径缩小 50%~60%[5]。在尸脑的数字影像中,基底动脉直径也有类似的量化性结论,也代表了一种更可行的评估方法。

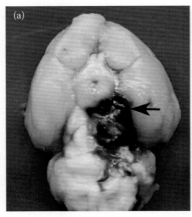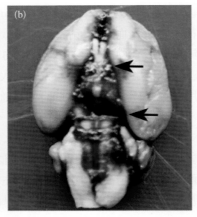

图 29 - 4　视交叉前池和枕大池注血组织标本

（a）枕大池注血蛛网膜下腔出血模型脑底面图像（灌注固定后），箭头显示蛛网膜下腔血凝块；（b）视交叉上池注血蛛网膜下腔出血模型脑底面图像（灌注固定后），箭头显示蛛网膜下腔血凝块

29.6.2.3　影像学监测

迟发型的蛛网膜下腔出血性损伤临床上诊断为迟发型缺血性神经功能减退。放射学检查的金标准是数字减影血管造影（DSA）。在临床中，CT 或 MR 监测对于蛛网膜下腔出血后诊断和检测脑血流量的减少变得越来越重要。因此，这些标准同样应该被用于动物模型中。

使用计算机辅助图像分析测量颈内动脉分叉远端 100 μm 处的大脑中动脉直径、大脑前动脉直径以及 3 个平滑处的基底动脉直径。数据用均数±标准差表示。组间比较使用单因素方差分析，Fisher's LSD post hoc 检验用于剂量响应分析的研究，筛选各种潜在的治疗手段。$P<0.05$ 表示差异有统计学意义。

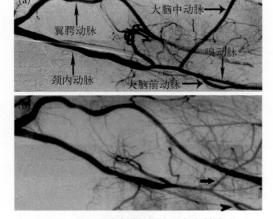

图 29 - 5　同步辐射造影观察血管变化

（a）正常大鼠同步辐射造影图像；（b）视交叉上池注血后所造成的蛛网膜下腔出血模型的脑血管痉挛同步辐射造影图像，箭头显示痉挛的大脑前动脉及大脑中动脉

大鼠脑动脉由于血管直径较小，影像学研究的困难过去也有讨论。椎动脉选择性造影显示分辨率最高的是基底动脉，但多次血管造影后心血管系统异常的风险增加。大鼠基底动脉的平均直径在成年时相对较大。因此，在实验末期使用选择性 DSA 可能会得出实用的参考指标，用于量化大鼠迟发型神经功能减退。在笔者的实验室，在该模型中进行血管造影提示，脑血管痉挛进展在第 5 d 达到最高峰，且与形态学研究一致。血管造影中脑血管痉挛引起的基底动脉直径的最大缩小量达到 50% 左右。

同步辐射造影是一种有效的实时观察血管变化的新方法。中国在 2009 年正式建成了上海同步光源，为啮齿类动物的脑部血管造影提供了一个新的检查方法（见图 29 - 5）。

29.7　优势与局限性

29.7.1　优势

大鼠通常相对强壮,在大部分实验中心内有适于饲养的环境和现有实验条件允许的检测手段。此外,用于大鼠/小鼠的抗体等免疫组织化学或分子生物学材料相比其他犬或猴子等动物更易获得的。死亡率和并发症发生率较低,可重复性好。单次出血模型中,神经功能减退和脑血管痉挛的发生并不严重,对蛛网膜下腔出血后急性和迟发性作用有时不易分辨。二次出血模型延长了病理生理学改变的时程,故更接近临床情况。此外,神经功能减退和脑血管痉挛以及脑血流降低与单次模型相比更显著。在大鼠/小鼠中,脑血流的显著病理学改变与存活率的相关性不大。

29.7.2　局限性

该模型由于死亡率高,故难以诱导严重的迟发型脑血管痉挛或迟发型缺血性神经功能减退。用有创的方法如 DSA 同样会因为增加死亡率使检测病理学改变更显困难。另外,枕大池注射的方法中血液不能分布到所有大脑的蛛网膜下腔,也无法完全模拟临床中因动脉瘤破裂出血引起的突发和持续性地颅内压增高。没有像穿刺法模型那样直接发生的脑动脉血管破裂,因此,血液注射模型无法用于评估发生再次出血后可能引起的并发症。

29.8　注意事项

29.8.1　温度

动物术后体温过低是常见的死亡原因之一,通常在清醒之前需用加热垫维持体温。

29.8.2　进针深度及直径

血液注射法针头进入后易损伤脑干,引起呼吸抑制,极易造成短时间内动物死亡,因此进针时务必缓慢,以刚好能够抽出脑脊液为宜,不宜进针过深。一般大鼠可选择 24G 针头,小鼠采用 30G 针头。

29.8.3　行为学评估的意义

在第二次人为出血后,大多数大鼠恢复缓慢,神经功能减退与首次作用较难鉴别。因此,神经体征和死亡率并不是十分可行的用于评估模型的指标。

29.8.4　出血的可复制性

枕大池注射法的大鼠/小鼠出血模型可重复性好,出血量易于控制,死亡率也较低。视交叉池注射法相对难度更高,注射针头定位较困难,注射成功后动物死亡率很高,可在前循环脑血管附近形成大小基本一致的血块。

29.9 常见问题及解决方法

29.9.1 模型失败,没有血管痉挛

注射前应当在确认抽出脑脊液后再注射,否则可能将血液注入脑实质或硬膜外而导致模型失败。

29.9.2 术后伤口渗血

自体血注射后颅内压增高,注射后若止血不严密或骨蜡封闭不完全,尤其是枕大池注射出血模型,血液容易从穿刺孔中溢出。此时,可考虑采用笔者推荐的一种简易注射法,即直接穿刺法。动物麻醉后取侧卧位,头过屈,皮肤消毒后用 24G 针头的 1 ml 注射器在枕骨与 C_1 颈椎交界处可触及一凹陷,该处沿中正线朝向鼻尖方向直接穿刺,缓慢进针后可有突破感,回抽有脑脊液后同法注射自体血。该方法避免了做颈后部切口,术后渗血的可能性极低,但要求手术者熟悉大鼠颈部解剖结构,操作熟练后该方法简单、快速且损伤小,效果与前述方法相同。小鼠采用该方法操作难度较高,可以使用 30G 针头穿刺。

29.9.3 注射后大鼠存活率低

枕大池注射法针头进入后易损伤脑干,引起呼吸抑制,极易造成短时间内动物死亡,进针时务必缓慢,能够抽出脑脊液即可,不宜进针过深。视交叉前池注射法进针后有一定的概率可能会误伤上矢状窦或颅底动脉引起出血,也可能增加动物的死亡率。因此,应尽量避免反复在颅内进针和退针,增加损伤机会。磨骨窗时注意避开上矢状窦,万一出血可用棉花或骨蜡止血,一般出血易于控制。

参考文献

1. Cahill J, Zhang JH. Subarachnoid hemorrhage: is it time for a new direction[J]. Stroke, 2009, 40: 86 - 87.
2. Lin CL, Calisaneller T, Ukita N. A murine model of subarachnoid hemorrhage-induced cerebral vasospasm[J]. J Neurosci Methodsods, 2003, 123: 89 - 97.
3. Schüller, K, Bühler, D, Plesnila, N. A murine model of subarachnoid hemorrhage[J]. J Vis Exp, 2013, 81: e50845.
4. Feiler S, Friedrich B, Schöller K, et al. Standardized induction of subarachnoid hemorrhage in mice by intracranial pressure monitoring[J]. J Neurosci Methods, 2010, 190(2): 164 - 170.
5. Bederson JB, Germano IM, Guarino L. Cortical blood flow and cerebral perfusion pressure in a new noncraniotomy model of subarachnoid hemorrhage in the rat[J]. Stroke, 1995, 26(6): 1086 - 1091; discussion 1091 - 1092.

30 血管内穿刺诱导蛛网膜下腔出血模型

蛛网膜下腔出血是一种破坏性的出血性卒中。其特点是蛛网膜下腔出现自发性或创伤性出血,并伴有高发病率和死亡率[1]。可重复的球网膜下腔出血动物模型用于模拟蛛网膜下腔出血后急性和迟发性脑损伤,将是探索球网膜下腔出血诱发脑损伤的潜在机制和评估潜在治疗干预的宝贵工具[2]。目前,已经有多种模型被开发出来,最常用的方法主要是血管内穿刺模型和单次/二次血液注射模型。血液注射模型常用于大型动物如犬类模型,而血管内穿刺模型在大型动物中难以实施。另外,血管内穿刺模型与血液注射模型相比,死亡率较高,因此尤其是在使用犬类或灵长类模型时费用十分昂贵。经过不同的物种的研究,啮齿动物已经成为最受欢迎和广泛使用的动物对象。诱导鼠类模型蛛网膜下腔出血的最佳方法目前仍不明确,Prunell 等比较了前面提到的两种方法[3],认为血液注射模型不损伤血管,且该模型损伤和血管痉挛不如血管内穿刺模型严重,而后者更接近人体的情况,这是一个十分重要的因素[4]。血管痉挛的病因目前仍不清楚,可能的关键因素是血管壁,而这一指标的研究在血管内穿刺模型中可以体现。

30.1 动物的选择

30.1.1 大鼠的选择
一般选用成年 SD 大鼠用于模型制作,体重为 $280\sim350$ g。

30.1.2 小鼠的选择
蛛网膜下腔出血模型不像缺血模型那样对小鼠的品系有较高的要求,一般较多选用 C57BL/6 或 CD-1 品系的小鼠,年龄在 $10\sim12$ 周。推荐使用 CD-1 系的小鼠,因其在该年龄段体重为 $35\sim40$ g,略大于 C57/B6($25\sim30$ g),较大的小鼠更易于模型的制作。

30.2 材料准备

准备的材料包括:① 手术显微镜;② 双极电凝;③ 温度控制系统;④ 多普勒激光血流仪;⑤ 干燥灭菌器;⑥ pH/血气分析仪;⑦ 血糖分析仪;⑧ 多通道记录系统;⑨ 纤维光学光源;⑩ 常用手术器械,包括维纳斯镊子(11 cm)、微型夹($5\sim8$ mm)、外科丝缝线

(3-0、4-0、10-0)、4-0(用于大鼠)和6-0(用于小鼠)尼龙线、毛发推剪(配40号刀片)、皮肤消毒剂(如聚维酮碘或氯己定)、外科刀片(10号)、吸引器或最好是Q-tips棉签、锥形尖端针(1号)、大鼠/小鼠脑模子。

30.3 麻醉与监护

动物麻醉方法可参见第5章(异氟醚[5])。股动脉内置入PE-50管,用于术中测定平均动脉压、氧分压、二氧化碳分压以及血pH值等。

30.4 蛛网膜下腔出血模型的操作步骤

30.4.1 大鼠的手术操作步骤

(1)对于任何手术,保持无菌环境和使用灭菌器械很重要。所有的器械应该在每次使用后高压灭菌。术者应该穿戴合适的灭菌手术衣和手套。在非手术区域完成动物的准备工作,包括备皮、剃毛以及大量使用合适的皮肤消毒剂。

(2)动物取仰卧位颈部缓慢伸直。采取插管的方法时注意保持气管导管通畅。动物麻醉完成后,消毒巾有助于保持无菌的环境。

(3)在动物颈部下颌骨根部沿着中线外侧5mm处做平行的纵形切口,长约3cm。

(4)完成上述步骤后,两侧暴露出皮下组织、唾液腺以及淋巴组织。如此可使位于中线上胸骨舌骨肌覆盖的气管暴露良好,侧上方可见胸锁乳突肌蜿蜒在胸骨舌骨肌根部上方,侧下方可见肩胛舌骨肌构成了三角形的第3条边。

(5)逐个钝性分离上述肌肉,肩胛舌骨肌和胸锁乳突肌向外侧牵拉,在胸骨舌骨肌内侧暴露出气管。

(6)可以看到颈总动脉沿着气管的外侧越过胸锁乳突肌下方的舌软骨走行。舌软骨上方显露出颈总动脉、颈内动脉、颈外动脉以及它们的分叉部。

(7)颈部血管被血管鞘包绕,锐性切开。这些血管在颈部有许多分支,仔细操作以免切断。分离过程中可能有些出血,压迫后可停止。另外,持续出血可用电凝止血。

(8)在颈总动脉分叉,颈内动脉和颈外动脉处的枕动脉是颈外动脉的分支,外上方与颈内动脉一同走行2~3cm。以弯镊将血管套线。枕动脉与颈内动脉粘贴紧密时难以分离。

(9)颈外动脉的另一分支在远处内侧走行,即甲状腺上动脉。该血管同样结扎、分离。无须完全解剖甲状腺上动脉,从颈外动脉发出的部位结扎血管即可。以后的操作中不再涉及该血管。

(10)最后,颈外动脉的第3条分支是舌动脉。在最靠近分叉处结扎切断颈外动脉,颈外动脉的残端显露在下方。该颈外动脉上的结通常留得长些便于以后找到。

(11)完成上述步骤后,从周围结缔组织中游离颈内动脉,在其远端有一个分支横向走行,称为翼腭动脉。完全游离颈总动脉时需注意颈内动脉和翼腭动脉根部无张力。

（12）用一根 10/0 的丝线，在颈外动脉的残端打一个松的结。准备长约 8 cm 的 4/0 尼龙线，末端用不可擦的墨水标记，并在 10、20、30 mm 处分别标记，便于了解缝线插入血管内的长度，缝线的头端切一个斜面使之变得尖锐。

（13）一把微型血管夹在最近心端的位置阻断颈总动脉。另一把血管夹置于翼腭动脉的跟部，平行于颈内动脉。必须保证该血管钳与颈内动脉平齐，否则缝线可能在穿过颈内动脉时在此处卡住。或者翼腭动脉在颈内动脉平齐的位置结扎，用一把精细镊沿着颈内动脉插入颅底。

（14）用显微剪部分切开颈外动脉的残端，切口尽可能小以免血管在操作中断裂。4/0 的尼龙线插入颈外动脉的残端，从颈外动脉到颈内动脉基本呈一条直线的通道。

（15）4/0 尼龙线插入后越过颈内动脉钳夹处，越过翼腭动脉后即打上颈外动脉根部的结，但不完全打紧。

（16）取出穿过颈内动脉的血管夹，4/0 尼龙线继续朝上方插入。大约在离颈外动脉和颈内动脉交汇处 27 mm 的位置到达大脑中动脉和大脑前动脉的交汇处，到该处之前不会有任何阻力，感到阻力时说明线的头部接触到血管壁。若有这种感觉时将缝线稍稍退回，缓慢旋转，尝试继续插入。

（17）开始时缝线在颈内动脉中较顺畅，到 25～30 mm 时开始感觉有阻力，随着缝线缓慢向前推送，有可能会穿刺到大脑前动脉和大脑中动脉的交汇处。

（18）穿刺成功后，缝线退回，结扎颈外动脉残端。取出置于颈总动脉和翼腭动脉的血管夹，移除拉钩。

（19）严密止血，3/0 丝线关闭切口。

对于假手术组，手术操作步骤基本相同。除了头部不尖锐，用同样方法制作缝线。缝线从颈外动脉残端沿颈内动脉放入，感觉到阻力前伸入不超过 25 mm 的距离。如此操作的理由是由于血管内植入导管后，可能引起动物血管痉挛，尤其在血管造影中十分常见。相对蛛网膜下腔出血本身引起的血管痉挛，把缝线植入大鼠血管内可能可以排除缝线引起的血管痉挛。此外，可能发现假手术组和蛛网膜下腔出血组之间由出血、继发性血管痉挛和血管内缝线引起的血管痉挛的不同表现[6]。

30.4.2 小鼠的手术操作步骤
小鼠模型的操作步骤与大鼠相似，穿刺线改用长 2 cm 的 5-0 尼龙线，头端切成斜面。一般从颈总动脉分叉到右侧大脑前动脉的距离大约是 11 mm。

30.5 评估模型成功的指标

30.5.1 术中评估模型成功与否
若使用监护设备如脑血流监护仪或血压监护，任何改变（尤其是剧烈的血压波动）都提示蛛网膜下腔出血的发生，但该方法并不完全可靠。

30.5.2 术后评估模型成功与否

30.5.2.1 行为学检测

Garcia 等于 1995 年提出的神经预后评分如表 30 - 1 所示。

表 30 - 1 Garcia 等 1995 年提出的神经预后评分

测 试	0 分	1 分	2 分	3 分
自主活动（笼中活动 5 min）	没有活动	几乎不动	能活动,但活动范围没有达到鼠笼中的 3 面	活动范围至少达到鼠笼中的 3 面
四肢活动对称性	左侧没有活动	左侧肢体有轻微的活动	左侧肢体缓慢活动	两侧肢体活动对称
前肢的对称性（提起尾巴时前肢的伸展情况）	左侧不活动无法伸展	左侧能活动,肢体能轻微伸展	左侧活动和肢体伸展不如右侧	双侧前肢对称伸展
金属丝鼠笼中的攀爬情况	没有反应	左侧能活动,肢体能轻微伸展	左侧活动和肢体伸展不如右侧	双侧前肢对称伸展
触摸双侧去干反应	没有反应	不能攀爬	左侧稍弱	正常攀爬
触须反应	没有	左侧无反应	左侧反应减弱	反应对称

注: 该评分方法最低为 3 分,最高为 18 分,得分越高表明动物的神经行为学功能越好,其中前 4 项评价运动功能,后 2 项评价感觉功能。3～7 分为重度神经功能障碍,8～11 分为中度神经功能障碍,12～18 分为轻度神经功能障碍

30.5.2.2 组织学检测（脑水肿的测量）

实验组和对照组的小鼠,通过从处理过的动物脑的干重和湿重比例中,计算出水的百分比含量[7]。在大脑处理 24 h 以后,处死小鼠,取出大脑,把冠状切面分成 2 个 4 份。每个切下来的部分称重,而后在 100 ℃ 的温度下干燥 24 h。含水量由下列公式可以算出: $[(WW - DW)/WW] \times 100$,其中 WW 为湿重,DW 为干重。

30.5.2.3 组织学检测（免疫组织化学）

确认血管痉挛的发生及继发性细胞凋亡。脑组织石蜡包埋,冠状位在近颈内动脉分

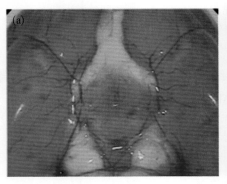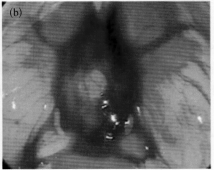

图 30 - 1 蛛网膜下腔出血大体观察图

（a）假手术组示正常颅底动脉环、颈内动脉、大脑前动脉、大脑中动脉、大脑后动脉和后交通动脉;（b）显示蛛网膜下腔出血后大量凝血块淤积于颅底动脉环附近

叉处切片,厚度为 5 μm,切片可用于皮质和动脉血管的普通染色和免疫组化染色[8]。如图 30-1 所示为蛛网膜下腔出血大体观察图。

30.5.2.4　组织学检(测离体测量动脉直径)

灌注固定后的铸型法用于评估动物的动脉直径。将 10 g 明胶溶于 100 ml 生理盐水中与 100 ml 碳素墨水混合,混合液 40 ℃ 保存,4% 多聚甲醛灌注后,继续用 100 ml 碳素墨水明胶混合液灌注。冷却 2 h 使明胶凝固,取出的脑组织在 4% 的多聚甲醛中保存(见图 30-2)。

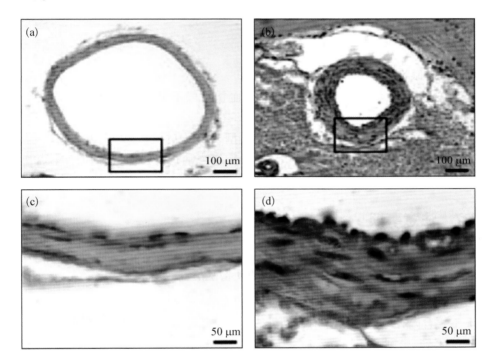

图 30-2　蛛网膜下腔出血血管痉挛现象

(a)(c) 假手术组;(b)(d) 蛛网膜下腔出血。通过在立体显微镜下测量左侧大脑中动脉近端直径的方法评估血管痉挛。由于缝线通过颈内动脉和大脑前动脉时可能引起机械性损伤,因此不对这两条血管进行测量。血管痉挛的高峰一般出现在蛛网膜下腔出血后 3~5 d

30.6　优势与局限性

30.6.1　优势

(1) 与枕大池血液注射相比,脑血管的损伤更密切地反映临床中动脉性蛛网膜下腔出血的情况。

(2) 快速增加颅内压,因而继发性全脑缺血更严重。

(3) 该模型不需要开颅,避免了潜在的周围结构损伤。

(4) 通过训练,该方法可以方便快速地重复。

（5）单线模型便于应用在卒中研究中。

（6）可导致程度一致的血管痉挛，便于进一步研究。

（7）单线模型操作单一，不需要额外的麻醉和手术。

（8）相比其他需通过组织学方法确认蛛网膜下腔出血的手术，蛛网膜下腔出血更容易通过诸如出血的表现加以确认。

（9）总体上说，该模型更接近和符合人类蛛网膜下腔出血的发病率、死亡率和严重程度等的各项指标。

（10）与其他动物相比，鼠类购买和饲养费用较低，且能将转基因和基因敲除小鼠用于蛛网膜下腔出血研究。

30.6.2　局限性

（1）穿刺形成蛛网膜下腔出血模型中，出血量一般不易控制。出血量与颅内压增高及死亡率相关。

（2）一般该方法制作蛛网膜下腔出血的模型 72 h 内的死亡率在 20% 左右。

（3）蛛网膜下腔出血 7 d 后大约 30% 的动物出现脑积水，并且存活时间较短。因此，穿刺法模型不适合用于蛛网膜下腔出血后的慢性损害的研究。

30.7　注意事项

（1）大鼠的皮肤很坚韧，尤其与人类相比，因此切开大鼠皮肤时需要较大的力量。

（2）不要在游离与颈内动脉的粘连前冒险结扎枕动脉。若枕动脉粘连紧密，则在操作中需要分离颈内动脉，这会增加血管穿孔的危险。

（3）不要冒险在颈外动脉上用线结处理血管，容易导致血管撕裂和致命性出血。注意避免牵拉气管，否则可能导致术后呼吸困难。

（4）颈内动脉的血管夹松开后，颈外动脉打结的目的是防止出血。因此，必须牢记缝线穿过该线结不能完全闭塞。颈内动脉血管夹松开完全取出之前先检查颈外动脉出血程度，若出血量过大，血管夹可以再次放回，颈外动脉的线结可以打得更牢固些。

（5）蛛网膜下腔出血模型中，典型的蛛网膜下腔出血后出现几秒钟的呼吸衰竭，严重的蛛网膜下腔出血引起长时间的呼吸暂停，即使恢复后动物也在 24 h 内由于颅内压升高和缺氧性脑损伤而死亡。

（6）当穿刺部位处于颈内动脉分叉处而非大脑前动脉时，颈内动脉/大脑中动脉常发生闭塞，导致大脑中动脉区域梗死。因此，大鼠/小鼠出现术后右侧轻度偏瘫时需从研究组中排除。

（7）蛛网膜下腔出血 7 d 后大约 30% 的动物出现脑积水，并且存活时间较短。

30.7.1　温度

由于鼠类体表面积/体重比值高，容易快速丢失热量，故应注意保暖。整个手术过程中,测定直肠温度并使用电热毯避免体温过低。低体温在蛛网膜下腔出血中有保护作用。另外,在动物准备实验时避免使用大量乙醇配制的溶液,以免引起体温过低。

30.7.2 进线深度及直径

使用呈直线的缝线材料十分重要,若缝线是弯曲的,在通过颈内动脉时很容易穿透血管壁,在显微镜下仔细检查缝线的头端,尽可能保证其尖锐,可使其易于在大脑中动脉和大脑前动脉交汇处穿透血管壁。有些学者推荐使用不同尺寸的缝线用于穿刺。根据经验,3/0 尼龙线导致的死亡率很高,5/0 线较难穿透血管壁。

缝线不要插入过远,否则皮质被缝线穿透后容易导致动物死亡。但如果插入不够,动物不会发生蛛网膜下腔出血。若缝线插入后退回再次插入可能造成血管上有多个孔,并导致大量蛛网膜下腔出血,通常引起动物死亡。推送缝线时可能会感觉到一种缝线穿透血管壁的弹性感,这是手术操作中最难的一部分,弹性感在穿透血管壁时十分细微。该模型手术是盲穿,没有简单的方法。若使用其他的监护设备,如脑血流监护仪或血压监护,任何改变都提示蛛网膜下腔出血的发生[9]。但该方法并不完全可靠,血管夹取出前损伤的程度不会很明显。通过练习,穿刺的关键点会变得更容易确定。

30.7.3 生命体征监测

整个手术过程中,推荐持续监测动物生命体征,包括规律的动脉血气分析和后续的麻醉机的合理调节,以及有创或无创的血压及心率检测。血糖和血细胞比容在术前和术后都要测定。术后,动物需要 2 h 恢复意识和稳定的自主呼吸。脑血流监测以及其他指标的监测十分有用,有助于评估麻醉何时减量或撤去,动物自主通气后可拔管。

30.7.4 行为学评估的意义

确认大鼠/小鼠术后未发生偏瘫十分重要,偏瘫的发生往往提示对侧中动脉完全闭塞,一侧出现了大面积的梗死。一旦出现这种情况,该动物应当从实验组中剔除。

30.8 常见问题及解决方法

30.8.1 模型失败,没有引起出血

一般取出钳夹颈内动脉的血管夹时,蛛网膜下腔出血的所有效果会显现出来。对于成功地模仿真实的蛛网膜下腔出血,穿刺成功后必须立即取出血管夹,以免血液缓慢进入蛛网膜下腔,使在放松血管夹之前颅内压缓慢增高。此外,若延迟取出血管夹,穿刺部位可能因局部血管痉挛或血块形成而闭合[10]。

30.8.2 穿刺后大鼠存活率低

动物术后死亡的主要原因是严重蛛网膜下腔出血引起的呼吸衰竭,但目前为止高死亡率在该模型中尚无法避免。

参考文献

1. Chen S, Klebe D, Vakhmyanin A, et al. SAH models: review, new modification, and prospective [M]. Berlin: Springer, 2014.

2. Sehba FA, Bederson JB. Mechanisms of acute brain injury after subarachnoid hemorrhage[J]. Neurol Res, 2006, 28(4): 381.

3. Prunell GF, Mathiesen T, Svendgaard NA. A new experimental model in rats for study of the pathophysiology of subarachnoid hemorrhage[J]. Neuroreport, 2002, 13(18): 2553.

4. Kassell NF, Chow MM, Dumont A, et al. Experimental subarachnoid hemorrhage: Subarachnoid blood volume, mortality rate, neuronal death, cerebral blood flow, and perfusion pressure in three different rat models — comment[J]. Neurosurgery, 2003, 52(1): 175 - 176.

5. Hockel K, Trabold R, Schöller K, et al. Impact of anesthesia on pathophysiology and mortality following subarachnoid hemorrhage in rats[J]. Exp Transl Stroke Med, 2012, 4(1): 5.

6. 史焕昌,毛伯镛.蛛网膜下腔出血后脑血管痉挛中炎性反应及作用[J]. 华西医学,2006,21(1): 164 - 165.

7. 尹风任,史学芳,扈玉华,等.改良血管穿刺法大鼠蛛网膜下腔出血模型的制作及评价[J]. 中华实验外科杂志,2008,25(8): 975 - 977.

8. 李永梅,夏潮涌,覃莉.石蜡包埋组织自动和手动切片对切片厚度的影响[J]. 中国体视学与图像分析,2009(1): 106 - 110.

9. Prunell GF, Mathiesen T, Svendgaard NA. Experimental subarachnoid hemorrhage: cerebral blood flow and brain metabolism during the acute phase in three different models in the rat[J]. Neurosurgery, 2004, 54(2): 426 - 436.

10. Prunell GF, Svendgaard NA, Alkass K, et al. Delayed cell death related to acute cerebral blood flow changes following subarachnoid hemorrhage in the rat brain[J]. J Neurosurg, 2005, 102(6): 1046.

$\mathcal{31}$　自体血注射诱导的脑出血模型

脑出血(intracerebral hemorrhage，ICH)是一种难治的常见神经系统疾病[1-3]。出血性卒中占所有卒中疾病的 $10\%\sim15\%$，在中国的某些省市和地区甚至高达 $40\%\sim50\%$，具有高发病率和致死性。自发性脑出血的发生部位在尾壳核(50%)、丘脑(15%)、脑桥($10\%\sim15\%$)和小脑(10%)。

从 20 世纪 90 年代开始，对脑出血的原因主要有两种理论：其一，病变的血管发生破裂，释放出大量血液到组织；其二，缺血造成了蛋白酶分子瀑布，从而演变成出血。在尸检中可见大片的组织损伤，但是在现代影像学未发展之前，出血的来源和时间很难掌握。直到 CT 扫描的出现才解决了这个争论。通过系列成像，可以发现很多患者的血肿在数小时内逐渐增大，提示脑出血是由于患者体内存在并释放一种损坏组织的物质。30% 的患者会发生血肿增大，其他患者的损伤状况相对稳定。这种现象提示仅一种实验模型对于判断某种治疗的有效性是不够的，还需要多重的模型[4-6]。

31.1　概述

目前，在脑出血的研究上，主要有两种模型：第一种是直接把自体血液注入尾状核；第二种是把细菌胶原酶注入脑实质内[7-8]。当注入的血液溢入组织中时，血液灌注模型能够很快产生一个损伤灶。胶原酶介导的出血模型由于模拟血管损伤，比如高血压的继发性出血，也导致损伤病灶的形成。

杨国源等在 1994 年建立了自体血脑内注射，此后在小鼠自体血注射的模型基础上发展了二次注射脑出血模型[9]。此模型中，少量血以一个较低的速率注射进纹状体，自体血在注射过程中能够及时凝固，第二次注射的血能够产生血肿反应。

高血压是卒中最重要的可变危险因素之一[10]，高血压动物在卒中研究中的应用可更准确地反应临床真实情况。最常用的模型是自发性高血压大鼠(SHR)和易卒中自发性高血压大鼠(spSHR)，大约在 50 年前由 Okamoto 和 Aoki 开发。SHR 是一种有选择性地从 Wistar-Koyoto 大鼠中经同系繁殖培育出的具有最高血压值的大鼠，而 spSHR 是 SHR 的一种亚型。然而，这种表型选择排除了与高血压和遗传背景相匹配的适当控制。SHR 在出生时是血压正常的，在 $2\sim4$ 个月时，由于肾素血管紧张素系统过度活跃，至 6 个月时收缩期血压可约为 200 mmHg，但很少患有自发性卒中。spSHR 于 6 周后经高盐饮食出现高血压，12 周后加剧为恶性高血压（> 240 mmHg），约 20 周后出现额叶皮质卒中和顶叶、枕叶出血。

spSHR 在纹状体和皮质下的白质中也有小的皮质下梗死，类似于人的病理，病因为高血压小血管疾病与动脉壁增厚、纤维样坏死和扩大的血管周围空间。病理生理学上，第一步可能是发生在高血压和高血压相关血管改变，甚至缺血性病变之前的内皮紧密连接的改变，这一机制在人小血管疾病中引起了颇具争议的讨论。对于 spSHR 研究结果的解读也要持谨慎态度，因为卒中不可预测的发作时，因果和反应性变化之间的差别可能并不是很清楚。同样值得注意的是，spSHR 和 SHR 的血管结构与他们的 Wistar-Koyoto 母株之间已经存在很大的差异。SHR 和 spSHR 与 Wistar-Koyoto 大鼠相比，脑动脉的外膜与内膜厚度比增加，这可能是脑血流减少的危险因素，其病理生理和预后均有显著变化。然而因为其潜在的小血管疾病的相似程度，spSHR 是迄今为止在研究中最具代表性的动物模型。为了试验的完整性，也采用了其他自发卒中动物模型，如雄激素诱导的高血压大鼠、(R+/A+)小鼠即人肾素(R)基因和人血管紧张素原(A)基因的双转基因阳性小鼠，也可在特殊饮食诱导后产生自发的缺血性和出血性脑损伤。

31.2 动物的选择

250～300 g 雄性 SD 大鼠是脑出血模型的首选实验动物；小鼠脑出血模型常选择 25～30 g 雄性 C57BL/6 小鼠。

31.3 材料准备

31.3.1 器械准备

（1）大鼠：手术显微镜、双极电极、温度控制系统、干燥灭菌器、立体定位仪、高速微型钻和 1 mm 钻头、血糖和血气分析仪、多通道记录系统、微量注射泵、常用手术器械（注射针、注射器、眼科镊、线剪、维纳斯剪、外科缝合针和缝合线、大鼠/小鼠脑模具、止血钳、持针器、牵拉器）。

（2）小鼠：气体麻醉仪、头部温度控制仪、肛门温度控制仪、血压仪、血气分析仪、注射泵、立体定位仪、小鼠适配器、小鼠麻醉套、微电机钻头、聚乙烯灌注管（PE10 和 PE20 导管）、玻璃注射管（250 μl）、可吸收性明胶海绵、常用手术器械。

31.3.2 血液的准备

血液来源：自体血和供体血。取血部位：自体采用断尾、眼眶、股动脉和颈静脉取血；供体采用心脏取血。取血量：大鼠取血量为 200 μl，小鼠为 50 μl。根据实验需要，有时候需要将血液离心分离得到血浆和血清。

31.4 麻醉与监护

（1）液体麻醉：大、小鼠腹腔注射氯胺酮/塞拉嗪。
（2）气体麻醉：主要采用异氟醚进行麻醉。

（3）温度控制：手术过程中使用加热垫使温度维持在 37 ℃。

31.5　手术操作步骤

31.5.1　大鼠脑出血模型的操作步骤

去除头皮和右侧腹股沟的毛，暴露皮肤。在右侧腹股沟处做 1 cm 切口。暴露股动脉，分离股动脉和股静脉。用 5 - 0 丝线结扎远端动脉，用止血钳夹住丝线一端，放置在一边以暴露动脉。放置一根丝线在动脉近端下，用止血钳夹闭动脉两端，以暂时阻断血流。用维纳斯剪在动脉上剪开小孔以放置引流管，注意不要剪断血管。将 PE50 导管削尖，并且连接上23 - 规格的针和装有生理盐水的 1 ml 注射器。小心将管子插入动脉内。用丝线将导管和血管固定好。轻推注射器，注射少许生理盐水以确认导管放置正常。用肝素预润过的针筒抽取 0.2 ml 血液以分析血糖、血气和血容量。在取完血样并测量完血压后，将 PE50 轻轻拔出并结扎动脉。缝合皮肤。将大鼠头部固定在立体定位注射仪上，在头皮的中线上做一个2 cm 矢状切口。暴露前囟，并用牵引器固定。在前囟前 0.1 mm、右 4.0 mm 处做好钻孔记号，确保孔洞在冠状缝之后。用钻头在标记处垂直钻孔，注意不要损伤硬膜。把 0.2 ml 未肝素化的血液装入针筒，并把针的斜面放置于中线相反的方向，针尖插入脑子直至针尖消失，然后把针垂直插入右侧尾状核 5.5 mm。把 100 μl 自体全血以 10 μl/min 的速度灌入右侧基底节区，结束后针头继续留置 2 min。缓慢退针，填抹骨蜡并缝合皮肤。

31.5.2　小鼠脑出血模型的操作步骤

如图 31 - 1 所示，将 PE10 导管插入右侧股动脉，持续监控血压，周期采集血样，监测

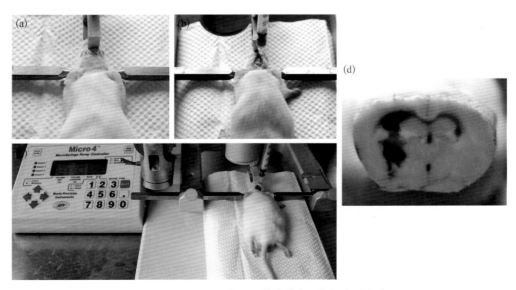

图 31 - 1　小鼠固定于立体定位仪，准备注射血液

（a）固定小鼠；（b）注射血液；（c）微量注射泵和立体定位注射仪；（d）造模后的脑切片

动脉血气和 pH 值。将小鼠固定在立体定位仪上,沿中线剪开小鼠头皮,用钻孔器在小鼠颅骨前囟前 1 mm,旁开 2 mm 上钻开一个小口。将 1 ml 注射器用肝素浸润后,从供体鼠的心脏中取出血。将 30 量规的套管从颅骨上的小孔深入左侧纹状体(深入颅骨表面 4 mm)。将从供体鼠处取得的全血用微量注射泵在 3 min 内注射 5 µl,暂停 7 min 后,在 5 min 内注射 10 µl。在第二次注射后静置 10 min,缓慢退针。用骨蜡封好颅骨上的小孔,缝合皮肤,放回饲养笼[11]。

31.6　评估模型成功的指标

31.6.1　行为学检测

术后 60 min 动物开始产生神经损伤,脑出血模型常用一套标准行为学测试来评价感觉和运动神经功能的丧失与否,这套测试包括放置测试和转角试验。

握住小鼠躯干,使前肢自由悬空,轻轻上下晃动小鼠使其肌肉放松,从两边分别缓慢将其前肢降低至桌角,健康小鼠伸展两前肢向桌面。侧向的视觉测试可以通过从侧面移动动物进行。触觉测试是通过将小鼠前爪背部和侧面的皮肤轻触桌面,记录小鼠头部阻挡其视线的次数。健康小鼠迅速将其同侧前肢置于桌角之上,而脑出血小鼠动作很慢或根本够不到。本体觉测试是将小鼠前爪搭在桌面边缘施以一定压力,刺激其肌肉反应。在每种测试中,计分方式如下:正常迅速地做出反应为 0 分;反应延迟或者不完整为 1 分;没有反应为 2 分。

总分是以下几项分数之和:① 前向视觉定位(0～2 分);② 侧向视觉定位(0～2 分);③ 背部(0～2 分);④ 侧部(0～2 分);⑤ 触觉定位(0～2 分);⑥ 本体感受定位(0～2 分);⑦ 姿势反射定位(0～2 分);最高分为 12 分。

31.6.2　其他监测

(1)脑水容量:脑水肿和脑出血的患者生存率有很大关系,故需要检测脑水肿的形成。脑水肿主要采用干湿重法检测。

(2)血脑屏障通透性:常用检测方法是荧光同位素和伊文思蓝(Evans blue)染色。DAB 染色法做 IgG 染色也可以检测血脑屏障的通透性。

(3)脑基因组学:确定基因表达的变化。

(4)组织学:评估出血量、出血位置和范围、神经细胞死亡情况和脑萎缩情况。

31.7　优势与局限性

31.7.1　优势

该模型的优势很多,主要包括:在体观察脑出血的病理改变和治疗后的效果;内部繁殖品系之内的相对同质性;大脑尺寸适用于免疫组织化学和生物化学研究;研究多种被血肿改变了的生理参数,包括颅内压、脑血流量、脑灌注压和神经功能;容易复制且并发症少；可以测量血脑屏障通透性、脑水肿和脑萎缩，且能从这些测量值推断到人类；修改试验程序，几乎可灌注无数种复合物，以测试神经毒性和神经保护作用；死亡率很低。

31.7.2 局限性

该模型的局限性主要是模型不涉及动脉的破裂和模型中不存在血肿增大的过程。

31.8 注意事项

31.8.1 温度的影响

在缺血性脑损伤中，温度的微小下降也会具有脑保护作用。这种情况同样适用于脑出血模型。脑出血后自身体温调节受到影响，实验后期动物体温会急剧下降，这种温度上的变化会影响脑出血模型的结果。因此，颅骨温控和肛门温控是必要的，而且要在术后48 h将动物饲养于温控保温箱内。

31.8.2 性别的影响

在缺血性卒中模型中，雌性动物的行为分数以及脑梗死体积，相比雄性动物均大幅减少。在脑出血模型中，雌性动物相对于雄性行为学上恢复期短，脑血肿较小。在两种模型中，雌性的神经保护作用可能是循环中的雌性激素和黄体酮，因此实验中常选择雄性动物。

31.8.3 神经学评估的重要性

临床上和脑出血动物模型中，对神经障碍的观察均十分重要。在脑出血模型中采用的是两种最为灵敏的行为学测试，不仅能够监测神经障碍的程度，而且能够验证模型是否成功。

31.9 常见问题及解决方法

31.9.1 手术过程中的出血问题

在手术过程中若遇到出血问题，可以用止血绵和骨蜡止血。

31.9.2 注射速度的快慢

与之前模型中快速注射相反的是，该模型使用了慢性注射法，将血液注入脑部软组织。这种慢性注射限制了血液外渗进入蛛网膜下腔，从而逼真地模仿了自然的过程；此外，避免了对毗邻组织产生生理性的压力伤害。

31.9.3 使用自体还是供体的血液

脑水肿是脑出血研究的重点，脑部软组织血肿会引发脑屏障破坏和水肿。在自体注血1～3 d后,C57BL/6 小鼠的同侧基础神经节和皮质的脑部含水量显著提高。有趣的是,有研究显示,在脑部注血1 d后,与自体血液相比,供体血液导致了更严重的脑部水肿。因此,可以利用供体血液模型进行脑水肿的进一步研究。

参考文献

1. Wilson D, Charidimou A, Werring DJ. Advances in understanding spontaneous intracerebral hemorrhage: insights from neuroimaging[J]. Expert Rev Neurother, 2014, 14(6): 661 - 678.

2. Jeon JP, Kim C, Kim SE. Blood pressure variability and outcome in patients with acute nonlobar intracerebral hemorrhage following intensive antihypertensive treatment[J]. Chin Med J (Engl), 2018, 131(6): 657 - 664.

3. Zhu W, Gao Y, Wan J, et al. Changes in motor function, cognition, and emotion-related behavior after right hemispheric intracerebral hemorrhage in various brain regions of mouse[J]. Brain Behav Immun, 2018, 69: 568 - 581.

4. Wagner KR. Modeling intracerebral hemorrhage: glutamate, nuclear factor-kappa B signaling and cytokines[J]. Stroke, 2007, 38(2 Suppl): 753 - 758.

5. Del Bigio MR, Yan HJ, Buist R, et al. Experimental intracerebral hemorrhage in rats. Magnetic resonance imaging and histopathological correlates [J]. Stroke, 1996, 27 (12): 2312 - 2319, discussion 9 - 20.

6. Brott T, Broderick J, Kothari R, et al. Early hemorrhage growth in patients with intracerebral hemorrhage[J]. Stroke, 1997, 28(1): 1 - 5.

7. Qiu Z, Yang J, Deng G, et al. Angiopoietin-like 4 attenuates brain edema and neurological deficits in a mouse model of experimental intracerebral hemorrhage[J]. Med Sci Monit, 2018, 24: 880 - 890.

8. Ma Q, Manaenko A, Khatibi NH, et al. Vascular adhesion protein - 1 inhibition provides antiinflammatory protection after an intracerebral hemorrhagic stroke in mice[J]. J Cereb Blood Flow Metab, 2011, 31(3): 881 - 893.

9. Deinsberger W, Vogel J, Kuschinsky W, et al. Experimental intracerebral hemorrhage: description of a double injection model in rats[J]. Neurol Res, 1996, 18(5): 475 - 477.

10. Takahashi I, Geyer SM, Nishi N, et al. Lifetime risk of stroke and impact of hypertension: estimates from the adult health study in Hiroshima and Nagasaki[J]. Hypertens Res, 2011, 34(5): 649 - 654.

11. Belayev L, Saul I, Curbelo K, et al. Experimental intracerebral hemorrhage in the mouse: histological, behavioral, and hemodynamic characterization of a double-injection model[J]. Stroke, 2003, 34(9): 2221 - 2227.

32 细菌胶原酶注射诱导的脑出血模型

细菌胶原酶是细菌产生的用来保护它们免受病理损伤的物质。研究中常用的细菌胶原酶来自溶组织梭菌,由两个显性基因 *ColH* 和 *ColG* 编码,能降解有活性的和变性的胶原。细菌胶原酶属于锌金属蛋白酶(zinc metalloproteinase)家族,它们有时被称为 zincins,因为它们在活性中心均含有一个含锌的 HEXXH 模体[1]。

在早期研究中,在大鼠的脑室中注入几种被认为对血脑屏障造成损伤的蛋白酶,以研究它们对毛细血管通透性的影响。细菌胶原酶被认为对血脑屏障损伤最大。把细菌胶原酶和荧光示踪剂注入尾状核。细菌胶原酶在注射处产生了出血,而且具有很好的复制性[2]。这个意料之外的发现为如今细菌胶原酶介导的脑出血模型的建立打下了基础。

32.1 动物的选择

小鼠脑出血模型通常选用 10~12 周龄雄性 C57BL/6 小鼠,体重为 25~30 g;大鼠脑出血模型通常选用 12 周龄雄性 SD 大鼠,体重 250 g 左右。

32.2 材料准备

32.2.1 器械准备

器械准备包括:① 运动与生理监测系统;② 温度控制系统;③ 干燥灭菌器;④ 立体定位仪;⑤ 血糖、血气分析仪;⑥ 高速微型钻和 1 mm 钻头;⑦ 微量注射泵;⑧ 多通道记录系统;⑨ 气体麻醉仪;⑩ 常用手术器械,包括:维纳斯镊子、10 μl 微量注射器、外科缝合针和缝合线、骨蜡、大鼠/小鼠脑模、止血钳、持针器。

32.2.2 胶原酶的准备

现多采用Ⅶ-S 胶原酶(Sigma - Aldrich),这是一种无菌和高度纯化的胶原酶。文献推荐采用胶原酶的量为小鼠:0.075 IU,注射体积为 0.5 μl[3];大鼠:0.5 IU,注射体积为 1 μl[4]。根据笔者的经验,由于每个批次胶原酶的活性单位不恒定,且说明书并未标注胶原酶活性单位的确切数值,所以有必要通过在文献推荐的浓度附近进行预实验,摸索理想的脑出血血肿体积对应的胶原酶使用量。

32.3　麻醉与监护

（1）气体麻醉：用异氟醚混合 70% 氮气和 30% 氧气，通过面罩传送进行麻醉（开始诱导阶段异氟醚含量为 2.5%，手术过程中维持量为 1.75%）。

（2）温度控制：手术过程中采用加热垫使温度维持在 37 ℃。

32.4　操作步骤

（1）备皮，用立体定位仪固定动物。75% 乙醇消毒手术区域，在中线处做一长约 1 cm 的头皮切口，暴露前囟。根据所用动物，按照如下参数设置立体定位仪及微量注射泵。① 小鼠：前囟旁开 2 mm，深度 3 mm。胶原酶剂量：每只小鼠 0.075 IU（0.5 μl）；注射速度：0.2 μl/min[5]（见图 32 - 1）。② 大鼠：前囟旁开 3 mm，深度 6 mm。胶原酶剂量：每只大鼠 0.5 IU（1 μl）；注射速度：0.2 μl/min[6]。

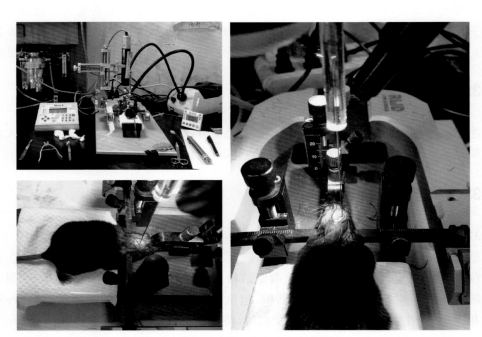

图 32 - 1　胶原酶诱导小鼠脑出血模型制备

（2）用 10 μl 的微量注射器从脑硬膜表面垂直进针，插入尾壳核区（见图 32 - 2）。

（3）使用微量注射泵按照上述参数注入相应体积的 Ⅶ - S 胶原酶，退针前静置 2 min 以防止反流。

（4）用骨蜡封闭骨孔，缝合头皮切口。

（5）复温至动物完全苏醒，放回饲养。

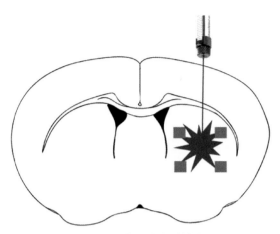

图 32 - 2　胶原酶注射模式图

32.5　评估模型成功的指标

32.5.1　行为学检测

在胶原酶注射之前,小鼠在神经功能方面没有任何缺陷。文献报道,胶原酶注射后1、6 和 12 h 的血肿体积大约为 10.1、23.1、29.9 mm³。同侧转圈测试评分发现,在第 1～3天小鼠神经功能缺损最为明显。其他的行为学检测方法有:双侧的抓握测试和平衡木试验。这 3 种试验能够形成一个综合的评分系统。

32.5.2　脑水肿的测量

于术后目的时间点处死动物,取出大脑,等分为左右大脑半球,称量并记录每个部分的湿重。将脑组织置于 100 ℃ 的烤箱中干燥 24 h,称量并记录干重。通过如下公式计算脑组织水含量百分比:(湿重－干重)/湿重×100%[7]。

32.5.3　血脑屏障通透性检测

各组动物处死前 2 h 经静脉注入 2% 伊文思蓝(4 ml/kg 体重)。麻醉,心脏灌注 PBS直至右心房灌流液澄清,取脑,分为左右大脑半球,称重,剪碎置于 1 ml 50% 三氯乙酸中匀浆,14 000×g 离心 20 min,取上清液用分光光度计检测波长为 620 nm 的吸光度。根据伊文思蓝的标准曲线计算出每克脑组织中伊文思蓝的毫克数[8]。

32.5.4　病理学观察

(1) 大体解剖观察:胶原酶诱导的脑出血小鼠模型血肿部位和血肿体积比较稳定,在0.075 IU 的注射剂量下,脑出血小鼠的死亡率低于 5%。在胶原酶诱导后第 12 小时后即可见到较为明显的血肿形成;血肿继续进展,诱导后第 1 天,血肿基本稳定;第 3 天,血肿颜色变淡,血肿中心开始出现坏死空洞形成;第7天,血肿即已基本吸收,遗留右侧脑室扩大;第14天,肉眼很难分辨出血的痕迹(见图32-3)。

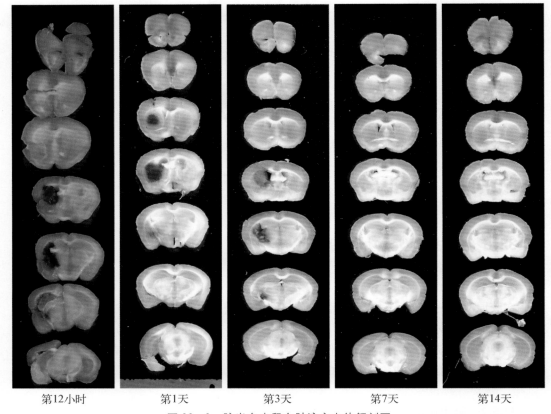

| 第12小时 | 第1天 | 第3天 | 第7天 | 第14天 |

图32-3 脑出血小鼠血肿演变大体解剖图

(2)病理切片H-E染色观察:在光学显微镜下观察大鼠脑组织切片经H-E染色后的组织学变化,胶原酶诱导后第12小时,即可出现右侧纹状体区大量出血,可见血肿中央区有大量红细胞,出血区细胞几乎全部坏死,血肿周边神经细胞明显减少,排列紊乱,细胞存在空泡样变性、坏死,有较多的白细胞和小胶质细胞浸润,部分神经细胞核呈缺血性改变,核皱缩呈三角形。胶原酶诱导后第3天,红细胞较前减少,坏死组织开始吸收。胶原酶诱导后第7天,红细胞已不可见,血肿腔也已愈合,遗留胶质瘢痕,可见含铁血黄素颗粒沉积(见图32-4)。

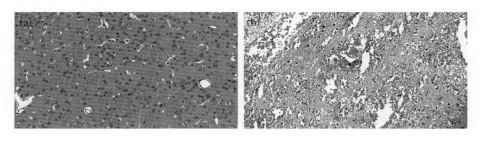

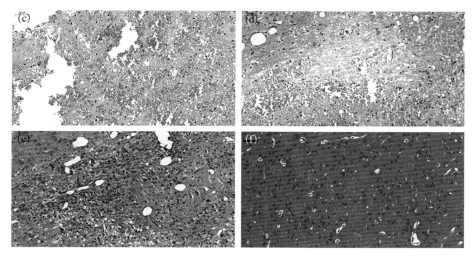

图 32-4 胶原酶诱导的脑出血模型病理检查结果(H-E染色)

（a）正常对照；（b）～（f）胶原酶诱导后第 12 小时和第 1、3、7 天

32.6 优势与局限性

32.6.1 优势

（1）方法简单、快捷、重复性好，血肿位置相对恒定，极少反流。

（2）此模型操作简便且能够模仿急性脑血管损伤，引起的是自发性出血，且血肿在 4～5 h 内逐渐进展[9]。该模型能更好地模拟临床患者的病情进展，因为脑出血患者中有 14%～20% 呈持续性出血，17% 的患者出血时间超过 6 h[10-11]。

（3）适合后期炎症反应的研究。

（4）可以广泛应用于检测药物作用，包括基质金属蛋白酶抑制剂、自由基清除剂和环氧化酶抑制剂等。

32.6.2 局限性

（1）引起的出血主要以弥漫性出血为主，而脑出血患者多为穿支动脉破裂出血。

（2）缺乏潜在的血管病变基础。

（3）死亡率相对于自体血注射模型偏高。

（4）尽管理论上讲细菌胶原酶的注入可能会增强炎症反应，但有多项研究证实单独的胶原酶并不引起小胶质细胞激活，影响前列腺素 E_2 产生或导致细胞死亡[12-14]。

32.7 注意事项

32.7.1 温度的影响

现在普遍认为，缺血性脑损伤中，即使微小的温度下降也会具有脑保护作用。脑出血后,自身体温调节受到影响,在实验后期动物体温会急剧下降,这种温度上的变化会严重影响脑出血模型的结果。因此,肛门温控是必要的,而且需要在术后 48 h 将动物饲养于温控保温箱内。

32.7.2 性别的影响

在缺血性卒中模型中,与雄性动物不同的是,雌性动物的行为分数以及脑梗死体积都大幅减少。在脑出血模型中,雌性动物相对于雄性行为学上恢复期短,脑血肿较小。在两种模型中,雌性的神经保护作用可能的原因是循环中的雌性激素和黄体酮具有保护作用,因此实验中通常选择雄性动物[15]。

32.7.3 神经学评估的重要性

临床上和脑出血动物模型中,对神经障碍的观察均十分重要。在脑出血模型中采用的是两种最为灵敏的行为学测试。不仅能够检测神经障碍的程度,同时能够验证模型是否成功。

32.8 常见问题及解决方法

32.8.1 手术过程出血问题

在手术过程中可能会产生出血。为了解决这个问题。可以用止血绵和骨蜡止血。

32.8.2 注射速度的快慢

与之前模型中快速注射所相反的是,该模型使用了一种缓慢注射法将胶原酶注射入脑组织。这种缓慢注射减少了胶原酶反流,使得血肿形成的位置相对恒定。

32.8.3 模型不稳定

有人认为胶原酶注射诱导的脑出血模型不够稳定,笔者认为可能与操作者没有注意以下几点细节有关:① 使用同一批大小接近的动物进行实验,找准前囟位置,准确确定注射点;② 使用带针芯的微量注射器吸取胶原酶,或者吸取胶原酶后注射器内不要留有空气,以免注射时由于空气被压缩,使得实际注射的胶原酶体积不恒定;③ 每次注射前检查注射器针头是否通畅,有无骨屑等异物堵塞;④ 注射完毕,停针 2 min,待胶原酶被周围组织吸收后再拔针,有利于形成位置恒定的血肿。

参考文献

1. Eckhard U, Schonauer E, Ducka P, et al. Biochemical characterization of the catalytic domains of three different *Clostridial* collagenases[J]. Biol Chem, 2009, 390(1): 11 - 18.
2. Rosenberg GA, Mun-Bryce S, Wesley M, et al. Collagenase-induced intracerebral hemorrhage in rats[J]. Stroke, 1990, 21(5): 801 - 807.
3. Krafft PR, Rolland WB, Duris K, et al. Modeling intracerebral hemorrhage in mice: injection of

autologous blood or bacterial collagenase[J]. J Vis Exp, 201267)：e4289.

4. Fujimoto S, Mizuno R, Saito Y, et al. Clinical application of wave intensity for the treatment of essential hypertension[J]. Heart Vessels, 2004, 19(1)：19 – 22.

5. Lei B, Sheng H, Wang H, et al. Intrastriatal injection of autologous blood or clostridial collagenase as murine models of intracerebral hemorrhage[J]. J Vis Exp, 2014, (89).doi：10.3791/51439.

6. Zhou QB, Jin YL, Jia Q, et al. Baicalin attenuates brain edema in a rat model of intracerebral hemorrhage[J]. Inflammation, 2014, 37(1)：107 – 115.

7. Zhong Z, Wang B, Dai M, et al. Carvacrol alleviates cerebral edema by modulating AQP4 expression after intracerebral hemorrhage in mice[J]. Neurosci Lett, 2013, 555：24 – 29.

8. Sun Y, Dai M, Wang Y, et al. Neuroprotection and sensorimotor functional improvement by curcumin after intracerebral hemorrhage in mice[J]. J Neurotrauma, 2011, 28(12)：2513 – 2521.

9. Wang J, Dore S. Heme oxygenase – 1 exacerbates early brain injury after intracerebral haemorrhage [J]. Brain, 2007, 130(Pt 6)：1643 – 1652.

10. Brott T, Broderick J, Kothari R, et al. Early hemorrhage growth in patients with intracerebral hemorrhage[J]. Stroke, 1997, 28(1)：1 – 5.

11. Kazui S, Naritomi H, Yamamoto H, et al. Enlargement of spontaneous intracerebral hemorrhage. Incidence and time course[J]. Stroke, 1996, 27(10)：1783 – 1787.

12. Chu K, Jeong SW, Jung KH, et al. Celecoxib induces functional recovery after intracerebral hemorrhage with reduction of brain edema and perihematomal cell death[J]. J Cereb Blood Flow Metab, 2004, 24(8)：926 – 933.

13. Matsushita K, Meng W, Wang X, et al. Evidence for apoptosis after intercerebral hemorrhage in rat striatum[J]. J Cereb Blood Flow Metab, 2000, 20(2)：396 – 404.

14. Wang J, Rogove AD, Tsirka AE, et al. Protective role of tuftsin fragment 1 – 3 in an animal model of intracerebral hemorrhage[J]. Ann Neurol, 2003, 54(5)：655 – 664.

15. Jiang C, Zuo F, Wang Y, et al. Progesterone exerts neuroprotective effects and improves long-term neurologic outcome after intracerebral hemorrhage in middle-aged mice[J]. Neurobiol Aging, 2016, 42：13 – 24.

33 小动物颅内动脉瘤模型

颅内动脉瘤(intracranial aneurysm，IA)是神经外科常见疾病，其破裂是蛛网膜下腔出血的首要原因，但其发生、发展以及破裂机制目前尚未研究清楚[1]。建立合适的动物模型是研究颅内动脉瘤发病机制必不可少的步骤。国际上公认的造模方法由 Hashimoto 等在 1978 年首次在大鼠中建立[2]，其后历经数次改进，现已形成较稳定的小动物(大鼠/小鼠)颅内动脉瘤模型[3-5]。

33.1 动物的选择

33.1.1 大鼠

不同体重、品系大鼠的大脑重量与血管位置大致相同，但为了实验与麻醉的稳定性，一般应选取 180～200 g Sprague-Dawley(SD)大鼠，也有报道选用 Wistar 等其他品系大鼠，在体重符合的情况下也可选取[6]。

33.1.2 小鼠

C57BL/6 小鼠是较为常用的品系[7-10]，通常选取 25 g 左右小鼠方便操作与麻醉。未见小鼠品系对实验结果产生影响的报告。

33.2 材料准备

材料准备包括：① 手术显微镜；② 双极电凝；③ 温度控制系统；④ 干燥灭菌器；⑤ pH/血气分析仪；⑥ 血糖分析仪；⑦ 多通道血压监测系统；⑧ 定体定向仪；⑨ 高速微型钻；⑩ 显微注射器；⑪ 常用手术器械，包括维纳斯镊子(11 cm)、虹膜钳状骨针(10 cm)、钳状骨针(12 cm)、注射针(20～23 号)、注射器(3 ml)、外科丝缝线(4-0 丝线)、骨蜡、外科刀片、锥形尖端针。

33.3 麻醉与监护

33.3.1 麻醉

常用的麻醉方式包括气体麻醉和腹腔麻醉。具体麻醉剂量以及方法可参照本书其他有关动物麻醉的章节。小动物常用的可吸入气体麻醉剂使用的是异氟醚,优点是麻醉深浅易于控制,对心血管功能影响少,停止麻醉后动物即可苏醒。其他气体麻醉剂包括氟烷(1%～3%氟烷＋70%氧化亚氮＋30%氧气混合)、七氟烷、甲氧氟烷等,但安全以及易用性不如异氟醚。腹腔麻醉剂可用氯胺酮和甲苯噻嗪、氯胺酮和美托咪叮、氯胺酮和咪达唑仑等。

麻醉成功指标:呼吸心跳血压较平稳、肌肉松弛、对疼痛刺激无反应、角膜反射消失。

33.3.2 生理数据的监测

手术过程中应实时监测动物血压、血气以及 pH。颞肌和直肠温度用热电耦测温仪测量。大脑温度以及体温通过电热板维持。血压需要通过麻醉控制在 100 mmHg 以上。实验中需要测量血气指标,保证血氧分压在 100 mmHg 以上。大鼠通过 PE‐50 导管插入股动脉监测;小鼠监测方式相似,但应使用 PE‐10 导管。

33.4 手术操作步骤

33.4.1 大鼠的手术操作步骤

33.4.1.1 麻醉与暴露

大鼠麻醉后取仰卧位,四肢固定,颈部垫一小枕并固定鼠齿,使颈部处于过伸状态。双眼使用动物眼膏保护,防止显微镜强光破坏角膜。使用剃毛器将颈正中附近毛发剃干净,聚维酮碘消毒,消毒范围应大于手术范围。乙醇脱碘;颈正中切口,分离皮下组织以及筋膜,至肌肉层;于胸锁乳突肌背侧寻找颈动脉鞘,注意保护分离周围组织,露颈动脉鞘,仔细分离颈总动脉,双结扎颈总动脉主干,注意避开迷走神经;观察确认完全结扎颈总动脉后,将血管以及肌肉复原,缝合伤口,消毒。全程注意无菌操作,避免感染。手术图片详见第 21 章。

33.4.1.2 暴露脑组织

大鼠伤口缝合完毕后,将大鼠解除固定,测量其生命体征参数及其生理数据。将大鼠俯卧位固定于立体定向注射仪,腹下放置控温加热板,维持动物肛温 37.5 ℃。头顶剃毛消毒,步骤同上。沿大鼠顶部正中矢状线剪开头皮和浅筋膜。用棉签蘸取过氧化氢将头顶骨膜尽量擦除,充分暴露前囟。根据立体定位图谱确定大鼠基底池在颅顶投影,使用颅钻在顶骨处开骨窗,保持硬膜完整。使用生理盐水清理骨窗以及附近杂质。手术图片详见第 27～30 章。

33.4.1.3 立体定向注射

使用 10 μl 显微注射器抽取适量弹力蛋白酶,固定于立体定向仪上进行基底池立体定向注射,保持合适速度的缓慢注射。注意在注射过程中缓慢调整注射器位置,使所注射液体有充分空间进入基底池。注射完毕后,缓慢退出微量注射器。使用碘酒和乙醇充分消毒骨窗周围,骨蜡封闭骨窗。缝合头皮,消毒。检测大鼠生命体征参数以及生理数据,去除大鼠眼膏,置于加热板上保持肛温 37.5 ℃,直至大鼠复苏,放回笼子继续饲养。手术图片详见第 27、29、30 章。

33.5 小鼠的手术操作步骤

小鼠颅内动脉瘤模型制作步骤与大鼠相同。

33.6 评估模型成功的指标

33.6.1 大体标本评估
将造模动物进行灌注取脑,在显微镜下观察 Willis 环处是否有动脉瘤形成。此方法可大体观察颅内动脉瘤数量、位置等信息(见图 33 - 1)。

33.6.2 组织学评估
将取下的脑组织切片后进行 H - E 染色,观察动脉瘤处组织学形态特征。此方法可观察动脉瘤组织瘤壁各个血管组织层破坏情况(见图 33 - 2)。

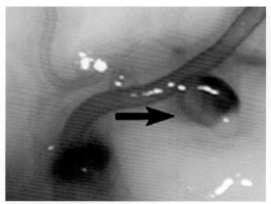
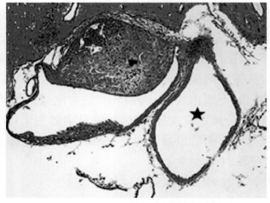

图 33 - 1　颅内动脉瘤大体标本　　　　　　图 33 - 2　颅内动脉瘤 H - E 染色
注:箭头所指为颅内动脉瘤大体标本　　　　　　注:★所示为颅内动脉瘤管腔

33.7 优势与局限性

33.7.1 优势
该模型成瘤率较高,且在各项条件控制适当的情况下成活率较高。注射弹力酶后可显著缩短造模时间,且大体成瘤可见,组织学改变较为明显[8,10]。

33.7.2 局限性
即使手法熟练,仍可能有动物出现术后死亡的情况。最常见的原因是麻醉控制不当。

由于动物种类、批次以及体重等条件不同，因此极易出现麻醉后死亡的情况。应注意麻醉剂使用以及术中、术后生理状况检测，尤其是术后体温检测，保持适当的体温十分必要。

33.8 注意事项

33.8.1 麻醉

在手术过程中保持动物处于深度麻醉状态有助于实验进行，但容易在术中或术后难以苏醒导致死亡。保持动物术中肛温 37 ℃，肢端末梢循环好。注意呼吸节律，防止窒息。若发现术中动物出现窒息或者肢端循环不佳的情况，需停止手术操作，加强温度控制，清除口腔内分泌的黏液。

33.8.2 温度

温度控制是动物术后能否苏醒的关键。术后若能保持实验鼠体温，肢端温度高，颜色红润，则证明血液循环好，顺利复苏可能性极大；否则可能导致复苏时间延长甚至死亡。因此，无论术中还是术后，都必须使用加热板保持动物体温。

33.9 常见问题及解决方法

33.9.1 造模成瘤率低

要仔细对照立体定向图谱寻找基底池位置，准确注射进入基底池位置是能否提高成瘤率的关键。

33.9.2 术后死亡率高

保持术后动物体温以及注意伤口愈合情况。若术后将造模动物与正常动物放置在同一笼子内饲养则易导致造模动物的伤口被正常动物舔舐，造成伤口感染甚至动物死亡等严重后果，因此应注意分笼饲养。

参考文献

1. Etminan N, Rinkel GJ. Unruptured intracranial aneurysms：development, rupture and preventive management[J]. Nat Rev Neurol, 2016, 12(12)：699 - 713.
2. Hashimoto N. Experimentally induced cerebral aneurysms in rats[J]. Surg Neurol, 1978, 10(1)：3 - 8.
3. Wang Y, Emeto TI, Lee J, et al. Mouse models of intracranial aneurysm[J]. Brain Pathol, 2015, 25(3)：237 - 247.
4. McCune WS, Samadi A, Blades B. Experimental aneurysms[J]. Ann Surg, 1953, 138(2)：216 - 218.
5. Hashimoto N, Handa H, Hazama F. Experimentally induced cerebral aneurysms in rats：part Ⅲ. Pathology[J]. Surg Neurol, 1979, 11(4)：299 - 304.
6. Morimoto M, Miyamoto S, Mizoguchi A, et al. Mouse model of cerebral aneurysm：experimental induction by renal hypertension and local hemodynamic changes [J]. Stroke, 2002, 33 (7)：

1911 - 1915.

7. Nuki Y, Tsou TL, Kurihara C, et al. Elastase-induced intracranial aneurysms in hypertensive mice [J]. Hypertension, 2009, 54(6): 1337 - 1344.

8. Gao L, Hoi Y, Swartz DD, et al. Nascent aneurysm formation at the basilar terminus induced by hemodynamics[J]. Stroke, 2008, 39(7): 2085 - 2090.

9. Wada K, Makino H, Shimada K, et al. Translational research using a mouse model of intracranial aneurysm[J]. Transl Stroke Res, 2014, 5(2): 248 - 251.

10. Rosenberg GA, Mun-Bryce S, Wesley M, et al. Collagenase-induced intracerebral hemorrhage in rats [J]. Stroke, 1990, 21(5): 801 - 807.

$\mathcal{34}$ 硬脑膜动静脉畸形模型

动静脉畸形(arterovenous malformation，AVM)指的是动脉与静脉之间没有毛细血管网而直接相连，导致壁厚的动脉中的高压血流未通过分流而直接进入壁薄的静脉中，从而造成静脉壁遭受高压血流负荷，组织表现为异常血管团。动静脉畸形内增加的血流可损伤血管，造成畸形血管团破裂的潜在风险。多种血管疾病包括毛细血管扩张和动脉瘤都有动静脉畸形的表现[1,2]。

34.1 概述

流行病学研究发现脑 AVM 患病率估计为 0.05%，经常发生年龄在 20～40 岁的年轻人中[1,2]。儿童出血性卒中原因中脑 AVM 占 50%[3]，成人卒中的 1%～2% 的原因为脑 AVM[4]。50% 脑 AVM 患者首诊为脑出血[5]，未破裂和破裂的脑 AVM 患者每年破裂出血的概率分别为 1% 和 5%[6-7]。脑 AVM 首次破裂出血后，死亡率为 15%～29%[6]，再次破裂发病率为 16%～56%[5,8]。

如此高风险的脑血管疾病有其独特的病理生理及临床特征，脑 AVM 的主要病理特点是动静脉直接连接，动脉内高压血流量未经毛细血管网的缓冲直接从动脉血管冲到静脉，因此造成以下特征性表现：① 动脉和静脉之间的直接连接不存在正常毛细血管网；② 供血动脉、动静脉分流和引流静脉中的血流量都异常高；③ 动静脉血管壁异常扩张、血管不规则缠绕成畸形血管团；④ 畸形血管内皮通透性增加，而周围脑组织可因缺乏毛细血管而出现脑缺血，当血管破裂时又会脑出血；⑤ 临床表现常伴神经缺陷，包括癫痫、头痛和脑出血等。人脑 AVM 病因及表现复杂，最理想的 AVM 动物模型，应该具有与人体 AVM 疾病完全相同的解剖学、生理学、生物学和临床特征。但是 AVM 发病的起因至今并不明确，以往认为 AVM 的产生是在人体胚胎发育期开始的，也有新的证据证实有些 AVM 是出生后形成的。实验室研究发现某些基因例如 *Alk1*、*Endoglin*、*Notch4* 等缺失的转基因小鼠也会自发出现脑动静脉畸形血管团[9-12]。

目前，用于 AVM 研究的动物模型多种多样，根据研究目的的不同仍可大致归类，至少可以分为以下几大类别：颈动脉-颈静脉瘘、颅内动静脉瘘、以颅外静脉丛为 AVM 巢造模、AVM 组织块移植、异种移植动静脉瘘、大鼠角膜移植 AVM、多种转基因动物造模等方法，动物种属选择也不尽相同[13-18]。尽管这些血管畸形病变不能完全代表临床上的散发病例，但是目前这些不同的脑 AVM 模型为解答研究中各种特定的问题提供较多的选择。由于每种模型都有其特定的优势及劣势，因此，在选择模型时尤其需要考虑具体的实验研究目的及最佳方法。

本章主要介绍硬脑膜动静脉畸形的手术方式[19]。此模型造成的畸形血管主要存在于硬脑膜,通常也称为硬脑膜动静脉瘘(duralarteriovenousfistula,DAVF)。该动物模型可用于研究静脉高压、血管新生、组织缺血在脑动静脉畸形形成过程中的重要作用。

34.2 动物的选择

选择 250～350 g 雄性 SD 大鼠,为去除激素对畸形血管形成的影响,只选择雄性大鼠。

34.3 材料准备

术前准备:① 安静的手术室,相对无菌环境,室温 25 ℃;② 主要手术器械,包括手术显微镜、双极电凝、动物血压仪、高速微型钻、常用显微手术剪、显微镊、外科尼龙缝线、注射器等。

34.4 麻醉与监护

按 0.6 ml/kg 体重腹腔注射混合麻醉剂,其中配比为氯胺酮 10 ml、噻拉嗪 1.4 ml 和乙酰丙嗪(2 ml)。根据手术进程及动物麻醉深度的改变,可在手术过程中适量追加麻醉剂。

34.5 手术操作步骤

(1) 通过前中线颈部切口,右近端颈总动脉吻合至远端颈外静脉(见图 34-1)。显微

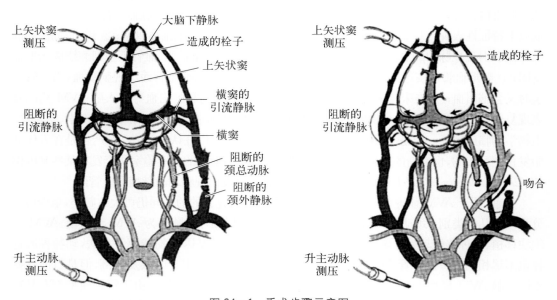

图 34-1 手术步骤示意图

镜下进行血管端端吻合术,采用 10 - 0 的单丝尼龙线连续缝合,造成静脉高压。

(2) 左耳下做第二个切口,暴露横窦的静脉引流,用双极电凝阻断该静脉引流,使静脉流出阻塞。

(3) 沿头皮矢状缝开第三个皮肤切口,用颅骨钻将矢状窦上方的颅骨及硬脑膜打薄并去除。穿透矢状窦壁,用手术凝血物质栓塞,并按压 10 min,保证其血流阻断。

(4) 所有切口用无菌生理盐水冲洗,并用 5 - 0 的尼龙线缝合关闭。

34.6 评估模型成功的指标

在术后 1 周至 3 个月内可进行脑血管造影,观察动静脉畸形的形成程度。

34.7 优势与局限性

颈总动脉与颈外静脉端端吻合可造成硬膜 AVM 的形成,阻断静脉回流可以进一步加大形成 AVM 的概率。由于静脉高压可引起血管新生,因此,该动物模型的优势是可以模拟由于血流动力异常而引起的血管新生的病理机制。

该模型只采用改变血流动力学方法模拟动静脉形成过程,不能够完全模拟所有动静脉畸形的发病机制,尤其是从分子基因水平无法真正模拟动静脉形成的过程,此为劣势。

34.8 注意事项

(1) 为去除激素对 AVM 形成的影响,只选择雄性大鼠。
(2) 术前、术后都要测量动物的平均动脉压和矢状窦压力,以确保模型成功。

34.9 常见问题及解决方法

(1) 手术操作精细,尤其是血管端端吻合,需要术者手法娴熟,制作稳定且重复性好,避免后期血管吻合处血栓形成或破裂出血。

(2) 由于手术切口及操作较多,须保持无菌,减少手术过程中的出血,减少感染及死亡率。

参考文献

1. Morris Z, Whiteley WN, Longstreth WT, et al. Incidental findings on brain magnetic resonance imaging: systematic review and meta-analysis[J]. BMJ, 2009, 339: b3016.
2. Hofmeister C, Stapf C, Hartmann A, et al. Demographic, morphological, and clinical characteristics of 1289 patients with brain arteriovenous malformation[J]. Stroke, 2000, 31(6): 1307 - 1310.
3. Meyer-Heim AD, Boltshauser E. Spontaneous intracranial haemorrhage in children: aetiology, presentation and outcome[J]. Brain Dev, 2003, 25(6): 416 - 421.

4. Al-Shahi R, Warlow C. A systematic review of the frequency and prognosis of arteriovenous malformations of the brain in adults[J]. Brain, 2001, 124(Pt 10): 1900-1926.

5. Hartmann A, Mast H, Mohr JP, et al. Morbidity of intracranial hemorrhage in patients with cerebral arteriovenous malformation[J]. Stroke, 1998, 29(5): 931-934.

6. Brown RD, Jr Wiebers DO, Forbes G, et al. The natural history of unruptured intracranial arteriovenous malformations[J]. J Neurosurg, 1988, 68(3): 352-357.

7. Ondra SL, Troupp H, George ED, et al. The natural history of symptomatic arteriovenous malformations of the brain: a 24 - year follow-up assessment[J]. J Neurosurg, 1990, 73(3): 387-391.

8. Perret G, Nishioka H. Report on the cooperative study of intracranial aneurysms and subarachnoid hemorrhage. Section VI. Arteriovenous malformations. An analysis of 545 cases of cranio-cerebral arteriovenous malformations and fistulae reported to the cooperative study[J]. J Neurosurg, 1966, 25(4): 467-490.

9. Torsney E, Charlton R, Diamond AG, et al. Mouse model for hereditary hemorrhagic telangiectasia has a generalized vascular abnormality[J]. Circulation, 2003, 107(12): 1653-1657.

10. Satomi J, Mount RJ, Toporsian M, et al. Cerebral vascular abnormalities in a murine model of hereditary hemorrhagic telangiectasia[J]. Stroke, 2003, 34(3): 783-789.

11. Hao Q, Zhu Y, Su H, et al. VEGF induces more severe cerebrovascular dysplasia in endoglin than in alk1 mice[J]. Transl Stroke Res, 2010, 1(3): 197-201.

12. Carlson TR, Yan Y, Wu X, et al. Endothelial expression of constitutively active Notch4 elicits reversible arteriovenous malformations in adult mice[J]. Proc Natl Acad Sci U S A, 2005, 102(28): 9884-9889.

13. Nielsen CM, Huang L, Murphy PA, et al. Mouse models of cerebral arteriovenous malformation[J]. Stroke, 2016, 47(1): 293-300.

14. Xu M, Xu H, Qin Z. Animal models in studying cerebral arteriovenous malformation[J]. Biomed Res Int, 2015, 2015: 178407.

15. Raj JA, Stoodley M. Experimental animal models of arteriovenous malformation: a review[J]. Vet Sci, 2015, 2(2): 97-110.

16. Numazawa S, Sasaki T, Sato S, et al. Experimental model of intracranial arteriovenous shunting in the acute stage[J]. Neurol Med Chir (Tokyo), 2005, 45(6): 288-292, discussion 92-93.

17. Chaloupka JC, Vinuela F, Robert J, et al. An *in vivo* arteriovenous malformation model in swine: preliminary feasibility and natural history study[J]. AJNR Am J Neuroradiol, 1994, 15(5): 945-950.

18. Qian Z, Climent S, Maynar M, et al. A simplified arteriovenous malformation model in sheep: feasibility study[J]. AJNR Am J Neuroradiol, 1999, 20(5): 765-770.

19. Lawton MT, Jacobowitz R, Spetzler RF. Redefined role of angiogenesis in the pathogenesis of dural arteriovenous malformations[J]. J Neurosurg, 1997, 87(2): 267-274.

35 常用实验动物统计方法

　　如果调查人员没有清楚地了解如何对结果进行统计分析,那么就不应该开始实验,尽管以后可以根据实际需要修改统计分析的结果。例如,可能需要转换尺度并考虑缺失的观测值。然而,统计分析是实验设计基本和不可或缺的部分。而且,时间(即避免延迟)是重要的。正常情况下,一旦完成实验分析就很重要,以便参考阶段性的统计结果用于制定未来的实验(例如调整剂量水平或改变后续实验中的观察时间)。

　　统计分析的目的是获得容易理解的结果,并澄清结论中不确定性的范围。强烈建议参考良好的统计学教科书和使用高质量的统计软件包。诸如 Excel 之类的扩展表格适合存储和操作原始数据,但不应将其用于主要的统计分析,输出通常不标准,并且不能提供专用包中可用的一系列方法。例如,附录中的统计分析不能用 Excel 来完成。SPSS、MINITAB、SAS、Statistika、Graphpad、GLIM、Genstat 和 BMDP 等软件包都可以随时获得,并且已经过彻底的测试。大多数机构网络通常可以使用一个或多个。

35.1　概述

　　分析的第一步应该是筛选数据中的错误。任何异常值应单独检查笔记本或原始打印输出,以确保它们不是抄写错误,如有必要应予以纠正。似乎是有效的异常值在这个阶段不应被丢弃。测量数据的许多结果,特别是一种物质的浓度,具有对数正态分布,大部分数据相对较低,但有一些非常高。如果是这种情况,则可以通过取原始观测的对数或平方根来转换数据。这一步经常去除异常值,并允许参数化统计方法,通常采用 t 检验或方差分析(ANOVA)。这些参数化方法取决于假设:残差(每个观察值与组平均值的偏差)具有正态分布,并且每组中的变化大致相同。

　　处理一个或两个异常值的一种方法是在有和没有它们的情况下进行统计分析。如果对结论没有影响,则可以保留。但是,如果结论完全取决于一个或几个异常值,而这些结果似乎是完全有效的数据点,则结果应谨慎处理。超出平均值 3 个标准偏差(假设近似正态分布)的异常值会被一些作者自动拒绝;但是需要看看离群值对整体结论有什么影响。

　　当不可能使用尺度转换对严重偏斜的数据进行归一化,并且当目标是组间比较时,可能有必要使用诸如 Mann-Whitney 或 Wilcoxon 测试的非参数方法来分析数据。剂量反应曲线通常使用某种形式的回归分析来估计。

本章主要对生物医学实验中常遇到的一些问题，一些容易混淆的概念加以归纳解析和讨论。主要是从样本量的估计、标准差与标准误的区别、异常数据的处理及作图的选择等几个方面分别加以介绍。科学合理的分析数据及统计方法的准确掌握对得出正确及可靠的结论至关重要。

35.2 样本量估计

实验设计中应该用多少动物来研究？这是研究人员需要面临的最困惑的问题之一。如果样本量太小，则可能会错过实验的实际效果，样本量过大会导致资源和动物不必要的浪费。对于临床试验和临床研究来说，样本量的问题已经得到充分的重视，但是在已发表的文献中没有对动物研究进行更多的探索。样本量计算的重要性和方法是非常重要的。为了阐明动物研究中样本量的这个问题，我们决定在动物研究中搜索各种关于样本量的文章。通过使用各种 MeSH 术语进行 PubMed 搜索，例如"样本量""样本量计算""动物研究"等及其组合同时，通过 Google 和 Google 学术搜索各种文章；另外还搜索了各种与动物研究有关的网站，如 http：//www.3rs-reduction.co.uk/html/6_power_and_sample_size.html；http：//www.acuc.berkeley.edu/；http：//www.bu.edu/orccommittees/iacuc/policies-and-guidelines/sample-size-calculations/；http：//www.ucd.ie/researchethics/etc。第一作者阅读所有可用的文献，并且与第二作者进行磋商，了解相关概念。基于文献的回顾，简要地解释动物研究中的样本量计算方法。

在动物研究中有两种基本的样本量计算方法。最受青睐和最科学的方法是通过功率分析计算样本量[1]，应尽量通过这种方法来计算样本量。该方法与临床试验和临床研究中用于计算样本量的方法相似。简单的计算可以通过一些公式手动进行，但是对于复杂的计算，可以使用统计软件，也可以寻求统计学家的帮助。要通过功效分析来计算样本量，研究人员必须具备有关这些概念的知识和信息。

（1）效应量：这是两组的平均值（定量数据）或两组事件的比例（定性数据）之间的差异。研究人员应该在研究开始前决定两组之间最小的差异可以被认为是临床显著的。

（2）标准偏差：标准偏差测量样本内的变异性。关于标准差的信息只有在定量变量的情况下才需要。有关特定变量标准差的信息可以从以前发表的研究中获得。如果没有这样的研究，那么作者应该首先进行预实验研究，标准偏差可以从预实验研究中计算。

（3）Ⅰ型错误：以显著性水平衡量，通常固定在 5% 水平（$P=0.05$）。这是一个任意值，根据研究问题可以减少或增加。

（4）功效：是在零假设为假设应该被拒绝的情况下，假设检验拒绝的概率。根据研究问题，这可能保持在 80%～99%，但通常保持在 80%[1-3]。

（5）效应的方向（单尾或双尾）：当研究人员想要探索某种干预效果时，样本中观察到的实际效应可能与研究者认为的方向一致，或者可能与此相反。如果研究者认为这种效应可能是双向的，那么应该使用双尾测试；如果研究者有强烈的理由相信效果是在一个方向上，那么可以使用单尾测试。在动物研究中，通常使用双尾测试。

（6）统计学检验：对于样本量的计算，重要的是要了解统计学检验的概念，这些统计检验将应用于数据。对于简单的统计检验，如学生 t 检验或卡方检验，可以进行基于公式的手工计算；但是对于复杂的检验，如方差分析或非参数检验，需要统计学家参与或专业统计软件的使用。

（7）动物的预期损耗或死亡：最终样本量应根据预期损耗进行调整。假设研究人员预期 10% 的损耗，那么通过公式或软件计算的样本量应该除以 0.9 以获得实际样本量。假设通过软件计算的样本量是每组 10 只动物，研究人员期望 10% 的流失，那么他的最终样本量将是每组 11 只动物（10/0.9＝11.11）。同样，20% 的损耗样本量应该除以 0.8，这可以用结构式的形式来解释，

$$校正样本量＝样本量/[1-（\%耗损/100）]$$

建议使用可免费下载的 G Power（Faul、Erdfelder、Lang 和 Buchner，2007）软件进行样本量计算。该软件同样适用于临床试验的样本量计算。这个软件可以用于简单以及复杂的样本大小计算。G Power 可以根据科恩原理，根据预先设计的小组之间的差异来计算样本大小。更复杂的样本量需要更复杂的软件，如"nQuery 顾问程序"或"MINITAB"。

第二种计算方法是基于收益递减规律的粗略方法。这种方法被称为"资源方程"方法。这种方法也可用于一些探索性研究，其中假设检验不是主要目标，但研究人员只对发现任何水平的组间差异感兴趣。

根据这种方法，测量值"E"，只不过是方差分析的自由度。E 值应该在 $10\sim20$。如果 $E<10$，那么添加更多的动物将增加得到更显著结果的机会，但是如果 $E>20$，则添加更多的动物不会增加获得显著性的机会结果。虽然这种方法是基于方差分析，但它适用于所有的动物实验。任何保持 E 在 $10\sim20$ 的样本量都应该被认为是足够的。E 可以用以下公式来衡量：$E=$ 动物总数 $-$ 小组总数。

假设一位研究人员想要看到一种药物的效果，并且他制作了 5 组（每组 10 只），分别为对照组和不同剂量的 4 组。在这种情况下，$E=(10\times5)-5=45$，即 $E>20$，因此在这个实验中的样本量是多余的。然而，如果样本量是每组 5 个，那么 $E=20$，这是可接受的限制，因此可以认为有足够的样本量。

因此，建议研究者在想要发表的论文中包含关于样本量计算方法和样本量的论证。研究中的动物：报告体内实验指南建议包括一个声明，提供研究中使用的样本量大小的证明和计算样本大小的详细方法[4]。样本量计算的所有成分，如效应量、Ⅰ 型和 Ⅱ 型错误、1 尾/2 尾测试、标准偏差等，均应按照临床研究建议的方式发送出版。资源短缺（预算、人力）、时间限制等不能作为样本量决定的有效依据。许多研究者认为每组 6 只动物的样本量是足够的，但是在回顾了关于这个问题的现有文献后，我们得出这样一个结论，即每组 6 只动物的这一概念几乎没有科学和统计的基础。这是一个简短的描述，读者被要求阅读更多的资料，以更好地理解动物研究中与样本量计算相关的各种概念。

生物医学实验研究没有绝对的样本量标准，不同的研究方法、研究目的、研究要求和研究资料对样本量的大小有不同的要求。一般而言，样本量越大，结果的估计就越准确。但过大的样本会造成时间成本、财务成本及人力资源的浪费。因此，合理而又科学地确定

样本量对研究结果的可靠性及实验的可行性都具有重要意义[5-7]。

样本量计算应先给定必要的参数。这些必要的参数一般可通过预试验、参考文献或以前的经验资料得到,包括显著性水平 α、检验功效 $1-\beta$、预实验中所获得各组的均值、方差及预设的各组样本数比值,以及容许误差 O 等。

可用来做样本估计的软件很多,如 Excel、SPSS、PASS 等。下面以 PASS 11 估计两个样本比较时样本量的估计为例,做简单介绍。

步骤: ① 进入 PASS 11 主页面,从左侧程序列表中选择 Means(均数)(见图 35-1)。② 选择右侧所有比较程序中 Tests for Two Means(Two-Sample T-Test)[Differences](见图 35-2)。③ 根据实验设计及预实验所得各种参数设定相关参数,如显著性水平 α、检验效能 $1-\beta$,一般取 $\alpha=0.05$ 或 0.01,取 $\beta=0.2$、0.1 或 0.05。如果调查均数时,则需确定样本的均数,并用样本标准差 S 代替总体标准差 σ。④ 用统计检验时,当研究结果高于和低于效应指标的界限均有意义时,就应该选择双侧检验,所需样本量就大;而当研究结果仅高于或低于效应指标的界限才有意义时,就应该选择单侧检验,此时所需的样本量相对较少,Test 选项(见图 35-2)。⑤ 点击左侧 Run 按钮,即可得到相关结果(见图 35-3)。

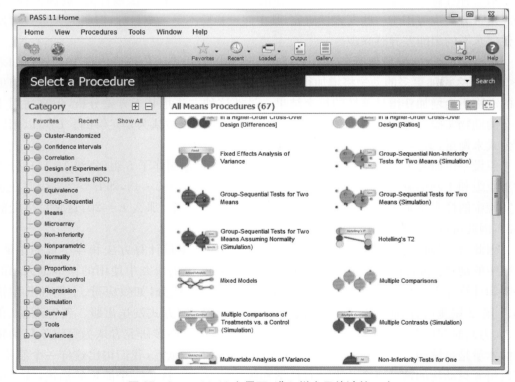

图 35-1　PASS 11 主界面,进入样本量估计第一步

在软件使用过程中,各个参数都会有相应的解释窗口。只需将鼠标放置到相应的参数上,在软件界面右侧就会出现对应的参数解释(见图 35-2)。此外,对最后样本量估计,也会有对应的结果分析报告(见图 35-3)。

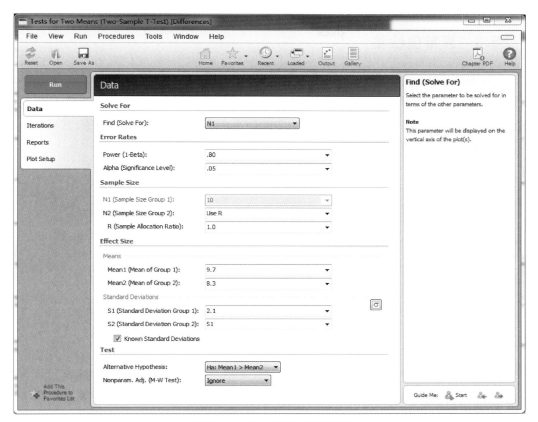

图 35-2 样本量估计参数设定

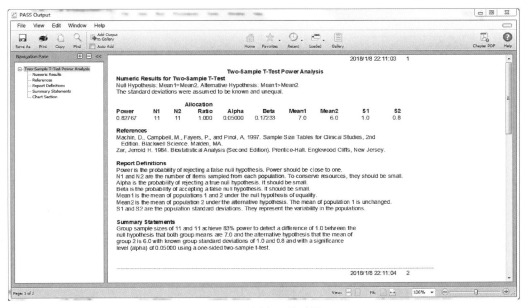

图 35-3 样本量估计结果

35.3　异常值检验

在处理实验数据时,常会遇到个别数据值偏离预期或大量统计数据的情况,如果把这些数据值和正常数据值放在一起进行统计,可能会影响实验结果的正确性,如果把这些数据值做简单地剔除,又可能忽略了重要的实验信息。因此,如何判断异常值,然后将其剔除是数据处理中的一项重要任务[3,5]。

35.3.1　定义

异常值:指样本中的个别值,其数值明显偏离所属样本的其余观测值,称为异常数据,也称离群值。

35.3.2　异常值检验常用方法

35.3.2.1　拉依达准则

拉依达准则(3O 准则)简单有效,当测量次数较多且数据服从正态分布时使用,是最常用的异常值判定及剔除准则,但当测量数据样本量过小时,该准则会失效。

异常值是指一组测定值中与平均值的偏差超过 2 倍标准差的测定值。与平均值的偏差超过 3 倍标准差的测定值,称为高度异常的异常值。在处理数据时,应剔除高度异常的异常值。异常值是否剔除,视具体情况而定。在统计检验时,指定为检出异常值的显著性水平 $\alpha = 0.05$,称为检出水平。

对于样本 $(X_1, X_2, X_3, \cdots, X_n)$,某个可疑数据 $X_m (1 \leqslant m \leqslant n)$,若满足

$$|V_m| = |X_m - \bar{X}| > 3S$$

其中,$S = \sqrt{\dfrac{\sum\limits_{i=1}^{n}(X_i - \bar{X})^2}{n-1}}$,则称 X_m 为高度异常的异常值,应在统计分析时加以剔除。

35.3.2.2　格鲁布斯准则(Grubbs)

X_i 按升序排列成顺序统计量,即

$$X_1 \leqslant X_2 \leqslant \cdots \leqslant X_n$$

计算格鲁布斯统计量,包括下侧格拉布斯统计数 $g(1)$ 及上侧格拉布斯统计数 $g(n)$

$$g(1) = \frac{\bar{X} - X_1}{S}, \quad g(n) = \frac{X_n - \bar{X}}{S}$$

显著性水平 α(一般取 0.05 或 0.01),由 α 和 n(样本数)查表 35-1 得格拉布斯准则数 $T(n, \alpha)$。

判断:① 若 $g(1) \geqslant T(n, \alpha)$,则判断 X_1 为异常值,予以剔除;② 若 $g(n) \leqslant T(n, \alpha)$,则判断 X_n 为异常值,予以剔除;③ 重复上述步骤,至不存在异常值为止。

表 35-1　格拉布斯准则数 $T(n, \alpha)$

	3	4	5	6	7	8	9	10	11	12	13	14
0.05	1.15	1.46	1.67	1.82	1.94	2.03	2.11	2.18	2.23	2.28	2.33	2.37
0.01	1.16	1.49	1.75	1.94	2.10	2.22	2.32	2.41	2.48	2.55	2.61	2.66
	16	17	18	19	20	21	22	23	24	25	30	35
0.05	2.44	2.48	2.50	2.53	2.56	2.58	2.60	2.62	2.64	2.66	2.74	2.81
0.01	2.75	2.78	2.82	2.85	2.88	2.91	2.94	2.96	2.99	3.01	3.10	3.18

35.3.2.3　肖维勒准则(Chauvenet)

$$| V_i | = | X_i - \bar{X} | \geqslant Zc \cdot S$$

其中 X_i 为待检测的样本，$\bar{X}$ 为样本均值，Zc 为肖维乐准则数(见表 35-2)，S 为样本标准差。若 X_i 满足上式，则称 X_i 为异常值，予以剔除，否则予以保留。

表 35-2　肖维乐准则数 Zc

n	3	4	5	6	7	8	9	10
Zc	1.38	1.54	1.65	1.73	1.80	1.88	1.92	1.96
n	11	12	13	14	15	16	18	20
Zc	2.00	2.03	2.07	2.10	2.13	2.15	2.20	2.24

注：经典方法，没有概率意义，但当 n 无穷大时则失效

35.3.2.4　狄克逊准则(Dixon)

设有一组多次重复测量的监测数据样本，X_1，X_2，$\cdots$，X_n，按大小顺序排列为 $X_1 \leqslant X_2 \leqslant \cdots \leqslant X_n$；构建不同数据范围的极差比，如表 35-3 所示。

表 35-3　不同范围的极差比 r

n	γ_{ij}	检验 X_1	γ'_{ij}	检验 X_n
$3 \leqslant n \leqslant 7$	γ_{10}	$(X_2 - X_1)/(X_n - X_{n-1})$	γ'_{10}	$(X_n - X_{n-1})/(X_n - X_1)$
$8 \leqslant n \leqslant 10$	γ_{11}	$(X_2 - X_1)/(X_{n-1} - X_1)$	γ'_{11}	$(X_n - X_{n-1})/(X_n - X_2)$
$11 \leqslant n \leqslant 13$	γ_{21}	$(X_3 - X_1)/(X_{n-1} - X_1)$	γ'_{21}	$(X_n - X_{n-2})/(X_n - X_2)$
$14 \leqslant n \leqslant 30$	γ_{22}	$(X_3 - X_1)/(X_{n-2} - X_1)$	γ'_{22}	$(X_n - X_{n-2})/(X_n - X_3)$

(1) 选定显著性水平 α，求得临界值 $D(\alpha, n)$，如表 35-4 所示。

(2) 若 $\gamma_{ij} > \gamma'_{ij}$，$\gamma_{ij} > D(\alpha, n)$，则判断 X_1 为异常值，予以剔除。

(3) 若 $\gamma'_{ij} > \gamma_{ij}$，$\gamma'_{ij} > D(\alpha, n)$，则判断 X_n 为异常值，予以剔除。

表 35‑4　狄克逊准则数 $D(\alpha, n)$

α	n									
	3	4	5	6	7	8	9	10	11	12
0.01	0.988	0.889	0.78	0.698	0.637	0.683	0.64	0.597	0.679	0.642
0.05	0.941	0.765	0.642	0.56	0.507	0.554	0.51	0.447	0.576	0.546

注：对数据中只存在一个异常数据时,效果良好。但若不止一个异常值,且出现在同侧时,效果不是太好。尤其是当异常数据很相近时,效果更差,易受到屏蔽

35.3.2.5　箱形图检验

箱形图(box-plot)可直观地反映数据的离异情况,一般用于非正态分布数据。从箱形图中,可以很清楚地看到数据的中位数、均值、上下四分位数及数据的上下界。

通过计算数据的四分位数,可以得到四分位距

$$IQR = Q_3 - Q_1$$

其中 Q_3 为上四分位数,Q_1 为下四分位数。通过四分位数及四分位距,可以确定数据的内、外界限。

内限：$(Q_1 - 1.5 \times IQR, Q_3 + 1.5 \times IQR)$

外限：$(Q_1 - 3 \times IQR, Q_3 + 3 \times IQR)$

将超出内限的数据点成为一般离异点,超出外限的数据点称之为极其离异点(见图 35‑4)。

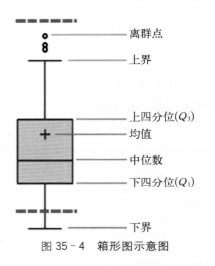

图 35‑4　箱形图示意图

（图中标注：离群点、上界、上四分位(Q_3)、均值、中位数、下四分位(Q_1)、下界）

35.4　标准差与标准误的区别

标准差(standard deviation,SD)是表示个体间变异大小的指标,反映了整个样本对样本平均数的离散程度,是数据精密度的衡量指标。SD 越小,表示数据的离散程度越小,反之则越大。

$$SD = sqrt\Big(\sum_{i=1}^{i=n} (x_i - \bar{x})^2 / n \Big)$$

标准误(standard error of mean,SE)反映样本平均数对总体平均数的变异程度,从而反映抽样误差的大小,是量度结果精密度的指标。SE 越小,表示用样本平均数估计总体平均数时的精度越高,反之越低。从公式来看,当样本量 n 越大,SE 就会越小,也就是说样本量越大,所选取的样本就越能代表总体,抽样也就越精确。

$$SE = SD / sqrt(n)$$

在抽样试验（或重复的等精度测量）中,常用到样本平均数的标准误或简称标准误。

因为样本标准差 SD 不能直接反映样本平均数 $\bar{x}$ 与总体平均数 μ 究竟误差多少,因此,平均数的误差实质上是样本平均数与总体平均数之间的相对误。

35.5 作图的选择

一般而言,一种数据结果的展示,可以有多种不同的作图方式可供选择,但遵循的原则都是准确性、直观性及简洁性。

常用作图软件:Graphpad、Origin、Excel、Gplot、Photoshop、Illustritor 及需要适当编程经验的 Matlab、R、Python 等。每个软件都有各自的特点,根据需求选择合适的工具。若能结合使用,则能达到更好的效果。

35.5.1 剂量效应曲线或时间效应曲线

可采用柱状图和散点曲线拟合表示。先画散点图,再做曲线拟合,选择最合适的拟合函数,可分析在特定剂量下的一个作用效应。拟合可简单地分为线性拟合和非线性拟合,如图 35-5 和图 35-6 所示。

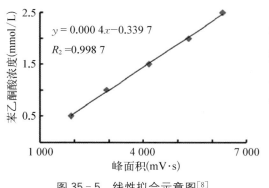

图 35-5 线性拟合示意图[8]
注:苯乙酮酸标准曲线

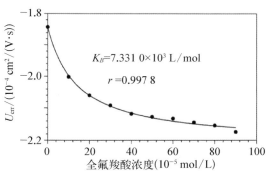

图 35-6 非线性拟合示意图[10]
注:全氟羧酸与人血清白蛋白的非线性拟合曲线

35.5.2 同一对象的前后纵向比较作图

采用柱状图和两点折线图表示(见图 35-7)。

35.5.3 同一对象的多时程点变化图

采用折线图和柱状图表示。若以折线图反应,则需注意时间轴的不同时长的跨度。

35.5.4 基因组学、蛋白组学——热图

热图(heatmap)在生物信息学中应用较

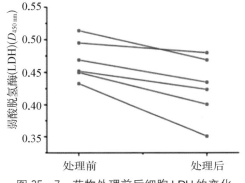

图 35-7 药物处理前后细胞 LDH 的变化

多,多见于基因组学、蛋白组学中看某个基因或蛋白表达量的多少。一般有两方面的作用:① 数据质量控制和直观展示重点研究对象的差异变化情况;② 直观展示重点研究对象的表达量数据差异变化情况。

35.5.5 整体为 1 的各含量占比——饼状图

饼图能直观地反映各含量的占比,但选择饼图时,反应的参数不宜过多,否则容易给人杂乱的感觉。

35.5.6 双 Y 轴坐标图

双 Y 轴坐标图,主要适用于在一个坐标图里同时反应两个或两个以上的指标,且不同指标的量级不在一个尺度上(见图 35 - 8)。

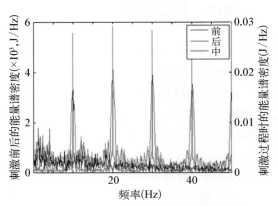

图 35 - 8　光刺激前、中、后能量谱密度的比较

参考文献

1. Cohen J. Statistical power analysis[J]. Curr Dire Psychol Sci, 1992, 1(3):98 - 101.
2. Murphy KR, Myors B, Wolach A. Statistical power analysis: a simple and general model for traditional and modern hypothesis tests[M]. London: Routledge, 2014.
3. Steidl RJ, Hayes JP, Schauber E. Statistical power analysis in wildlife research[J]. J Wildlife Manage, 1997, 61(2):270 - 279.
4. 顾奕,郭明,吕达,等.毛细管电泳法考察全氟辛酸与人血清白蛋白的相互作用[J]. 色谱,2018,36(1):69 - 77.
5. 刘一松,郭春雪,胡完,等.在生理学研究中如何正确估计样本含量[J]. 中国应用生理学杂志.2016,32(3):284 - 288.
6. 刘金娣,李莉莉,高静,等.异常值检验方法的比较分析[J]. 青岛大学学报:自然科学版,2017,30(2):106 - 109.
7. 钱尚玮.剔除异常数据的几种统计检验方法[J]. 商业经济与管理,19842):29 - 36.
8. 史红玲,唐存多,和子涵,等.重组大肠杆菌全细胞用于苯乙酮酸的绿色生物合成[J]. 化工学报,2018,69(6):1 - 11.

索　引

卒中　1

　缺血性卒中　2

　　血栓性卒中　3

　　栓塞性卒中　3

　　系统性供血不足　4

　　静脉血栓　4

　出血性卒中　4

　　脑出血　4

　　蛛网膜下腔出血　4

卒中动物模型　16

　缺血性卒中模型　16

　　大脑中动脉阻塞线栓模型　236

　　三血管阻塞模型　249

　　老龄鼠脑缺血模型　261

　　血栓型诱导的局灶性脑缺血模型　269

　　大脑中动脉远端阻塞模型　110

　　新生鼠脑缺血-缺氧局灶性卒中模型　335

　　化学光栓塞型局灶性脑缺血模型　284

　　氯化铁诱导的远端大脑中动脉梗死模型　293

　　二血管阻塞慢性脑缺血模型　301

　　四血管阻塞全脑缺血模型　310

　　心脏骤停全脑缺血模型　319

　　新生鼠心脏骤停全脑缺血模型　327

　出血性卒中模型　18

　　血液注射诱导的蛛网膜下腔出血模型　341

　　血管内穿刺诱导蛛网膜下腔出血模型　349

　　自体血注射诱导的脑出血模型　357

　　细菌胶原酶注射诱导的脑出血模型　363

　小动物颅内动脉瘤模型　370

　硬脑膜动静脉畸形模型　375

鼠脑的解剖　24

　脑的大体解剖　25

　　前脑（cerebrum）　6

　　小脑（cerebellum）　2

　　脑干（brainstem）　2

　　脑室系统（ventricle）　4

　脑的组织学　29

　　大脑皮质（cerebral cortex）　2

　　基底核（basal nuclei）　25

　　海马（hippocampus）　25

　脑血管　1

　　颅外动脉（extracranial origins）　34

　　翼腭动脉（pterygopalatine artery）　35

　　颈内动脉（internal carotid artery）　3

　　颅外吻合支（extracranial anastomotic circle）
　　　37

　　椎动脉（vertebral arteries）　1

　　基底动脉（basilar artery）　6

　　动脉循环（arterial circle）　21

　　软脑膜动脉丛（pial arterial network）　48

　　颅内颈静脉（retroglenoid vein）　49

　　颈内静脉（internal jugular vein）　49

　　浅静脉系统（superficial venous systems）　50

　　颅外静脉吻合（extracranial venous anastomoses）
　　　52

　　深静脉系统（deep venous systems）　52

卒中动物术中脑血流监测　131

　激光多普勒脑血流测定　131

　激光散斑脑血流测定　134

　磁共振脑血流测定　137

同步辐射血管造影　141

卒中动物运动感觉神经功能评估方法　145

肢体对称性试验(limb-placing test)　146

悬空旋转试验(eleated body swing test, EBST)　146

转棒实验(corner test)　77

圆筒试验(cylinder test)　145

转角试验(corner test)　146

平衡木试验(bam balance test)　153

悬挂试验(hanging wire test)　154

自动步态分析试验(CatWalk XT gait test)　146

水平楼梯行走试验(ladder rung walking test)　146

粘签试验(sticky tape test)　160

旷场试验(open field test)　146

高架十字迷宫试验(elevated plus-maze test)　163

强迫游泳试验(forced swimming test)　164

悬尾试验(tail suspension test)　146

黑白穿梭箱试验(shuttle box test)　164

卒中动物行为学评分方法　167

神经损害严重程度评分　167

班德森神经功能评分　165

卒中动物空间认知功能评估方法　170

Morris 水迷宫试验　170

T-形迷宫试验(T-maze test)　173

放射臂迷宫试验(radial arm maze test)　175

巴恩斯迷宫试验(Barnes maze test)　177

新物体识别试验(novel object recognition test)　178

聪明笼子试验　179

避暗试验(step through test)　146

Zero 迷宫　182

卒中术后脑组织标本染色方法　217

氯化三苯基四氮唑染色(2,3,5-triphenyltetrazolium chloride staining, TTC 染色)　217

苏木精-伊红染色(hematoxylin-eosin staining, H-E 染色)　218

尼氏染色(Nissl staining)　219

神经髓鞘染色　220

TUNEL 染色　221

Brdu 染色　221